U0244674

中华名医传世经典名著大系

余听鸿传世名著

〔清〕余听鸿　著
姜乃丹　点校

天津出版传媒集团
天津科学技术出版社

图书在版编目(CIP)数据

余听鸿传世名著 / (清) 余听鸿著 ; 姜乃丹点校
. -- 天津 : 天津科学技术出版社, 2023.4
(中华名医传世经典名著大系)

ISBN 978-7-5742-0867-4

Ⅰ. ①余… Ⅱ. ①余… ②姜… Ⅲ. ①中医典籍—中国—清代 Ⅳ. ①R2-52

中国国家版本馆CIP数据核字(2023)第056680号

余听鸿传世名著
YUTINGHONG CHUANSHI MINGZHU
策划编辑:田 原
责任编辑:梁 旭
责任印制:兰 毅
出 版:天津出版传媒集团
天津科学技术出版社
地 址:天津市西康路35号
邮 编:300051
电 话:(022)23332392(发行科)23332377(编辑部)
网 址:www.tjkjcbs.com.cn
发 行:新华书店经销
印 刷:河北环京美印刷有限公司

开本 710×1000 1/16 印张 40.5 字数 489 000
2023年4月第1版第1次印刷
定 价:249.00元

中华名医传世经典名著大系专家组

中医策划： 黄樵伊　党　锋

学术指导： 罗　愚　代红雨　李翊森　陈昱豪　严冬松

整理小组： 张汉卿　赖思诚　蔡承翰　朱吕群　林亚静　李　怡　徐　蕴　许颂桦

施玟伶　邱德桓　林慧华　郑水平　付大清　王　永　邬宏嘉　杨燕妮

丁　舟　孔庆斌　钱平芬　黄琬婷　吴思沂　李秀珠　姜乃丹　瞿力薇

来晓云　郭　铭　王杰茜　杨竹青　宋美丹　张　云　郭晋良　周　洁

杨守亲　刘　港　聂艳霞　杨洁浩　郑月英　崔盈盈　吕美娟　张引岗

周湘明　李素霞　吴彦颉　马建华　王耀彬　李　娟　张　涛

读名家经典
悟中医之道

扫描本书二维码，获取以下**正版专属资源**

本书音频 畅享听书乐趣，让阅读更高效

走近名医 学习名家医案，提升中医思维

方剂歌诀 牢记常用歌诀，领悟方剂智慧

- **读书记录册**
  记录学习心得与体会
- **读者交流群**
  与书友探讨中医话题
- **中医参考书**
  一步步精进中医技能

扫码添加智能阅读向导
帮你找到学习中医的好方法！

操作步骤指南
① 微信扫描上方二维码，选取所需资源。
② 如需重复使用，可再次扫码或将其添加到微信“收藏”。

总目录

余听鸿医案

序

予闻听鸿先生名，自游学孟河时。厥后拜读所注伤寒论翼及外科医案两书，始得窥先生所学。岁辛亥，继鸿世兄又以其先人遗著诊余集相示。以余之陋，所见医案亦数十家，类皆罗列群方，而略药物重量与其剂数，卒无如先生所为书者，反复低徊，如获鸿宝，遂彻夜竟读之。先生为费公兰泉高弟，费通百氏，学有渊源。抑予所佩羡于先生者，不仅于所学，且于其所受学。集中所载王九峰、马省三、费士源、贾某、沙某，皆前辈中最著者。清道咸间，孟河医学最盛。诸前辈治医，恒穷年兀兀，刻苦自励，以故能卓然成家，举世称道之，后学矜式之。今亡是矣。古之闻人，尝不惮间关跋涉，求胜已者而师事之。昔丹溪谒罗太无，太无倨甚，数谒不见，至冒风雨拱立于其门，卒至尽得所学以归。是故医学者，非可闭户造车者也。吾侪苟不能自得师，徒劳皓首耳。后之读是集者，苟得先生所得，斯先生为不朽矣。甲寅秋，继鸿世兄索序于余，因就所欲言者，书而归之。

武进后学逸山薛元超拜撰

序

余外舅听鸿先生为医数十年，有等身著作，本编独未刊。中所有者，虽寥寥短章，殆集众长，所谓取诸人以为善者也。人言先生操业，不断之于报酬，以为蔼然仁者。不知以术济人，其范围犹狭，著书立说，使后之学者，知所折衷，其为仁乃大也。元彦丁年荒嬉，虚糜岁月，不获负剑辟咡，亲承教诲。今者谬膺诊务，阅历略广，而所学乃益形不足，独居深念，辄凛虎尾春冰之惧。而先生则已为古人，仅得于遗编寻绎绪余，不及亲炙，是可憾也。家大人尝诏元彦曰：汝曹不知为学之甘苦，以有荫庇也。吾与汝岳皆以乱离之余，戛戛独造，忧患人事，百端纷集，而卒底于成。然自古之有成者，罔不如此，不独医道为然。而蒙荫庇者，辄终身不闻道，可知荫庇之不足恃也。退而自维，弥复自疚。而于外舅之为人，乃低徊往复，不能去怀，不独于其书珍惜有加也，内兄继鸿将以付梓，余极怂恿之，固欲以永吾外舅之手泽，而亦愿使天下人共见之。书之传否，所谓文章公器，非戚族阿好所能左右。惟读是编者，知先生之用心，因知为医之当潜心研求，不因人事纷扰而中辍，不故步自封，而乐取于人以为善，则先生为不朽矣。医仁术也。然非操此业者之为仁，乃能孳孳为学，自立立人之为仁。孟子谓函人仁于矢人，其实今之为医者，不免以函人而为矢人之事。因于此书之付梓，谨述庭训所闻，及元彦对于是书之感想，以就正于世人之嗜此编者。

戊午孟冬子壻丁元彦谨识

目 录

关　格

琴川赵姓女，年十九，面色如常，毫无病容，脉见左弦右弱。余曰：木强土弱，肝木犯胃克脾。饮食作吐否。

其父曰：然。即进疏肝扶土降逆之剂。明日又至。其父曰：昨日所服之药，倾吐而尽。余即细问其病之始末。其父曰：此病有一年半矣。余曰：何不早治。其父曰：已服药三百余剂，刻下只能每日饮人乳一杯，已月余未得更衣。余乃细询其前服之方，皆进退黄连汤、资液救焚汤、旋覆代赭汤、四磨饮、五汁饮、韭汁牛乳饮，俱已服过。又云、不但服药，而川郁金磨服已有三斤，沉香磨服亦有四五两。余曰：今之郁金，实即莪术之子，大破气血。伽南香虽云理气，其质是木，有气无味。二味多服，津液愈亏，胃汁愈枯，脏腑日见干涩。此乃杂药乱投，大伤津液而成关格也。余细细思之，取大半夏汤加淡苁蓉、怀牛膝，金匮肾气丸绢包同煎。以取半夏之辛开滑降，甘草、人参生津养胃，生蜜甘润，甘澜水取其引药下行，增肉苁蓉之滑润肠腑滋膏，牛膝之降下而潜虚阳，再以金匮肾气丸温动真阳，云蒸雨施，借下焦之阳，而布上焦之阴。服后仍倾吐而尽，余颇焦灼，问曰：人乳何以饮。其父曰：一杯作四五次方能饮尽。惟金匮肾气丸干者三四粒亦能下咽。余曰：得之矣。将原方浓煎，或置鸡鸣壶内，终日炖温，频频取服。令病人坐于门前，使其心旷神怡，忘却疾病之忧。将肾气丸四钱干者，每次三四粒，用药汁少些送之。一日夜尽剂，就余复诊。余曰：别无他治，仍将蜜作肾气丸干咽，以原方药汁送之。服三四剂，忽然神气疲倦，面色转黄，一月余未得更衣，忽下燥粪两尺，卧床不能起矣。举家惊惶。余曰：下关虽通，上关仍闭，饮食仍不得下，幸而干者能咽，尚有一线生机。将肾气丸四钱，和入蒸饭四钱捣丸，将前方去苁蓉、牛膝，遵前法渐渐吞之，后仍前法再加蒸饭四钱，照法吞之。数日后，胃得谷气，食管渐润。肾气丸每日加服一钱，渐加至饭三四两，皆用大半夏汤吞之。后以饭作丸，用清米饮吞之。一日能进饭丸四两，再食以干饭。上格已开，腑气亦润，后用润燥养阴之品，调理三月而愈。所以仲圣之法，用之得当，如鼓应桴。人云仲圣之法能治伤寒，不能治调理者，门外汉也。关格皆属津枯，倘用香燥以取一时之快，此乃暗藏利刃，杀人于无形之地耳。余于此症，焦劳两月，始能治痊，亦生平一快事也。

琴川东周墅顾姓，年三十余，素性好饮纵欲，肾虚则龙火上燔，呕血盈盆，津液大伤。他医以凉药遏之。后年余，大便秘结，匝月不解，食入即呕，或早食暮吐。又经他医投以辛香温燥，呕吐更甚。就余寓诊。余曰：大吐血后，津液已伤，又经辛香温燥，更伤其液，肝少血养，木气上犯则呕，肠胃干涩，津不能下降，则腑道不通，故而便坚阴结也。即进进退黄连汤，加苁蓉、枸杞、归身、白芍、沙苑、菟丝、柏子仁、麻仁、牛膝、肉桂、姜、枣等温润之品。服四五剂，即能更衣，其呕亦瘥。再加鹿角霜、龟板胶，又服二十余剂乃痊。至今已八年矣，或有发时，服甘温滋润药数剂即愈。此症如专以香燥辛温耗烁津液，关格断难复起。汪讱庵曰：关格之症，治以辛温香燥，虽取快于一时，久之必至于死。为医者当如何慎之。

关格兼痿

庚午，余治琴川孝廉邵君蔓如，生平嗜饮过度，且有便血证，便血甚多，始则饮食渐少，继则四肢痿软，后即饮食不得入，手不能举，足不能行，邀余诊之。询其颠末。每日只能饮人乳一杯，米粉粥一钟而已。

看前医之方，皆服芳香温燥。诊脉弦涩而空，舌津燥。余曰：此乃血不养肝，津液干涩，食管不利。夫格症皆属津枯，刚燥之剂，亦在所禁。痿属血少不能荣养筋络。多服燥烈芳香，胃汁枯，津液伤，痿症已成，格亦难免。即进以养血润燥之品。服五六剂，格症渐开。余思草木柔润之剂，难生气血，亦不能入络，因其好酒，便血太多后起此症，即进以血肉有情之品，虎骨、鹿骨、龟板等胶，牛筋、蹄筋、鹿筋、羊胫骨、鸡翅及苁蓉、线鱼胶、枸杞、归身、巴戟、猪脊筋大队滋补重剂。服十余剂，关格大开，渐能饮食，手足痛势已舒，手略能举，步稍能移。后即将此方加羊肾、海参、淡菜共十七味，约四五斤，浓煎收膏，服四五料，步履如常，饮食亦复，手亦能握管矣。古人云：精不足者，补之以味。其言洵不诬也。

痿

琴川小东门王姓，年约十七八，素有滑泄遗精，两足痿软，背驼腰屈，两手扶杖而行，皮枯肉削。彼云：我有湿气，已服三妙汤数十剂，罔效。余曰：瘦人以湿为宝，有湿则肥，无湿则瘦。观其两腿大肉日削，诊脉两尺细软。难经曰：下损于上，一损损于肾，骨痿不能起于床。精不足者，补之以味。损其肾者益其精。如再进苦燥利湿，阴分愈利愈虚，两足不能起矣。进以六味地黄汤，加虎骨、龟板、鹿筋、苁蓉，大剂填下滋阴。服十余剂，两足稍健。再将前方加线鱼胶、鹿角霜等，服十余剂，另服虎潜丸，每日五钱，两足肌肉渐充，步履安稳。

治痿诸法，证治准绳各书，言语甚为纷繁。以余思之，用法当简，惟干湿二字足矣。如花卉菜蔬，过湿则痿，过燥则痿，人之痿而不振，亦惟干燥二字尽矣。看痿之干湿，在肉之削与不削，肌肤之枯润，一目了然。如肉肿而润，筋脉弛纵，痿而无力，其病在湿，当以利湿祛风燥湿。其肉削肌枯，筋脉拘缩，痿而无力，其病在干，当养血润燥舒筋。余治痿症甚多，今忆两条，未尝不可为规则也。

治翁府船伙钱姓。至上海骤然两足痿软无力，不能站立。就诊于余。诊其脉带涩兼数，按之数更甚，口中臭气不堪，小便短赤，茎中涩痛。问其上海宿妓否。答曰：住宿两宵。可曾受湿否。曰：因醉后在船篷上露卧半夜，即两足痿软，不能起立。余见其两足微肿，扪之微热。余曰：此乃酒湿之热内蒸，露湿之寒外袭，化热难出。又房事两宵，气脉皆虚，湿毒流注于经络。即进以萆薢、猪苓、赤苓、泽泻、薏仁、木通、黄柏、牛膝、土茯苓、丹皮、草梢、桑皮等，服三剂，两足渐能起立。后以北沙参、麦冬、石斛、薏仁、甘草、茯苓、萆薢、牛膝、知母、黄柏、桑皮、桑枝等，再服四五剂，步履如常。此治湿热流注之痿也。

又治一干痿，常熟小东门外东仓街程筠章，自四月寒热，经他医治至九月，先以牛蒡、豆豉、枳壳、厚朴等，至夏以藿香正气之类，至秋以厚朴、枳壳、赤苓、腹皮等，均系燥湿淡渗之品，服百余剂，以致遍身肌肉削脱，筋脉拘挛，四肢拳缩不能伸，手不能举，足不能立，十余日未能饮食，月余不能更衣。王姓医仍进以香燥淡渗。后邀余诊，见其口唇上吊，齿露舌干，不能吸烟，烟膏从齿缝中吞之，饮以稀粥，噎而难入，匝月不更衣。众皆谓不起之症。余笑曰：此症最易治，断断不死。众问故。余曰：精不足者，补之以味。损者益之，燥者润之。当先用老肥鸭一只，水海参一斤，猪蹄一斤，三物用大沙罐煨之糜烂，以布滤去渣滓，吹去油质，将此汁加以葱姜汁少许，酱酒和好炖温，随其量饮之。使其食管腑道润滑，再论服药。依法制服，饮之数日，似乎喉间稍爽，能下稀粥。再以大剂虎潜法去锁阳，服四剂，其热已平。再立一方，熟地一两，淡苁蓉五钱，牛膝三钱，龟板一两，虎骨五钱，蹄筋五条，麦冬五钱，石斛五钱，陈酒二两，芝麻五钱，煎浓汁饮之，以鸭肉、海参汁助之。服十余日，大便更燥矢数尺，胃纳渐醒。服至四十天，肌肤润滑，两足渐能起立行走。服至百余剂，胃气大苏，两手渐能举矣。

后调理二百余天，手指仍然无力，尚不能握管作小楷，肌肉虽充，肢尚少力，今已七年，尚未复元。如不以大剂滋润，借灌溉之功，此症不死何待。服燥药百余剂，滋膏竭尽，医家病家，两不醒悟，岂非奇闻。余将痿症之干湿两条，录之以质高明，未识然否。

虚胀

朱云卿，洞庭山人，年三十六七，在琴川老吴市典为业，有气从少腹直冲胸膈，腹胀如鼓，坚硬脐突，屡服槟榔、枳壳、五皮等消导克伐之品，愈服愈胀，匝月未得更衣，两足渐肿，小便不爽，面上色泽渐枯，胃气日惫，欲回籍袖手待毙矣。吾友松筠张君，偕至余寓就诊。余曰：脉迟涩而肌肤枯黯。腹便而坚，不得更衣，此乃冲任足三阴肝脾肾阳虚，阴气之所结也。冲脉起于气街，挟脐而上。任脉起于中极之下，循腹里，上关元。足三阴之脉，从足走腹。冲脉为病，气逆里急。任脉为病，男子内结七疝。肝脉为病，有少腹肿满。少腹气冲于上，此乃冲疝之类也。阳气虚不能运行，阴寒之气，蟠结于中，结聚不消。况下焦阴气上升，非温不纳。中宫虚馁，非补不行。投以东洋参、白术、鹿胶、附、桂、茴香、巴戟、苁蓉、枸杞、菟丝、姜、枣等温补滑润之品。服一剂，胀更甚。余曰：此气虚不能运药也。若更他法，则非其治。强其再服一剂，胀益甚，且气阻不爽。余再强其服一剂，忽然气从下降，大解坚粪甚多，其腹已松，气归于少腹角，一块如杯。余曰：当将此方购二十剂，煎膏缓缓服之。服尽而愈。所以治胀病当分虚实脏腑为最要。此症若疑实胀，投以破气攻伐，断无生理矣。然不能辨之确、断之的，见投剂不效，即改弦易辙，有不致偾事者乎。故治病以识症为第一。（按此胀属肝脾肾）

常熟西门俞义庄俞濂洲先生之少君瑞舒世兄，年二十三四。时正酷暑。邀余诊之，腹胀如鼓，足肿卧床。余问其病由。素有便血症。按脉极细，小便短赤。余曰：此乃久痢便血，脾肾两虚，土败之症也。观前医之方，大约槟榔、枳、朴、五皮、香、砂、苓、泻之类。余曰：此症非大用温补助火生土，断难有效。使其向虞山言子坟上取黄色泥土百斤，将河水搅浑澄清，煎药炊茶煮粥，均用此水。若水尽再换泥一石，搅水两石，用尽再换，取土可补土之义。进参、术、附、桂、补骨脂、益智、黄芪、枸杞、巴戟、杜仲、熟地等大剂。腹上系绳紧束。服大补药三剂，以绳验之，约松三指许。后余恐其太补，方中稍加枳壳，所系之绳，仍紧如故。以此验之，破气之药一毫不能用也，专以温补大剂，服百余剂，其胀已消，约用去熟地四五斤，参、芪各四五斤，杞、仲、术等称是。起床后服金匮肾气丸并补剂而痊。至今六年，惟行路常有气喘耳。下焦之虚，不易填也。（按此胀属脾肾）

常熟青果巷吴铸庵先生，年五十余，平素有便溏，清晨泄泻，后腹胀脐突，腰平背满，囊茎腿足皆肿，两臂胁肉渐削。余曰：便泻伤及脾肾，非温补不可。后进参、术等补剂，服三剂，腹胀仍然。二次邀余诊，见其案头有临证指南、医方集解等书。余曰：阁下知医，莫非更吾方乎。彼曰：实不相瞒，将方中略加枳、朴、香、砂等味耳。余曰：既然同道，若不依余，断难取效。余存之方，切不可更动，约服四五十剂，即可痊愈。仍进参、术、芪、草、益智、巴戟、仙灵脾、补骨脂、姜、枣、桂、附等。服四五十剂，便溏已止，胀势全消。至今四年，强健如昔。所以辨虚胀实胀，大约在便溏便坚之间，亦可稍有把握，庶不致见胀即攻伐克消乱投也。（按此胀属脾肾）

常熟西弄少府魏葆钦先生之媳，因丧夫悒郁，腹大如鼓，腰平背满脐突，四肢瘦削，卧则不易转侧。余于壬午秋抵琴川，季君梅太史介绍余至魏府诊之。面色青而脉弦涩。余曰：弦属木强，涩为气滞，面色青黯，肢瘦腹大，此乃木乘土位，中阳不运，故腹胀硬而肢不胀也，中虚单腹胀症。虽诸医束手，症尚可挽。以枳、朴、槟榔等味，治木强脾弱中虚之症，如诛罚无罪，岂不偾事。恐正气难支，急宜理气疏肝，温中扶土抑木，进以香砂六君汤，加干姜、附子、刺蒺藜、桂枝、白芍、红枣、檀香等。服五六剂，仍然。然终以此方为主加减出入，加杜仲、益智、陈皮等。服四五十剂，腹胀渐松，肢肉渐复，服药百余剂而愈。再服禹余粮丸十余两，金匮肾气丸三四十两，腹中坚硬俱消，其病乃痊。今已十五年，其健如昔。吾师曰胀病当先分脏胀腑胀、虚胀实胀、有水无水等因，寒凉

温热、攻补消利，方有把握。若一见胀症，专用枳、朴、查、曲、五皮等味，无故攻伐，反伤正气，每致误事耳。（按此胀属肝脾）

常熟东门外颜港桥老虎灶内小童，年十岁，先因肾囊作胀，常熟俗名鸡肫臟，觅单方服之。延四十日后，肢瘦腹胀，脐突而高，作喘，肾囊胀亮，茎肿转累，如螺如索，小便六七日未通，奄奄一息。余诊之，思如此危症，难于下手，急进济生肾气汤大剂，附、桂各一钱，倍车前、苓、泻。服两剂，小便渐通，一日数滴而已。后服之五六剂，小便渐畅，茎亦直而不转矣。再以原方减轻，服二十剂，腹胀亦消，惟形瘦不堪，后以参苓白术散调理而痊。将近十龄之童，前后服桂、附各两余，所谓小儿纯阳一语，亦不可拘执也。（按此胀属肾）

肿　胀

常熟县南街面店内某童，年十六七，冬日坠入河中，贫无衣换，着湿衣在灶前烘之，湿热之气侵入肌肉，面浮足肿，腹胀色黄，已有三年。友怜其苦，领向余诊。余以济生肾气汤法，熟地一两，萸肉二钱，丹皮二钱，淮药三钱，泽泻二钱，茯苓三钱，牛膝钱半，车前二钱，附子一钱，肉桂一钱。余给以肉桂一支，重五钱。时正酷暑，人言：附、桂恐不相宜。又云：胀病忌补，熟地当去。余曰：此方断不可改。服六剂，小便甚多，猝然神昏疲倦。人恐其虚脱。余曰：不妨。服六剂，有熟地六两，一时小便太多，正气下陷，未必即脱。待其安寐，至明午始苏，而肿胀全消。后服参苓白术散十余剂而愈。

治病之方法，先要立定主见，不可眩惑，自然药必中病，有一方服数十剂，一味不更而病痊者，非老于医者不能也。余在师处见一童年二十，尚未通精，身长仅三尺余，面黄色萎，腹胀脐平足肿。有戴姓偕来。吾师诊之，问曰：此是何人。戴姓曰：是寒舍之牧牛佣也。问曰：工钱一月若干。戴姓曰：三百文。吾师曰：不必开方，回去待毙可也。戴姓曰：此岂绝症耶。吾师曰：家贫不能服药，孙真人云：亦不治也。若要病痊，非药资十千文不可，其工价每月止三百文，何得不死。戴姓曰：病若可痊，吾代出十千文，亦周全一命。

吾师曰：吾当代赊，如十千之外，吾代偿可也。即进以济生肾气汤原方，熟地六钱，山萸肉二钱，丹皮钱半，山药二钱，茯苓四钱，泽泻二钱，车前二钱，牛膝钱半，肉桂一钱，附子一钱。服二十剂，面色转红，腹肿渐消。吾师曰：再服前方二十剂。而腹膨足肿，俱已退尽，诸恙霍然。吾问师曰：小儿童身，纯阳之体，前后共服桂、附八两，如炭投冰，四十剂不更一味，而病霍然，神乎技矣。师曰：胀之一症，宜分虚实、脏腑、上中下，最为准的。若健脾利水，是崇土制水法。脾土不能制水，土被水淹，水泛滔天，一息真阳，被其淹没，用济生肾气，水中取火，蒸动肾阳，而消阴翳。保真阳而泄水邪，为开渠泄水法。水去而土稍旺，火旺土得生气，自然胃气苏、脾运健，而水有所制矣。若专以崇土筑堤，恐堤高水溢，涨至胸膈，水无出路，气喘不休，其症危矣。所以方药对病，如指南之针，心中断不可疑惑。倘服三四剂不效，即更他方，病深药浅，往往误事。吾令其服四十剂而病可痊，胸中早有成竹也。

湿 温

常熟灵公殿杨府一小使，周姓，无锡人，年十八九。壬午七月间病后，至八月间，又劳碌反覆，发热面红，脉沉气促。有汪姓医以为虚阳上脱，服以参、附，热更甚，脉更沉，汗出不止。邀余诊之，以脉沉面赤气促论之，却似戴阳。视其正气，断非虚脱。太常杨公曰：虚实惟君一决。余曰：待余再诊，方可直决。再诊之，面目俱红，口中气臭，小便短赤，脉沉滞而模糊不清。余曰：此乃湿温化热，被参、附阻于气机，热郁不能分泄，逼阴外出，故反汗多气促。杨公曰：实热有何据。余曰：仲景试寒热在小便之多少赤白。口中气臭，断非虚热。温凉执持不定，必致偾事，若不用寒凉药，症必危矣。杨公不能决。余即书黄柏、木通、栀皮、郁金薏仁、通草、苓皮、竹叶、滑石、杏仁、藿香令服之。明日复诊，热退汗止而神倦。余即以香砂、白术、二陈之类令服之。杨公曰：昨寒凉，今温燥，何也。余曰：湿温症热去湿存，阳气即微，再服凉药，必转吐泻。昨以寒淡渗热，今以苦温化湿。服三剂，湿亦退。后服香砂六君五六剂而痊。症非危险，若执持不定，因循人事，仍用参、附，不死何待。

曹秋霞，即余习药业之师也，颇知医理，庚申移居于太平洲，其母年逾六旬，发热不休，面红目赤，进以芩、栀等，热仍不解，再以生地、石斛大剂寒凉，其热更甚，彻夜不寐，汗出气喘，症已危险。邀吾师诊之。吾师曰：治病宜察气候土宜，此处四面临江，低洼之乡，掘地不及三尺，即有水出，阴雨日久，江雾上腾，症由受湿化热，湿温症也。如物受潮，郁蒸化热，当曝以太阳，其湿一去，其热自清。进以寒凉，是湿蒸之热，沃以凉水，添其湿，即助其热矣。内经云：燥胜湿，寒胜热。湿淫所胜，平以苦热。以苦燥之，以淡泄之。进以茅术二钱，干姜一钱，厚朴一钱，赤苓一两，薏仁一两，黄柏钱半，猪苓三钱，桂枝一钱，车前二钱，滑石五钱。必须多服尽剂，方能退热。病家因热甚，不敢服。吾师曰：热而不烦，渴而不饮，舌苔黄腻而润，脉来模糊带涩不利，皆温热之明征也。若再服寒凉，必致发黄，或吐呕，或下利，则不可救药矣。促而饮之。日晡时饮尽一大碗，至天明，热退身安，即能安寐。吾师曰：五方异治，地有高下，湿温一症，风高土燥之处，未曾见惯，苦燥温热之品内，有味淡泄热、苦寒化热以制之，即丹溪二妙法也。虽重剂亦无妨，有几分病，进几分药，并非孟浪乱投重剂也。盖药必中病而已。

呃 逆

常熟慧日寺伤科刘震扬，始因湿温发疹，其人体丰湿重，医进以牛蒡、山栀、连翘等。已有十余日。邀余诊之，脉来涩滞不扬，舌薄白，神识如蒙，冷汗溱溱不断，身有红疹不多，溲少而赤，呃逆频频，症势甚危。

余曰：肥人气滞，湿邪化热，弥漫胸中，如云如雾，充塞募原，神识昏蒙。况呃之一症，有虚实痰气湿血寒热之分，不可专言是寒。鄙见看来，上焦气机阻逆，断不可拘于丁香、柿蒂之法，先立一清轻芳香，先开上焦，佐以降逆泄热。进以苏子梗、藿香梗、通草、郁金、沉香屑、杏仁、茯苓、薏仁、佩兰、半夏、橘皮、姜竹茹。另研苏合香丸汁频频呷之。服后神气日清，诊七八次，皆进以芳香苦泄淡渗法，而热退呃平，乃愈。此症若误疑呃逆为虚寒，投以温补，立毙。所以看病当看全局，遇兼症并病，宜先立一着实主见，自不致眩惑彷徨。然非临证多者，不克臻此。

暑风痉厥

常熟大东门外余义大店伙，余姓，年五十余，因暑天到浒浦，舟中受热受风，是晚回店，发热极盛，至晨，脉伏肢厥，二便皆秘，遍体无汗，项背几几，体寒。邀余诊之，曰：风袭太阳之表，暑湿热郁于里，急宜开表通阳，迟则恐成刚痉。叶天士曰：通阳莫如通小便。使膀胱一开，一身之阳气皆通。即进以五苓散，每服五钱，煎沸汤一大碗饮之。饮两次，小溲通畅，而汗出脉起厥回，体转热矣。此症虽轻，如作热深厥亦深，投以沉寒凉药，危矣。故志之以示后学。

暑　温

暑温风温热病，最忌大汗伤阴、苦温伤液、温补助热，俱可化火，为害最烈。叶天士曰：温邪伤液，急则变为痉厥，缓则变为虚劳。前辈屡试之言，洵不诬也。余见一某姓子，平素阴虚内热，是年壬午，君火司天，温邪极甚，六月间得热病。琴川有一四时风寒通套之方，豆豉、牛蒡、山栀、厚朴、枳壳、连翘、陈皮、山楂、半夏、赤苓、通草、蝉衣、杏仁之类，热甚者加入鲜石斛、鲜生地等品，不大便则加栝蒌仁、元明粉，或加凉膈散两许，无论四时六气，皆从此方加减。某医即以此方加减进之。然暑必夹湿，燥则化火，凉则湿凝，而甘淡微苦之法，全然不知。以致病人津干舌绛，脘阻便溏汗多。见其因表致虚，某又进参、芪、熟地、杞子、杜仲等温补之品。不知补则碍气助热，聚湿填中，病在垂危。延月余，邀余诊之。脉虚细而芤，舌绛如猪肝，汗出气促，不得平卧，手指战振，灼热津干不渴，咳嗽痰多，溲涩，已有缓变虚劳之势。余曰：此症古人云不服药为中医，若再服药，危矣。病家曰：此不治之症耶。余曰：非也。暑为阳邪，湿为阴邪，天地之气也。清邪先中于上，肺先受之，暑湿交阻，蒸化为热。用药若凉，则依湿一面而化为寒，必转便溏痞满冷汗。用药若温，则依暑一面而化为火，必转唇焦舌黑痉厥等症。故前辈治暑邪之方，最难着笔，要清热而不碍湿，化湿而不碍热者，惟有刘河间之天水散、三石汤，吴鞠通之清络饮、三仁汤，如补而不助热、不聚湿，则孙真人之生脉散，此诸方皆暑症之要方也。虽然平淡，却能消息于无形之间，以轻能去实也。又以甘凉淡渗、清热存阴、微苦泄热等轻剂，服五六十剂。之后病家问曰：若专于清轻之剂，病人正气，恐难支持，亦可服大补否。余曰：人之养生，最冲和者，莫如谷食。既然热清胃苏，饮食大增，不必拘于温补。然热病不服温补，断不能收全功，直至十一月，方能服异功散、归脾汤之类而愈。

暑犯厥阴

人言医不认错。医岂有不错之理，错而合于理，情犹可恕，错而不合于理，不徒不自知其错，反自信其不错，斯终身陷于错中而不悟，其罪尚可问乎。余治常熟水北门叶姓妇，素有肝气胸痹。发时脘痛，屡进栝蒌、薤白、半夏、枳实，一剂更衣即平，屡治屡验。是年夏杪，此妇雇船下乡，回城受暑湿而见寒热，胸脘阻格作呕。戴姓医进以胃苓汤，加藿香、苏梗。此方亦属不错，而服之反甚。邀余诊之，脉滞而沉，汗冷作哕，脘中作硬，按之甚痛而拒按。余视此症乃热邪挟湿内陷，为小陷胸症无疑，进小陷胸汤法一剂。明日更重。诊脉仍滞不起，舌灰润，作哕频频，汤液不入，胸中格如两截，拒按作痛，且谵语言涩不出，汗冷撮空。余竟不解，问病家曰：大便何如。曰：大便已溏数日。余思小陷胸汤已错，又属太阴症矣，即进四逆加人参。余思此症下利虚痞，作哕肢寒，显然浊阴上犯，虽不中病，谅亦不远，即将此方与服。余归即细心思之，因忆温病条辨下焦篇中，有暑邪深入厥阴，舌灰，心下板实，呕恶，寒热下痢，声音不出，上下格拒者，有椒梅汤法，此症颇切。黄昏病家至寓云：服药似乎肢温汗少，神识仍蒙，作哕，便溏不止。余曰：将二次药煎好，以仲景乌梅丸四钱，将药汁煎化灌之。服后胸膈渐开，利止哕平，而能安寐。明午复诊，神清言爽。余即将乌梅丸原方改作小剂，服两剂痊愈。医学一道，岂易谈哉。戴姓之胃苓汤，似未必错，胸中拒按，余之小陷胸，亦切病情，乃皆不合。四逆加参，似错而反不远，合以乌梅丸，竟克两剂而痊。药不中病，百剂徒然，药能中病，一剂而安，仲景书岂可不读哉。

战　汗

常熟旱北门外孙祠堂茶室妇，始因温邪未能透彻，延之四十余日。邀余诊之，脉细数郁于内，着骨始见，肌枯肉削，干燥灼热无汗，热亦不甚，耳聋舌强，言语涩蹇不清，溲少，大便泄泻如酱色，舌色底绛而上有烟煤之色，眼白珠淡红，鼻干不欲饮，手足痉动。余曰：此乃温邪深入于里，汗未透彻，此症当战汗于骨髓之间，若不战汗，热不得泄，阴液烁尽亦死，若战汗不出亦死。且先以甘凉重剂养肺胃之阴，以作来日助其战汗之资，故先进生地、麦冬、元参、石斛、梨汁之类一剂，肌肤较润，泄泻亦稀。复诊，进以大剂复脉汤，加鸡蛋黄二枚调服，生地黄一两，阿胶三钱，麦冬六钱，生白芍三钱，炙甘草二钱，石斛六钱，生牡蛎一两，煎浓汁服。余曰：此药服下，令其安寐，不可扰乱，到天明时如能冷汗淋漓，手足厥冷，目反口张，遍体冷汗，切勿惊慌呼唤，倘战不透，亦死症也。若服此药汗不出，腹膨无汗，此正不胜邪，战汗不出，亦不治矣。日晡服下，至四鼓，果然遍体冷汗，脉静肢冷，目反不语。举家因余预嘱，故静以待之，直至日中，汗收神醒，热退泻止。后服甘凉养胃，存阴泄热，数剂而愈。所谓战汗者，热伏于少阴厥阴肝肾之间，要从极底而出，故服大剂甘凉咸寒，使其下焦地气潮润，而雾气上腾为云，肺气滋润，天气下降为雨矣。若遇此等症，专于止泻发汗清热，必不能保全也。

冬温咳痰

常熟瞿桥倪万泰染坊何司务，于庚寅除夕得病，寒热咳嗽痰多，他医进以豆豉、栀子、杏仁、蒌、贝、蛤壳、茅根之类，更剧，一日吐出稠腻之痰数碗。辛卯正月初四，邀余诊之。脉紧肌燥无汗，咳喘痰白如胶饴，日吐数碗，胁痛。余曰：此乃寒饮停胸，再服凉药，即危矣。进小青龙汤原方，略为加减，重加桂、姜。服三剂，症忽大变，猝然神识如狂，舌红口燥，起坐不安，即食生梨两枚。明晨又邀余去诊，症似危险，诊之脉紧已松，口渴舌红，又已化火，阳气已通，可保无虞。后转服化痰润肺之剂，仍每日吐稠腻白痰碗余，十余日后，再服六君子等和胃药十余剂而愈。庚寅冬温，愈于温药者多，死于凉药者广，然亦要临症活变，断不可拘执也。

湿　痹

常熟大市桥王姓，年二十五六，面色青黄，足肿如柱，胀至腰，腰重不能举，足软不能行，其父背负而至。

余问曰：此症起于何时。答曰：已一年有余，服药近二百剂，鲜效。余诊其脉，涩滞不利，下体肿胀，足弱不能行，腰重不能举，余曰：此症虽未见过，揣其情，即黄帝所谓缓风湿痹也。金匮云：着痹，湿着而不去，腰中如带五千钱。千金云脚弱病。总名谓之脚气，甚则上冲心腹，亦能致命。此症服补剂，往往气塞而闭者甚多，服表药而死者，未之有也，断不可因久病而补之。余进以活命槟榔饮方，橘叶四钱，杉木片一两，陈酒三两，童便二两，水二碗，煎至一碗，调入槟榔末二钱。服后将被温覆而卧，遍身汗出如洗，肿退一半。再服一剂，汗后肿即全退，足渐能步履。复诊，更本事杉木散方加味，杉木片五钱，大腹皮二钱，槟榔二钱，橘皮、橘叶各二钱，防己二钱，附子四分，酒二两，童便二两，服三剂，病痊。其父曰：药价极廉，不及百文，四剂即能愈此一年余之重症，神乎技矣。余曰：药贵中病，不论贵贱，在善用之而已。古人之方，不欺后学，所难者中病耳。如病药相合，断无不效验者。

久痛入络

诸痛之症，当分气血寒热脏腑经脉，断不可笼统而混治之。邵镜泉，浙江会稽人。在常熟南门开合泰槽坊。始以正坐，有友与之嬉，猝自后压其背，当时无所苦，后数月，咳嗽吐痰，其痰似乎从背脊上行，由肺咳吐而出也。旋腰间络脉如束带，收紧作痛，继则腹中攻痛，已而筋松痛舒，以手按之，不拘腰腹，其气即阻于掌下，而痛更甚，按久则掌下高突，气聚不散，而痛势更甚。伊服七厘散伤药之后。自此痛势不休，手按于何处，掌下即痛，腰中收束之痛，一日夜十余次，已有年余。后有医进以附、桂、杞子、鹿角、杜仲、党参等。服二十剂，不热不胀，痛势依然。邀余诊之，述其病情。余曰：气攻腹中，痛后即散者，难经云：气之不通，为聚为瘕。瘕者假也，或有或无。聚者气之所聚，或聚或散。久痛则入络，气窜于络，被瘀阻不通则痛。用手按之，掌下高突者，络中气至不能流通，其气聚于掌下，似觉皮肤高突也。手去则气道通而痛平。腰间如束带，收之则痛，松之则舒，此乃久痛伤络，累及奇经带脉之隧道，被气血阻滞，气行至此，不能通达，故脉络俱收紧，引东牵西也。吐出之痰，似乎在背脊胸胁肩臂诸经络出者，络虚则津液渗入，多服热药，则煎熬成痰，此经络病也，躯壳病也，气血病也，与中宫脏腑毫不相干。若服热药，反助火为痰，呆滞气血。以余鄙见，当从仲景虫蚁搜剔之法，细审鳖甲煎丸，即知其法，当先服指迷茯苓丸二两，作六天服，先去络中之痰。服后痰咳渐少。后以地鳖虫一个，地龙一条，虻虫一个，蜣螂一个，僵蚕三条，鼠妇六个，六物炙脆为末。以丝瓜络一钱，橘络一钱，络石藤钱半，三味炙炭为末。以别直参一钱，沉香三分，降香三分，檀香三分，木香三分，郁金三分，六味俱用酒磨汁。又以青葱管一尺，韭菜根五钱，二物捣汁。又以红花五分，当归二钱，新绛五分，怀膝尾钱半，四味煎浓汁。用陈酒二两，将各汁和透炖温，冲服前末。服三剂，痛去其半。后以原方加穿山甲钱半同煎，又加黄鳝血二钱冲和服。服四五剂，痛减八九。后以理气和荣通络之剂，调理而愈。

戴　阳

常熟东门外叶泳泰布行一童子，名锦兰，年约十二三，吐泻止后，即就余诊。两尺皆伏，惟寸关脉浮，汗多气促。余曰：此症大有变局。进以和中分清芳香淡渗之品。至明日又邀余去诊。汗如珠下，面红目赤，肢厥脉伏，口中要饮井水雪水，烦躁不休。余曰：此症阳已外脱，若认为热症，一服寒凉即死。若畏其死，即无法矣。病家人曰：听君所为，死不怨也。余曰：吾开方后，不可再请他医，因他医以余方为是，死则归罪于彼，若以余方为非，而更立一方，死则其罪愈不能辞。症既危险，死生不如余独肩其任。即以干姜一钱，附片一钱，肉桂八分，猪胆汁一钱，童便二两，三物先煎，将汁滤清，和入胆汁、童便，沸一二次冷服。此症本可用白通四逆加人尿猪胆汁为是，因症已危险，故去参、草之甘缓，恐其夺姜、附之功，加以肉桂之辛，如猛将加以旗鼓，万军之中，以夺敌帜。不料时已在晡，胆汁、童便，俱无觅处。病家先以姜、附、桂三味煎而饮之，欲将胆汁、童便明晨再饮。余闻而大骇，即送字与其父。曰：姜、附、桂阳药，走而不收，一误犹可，胆汁、童便阴药，守而不走，再误不可，一服即死。明晨速即将原方照服，或可挽回万一。明晨果照方服一剂。至午，余又去诊之，汗止，口渴亦止，面目红色亦退，脉细如丝而已见。余曰：脉已微续，可无虑矣。即进四逆加人参、人尿。再一剂而病霍然。吾友曰：如此酷暑，十余岁小童，服如此热药，倘一挽回不转，其咎何辞。余曰：不然。为医者当济困扶危，死中求生，医之责也。若惧招怨尤，袖手旁观，巧避嫌疑，而开一平淡之方以塞责，不徒无以对病者，即清夜自问，能无抱惭衾影乎。

脱症

吾幼时在孟河天宝堂药铺曹焕树先生之门下习业。其弟鲁峰，素有咯血症，是年十月，忽起寒热，头痛身疼。治以桂枝、葛根汗之，寒热已尽，渐能饮食。停一日，忽然面红汗出如珠，神静脉浮而无力。即请马培之先生诊之，服药依然，至晚汗出更甚，莫可为计。至二更，余看医宗金鉴少阴戴阳一条，即谓焕树先生曰：鲁峰叔之病，与戴阳相合，急宜引火归元。焕树恍然悟曰：此阳脱症也，非温纳不可。因其素昔吐血，最惧阳药，故畏缩而不敢专用，倘一差失，杀吾弟矣。余曰：阳无阴不敛，当阴阳并顾，与其不治而死，不如含药而亡。即以熟地四两，党参四两，黄芪四两，附子三钱，肉桂三钱，煎汁，加以童便三两，分三服。先进一服，静待半时，无所变，再服亦然，三服已尽，汗仍不收，面赤不退，不寐不烦不胀。后治法已乱。曰：既能受补而无他变者，恐病重药轻故也。再浓煎别直参二两服之，又不胀。再以紫河车一具，东洋参二两，煎浓汁服之，约一时许，汗收，面红渐退而安寐，至明日始醒，宛如无恙。后费伯雄、丁雨亭先生诊之，曰：此等治法，出乎医理之外，非自己为医不可。费伯雄先生曰：昨日阳脱而救阳，今日阳回当保阴，即服甘凉咸寒养阴之品，十余剂而愈。余见古书有云服参数斤者，于此益信古人之自有此法也。

阴阳并脱

丹阳贡赞溪，在琴开豆腐店，始以温邪，有王姓医专以牛蒡、豆豉、柴胡、青蒿等，已服十余剂，阴液已尽，阳气欲脱，狂躁咬人，神识昏愦，痉厥皆至，舌黑而缩，牙紧不开，病已阴绝阳亡。余即进以复脉法，去姜、桂，加鸡蛋黄大剂灌之。不料明晨反目瞪口张，面青肉僵，脉沉而汗出如珠，四肢厥冷。余曰：阴回战汗，阳不能支，欲脱矣。不必诊脉，先炊炉燃炭，急以桂枝龙骨牡蛎救逆法大剂，别直参三钱，白芍三钱，甘草一钱，龙骨四钱，牡蛎一两，淮小麦一两，红枣三钱，茯神二钱，煎之。先灌以粥汤，含不能咽，即将药煎沸灌之，稍能咽，缓缓尽剂。不料至晡汗收而遍体灼热，狂躁昏厥，舌黑津枯。余曰：阳回则阴液又不能支矣。仍进复脉去姜、桂法，生地一两，阿胶三钱，麦冬五钱，白芍三钱，炙草一钱，麻仁四钱，鸡蛋黄二枚。服后至明晨，依然汗冷肢厥脉伏，目瞪口张不言语。余曰：阴回则阳气又欲脱矣。仍服前方桂枝救逆汤。至晡依然舌黑短缩，脉数灼热，仍用复脉去姜、桂法。如是者三日，症势方定。此症阴脱救阴，阳脱救阳，服药早温暮凉。若护阴和阳并用，亦属难救，故不得不分治也。后服甘凉养胃二十余剂而愈。治此症余挖尽心思。余素性刚拙，遇危险之症，断不敢以平淡之方，邀功避罪，所畏者苍苍耳。

上下并脱

同道徐宾之，金陵人，住常熟西门，始而寒热，继则下痢红白，三四日后重不爽，小便少而涩。自服药数剂，不效，邀余治之。舌面白，舌心舌边俱剥而红燥，脉来滞而不扬，进以胃苓汤意，理气而泄湿热。一剂，溲涩后重俱爽，红积止而见薄粪，猝然遍体汗出如珠，自寅至酉，而起坐言语饮食，一如平人。惟大便溏薄，日泻二三次，并不后重。自戌至寅，四时中烦躁汗多，额与指尖均冷，撮空呓语，喜怒之状不一。或以为祟。余曰：此乃阳脱之症。躁而不烦，是阳气虚竭，即以附子理中合桂枝加龙骨牡蛎法，急守中阳，以固表阳，人参三钱，于术四钱，附子一钱，白芍一钱，桂枝二钱，龙骨三钱，牡蛎一两，炙草一钱，干姜一钱，红枣五枚。服之，入夜仍拈衣摸床，呓语汗出。明日原方再加重三成，加五味子五分。一服后汗收神清，阳回痢止，即饮食渐进，已能出外。因药贵停服六七日。后服乱方黄芩三钱，白芍三钱，服两剂，仍烦躁不休，冷汗淋漓，大便水泻，遍体如冰。再服扶阳固表，已无救矣。噫，生死虽曰天命，岂非人事。医究有理可评，黄芩苦寒，白芍泄脾，既自为医，反服乱方，其死宜哉。

虚斑亡阳

常熟阁老坊范云亭，是年暑天，先因寒热，遍体红斑满布，延某医治之，进以牛蒡、山栀、豆豉、厚朴、枳壳、凉膈散、石斛、生地、沙参等，琴川所谓三鲜汤加减是也。服五六剂，遍体冷汗淋漓，神识尚清，脉沉细，目珠上反，喉间痰声漉漉，气促咳嗽痰多，项背反折。是日请医七人，有用鲜生地、石斛、大黄、芒硝者，有用豆豉、牛蒡、山栀、连翘者，有用草果、厚朴、苍术、陈皮者，有用附子、人参、熟地、阿胶者，各有主见，议论纷纷。七人之中，余不在焉。余至，各医均散。余诊之，曰：脉微欲绝，冷汗淋漓，阴凝于内，阳脱于外。舌底绛白润而灰，下焦浊阴水气，皆泛于上。再拘执红疹宜服寒凉，阳即脱矣，若进枳、朴、苍术香燥者，亦决无是理，惟温补似乎合符。然熟地、阿胶，有痰饮阻格，决不能入，不如以甘温固表扶阳，参以酸敛之品收之，服一剂。明日邵聿修先生到琴，应有卓识。立方用党参、茯神、枣仁、桂枝、白芍、炙草、炒淮麦、五味子、煨姜、红枣。病家及旁人，皆不肯用党参。余曰：此症当大服人参，既不相信，改北沙参可也。服一剂，如故。至晨，邵君到，即书字来寓，邀余并诊。余曰：先将昨方换人参，加龙骨、牡蛎，再服一剂诊脉可也。聿翁曰：龙骨、牡蛎，前方已加，服过一剂，人参未也。余曰：何以不用人参。邵君笑而不答。余曰：君乃常昭之仰望，若亦依顺人情，而仍用北沙参者，云亭无生理矣。岂可比余之人微言轻乎。聿翁曰：用人参若干。余曰：此症人参宜以两计，然方上却难写，不如先用一钱，余使病家渐渐增进。即将原方去沙参，换人参一钱。服一剂，罔效。聿翁要往梅里，委余代看一日。余曰：代理一天犹可，如日久恐病家不信，岂不误事。邵君去后，明日病人大汗如雨，痰升作厥。余曰：即服独参汤一味，以救其脱，另用五味子、枯矾二味，研细末，以人涎唾调烂，纳入病人脐中，用膏药盖之。是日共服人参七钱，并未作胀。明晨汗稍收，气渐平，口中白糜布满。明日聿翁到琴，并诊之，斟酌一方，当舍表救里，不能顾其红斑，拟十四味建中加减主之，人参一钱，黄芪三钱，茯神二钱，炙草一钱，五味子五分，于术二钱，附子一钱，肉桂八分，干姜五分，白芍钱半，熟地四钱，杜仲四钱，杞子三钱，红枣五枚。煎服一剂，无效。原方再服一剂，忽觉泄泻，脉变外浮。聿翁曰：此症难矣。脉浮汗出，阳从上脱，又见泄泻，阴从下脱，阴阳两脱，又加白糜满口，痰塞咽喉，不死何待。余曰：病势虽危，尚有一线生机，能服人参两许，兼以大补之剂而不胀，服姜、附、桂而不燥，尚有正气能支，有阴分可烁。今脉沉而转浮者，乃阴脉转阳脉也。大便溏泄者，乃服温药行动先所服凉药之积也。仲景太阳篇，有寒积太阴，阳动则腐臭秽不能内留而下者，即仲景桂枝加芍药条之文。然寒积遇温而下，不过两三日，若下之三日不止，汗更出，脉仍沉濡肢冷，则死定矣。如下之能汗收脉缓思饮，至第三日而痢止，即有生机矣。乃谓云亭之弟仲和曰：余二人之力，不胜此病，宜再请高明。仲和曰：医祷俱穷，二公再推诿，无他望矣，生死由命，决不怨也。即将前方去熟地，加白芍二钱，干姜五分，再进一剂。口中化燥，脉仍浮而痢更甚。以原方再服一剂，痢止，略思饮食，精神稍振。即将前方桂、附、姜、芍减半，加熟地、萸肉，另服独参汤。又两日，病已大有起色。聿翁回支塘，余为调理月余而痊。所调理之方，皆归脾、四君、生脉、桂枝加龙骨牡蛎、小建中诸法加减出入。此事已有五六年，刻下聿翁已作古人。今夏初有人来邀云：云亭病重。即过诊之，病已七八日。一日数医，所服皆牛蒡、山栀、豆豉、连翘、琴川三鲜汤、枳、朴之类。诊其脉沉而下痢，痰声漉漉，汗冷，瞳神无光，阴躁。余曰：前次为凉药所误，不料今次又依样葫芦，惜哉。即写别直参三钱，附子一钱，干姜一钱，于术三钱，炙草一钱等服之，如水投石。余曰：难矣，即起聿修于地下，亦无济矣。如此阳虚烟体，正虚邪陷，用清凉克伐而有生理者，未之有也。延三日而逝。

阴斑泻血

壬午七月，余至琴川，吾友沈芝卿劝余施诊。八月间，温热大行，病诊甚多，每日应接不暇，至腊月初五，因年事催迫，欲回孟河度岁。是晚与芝卿同饮于醋库桥。芝卿曰：吾腿上起红斑已有两日，并无所苦。余视之，两股两胫及手腕等处，起红斑如豆如粟，视肌肤稍高，色微紫而不鲜泽，有时作痒。谅由冬天温暖，风热所致，当时开一辛凉解肌之方。初六早解缆启行，过扬库之西塘市，河冰，泊舟五日冻解，一路耽搁，至十九日到常州。接得吾友胡少田之信云芝卿病重。余半载未归，归心如箭。至二十日，又接到少田信云芝卿病危，即速回琴。斯时雪深冰坚，余即寄装于怡芬泰茶行，负絮被一条，趁航至锡山，连夜过航至琴川，到已十二月廿三日午后矣。一见芝卿，形容十分狼狈，囚首丧面，色亦黧黑，发根上逆，大便血利滑泻，手足拘束，如同桎梏，身上红斑，皆聚成块，大骨骱处及肩胛、尺泽、足膝、环跳、足胫等处，俱结红色一块，坐不能卧。余亦为酸鼻，即细问其病之始末。病家曰：初六日身起红斑，亦无所苦。至十一日，即胸中痞闷而呕，且有寒热。延裴姓医，进以高良姜、两头尖、吴萸、红豆蔻、官桂、香附、干姜等味，两剂后觉胸中更阻，大便秘结。至十五日，大便后猝然下血甚多。自此每日下血下利，斑疹渐收，聚于骨骱，而手足拘曲，寒热亦止，至今七八天，日夜下利无度。余诊其脉细而弦紧，舌苔白滑而润。余细思之，斑由冬温而来，热阻胸中，肺气不宣，则气逆而呕。被裴姓医辛热大剂，劫动血络，阴络受伤，血从下溢。大便血后，血不能养筋，则筋拘束不伸。正气下陷，则斑疹随之而收束，聚于骨空节骱之处而成片。检近日所服之方，皆槐花、地榆、山楂、银花、枳壳之类。余思此症，乃失表症也，若以人参败毒散服之，逆流挽舟，冀其斑透而痢止。服人参败毒散后，果能得汗，斑疹结聚，散布满体，痢仍不止。再服依然。虽属知己，余亦难自专主，即邀王简修诊之，用当归赤小豆散加槐花、地榆之类。又邀沈心田诊之，进以阿胶、地黄之类。皆在阴分一边，方俱难以惬意。余再诊其脉，仍如前，舌白不化，下利清谷，血脱则气亦脱，血脱先固气，当服温补，似乎合符，故王沈二君之方，俱未敢服。彻夜思维，服温补又恐有碍红斑，然阴斑虚疹，亦不忌温热，况事已如此，完谷不化，汤药入腹，即滑而出，断无再服阴药之理，当舍表救里为是。先进以四君子汤，加木瓜、萸肉等消息之，调以赤石脂、米汁。服后即滑脱而下，亦无所苦，惟面红目红，夜不能寐，舌滑口和，俱少阴之见症。他医皆云下血太多，阴不敛阳，不如清热养阴。余专主此事，总不能听各医眩惑，若不升阳固气，利断难止。余进以重剂附子理中汤，党参五钱，白术三钱，干姜一钱，附子一钱，炙草一钱，红枣五枚。煎汁服之，虽无所苦，而舌转干黄，渴而不能饮。各人皆谓药不对症。余曰：治病当有药主，其权在我。若再服寒凉，岂有生理。再服原方一剂，舌苔又转焦黑，扪之如炭，脉仍沉迟不浮，面红目赤，夜仍不寐。余心焦灼，即着人请支塘邵聿修先生。时正天寒雪厚，邵先生不能来城。廿六日，年事匆匆，再服理中汤一剂。黑苔皆剥，舌变干绛色，胃气稍苏，利亦稍稀。余曰：阳分已回，稍顾其阴，原方加入生地、阿胶。服后利又甚，舌转薄白。余曰：阴药不能进，阳回而无依，如之奈何。二十八九日，又加呃逆，仍服附子理中，加以丁香、代赭，去阴药不用，而利稍减。访得东乡丁姓医，颇有名望，遣人请之。是日已大除夕矣，余思元旦无市，即开单买药十余种，参、术、附、桂、苓、草之类，配而与服。服三剂，至正月初二，利已止。丁姓医到，看前诊诸君之方，无一不错，惟用山栀、连翘、桑叶、杏仁、蝉衣、芦根之属，谓此症极轻，服两剂，再邀复诊可也。病家亲戚辈，见此症面红目赤，舌绛而干，凉药最宜，心中反咎余用温热之药，口虽不言，而色见于面。余曰：既请丁君到此，不服其药，心必不甘，况丁君之言，津津有味，姑且煎好，服少些试之。先服一杯，便觉寒战，舌转白润，作哕不休，利下又甚。余即进以理中汤，哕止。病家仍不信余，再服丁药半杯，舌仍转润薄白，而呕又至。余曰：虚阳上戴，假热无疑。至初三夜，邵聿修先生到，诊之曰：舌干而绛，下血极多，血脱则气亦脱，若专服阳药，阴液何存，阳无所依，阴躁即见，岂能久持。斟酌一方，用归脾汤合黄土汤去黄芩，阴药少而阳药多，可保无妨。余亦以为然。邵先生即时返棹。照方煎服，病人云：觉背脊中寒凉。而药仍从大便流出。余曰：聿修先生为常昭两邑医生之冠，无出其右者，投剂无效，真束手无策。然既能纳温补，只能仍归温补，即进以鹿角、杜仲、枸杞、附、桂、党参、冬术、炙草、干姜、巴戟、红枣大剂。服三剂，利止，面红目赤仍不退，夜仍不寐。至初六卯刻，猝然冷汗如浴，呃逆频频，连继不止，已见欲脱之象。余曰：难矣。按脉仍沉而不浮，汗出如冰，此时亦无可奈何。余即以附子三钱，别直参一两二钱，煎浓汁，作三次服，巳刻服一次，不觉胀热，申刻服二次，汗稍收，呃亦减，亥刻服三次，尽剂。又另煎潞党参四两，终日饮之，至尽剂，汗收呃止，而能安寐，面目红色亦退，从此转机。后嗳气不休，是胃中新谷之气，与病之旧气相争，服仲景旋覆代赭汤十余剂而平。此症舌干而黑，目赤面红，且兼血利，能专主温补，一日夜服别直参一两二钱，党参在四两，附子三钱者，幸病家能信余而不疑，而余亦能立定主见而不移，若一或游移，进以寒凉养阴之品，不死何待。虽雪深三尺，日夜踌躇，衣不解带者半月，亦劳而无功。此治病之所以当胸有成竹也。

阴斑热陷

常熟大河镇道士王少堂，六月初偕妻回里，十四日起寒热，遍体红疹满布。周姓医进以辛凉解肌之方，服后病增，至十七，病更剧。其岳母邀余诊之。脉极细而微，重按至骨，微见数象，神识颇清，遍体干燥，身无点汗，舌绛无津，而又不渴，言语轻微，躁不能寐，红斑密布无空隙之处。余思此乃正虚邪陷之阴斑也。余曰：初十晚到家，逐日所作何事，试一一述之。曰：十一至十三做法事，十四日忏事毕，结帐后当夜即热。余曰：再去问之，初十有房事否。答言有之。初十日酷暑。坐船数十里，外风袭表，暑热逼蒸，至夜欲后，气脉皆虚，热邪即乘虚内伏。加之十一至十三，身为法官，终日厚衣，汗出不止，汗多则外阳已虚，津液亦涸，腠理空豁。又高叫敕令，中气亦虚，热邪易入，故见寒热。又被寒凉之药遏其阳气，故内热虽甚，无阳气蒸动，无津液化汗出表。若再服寒凉，表阳愈虚，热陷更深，阴斑无疑矣。用仲景桂枝汤加干姜、人参，重用甘草，服后再饮以米汤。余思汗多则阳弱阴伤，以桂枝汤和其表，以干姜合桂枝护其中阳，假甘草之多甘，合米饮之谷气，甘淡以助其胃津，得干姜之热，蒸动其胃津以上升，又赖桂枝之力推之出表，若得汗出，则中阳动而表阳和，内伏之邪亦可由外表而发。待其烦躁狂叫，或奔走越垣，方为佳兆。切不可与以凉药，恐火郁不能外达也。如服此药后，仍然不变，则难治矣。服药后，明午果然神识渐狂，声高而起坐不安，渴已能饮。病家惊惶，饮以蔗浆一碗，依旧静卧，声微脉细。至二鼓，余至其家，问之。曰：今午渐狂，声高渴饮，不料服蔗汁后依然如故。余曰：正欲其阴症转阳，由里出表，阳回而烦，方为佳兆。又为寒凉所遏，事属周折。仍从原方加台参须服之。明午，又见烦躁能饮，以温水饮之，汗出脉起矣。再进以甘凉之品，生胃阴而泄热助汗，托之外出，汗透而神静安寐，脉亦转和缓，能思饮食。余曰：汗后肌润，脉和思食，正能胜邪，病有转机矣。阳回以养阴为要，进以生脉法，加甘凉咸寒之品，数剂而痉。然症似少阴，究非伤寒可比，此是外邪内伏，无阳气阴液化汗以达表。所以读伤寒者，知有是病，即有是方，两言尽之矣。

腹痛肝厥

常熟西弄徐仲鸣幼女杏宝，年八岁，始以寒热腹痛痉厥，经某医以牛蒡、豆豉、枳实、槟榔等味，无效。又经一医以石斛、珠粉、钩藤、羚羊、石决等味，腹痛痉厥更甚，腹痛即厥而痉，痛平则痉厥亦止，一日夜三四十次，症已危险。黄昏邀余过诊。其脉细而微弦，舌心焦黑，舌边干白，目眶低陷，神倦音瘖，两目少神，腹痛痉厥，时作时止，身无寒热。余细思热病痉厥，当神昏而腹不痛。若是寒厥，四肢厥冷，只有转筋而无痉。此乃腹痛痉厥并见，定是寒热阴阳杂乱于中。夫温病之厥，关乎手厥阴者，多宜寒凉。寒病之厥，关乎足厥阴者，多宜温凉并进。此症皆不离厥阴一经。先煎仲景乌梅丸三钱，连渣灌下，越一时即吐出白痰半碗，再服，又吐白痰半碗，再服再呕，约服药汁三分之二，而腹痛痉厥亦止，即能安寐。明日复诊，舌黑亦润，喜笑如常，惟腹中略痛而已。余即进以乌梅丸原法，再服小剂一剂，即饮食如常矣。

症犯厥阴

壬辰二月，余治常熟青龙巷口钱姓妇。始因肝气寒热，他医进以破气消导发散，而致呕吐，气上冲心，由下焦上升，即昏厥不知人事，气平则醒。邀余诊之。余曰：呕吐气上冲则厥，此是风邪犯于足厥阴肝经，破气温中，俱无益也，当以乌梅丸三钱，煎化连滓服。服后呕吐即止，气冲亦平，再调以平肝降逆之剂，二三剂而痊。大市桥孙姓妇，亦脘痛，气冲胸膈，则肢厥神昏，呕吐额汗。余以乌梅丸三钱煎化服之，气冲厥逆渐平，后服仲景黄连汤加吴萸，三剂即痊。此二症皆春天少阳风热之邪，误服破气消导寒凉等品而入厥阴者，所以病入于里，徒事发表消导无益也。

厥阴伤寒

常熟署刑席沈鲁翁之仆人某，始因深冬受寒，猝然寒热身痛，某医与以消导发散药两剂后，即少腹气冲撞心，心中疼热，面红咽痛，夜间烦躁，呕吐痰涎黏腻，盈碗盈盆。据云已有六七日，腹痛上冲，即有欲厥之状。鲁翁邀余诊之，备述病情。余曰：厥阴伤寒无疑矣，无怪发表攻里俱罔效也。脉虽细弦，尚有微浮，兼有太阳未尽之表症。少腹气撞胸脘欲厥，呕吐黏涎甚多，心中疼热，咽痛面红烦躁，厥阴症已具，阳气被真寒外格。拟当归四逆汤加吴萸、生姜加味主之，立方当归三钱，桂枝钱半，白芍二钱，细辛四分，半夏二钱，姜川连四分，吴萸四分，炙草五分，通草一钱，大枣六枚，先煎化仲景乌梅丸三钱，连滓服下，以平肝安胃而止厥，再服前方汤药散其寒。照方服两剂，诸症悉减。再以仲景黄连汤法吞乌梅丸，加减出入三四剂，病去六七。后以小建中加参、椒、梅等加减，服十余剂而愈。此症若因咽痛面红烦躁而服清凉，必死。即浮泛不中病之方，亦难保全。柯氏云：有是病即有是方，洵不诬也。

痉厥

常熟百岁坊戴姓女凤凰，约十八九岁，在灵公殿前曾府为使女。时正酷暑，饮井水两碗后觉胸中痞闷，明晨忽腹中气上冲痛，痛则痉厥，目珠上反，角弓反张，四肢抽搐，时厥时苏，一日夜五十余次。前医作热厥，服以凉药，昏痉抽搐更甚。因贫不能服药，束手待毙。余曰：药资余不吝，然生死不能保也。病家曰：生死由天，求君救之。余心恻然。即进以至宝丹一粒，苏合香丸一粒，研细，菖蒲汁调服。再用针刺风池两穴，期门两穴，虎口两穴，肺俞两穴。无效而痉厥更甚。余细思终夜，恍然悟曰：热时饮冷，阳气内伏，阴寒阻格于上，阳欲升而不能，阴欲散而不得，阴阳之气，逆乱于中，犯脾胃则为吐泻，犯肝胆则为痉厥。仲景肝胆同体，每以温凉并用。昏厥痉者，皆阴阳之气逆乱于中者多，用药亦须温凉驳杂，方克有济。此症在厥阴之表，少阳之里，着笔当在厥阴少阳二经，即拟桂枝一钱，羚羊二钱，干姜五分，川连四分，吴萸四分，钩藤三钱，木瓜二钱，天麻一钱，僵蚕三钱，竹沥一两，石决一两，姜汁五分。煎好缓缓服尽，气平痛止，即能安寐，痉厥抽搐俱平，后服调肝脾药二十余剂而痊。余贴药资三千余文，愈此危症，亦生平一快事也。

食厥

常熟星桥石姓妪，晨食油条一支，麻团一枚，猝然脘中绞痛如刀刺，肢厥脉伏，汗冷神昏。余诊之曰：食阻贲门，不得入胃，阴阳之气，阻隔不通，清阳不能上升，浊阴不能下降，故挥霍撩乱，窒塞于中。宜用吐法，以通其阳。用生莱菔子三钱，藜芦一钱，橘红一钱，炒盐五分，煎之，饮后以鸡羽探喉吐之，再以炒盐汤饮之。吐二三次，痛止肢温，厥回汗收。惟恶心一夜，干呕不已。余曰：多呕胃气上逆，不能下降，以乌梅丸三钱煎化服之即平。后服橘半六君子三四剂而愈。夫初食之厥，以吐为近路，其阳可通，若以枳实、槟榔等消食攻下，其气更秘，危矣。

气厥

常熟大东门陶姓妪，暮年伤子，肝气久郁，又因有一人，抵赖其子赊出之账，两相执持，陶姓妪猝然跌倒，气息全无。急邀余诊，脉来沉伏，目上反，口鼻之间，呼吸气息全无，手足厥冷，其势已危。余曰：此乃肝郁气秘，痰阻灵窍，药不得入，惟用至宝丹、苏合香丸各一粒，用竹沥、姜汁、菖蒲汁，藜芦煎汁一杯，将诸汁和入灌之，以鸡羽三四支探喉，吐出白腻痰甚多，气息稍通。片刻后，又气息全无，再饮再探再吐。如是五七次，痰虽多而气仍不转。余疲甚。直至五更，气渐转而能呼吸，天明已能言语，咽痛三四日，调理而愈。余思木郁则达之，吐即达之之意也，如此症不用吐法去其痰通其阳而能救者，吾不信也。又有百岁坊朱姓妪，因口角动怒，猝然昏厥不语，脉伏肢冷，呼吸不通。余即用炒盐汤，用鸡羽探吐，一哭即醒，醒则大哭不止。此郁极则发之也，如天地郁极，则雷霆奋发之义。余见肝厥、食厥、气厥等症，惟有吐为最速耳。所以吐之一法，不可弃而不用也。

肝阳吐血

常熟大东门外，吾友谢荫庭，辛卯六月间，忽大吐血，每日约有碗余，半月不止。某医进以犀角地黄汤，加羚羊角、山栀、生地、石斛大凉之剂，罔效。半月以来，已有气随血脱之状。饮以井水亦不止。是夕三鼓，邀余诊之。脉来沉细，目瞑声低，言语轻微，肢冷汗冷，面红烦躁，欲寐不能寐。余曰：事急矣。气随血脱，阳随阴脱，速宜引阳入阴，引气纳肾。先将陈酒十斤煮热，浸其两足两时许，再以生附子钱半，元寸五厘，蓖麻子肉七粒，捣如泥，贴左足心涌泉穴，立方以中生地一两，元参四钱，麦冬四钱，蒲黄炭二钱，阿胶四钱，生龟板一两，石斛六钱，生牡蛎一两，生石决一两，怀牛膝二钱，茜草炭二钱，煎好，再以鲜柏叶、鲜荷叶捣烂绞汁，入童便一茶杯，或秋石一钱化水同冲，一气尽服之，血即止。后服沙参、麦冬、梨、藕、石斛甘凉养胃，数剂而愈。其友问余曰：前医进犀角、羚羊角、生地、石斛等，可谓寒矣，何以半月不能止其血，今方服之即止，何也。余曰：实火宜凉，虚火宜补，此乃肝阳挟龙雷之火上腾。况吐血已多，阳随阴脱，下焦之阳，不安其位。方书云：在上者当导之使下，陈酒、附子是也。咸可下引，介可潜阳，童便、阿胶、龟板、牡蛎、石决是也。甘凉泄热存阴，生地、麦冬、元参、石斛是也。清血络，引血归经而止血，鲜柏叶、荷叶汁是也。若专服寒凉，是沸油中泼水，激之使怒，岂能望其潜降乎。

胆汁不清

浙江某大令彻夜不寐，已有年余，就诊孟河马省三前辈，用黄连八分，猪胆汁一钱拌炒山栀三钱，煎服，当夜即寐。大令曰：余服药近二百剂，安神养血，毫无效验，何以一剂而能平年余之疾乎。省三曰：此因受惊，胆汁上泛而浑，少阳之火上升不潜，故不寐也，当用极苦之药降之，使胆汁清澄，故取黄连之极苦，降上僭之阳，取山栀清肝胆之热，以胆汁炒之者，欲使其直入胆中也，胆热清，则胆汁亦清，其理甚明，并非奇异。大令曰：疾果因受惊而起，夜与友手谈，梁上鼠忽跌落在盘，子散满地，散局而卧，即不成寐，先生真神医也。前辈医道，岂后学所能望其项背乎。此症丁坦庵先生亲目见之，今特志之。

热极似寒

夫热极似寒之症，最难辨别。余诊同乡赵惠甫先生之孙卓士，是年九月间，忽起呕泻，邀余诊之，进以芳香理气，淡以分泄。至明日，舌苔白而转红，脉滞而转滑，呕吐已止，再进以辛凉甘淡，存阴泄热。至黄昏忽然发狂，持刀杀人。至明日，阖家无策。余曰：热透于外，非泻不可，即进以三黄石膏法，黄连三钱，黄芩五钱，黄柏三钱，大黄二两，石膏二两，栀子五钱，淡豆豉五钱，煎浓汁两大碗。余曰：多备而少饮，缓缓作数次服之。服一杯，即泻稀粪，又服一杯，又泻稀粪，连服四杯，连泻四次，神识稍倦，狂躁略减，药已尽过半矣。扶之使睡，呓语不休，如痴如狂。即进以存阴清热之剂，生牡蛎四两，元参二两，麦冬二两，细生地二两，金石斛二两，鲜竹芯一两，石膏二两，竹沥二两，鲜沙参四两，大剂灌之，即能安寐。明日醒，仍呓语，神识或浑或清，后每日服竹叶石膏汤一剂，西洋参钱半，麦冬五钱，石膏一两，鲜竹叶四钱，姜半夏钱半，生甘草一钱，知母三钱，粳米二两。此方共服二十余剂，而神气亦清，呓语亦止。此症共服石膏二十余两而愈。病由呕泻而起，内经云：热迫下注则为泻，胃热上沸则为吐。所以呕泻一症，亦有热秘呕泻，不可不防也。壬寅年之吐泻，有服凉药冷水而愈者。治病贵看症用药，不可拘于成见。如时邪之吐泻，泥于仲景之三阴症，用四逆、理中等法，其误事尚堪设想乎。

热深厥深

常熟大东门庞家弄颜姓，因失业后室如悬磬，有病不能服药。延六七日，邀余诊之。脉沉如无，四肢厥冷，无汗，神识昏蒙，呓语撮空，遍体如冰，惟舌底绛而焦黑，干燥无津。余曰：此乃热深厥深，阳极似阴，热极似寒也。当时即进以银花露一斤，再进以大剂白虎汤加犀角、生地、人中黄。煎好，调服至宝丹、紫雪丹。罔效。明日再饮以银花露二斤，仍服原方，犀角八分，生地一两，石膏八钱，知母二钱，生草一钱，人中黄二钱，粳米汤代水，调至宝丹一粒，紫雪丹五分。服两剂，如故。余思既是热深厥深，有此两剂，亦当厥回，如果看错，寒厥服此两剂，无有不死，何以不变不动，正令人不解。至明日复诊，神识已清，肢体皆温，汗出淋漓。

问其母曰：昨日服何药。曰：昨日服黄霉天所积冷水五大碗，即时汗出厥回，神清痧透。余曰：何以能知服凉水可以回厥。其母曰：昔时先伯为医，每晚谈及是年热症大行，服白虎、鲜石斛、鲜生地等往往不效，甚至服雪水方解。吾见先生服以银花露三斤，大剂凉药二剂，如果不对，宜即死，今无变动者，必系病重药轻，吾故斗胆以黄霉水饮之，谅可无虞，谁知竟即时转机。噫，余给药资数千，不若其母黄霉水数碗也。孔子曰：学然后知不足。洵至言也。

治病之道，失之毫厘，谬以千里。余在师处，正值小暑之时，见一陈姓三岁儿，其母孀居，子系遗腹，偶有腹痛，不甚。请屠姓医治之，以为虫痛，书花椒、干姜、乌梅、吴萸、雷丸等。其母偕儿在药肆中买药，置小儿于地，儿将腹贴地，覆面而卧。余见之曰：此孩暑热入里，腹中热甚。其母不以为意。不料此儿服药后，即四肢面额俱寒冷，目睛上反，无汗，不啼不哭，脉伏气绝。其母哭之甚哀。他人曰：费兰泉先生看过否。其母曰：未也。即抱至吾师处，余代诊之。脉伏肢冷，遍体如冰，目反气绝，惟胸中尚热，牙关紧闭。余不能解，告吾师曰：昨见此孩覆地而卧，屠先生服热药，不料今日变症如此。吾师再三细视，曰：满目红丝，目珠上反，白珠属肺，火刑金也。瞳神属肾，目珠反白，肾阴竭也。此乃热深厥深之症。因西瓜尚早，若有西瓜，犹可一救。旁一人曰：戴姓庄房西席，有昨在常州带来西瓜。吾师即付钱二百，请其觅得西瓜一枚，即绞汁，将牙关撬开，频频灌入。约两时许，灌下瓜汁一碗，即进以人参白虎汤，西洋参三钱，生石膏八钱，知母二钱，生甘草一钱，粳米一两，麦冬三钱，五味子四分。曰：服西瓜汁后，可少缓进药。服后至四更，小儿始醒，啼哭数声，又厥。明晨仍抱至寓中，余诊其脉仍伏，目珠生翳，瞳神色白，惟四肢稍温，肌肤微热。吾师细看之，谓其母曰：再服两剂，可保无妨。即将前方去石膏，加鲜石斛一两，细生地五钱，元参三钱。服二剂，即厥回体和，瞳神转黑，饮乳如常矣。余问师曰：何以目白无光，断其不死。师曰：五脏六腑之津液，被热劫尽，精气不能上输于目，而无光矣。投以辛凉，火郁发之，佐以甘寒，保其津液胃汁，以五味子之酸，收其元神，故津液可复，精气上承，其目亦自明矣。吾师曰：不但此症。昔有小儿痢疾一年，他医专以枳、朴、槟榔、曲、楂等消导攻积，后痢久两目青盲，瞳神色白，以异功散、参苓白术散调理收功，后目光渐复，已二十余年，惟光线稍短耳。余至琴川张泾桥庙，有两儿，一七岁，一十三，痢已半年，两目青盲，瞳神色白，眼闭不能开，瘦削内热，眼科施以阴药，均不效。余曰：治痢为先，痢止则目亦可明。投以四君子，以党参换太子参、北沙参，加石斛、山药、莲子、红枣等，服二十余剂，兼服参苓白术散末，每日三四钱，匝月痢止。阴虚内热不清，服六味地黄丸，日久两目白而转黑，其光散而复收。治病必求其本，洵夫。

呕泻虚痞

常熟大步道巷余姓，年五十余，素嗜洋烟，时正酷暑，忽呕泻交作。邀余诊之，进以胃苓汤加藿香、半夏。明日呕泻均止，脉静身凉，毫无所苦，惟神倦好寐，脘中坚硬，按之作痛拒按。病家以为病愈。余曰：病入阴脏，微见干哕，即进大剂附子理中汤加生姜之法，党参五钱，白术二钱，干姜一钱，附子八分，炙草五分，姜汁冲服。一剂，觉脘中稍舒，再服一剂，而哕亦止，脘中已舒。吾友问曰：脘中拒按，何以反进参、术实所未解。余曰：吸烟之人，素体本弱，又经大吐大泻，断无食滞内停，其脘中坚硬者，乃中虚浊阴蟠踞，虚痞于上也。霍乱之后，太阴必虚，法用理中，吐者加生姜，腹满加附子，腹痛加人参，故轻用术而加附子、人参、生姜，俾阳气充足，浊阴自散，哕可止而痞满自除。断无大吐大泻之后，而有实结胸者。

结 胸

泰兴太平洲王姓妇，始而发热不甚，脉来浮数，舌苓薄白。因其初热，投以二陈、苏叶等，其舌即红而燥。改投川贝、桑叶等，其舌又白。吾师兰泉见其舌质易变，曰：此症大有变端。使其另请高明。王姓以为病无所苦，起居如常，谅无大患。后延一屠姓医诊之，以为气血两虚，即服补中益气两三剂，愈服愈危，至六七剂，即奄奄一息，脉伏气绝。时正酷暑，已备入木。吾师曰：王氏与吾世交，何忍袖手，即往视之，见病人仰卧正寝，梳头换衣，备入木矣。吾师偕余细看，面不变色，目睛上反，唇色尚红，其形似未至死。后将薄纸一张，盖其口鼻，又不见鼓动，气息已绝，按脉亦绝。吾师左右踌躇，曰：未有面色不变，手足尚温而死者。后再按其足上太冲、太溪，其脉尚存。曰：未有见足脉尚存，而手脉已绝者，必另有别情。即将其衣解开，按其脘中，石硬而板，重力按之，见病人眉间皮肉微动，似有痛苦之状。吾师曰：得矣，此乃大结胸症也。非水非痰，是补药与热邪搏结而成，医书所未载也。即书大黄一两，厚朴三钱，枳实三钱，莱菔子一两，芒硝三钱，栝蒌皮一两，先煎枳、朴、莱、蒌，后纳大黄，滤汁，再纳芒硝，滤清，将病人牙关撬开，用竹箸两只插入齿中，将药汁渐渐灌入，自午至戌，方能尽剂。至四更时，病人已有气息，至天明，稍能言语，忽觉腹中大痛。吾师曰：病至少腹矣，当服原方，再半剂，腹大痛不堪，下燥矢三十余枚，而痛即止。后调以甘凉养胃。因胃气不旺，病家又邀屠姓医诊之，曰：被苦寒伤胃，即进以姜、附等温补之品，又鼻衄如注。仍邀吾师诊之。曰：吾虽不能起死回生，治之转机，亦大不易，尔何听信他人乎。即婉言谢之而去。嗟乎，有功受谗，亦医家之恨事耳。

黄 疸

阴阳黄疸，虽云难分，然细心辨之，最易分别。阴黄色淡黄而泛青，脉细肢倦，口淡舌白，小溲虽黄，而色不甚赤。阳黄如橘子色，脉实身热，舌底稍绛，苔腻黄厚，汗黄溲赤。虽诸疸皆从湿热始，久则皆变为寒湿，阴黄亦热去湿存，阳微之意也。惟女劳疸治法看法俱异耳。又有肝气郁则脾土受制，肝火与脾湿，为热为疸，又非茵陈、姜、附、栀子、大黄可治，此又在调理法中矣。余同窗邹端生患黄疸日久，孟河诸前辈，始从湿热治之，进以黄柏、茵陈、四苓之类，不效。余适有事至孟河，诊之，脉细，色淡黄而青，舌白口淡，进以姜、附、茵陈、五苓合香燥之品，数剂而愈。此余未习医之时也。后有茶室伙，黄疸三年，亦以前法服三十剂而愈。有肝郁黄疸，忽然呕吐发热，遍体酸痛，热退则面目俱黄，此宜从疏肝理气，利湿健脾自愈，又不可用温热也。又有脾虚气弱，面目淡黄，用参、苓、白术等，服十余剂自愈。夫黄疸之症，始则湿热，而湿为阴邪，最易化寒，湿家又最忌发汗。余治黄疸数百人，用大黄、栀子者，百中仅有一二，用苦温淡渗芳香之品，虽误无妨。余每见误服栀、黄，即恶心泄泻而胃惫，若误汗，即见气促汗多，因而偾事者多矣。治黄疸症，如欲汗欲下，当千斟万酌，方可一施耳。

脾　泄

昭文广文杨钱翁云：其兄脾泄便溏日久，服药无效，后有医傅一方，云以山芋一个，约半斤，用黄土调烂包好，置灶内煨熟，去泥去皮食之，每日一个。依法行之，约食三四月，而脾气已健，大便亦坚。余思山芋一物，色黄而味甘淡，气香，黄属土，甘入脾，淡去湿，以土包之，以土助土也，以火煨之，以火生土也。此等平淡之方而去疾者，妙在空灵，直在有意无意之间耳。为医立方，能到如此平淡，亦不易耳。

湿聚便血

常熟旱北门李姓妇，始以泄泻鲜红血，顾姓医进以白头翁汤，服后洞泻不止，纯血无度。邀余诊之，脉沉欲绝，冷汗淋漓，舌灰润，色如烟煤，肢冷畏热，欲饮不能饮，言语或蒙或清。余曰：下痢纯血，议白头翁汤，亦未尝不是。然厥阴下痢纯血，身必发热。太阴湿聚下痢纯血，身必发寒。太阴为至阴湿土，非温燥不宜，兼之淡以渗湿为是，拟胃苓汤加楂炭、炒黑干姜。一剂，尚未回阳，而神识稍清。再进白术二钱，猪苓二钱，赤苓二钱，炒薏仁四钱，楂炭三钱，泽泻二钱，桂枝一钱，炮姜五分，藿香一钱，蔻仁五分，荷叶蒂三枚，姜、枣。服之泄泻已止，痢血亦停，渐渐肢温汗收，神识亦清。后将原方更改服二三剂而愈。此症本不甚重，此方亦不甚奇，若拘于方书，误用寒凉，难免呃逆、虚痞、呕哕、汗冷、肢逆，恶候丛生，往往不救。甚矣，辨症之难也。

便血伤脾

吾友邹培之，便血三年，脾土极虚，面浮足肿，色黄，胃气索然，精神极疲。稍服清剂则泻，稍服补剂则胀，稍服清利则口燥舌干，用药难于措手。丁雨亭先生曰：每日用黄土一斤，清河水五六碗，煎沸澄清，候冷去黄土，将此水煎茶煮粥。依法试行一月，脾土稍旺，饮食稍增，便血亦减。再服二三月，诸恙大减，浮肿俱退。后服健脾养血化湿等剂数十剂而愈。余问曰：黄土一味，此方出于何书。丁雨亭先生曰：仲景黄土汤治便血，重用黄土为君药。土生万物，脾土一败，诸药不能克化，取黄土色黄而味淡甘，以土助土，味甘入脾，色黄入脾，味淡渗湿，湿去则脾健，脾健则清升，此乃补脾于无形之中，勿以平淡而忽之，盖平淡中自有神奇耳。

不食不便

太仓沙头镇陈厚卿，为人简朴笃实，足不出户，身体肥胖，是年秋，觉神疲肢倦，胃纳渐减，平昔可食饭三碗，逐渐减至碗许。延医治之，进以胃苓汤、平胃散、香、砂、枳、术之类。后邀支塘邵聿修先生。以为胸痹，进薤白、栝蒌等，不效。后又延直塘任雨人先生，进以参、苓、白术等，亦无效。四十余日未得更衣，二十余日未食，脉见歇止。雨人曰：病久脉见结代，五日内当危。举家惊惶。吾友胡少田，即厚卿妹丈也，邀余去诊之。余见病人毫无所苦，惟脉三息一止，四息一止，而不食不便。余曰：人之欲死，其身中阳气，必有一条去路，或气促大汗，或下痢不休，或神昏陷塌。今病人一无所苦，五日之危，余实不解。脉之结代，以鄙见论之，系服燥药淡渗之品太多，肠胃枯涩，二十余日未食，四十余日未便，无谷气以生血脉，血脉干涩，不能流利，故脉见结代也。未必竟为死症。余立一方以附子理中合建中法，通阳布阴，滑利肠胃，党参五钱，于术四钱，炙草一钱，干姜八分，附子四分，桂枝五分，当归四钱，白芍三钱，淡苁蓉五钱，枸杞子四钱，饴糖五钱，红枣五枚，鹿角霜五钱。旁人见方哗然曰：此方非食三碗饭者，不能服此药。且四十余日未大便，火气热结，再服桂、姜、附，是益其燥也。余曰：因其不能食，自然要服补药，因其大便不通，自然要服热药，如能食饭，本不要服补药，能大便，本不要服热药，药所以治病也。岂有能食能便之人，而妄服药者乎。人皆以余为妄言。余曰：余在此候其服药，如有差失，自任其咎，与他人何涉。众始不言。照方服后，稍能食稀粥。旁人曰：昨日之方太险，宜略改轻。余诺之，将原方桂枝易肉桂，鹿角霜易毛角片，党参换老山别直参。众人阅方曰：不但不改轻，且反改重。七言八语，余甚厌之。曰：延医治病，其权在医，旁人何得多言掣肘。又服两剂，再送半硫丸二钱，已觉腹痛，大便稀水淋漓，三日夜共下僵硬燥屎四十余节，每节二三寸，以参附汤助之，大便之后，服归脾汤而愈。后旁人问余曰：大便既四十余日未更，而服如此热药，反能通者，何也。余曰：人之大便不通，如河道之舟不行。气不畅者，如舟之无风，当服以理气药。如河中水涸，舟不得行，当进以养血润肠药。如河中草秽堆积，当服以攻积导滞药。如有坝碍阻塞，当服以软坚攻下药。此症乃河中冰冻不解，不能行舟，若不服以温药，使暴日当空，春回寒谷，东风解冻，其舟断不能通。阴结之症，非温药安能奏效。若云大便不通，即服攻下之品，此人人能为之，延医何为哉。

大便秘结

常熟西门虹桥叶姓妇，正月间血崩，经蔡润甫先生服以参、芪等补剂，血崩止。余于二月间到琴，邀余诊之。胸腹不舒，胃呆纳减，余以异功散加香、砂、香附等进之，胸膈已舒，胃气亦苏，饮食如常矣。有四十余日未得更衣，是日肛中猝然大痛如刀刺，三日呼号不绝，精神困顿。有某医生谓生脏毒肛痈之类，恐大肠内溃。后邀余诊，余曰：燥屎下迫，肛小而不得出，即进枸杞子、苁蓉、当归、麻仁、柏子仁、党参、陈酒、白蜜之类大剂饮之。明晨出燥屎三枚，痛势稍减，后两日肛中大痛，汗冷肢厥，势更危险。他医以为肛中溃裂。余曰：如果肛中溃裂，何以不下脓血。经曰：清阳出上窍，浊阴出下窍。此乃清气与浊气团聚于下，直肠填实，燥屎迫于肛门，不得出也。当升其清气，使清阳之气上升，则肠中之气可以展舒，而津液可以下布。蜜煎、胆汁虽润，亦不能使上焦津液布于下焦，进以大剂补中益气汤加苁蓉、杞子。煎浓汁两碗服之，又下巨粪如臂，并燥屎甚多，肛中痛已霍然。后服参苓白术散十余剂而愈。

小便癃闭

常熟大河镇李姓妇，孀居有年，年四十余，素体丰肥，前为争产事，以致成讼，郁怒伤肝，后即少腹膨胀，左侧更甚，小便三日不通。某医进以五苓、导赤等法，俱无效，就余寓诊。余曰：此乃肝气郁结，气滞不化，厥阴之脉绕于阴器，系于廷孔，专于利水无益，疏肝理气，自然可通，立方用川楝子三钱，青皮二钱，广木香五分，香附二钱，郁金二钱，橘皮钱半，官桂五分，葱管三尺，浓汁送下通关丸三钱。一剂即通。明日来寓，更方而去。所以治病先求法外之法，不利其水而水自通，专于利水而水不行，此中自有精义存焉，非浅学所能领略也。

常熟西乡大市桥宗福湖，小便不通，延医治之，不外五苓、导赤、通草、滑石之类，无效。已十三日未能小便，少腹高硬作痛，汗出气促，少腹按之石硬。余进通关法，加地黄，重用肉桂，一剂而通。溲仍未畅，少腹两旁仍硬，脐下中间三指阔已软。余曰：此阳气未得运化也。进以济生肾气汤大剂，少腹以葱姜水熏洗，三日溲畅如前。内经云：膀胱为州都之官，气化则能出矣。若专于利水，而不挟以温药，则愈利愈塞矣。

遗　精

老吴市陆少云，遗精三四日一次，已有三年，养阴固摄俱罔效。余诊之，脉细肢倦，神疲形寒。曰：初起之遗，在相火不静。日久之遗，在气虚不固。而龙骨、牡蛎之固摄，但能固其精，未能固其气，治其病当固其气于无形之中。进以韭菜子二钱，杞子二钱，菟丝子三钱，党参三钱，于术二钱，鹿角霜五钱，桑螵蛸三钱，黄芪三钱，仙灵脾钱半，巴戟肉二钱，炙草一钱，红枣五枚，煨姜两片。服三剂，觉身体轻健，四肢渐温，胃气亦旺。服至十剂，则遗精已止矣。

男子阴吹

女子阴吹，金匮治以发膏煎，即猪膏、乱发也。此因胃气下泄，阴吹而正喧，乃谷气之实也，故将此膏导之。此症金匮载在妇人杂病门。不料此症男子亦有之。孟河有一男，前阴茎中溺孔有气出，如转矢气而有声，两年余亦无所苦。前辈张景和先生诊之，曰：男子阴吹无须药，候猪行屠户杀猪时，去毛之后用刀刮下之皮垢，即名猪肤，将水漂净，曝干，将阴阳瓦用炭煅灰存性，研细，以陈酒每服三钱，三四服即痊。此方亦髪膏煎所蜕化也。今之用猪肤者直用猪皮，误矣，其实肤外之垢也。

脱肛奇治

吴门某绅子，患脱肛载余，出二寸，不能收，痛苦万状，百药不效。就诊华墅姜姓医。将锈铁三斤，浓煎沸汤，置便桶内熏洗之，再将活吸铁石二两，煎浓汁饮之，其肛渐渐吸之而上。再服升提补托之品，调理月愈而痊。所以为医者，读书之余，又须广其见闻，此法可为巧夺天工矣。

温补成消

常熟南门大街衣店有某成衣，因暑湿疟愈后，经王简修专于温补，服鹿角、巴戟、参、术、附、桂之类数十剂，又将前方加参、芪、杞子、杜仲等大剂膏滋药一料，胃气甚强，一日能啖饭十八九中碗，约米二三升，身体丰肥，面色黯黑，大便燥结，小便黄赤，临卧食饭三四碗，至明晨又饥，已有一年。就诊于余，问其病由，因述始末，为啖饭太多，欲胃纳减少耳。余曰：此乃胃热杀谷，痰火盘踞其中，当以大剂甘凉清肺胃、豁痰热。此症为缓症，当以缓剂治之。温补聚热而成消，故消而不渴也。不须服药，每日服梨汁、蔗浆三中碗，大约以一斤半为度。服三四日，腹即作泻，泻出红水什多，且热甚。连服连泻十余日，胃纳少减，再减梨浆、蔗汁一碗。又服十余日，连泻十余日，啖饭只有十余碗矣。余曰、以每日三餐，约一餐二碗，可止服。至月余，所啖每日不过八九碗矣。所以甘凉缓治之法，虽轻而不伤胃气，此等处不可不知。余亦从费伯雄先生食参目盲案中悟出耳。

食参目盲

人身无病，不可论药，一日服药，十日不复。余幼在孟河见有服参误事者，今志之以昭后戒。有一广东郑姓，在申营业，将上好人参二两，用老鸭一只，洗净，以人参二两纳鸭腹中，煮而食之，五日后，觉目光模糊，十日后即两目青盲，不能视物。就诊费伯雄先生，述其缘因。曰：五脏六腑之精，上输于目，因食参太多，气机遏塞，清气不能上蒸，精气不能上注，故盲也。内经云：益者损之。时正在仲秋，孟城青皮梨甚多，伯雄先生曰：不须服药，每日服梨汁一碗，使大便每日利二三次。服十余日，两目见物，至一月，两目复元，能察秋毫矣。治法虽极平淡，非伯雄先生做不到。余后治常熟北乡某，年约十六七，体本丰盈，父母恐其读书辛苦，兑人参两余，服后，其童忽变痴状，所读之书，俱不能记忆。余诊之，脉弦实而滑，问其言，但微笑而已，面白体肥，不知何病，其父细述服参情由。余曰：能容各物者，其气必虚。其体本实，再充而益之，气有余、即是火，煎熬津液为痰，清窍充塞不灵。即用化痰清热之品，以损其气，而其补自消，进以羚羊、川贝、竹黄、竹沥、胆星、山栀、菖蒲、远志、连翘、白金丸之类，再饮以蔗浆、梨汁等。服数十剂，神气日清，读书亦能记忆，然神情应对，总不若未服参前之玲珑也。噫，爱之适以害之，为父母者，不亦难哉。又顾吉卿子，自小在李军门长乐处，亦多服补药，至十六七岁，知识尚未大开，亦多服补剂之害也。又一人久疟，脾虚足肿，服别直参一两，当夜即毙。此脾弱不胜补也。又一女子发疟，口渴索饮，适有桂元参汤，即取半碗与饮，明日即毙。此皆补药之害也。故药能中病，大黄为圣剂，药不中病，人参亦鸩毒，服药者可不慎乎。

药　积

孟河有一人，面黄腹膨足肿，喜服药，每日服药一剂，方能安寐，无论寒热攻补之剂，服之皆宜。后孟河贾先生诊之，用茯苓八两，桂枝一两，煎汤十余碗，令其欲饮则饮，欲溲则溲，必一夜服尽。溲出如屋漏水，色兼红紫，而腹膨足肿俱消，再服异功散等健脾之剂，而病霍然。诸医不解，问之。贾先生曰：此药积也。问用苓、桂何意。贾先生曰：病积在腑，药为无形之积，当洗其肠胃，涤而去之，并非奇法也。此事费兰泉师亲目见之，故嘱余志之。

阳虚目疾

太平洲沈姓，以赌博为生，终年彻夜不寐，兼嗜烟色，后眼白泛淡红色，目珠少光，至清晨则如行云雾中，日晡至天明，灯光之中，视物明亮如故。就诊吾师。吾师曰：晨暗夜明，是阴盛阳衰，虚阳上僭。天地惟火能烛物，水能鉴物，晨暗而夜明，是火不能烛物，清阳之气，不能上升，当服补中益气汤。十余剂后，服归脾汤十余剂而愈。内经云：五脏六腑之气，上输于目，而为之精，精之精为瞳子。何脏虚，宜治何脏，徒退热清热无济也。

膈内生虫

余在师处见吾师诊太平洲万安桥陈姓妇，年三十余岁，膈中时痛时止，痛时如针刺，止则亦无所苦，饮食如常，二便亦利，肌肉瘦削。吾师曰：上膈空旷之地，无有形质之物可停，寒食闭塞，又不能饮食如常，既饮食如常，又不当肌肉瘦削，若云寒气痛，痛在络中，未必时痛时止，且痛如针刺，一定是食管有虫粘住不下，在至高之处。杀虫等药，又不能及，若以末药，又恐粘入食窍，填塞不通，有妨饮食。宜设一涌吐之法，不知可能得效否。嘱病家停三日再来取方。吾师乃穷思三日，得一吐法，先令病人以鱼肉等佳味下饭，使其食之极饱，再以香油煎蛋，煎之极香，使病人坐在煎蛋之炉前，吸煎蛋之香气，又以葱汁熏之，再令病人将所煎之蛋食下，约三枚，病人饱不堪言，再以雄黄五分，花椒三分，藜芦五分，为细末，调服之后，饮以炒盐汤，以鸡羽搅喉探吐，使其胃中谷食倾涌而出。探三次，胃中所食水谷，探之净尽，以乌梅安胃丸一钱，煎汤止呕。所吐之水谷痰涎半桶，以清水淘净，拣出虫二十余条，形如年鱼，头阔尾锐，色紫有黑点，旁有两目，中有一口，其虫软而能伸缩，见风片刻即死，究不知何名。吾师云：此由食马蝗子粘在食管而生。食人血肉，久则长大，阻塞食管，而成痛格。所语亦想当然耳。然食管生虫，余所目击，若非吾师之巧思，虽读书万卷，亦徒然耳。孟子曰：大匠能与人规矩，不能使人巧。诚哉是言也。

桃叶吐痰

余见吾师治一痰痫，终日喜笑怒骂，高歌狂喊，力能逾垣走游街市，已有八九月。或时吐痰，神识稍清。吾师曰：痰久则坚而难出，虽消痰化热徒然，当用吐法以倾其痰窠，作痫疾治之。将鲜桃叶一二斤捣汁，和水灌之，用鸡羽探吐，吐出坚痰。连吐四五次，吐出粘痰数碗，又吐出痰块三枚，坚凝如卵，色青光亮。病人吐后，觉胸膈烦热，进以甘凉清热，化痰潜阳，二十余剂，神识大清，调理半月而愈。余患三疟，将近四月，服蜀漆及槟榔，亦吐出粘涎两三碗而愈。吾师用吐法最多，并不执于瓜蒂、栀子，虽吐法一例，而随证施法，巧夺天工。今人于吐法废而不用，仲景六法中已少一法矣。

尸 厥

常熟县署前星桥杨小溪妻，因母丧归宁，事毕而回，是日即神识如蒙，默默不语，语则所与言者，皆已亡人也，与食则食，与溲则溲，饮食二便如常，与其言则不知也。已有十日，邀余诊之，脉亦平稳，气色如常。余曰：此非病也，病人必有异梦，病名尸厥。先以苏合香丸研末吹入耳鼻中，再调如糊，涂膏肓、胸膈之间，再饮以苏合香汁，使其安寐。再煎服后药，虎头骨、龙齿、鬼箭羽、朱砂、琥珀、腰黄、鬼臼之类，和入苏合香丸。明晨病人云：即速付轿钱，有人将轿送我回矣。遂醒，恙已霍然。左氏传膏肓之疾，鬼语与医语如出一辙，其信有之耶。鬼神难知，医者只就病论病可矣。

祟 病

常熟北门外抓扒湾李姓妇，先因风温，被某医进以枳、朴、槟榔之类，燥药伤阴，神识昏愦，耳聋烦躁。邀余诊之，进以甘凉咸寒存阴，芳香开泄。服三剂，神识已清，病已退。忽病人曰：即速做道场，我等无暇在此等候。语毕，即神昏不醒，忽然喜笑怒骂，或舌伸口外，或齿齘如食炒豆，或高声讴歌，或细语唧唧，千态万状，按其脉则乍大乍小。余曰：此祟病也。先以鬼箭羽、朱砂、降香焚之，后以至宝丹一粒，苏合香丸一粒，化开，菖蒲、郁金汁调灌尽剂，神识方醒，病若失。所以阳虚则阴气邪祟，乘虚凭之。内经立鬼床、鬼哭等穴，未必子虚也。

游　魂

庞金时部曹之夫人屈氏，述昔时病久神虚，魂常离壳，不得归舍。有日因其姑开吊，自觉房中飘然而出，至厅堂盘桓，厅中寂静无人，所悬挽章挽联，细细读之，归房，始觉身卧于床，所读挽章挽联，仍历历在目，以笔默之，一无差误。夫魂者阳气之精，正虚不能敛阳，神浮于外，不克内守。经曰：神去则死。若此魂不归，则成脱症矣。

子　痢

常熟寺前街李吉甫先生夫人，妊娠七月，痢下红白。他医治以利湿清热分消，痢更甚，肠滑后重，一日夜百余度。裴菊村前辈诊之，意欲治以补中益气汤，恐升提胎元，欲用温补，又恐胎前忌热。左右踌躇，邀余合诊。脉滑利而少力。腹中气机温滞已通，舌绛滑无苔，头眩耳鸣，虚热。余曰：治病不在胎前产后，有病则病当之。内经云：陷者举之。当用升提。脱者固之。当用酸涩。若再用通套利湿之方，恐胎元滑脱矣。拟补中益气法，重用参、术，轻用升、柴，再以木瓜、肉果、煨姜，升提温涩。服数剂，略稀。余曰：滑脱太甚，非堵截之法不可，即以参附汤调赤石脂末，仍服前方。见其舌红渐渐转白，舌燥转润。余曰：清阳已经上升，而能布津于上矣。痢势渐减，再以五味子、木瓜、干姜等研末和赤石脂，饭糊为丸，每日用附子一钱，别直参三钱，煎汁送丸四钱。服药三十余剂，每日痢下仍有十余次，胃气亦苏。分娩时母子俱全，然痢尚有六七次，再服异功、参苓白术等收功。吉甫曰：此儿定然热体矣。余曰：母子同气，岂有母能服热药之寒体，而子乃为热体乎。此儿三四岁时，有痰哮喘病，非温不宜，母子同气之言，洵不谬也。

胞阻

常熟长田岸某姓妇，妊娠四月，小溲点滴不通。某妇科进以鲜生地、龙胆草、青麟丸等寒凉之品，小溲秘之更甚，已有三日。余诊其脉，沉细而涩，少腹胀痛。余曰：此胞阻也。被寒凉凝滞膀胱，无阳不能化气而出。即将葱二斤，煎水熨洗少腹，略能小便。即进五苓散，桂枝一钱，猪苓、赤苓各二钱，泽泻二钱，白术二钱，研粗末，煎沸滤清饮之。仍不能通畅，而少腹痛势稍减。将前方去桂枝易肉桂一钱，服法依前，服后而小便大畅而愈。如曰胎前忌热，专用寒凉，杀人在反掌矣。

胞压膀胱

常熟花园浜王姓妇，妊娠九月，胞浆水已破之后，腹痛浆水沥尽，小溲不通，已有三日，少腹不动。稳婆谓胎死腹中，或欲试手法，或欲下死胎方。邀余诊之，见产妇神情恬淡，并无所苦，唇舌均红。使稳婆按其少腹，温而不寒。脉来流利，软而无力。诊毕，稳婆问腹中小儿能保全否。余曰：腹中小儿，酣睡未醒。稳婆曰：何以不动。余曰：因睡而未醒，故不动也。主人曰：腹痛三日，小便不通，小孩不动，恐胎已死矣。请先生一断之。余曰：此名胞压膀胱，此方书所不载，必定是负重或跌仆而损胎元。又因坐蓐太早，气挣于下，胞压膀胱，小溲不能出，溲阻而胀。兼之胎元下坠，两相挤轧不能转动，如果子死当唇红舌黑少腹作冷。按脉未离经，未至临产之时，胎元断断不死。即问产妇，曾否有负重跌仆之事。妇曰：三日前因有安息香两支在地，俯之不能拾，乃跪而拾之，起时胞浆已破。余曰：胞压膀胱无疑矣。可先将灯草刺鼻中，令产妇喷嚏，嚏则肺气开，上窍通则下窍泄，而小便可通，再吸洋烟三筒，将其胎提起，以免挤轧子门。小便通后，可让出地面，使小儿可以转身，临盆即不难矣。问服何药。余曰：不须服药。主人曰：可服催生药否。余乃进以胃苓汤加苏梗，利水行气而已。喷嚏之后，吸洋烟三筒，果然小便通畅，药将沾唇，小儿已下矣。若依稳婆手法，或服下死胎方，母子岂能保全。主人曰：君之催生方极灵，将来可传之于人。余曰：胃苓汤是受温泄泻之方，作催生方，误事不小。其功不在药，而在灯草洋烟耳。

胎前吐泻

常熟支塘邵聿修先生，余忘年友也，医道之识见心思，超人一等，而喜景岳、医通两书，偏于甘温，其生平为人，性直气爽，不谈人短，不攻同道，不恃己才，不耻下问，深可敬也。余每过之作长夜谈，娓娓不倦。余有过，彼戒之，余有善，彼赞之。天不永其寿，丧我良友，余深惜之。前在范云亭处会诊，与余论医，谓治病贵乎镇静，不可轻投药石，治孕妇之病，尤宜加慎。前老妻妊娠七月，忽起吐泻，腹痛不堪，举家惊惶，即请稳婆。有曰欲小产矣，有曰欲坐草矣，有曰尚未及时，言语杂乱。余诊其脉，尚未离经，痛在胃脘当脐，并不在少腹，而腰亦不痛。令众人不必扰乱，且与洋烟吸三四筒，妊妇已醉，倦而甜睡，使人皆出房，听其安眠，至明午始醒，而诸恙霍然矣。过二月举一男，今已十一岁矣。故妊娠有病，断不可杂药乱投也。

滑胎

余在师处见一施姓妇，年未三旬，每受妊至三月，即小产，已经三次。是年受妊近三月，恐其又滑，就诊吾师。此妇面色皖白，而略兼青色，口淡不渴，饮食不能克化，脉细濡而形寒。吾师进以附桂八味汤，服十余剂，面色稍红，饮食稍进。谓其夫曰：不必服药，惟每日服附桂八味丸三钱，服至临产，自然母子俱安。后果无恙。余问师曰：方书所载，胎前忌热，产后忌凉，胎前忌泄，产后忌补，何以此妇胎前反多服热药。师曰：譬如瓜果结实，贵在天气之温和。人之养胎，亦贵阴阳调和。人之体热火旺而滑胎者如瓜果方结，曝日亢旱，雨露少滋，自然叶萎而果落，故宜用凉药以润之，使热去而果自可保。寒体滑胎，如花后结果，阴雨日久，天气寒凉，无阳和之气，果亦不克长成，故服热药，使其阳气舒发，阴寒去而果乃可保。若拘于成书治病，即无从下手矣。况安胎本无成方，热者清之，寒者温之，气血不足者固之补之，气血有余者，理之和之，所谓大匠诲人，能与人规矩，不能使人巧也。

产后咳痢

常熟大东门外万兴祥茶叶铺执事胡少田先生之妻，素未生育，至三十九岁始有娠。怀孕七月，始则咳嗽，继则下痢，初则不以为意，临产颇难，产下未育，心中悒郁，肝木乘脾，咳嗽下痢更甚。邀余诊之，余曰：虽云新产，年近四旬，气血本弱，况产前咳嗽，本属土不生金，子反盗母气，脾胃反虚，清气下陷，转而为痢，咳痢已有三月，又兼新产，名曰重虚。若多服益母草等味，再破血伤阴，内经所谓损其不足，且有无虚虚、无盛盛之戒。余进以十全大补汤，去肉桂，加枸杞、菟丝、杜仲、饴糖等味。众曰：产后忌补，断断不可。余曰：放心服之，如有差失，余任其咎。服后当夜咳痢均减。明日再进。其姑曰：产后补剂，胜于鸩毒，必致殒命。余谓少田曰：既令堂不信，君可另请妇科开方，暗中仍服补剂，免得多言，使产妇吃惊。同道董明刚曰：此计甚善。余即回城，托明刚依计而行。余回寓，使人赠少田人参二枝，曰：不服人参，下焦之气，不能固摄。少田即煎人参与服。其母知之，执持不可，后将达生编与众人阅看，产后并不忌补，其母始信。服后安然无恙。后再服数剂，咳痢均愈。此症若泥于产后忌补，或惑于人言，冷眼旁观，以徇人情，免受人谤，将何以报少田之知己乎。然产后服人参败事者，亦复不少。惟药不论补泻，贵乎中病，斯言尽之矣。

产后中暑

昭文幕友张筱洲之妻，生产正在酷暑，新产两朝，猝然神昏颠倒，言语错乱。余诊之，见喘息气粗，脉洪数极大，汗出如珠，口渴烦躁。余曰：此乃热中于里，逼阴外出而大汗，仲景白虎症也。即将席置地上，令产妇卧于地，用盆置井水于旁，使其安卧片时，神识渐清，气亦渐平，脉亦稍静。即拟仲景白虎合竹皮、竹叶之意，进以石膏、竹茹、竹叶、知母、白薇、鲜石斛、益元散、绿豆衣、丹皮、花粉、青荷叶、西瓜翠衣、甘蔗汁，大队甘寒之品。服后至晡，神清热减。仍令其移卧于床，进以稀粥，仍以甘凉之剂调理而愈。若拘于产后不可见风，不得服药，此症岂能挽回。琴地风俗，新产之后，往往窗户密闭，帏幙重遮，酷暑不异严寒。以致产妇汗多伤阴，而变为郁冒痉厥者，或竟有触秽中热而死者，不亦太可异哉。

产后气脱

辛卯冬，余至五渠夏宅诊脉，回至舟中。有陆二官，余之仆也，其妻追至舟中，云：家中侄媳病重，欲邀余诊。余因有别事，不能逗留。陆二夫妇匆匆回家。余亦反棹，已去里许。余在舟中忖之，看陆二夫妇惊惶失色，必病势危急，若袖手不救，于心何忍，即停舟步行至其家，见其家中聚集多人，病人势已临危。余即问其病情，因孖胎难产，去血过多，气脱矣。余即诊其脉，已绝，目瞪直视，牙关紧闭，用火刀撬之，舌缩色白，面色如纸，肢体俱冷。余即将艾叶灸其小足指外，两炷，稍能伸缩。余曰：未必竟死，此乃气随血脱也，若不急救，三四时气必绝矣。用黄芪四两，当归二两，炒枣仁三两，煅牡蛎四两，煅龙骨一两，炙甘草三钱，炒淮麦三钱，红枣三两，炒白芍六钱，桂枝钱半，桂圆肉二两，茯神二两，党参四两。给其药资一元。将大罐煎沸，以气熏其鼻，频频灌之，再添水煎，再熏再灌，共服十余碗，肢体渐渐转热，至四更始醒。此症若从市医产后忌补，聊将生化汤塞责，必死无疑。余之亲历产后，每每当补宜速补，决不敢因循误事，以致不救。

产后血脱

常熟塔前高姓妇，十一月二十九日生产，至十二月朔，下血甚多。请王姓医治之，进以当归、杏仁、冬瓜子等，又方加以肉桂。初五邀余诊之，脉芤而无力，面色㿠白，唇舌俱白，毫无华色，神气疲乏已极，口唇掣动。余诊之曰：此气随血脱，血虚则内风煽动，宜遵血脱先固气之法，非大补不可。立方党参一两，黄芪一两，枸杞一两，当归三钱，白芍二钱，桂枝五分，炙草六分，龙骨三钱，枣仁五钱，茯神三钱，红枣十枚，桂圆肉十粒。服后神气略清，精神渐振。照方减半，又服二剂。惟小便自遗，大便不更，此系神气不固，血液亏损，津液不能敷布大肠。又改方淡苁蓉三钱，杜仲三钱，杞子五钱，潼沙苑三钱，白芍二钱，菟丝子三钱，蒲黄炒阿胶二钱，红枣五枚，桂圆肉六枚。服后小便遗止，大便已通。后服和营理气，调养肝肾而痊。俗云产后忌补，不可执一而论也。

产后血晕

常熟吴恒和茶铺老太太云其年轻时产后必要血晕，连生数胎皆然。诸方中惟苏木煎汁，冲入陈酒、童便服之为最妙。因已亲试，故嘱余志之。

产后溲难

徐汉泉妻，新产后小溲涩少而艰难，邀数医治之，俱罔效。后请江阴周姓医，进以五苓加通草、瞿麦之类。服后小溲频数而极少，一夜数十行，出如箭速，而子门如烙，热痛非常，发热口渴烦躁，病势甚危。邀余诊之。余曰：仲景云，产后小溲少者，无血也。若以淡渗苦泄，更伤其阴液，则小便更少，而热更甚。急养其阴，自然溲长而虚阳亦潜。进复脉、增液合导赤汤法，生地一两，麦冬五钱，元参四钱，阿胶三钱，天冬二钱，石斛五钱，生草梢一钱，生牡蛎一两，生龟板一两，西洋参二钱，煎浓汁饮之。小溲频数渐减，烦躁发热渐安。服三剂，热痛已平，小溲清长。后服甘凉咸寒十余剂而愈。所以产后温邪热病，伤阴劫液，以致水源竭涸，为医者又复用淡渗利水，何异操刀杀人乎。临症时急宜留意焉。

血　分

常熟旱北门吴姓女，十九岁，经停四月余，饮食如常，脉亦不涩，肌肉不削，不内热，不咳嗽。其父母恐停经而成干血。余曰：饮食如常，肌肉不削，少腹胀硬，此乃水寒与血互相胶结于血室之中，若不趁其正气旺时攻之，待至日久，正虚难以再攻，即以瞿麦、桃仁、红花之类，罔效。再以归尾、红花、肉桂、山棱、莪术、延胡、五灵、炮姜、桃仁等品，服百余剂，不效。自六月至十月，少腹渐硬，诸药不效。至十二月，余适回孟河度岁，请某姓妇科，服以四物等汤，恐其血虚，经不能济，先养其血，少腹更硬。又延某医治之，曰：被余某破血太甚，急宜补之。进以四君、补中益气之类，少腹仍然。二月，余回琴，仍邀余诊。少腹胀硬，令其母扪之，其冷如冰，痛不可言，肢冷面青。余曰：水与血互结血室，下之亦死，不下亦死。既是血虚，岂有服山棱、莪术、归尾、桃仁等百余剂而不死者耶。余即进桃核承气汤，大黄四钱，桂枝一钱，炙草一钱，芒硝二钱，桃仁三钱，陈酒和水煎，分三次服。初次服下，小便中即下黄腻水，连服三次，连下三次，腹痛稍缓，神气极疲，少腹稍软。明晨，余恐其过下气脱，即进以活血理气之品，血仍不下，腹痛更甚。再进以桃仁承气汤，送下抵当丸，不料腹痛欲厥，即以艾叶煎汤，洗熨少腹，下黄腻水更多，又下紫血块数枚，而痛即止。两月后，信水如常，至九月出阁，强健如昔。余读金匮仲圣有瘀血在少腹，或水与血结于血室，大黄甘遂汤、下瘀血汤、抵当汤，皆非大黄不可，因大黄是血分之下药也。此症若不遵古训而不用大黄，虽山棱、莪术千剂，亦徒然耳。所以仲景之书不可不读也。

黄　带

常熟东乡某姓妇，就寓诊云：带下黄腻水，终日淋漓甚多，且臭秽不可近。诊后椅垫皆湿，腥臭不堪。余思五脏五带，黄带属脾经湿热，清气下陷，不能固摄。然病已半年，亦难速效，姑拟补中益气法，原方去当归，加菟丝、龙骨、牡蛎。使其清气上升，脾有约束，以菟丝、龙骨、牡蛎堵截其下焦，亦杜撰不经之见。不料服三剂，病已霍然。余亦不解其妙。

阴 痒

余在业师费兰泉先生处，见师治一妪，年约五十余，阴痒半载，服黑归脾汤大剂三十余剂而愈。余不甚解，问之。师曰：治病所谓世传者，皆有祖父之遗法也。道光时吾族中某太太，年近六旬，阴痒数月。此时吾孟医道正盛，每以利湿清热之剂，或以炙肝片夹之。其痒更甚，彻夜不寐。后延孟河北乡贾先生，即以党参四两，桂圆肉四两，煎浓汁，分申、戌、子三次服尽，即能酣寐，至明日日晡时始醒，其病霍然。众问故。贾先生曰：高年血燥生风，诸公用利湿之品，利去一分湿，即伤其一分阴，湿愈利而血愈虚，血愈虚而风愈甚，其痒岂能止息。治法无奇，惟养血而已。众皆佩服。吾今日之用归脾者，亦东施之效颦耳。余后遇高年二人阴痒，亦宗归脾汤治之，无不应验。故志之以为世用，不敢负吾师之苦心耳。

小儿初生撮口

小儿初生，或三四日，或一二日，牙龈忽硬，不能吮乳，是谓撮口。余大儿渭川初生三日，即牙龈僵硬，不能吮乳，以针刺牙龈上下数十针，用棉拭其血，稍能吮乳。明日牙龈仍硬，连刺四五日，出血甚多。初生小儿，受此痛楚，为父母者皆不忍。余故留心此症，后得一法，果有效验。次男渭耕初生亦然。即看小儿之两乳内，皆有硬块，如小荠大，可先将小儿之乳吮之，后即轻轻挤其乳，果有白色如米浆之乳汁井出，一日夜挤五六次，乳汁挤尽，牙龈肿硬亦平，即无患矣。余亲阅历之事，故志之以保婴儿也。

骨槽风

一妇三十余岁，气血素虚，痰饮喘咳时发，始以肝气入络，流走肢体，或痛或愈，后有气从左胁上窜颊车，引及项侧额角，抽掣极痛，按之焮热微肿，始皆疑体虚外风引及内风窜络，骨槽风之见症也。初服清解祛风化痰，胸中痰饮气逆咳喘俱甚。进以二陈、苓桂术甘、干姜、五味等服之，喘咳已平，胸隔舒畅，而颊颐作痛更甚，缠绵日久。余曰：肝为风脏，胆为相火，少阳之脉络，为水火升降之道路，阴分虚则肝热，虚风上扰，故升之则痛，降则痛止。肝血少，木失涵养，木旺克土，脾失运化，饮食积蓄，为停痰积饮。若顾此失彼，非其治也。当柔肝抑木，养荣健脾，治风先治血，血行风自熄之意，用人参、当归、蒺藜、潼沙苑、制首乌、阿胶、煅牡蛎、枣仁、白芍、广皮、半夏、茯神、炙僵蚕、炙草、乌梅之类，服五十剂而愈。

吾同道某，始起吐泻，服理中汤而止。惟舌绛遍体气窜攻痛，背脊两旁痛更甚，抽掣项后作强，正在太阳之脉，服桂枝法无效。后窜至胁，舌绛口糜，服祛风平肝，养血通络，少效。后窜入牙龈颊车，项侧极痛，牙关拘掣不利，燥而不烦，精神疲倦，症颇危险。即服人参、归身、萸肉、白芍、龟板、熟地、阿胶、麦冬、石斛、女贞等滋阴之品，渐渐痛止。余语之曰：医无成法，此等症医书皆未经见，若作骨槽风治之危矣。

瘰疬

琴川东乡周姓农妇，早寡无嗣。有田面四亩，夫兄争之不休，忧郁而胁脘作痛，项颈两旁，起核坚硬，就诊于余。余曰：忧愁则气闭不行，思虑则气结，忿怒则肝火上犯，久则生失荣马刀，难治之症也。幸经水仍来，虽少未绝，犹可挽回。余劝其将田面让于夫兄，纺织亦可度日。惟贫病相连，无资服药。余劝其无事行坐念佛，可解愁绪，而绝忿争之念，使肝气条达，虚火不升，而可苟延岁月。以鲜芋艿切片晒干二斤，川贝母二两，姜半夏三两，共为细末，用淡海藻二两，昆布三两，煎汁泛丸，临卧用雪羹汤淡海蜇三钱，大荸荠五钱，煎汁送下三钱，再用归脾汤原方倍木香加柴胡、白芍，三天服一剂。经三月余，项块渐消而软，胁痛已止，信水依时，诸恙霍然。若不劝其让产、念佛。移日扰攘不休，未必不死于郁症也。

横泾有王姓妇，因其夫私有外遇，不顾家事，有儿女各一，男六岁，女三岁，夫妻反目，吵扰不休，气郁日久，左项坚硬，呕吐腹痛，经阻三月，医皆疑为妊。就余诊之，按脉坚硬而涩，面色青黯无华，断无妊娠之理。彼细述家事。余曰：气血久郁，防延变内热咳嗽，则难治矣。问其夫偕来否。曰：在寺前买物，使之先来，稍停即至也。其夫来寓。余曰：症由郁怒伤肝，非妊娠，干血劳，难治矣。察其夫面色略变，有彷徨之状，尚有不忍之心。余曰：若能依我三事，尚可挽回，若不能依，延他医治之。其夫问故。余曰：一要三月不出外，在家代其劳。二要顺其性，倘有加怒，不可违拗。三要殷勤服侍汤药，调理饮食寒暖。如能依此，一方可痊。其夫一一遵之。早服归脾丸三钱，晚服逍遥丸三钱，再用归芍六君汤加二陈、香附、柴胡，一月服十剂，用海蜇、紫菜等作羹食。调理三月余，项间肿硬已消，月事以时下，夫妻反好如初。后偕至余寓，拟一膏方。余见之欣喜。若七情郁症，不顺其性，十难愈一二耳。

常熟某，素性诚实俭扑，完姻数载，起马刀失荣，从耳后项左侧胀硬如臂，溃破脓水淋漓，咳嗽吐血，便溏，大肉皆削，皆谓不治。余曰：白发在堂，襁褓在抱，若弃而不治，于心何安。然贫病相连，窘不能服药，孙真人谓一不治也。有其内姊丈某解囊助药资，余璧诊金，尽心调理。服甘温调脾，大便坚硬，咳甚痰多。即用甘凉清润，金土同调，咳减，便仍溏。更番金土而治。如斯者三月，脾胃渐旺，大便稍坚，纳增咳减。后以归脾法加疏通气血之品，再以和荣散坚丸兼服。卧床载余，项颈溃烂亦敛，坚硬全消，起复如故。倘医知难而退，亲戚不肯解囊，亦不治之症。所以为医当尽心，为亲戚当尽力，绝症亦可勉力挽回。

时　毒

常熟塔后孙姓妪，年六十余岁，始因寒热，子媳不暇问及，至六七日头肿如斗，色红，满面水泡，大者如栗，小者如豆，两目合缝，舌黑神昏，撮空呓语，痉厥，皆欲以承气等下之。余曰：热邪温毒，先犯上焦，热熏膻中，如烟如雾，无质之邪，蒙蔽包络，苦寒直达，攻其肠胃，不能及上焦膈中之病，反使高年气弱，邪乘虚下陷，危矣。先将细磁碎块择锋利者，夹在筋头上扎好，将面上泡砭尽，用棉拭干滋水，将芙蓉叶、青黛、大青叶、人中黄研末，鲜菊叶捣汁调敷，干则以菊叶汁润之。先研至宝丹一粒，井水调服，再以犀角、羚羊角、赤芍、连翘、人中黄、栀皮、竹叶、石膏、紫草、忍冬花露等轻清之剂服之。一周时肿势全消，热去神清。再服白虎加人参汤、竹叶石膏汤数剂而愈。

时毒、风痰、乍腮、虾蟆胀、大头瘟等症，大江之南，春夏间最多。治亦不知凡几，绝无不救者。惟癸巳冬见一异症。是冬无雨雪，亢旱而热，某宦上唇忽起一瘰，某医作疔治，用刀挑破，插以药条，痂结而愈。忽头面漫肿。群医毕集，有云大头瘟，有云游风毒，有云疔走黄，有云面游风，各执一见。病家疑惑不决，不敢服药。延数日，胃气日惫，烟谷不进。后又一医曰：此疔毒窜于络中，非大寒退热不可，进以犀角、羚羊、金汁、玳瑁等品，另服梅花点舌丹四丸。有友与余言及此症。余素不谙外症，曰：无论大头瘟、疔毒、时毒、温毒，其病源则一也，不过以轻重之间分之耳。然人元气有虚实，体质有寒热，膏粱之体必虚，嗜烟之体必寒，梅花点舌丹香窜必耗散真元，寒药过度，必损胃阳，热虽退，正气必不支矣。服药后头面肿渐退，元气日败，毒陷不起，两目出脓，耳鼻皆流血水，口吐血痰而毙。余思此症不知作何治法，留质高明。倘遇此症，立定治法，庶不致病者太惨耳。是冬疫痘盛行，种过牛痘者，皆出天花，服寒凉偾事者极多。吾同乡方孝廉令郎二人，一十九岁，一十八岁，余俱以温补养元，托浆，和脾胃，上浆结痂皆顺。虽云痘症当先去毒。余思年长及衰老出痘，非虚不能受此瘟邪，又兼深冬阳气潜藏，天寒秘蛰，非温补内托不可。若在春令阳气浮越之时，小儿体质强壮，有实热者，寒凉亦必需也。见病治病，随症立方，是为真的。专信陈言，拘执寒凉，偏于温补，即非上工。

齿衄

常熟寺前毗陵人木梳店俞姓，年二十余岁，齿衄如注，血流盈碗，面红目赤，脉来虚浮兼数，重按无力，神静不烦，口不臭秽，言语轻微。余曰：此乃少阴龙火上燔，齿热则龈肉离脱，齿缝血出不止，手足清冷。急用肉桂五分，研末饭丸，先空心服下，食以糜粥，使其压之下焦，再进甘凉咸寒滋降，导龙入海，再将生附子、麝香作饼，贴左足心涌泉穴。一剂血止，两剂手足转温，脉渐敛，和平如常矣。

舌 疡

常熟东门老塔前卢姓太太，是晚至寓就诊，脉来浮数，满口出血盈碗，彼自谓出自齿缝。余灯下观之，血凝满口，不能清切，以齿衄治之，投以玉女煎，阳明少阴合治。明日出血更甚，邀余就诊其家。脉仍浮数，满口血糜模糊，吐血满盆。余令其用凉水漱口，将血拭净，细看其齿龈不胀，并无血出，见其舌上有血衣一层，用箸拨开，舌衄如注，舌上小孔无数，皆如针头。余曰：此乃心脾郁热，迫血妄行，舌衄也。急用蒲黄、槐花炭研末敷之，进犀角地黄汤加蒲黄炭、中白、青盐咸寒滋降等品，合四生饮，一剂而愈。所以诊病苟不细心，仍作齿衄治之，不效血出过多，难免危险。

常熟冲天庙贡某，先因湿温，漫热不寒，脉来滞涩，胸脘痞阻，溲赤作哕。邀余诊之，以温胆汤加入淡渗苦泄之品，不能速效。病家又延某，即病家之至友也。病者商于医曰：若能下去宿垢，腹中痞阻可松。某徇病人之请，即于方中加凉膈散数钱及栝蒌仁、元明粉等下之，皆稀粪。明日漫热不止，腹中仍痞阻不舒，某因下之不效，代延其师诊之，仍用栝蒌、芒硝、枳实等下之，不效。后两颔作胀，舌涩言语不清，停二三日，汤饮不能下矣。举家惊惶。其兄某来寓，商之于余，再往诊之。已有疡科某诊过，方案中有云：舌卷囊缩，鞭长不及马腹，不治之症矣。余脱病人袴，视其肾囊，纵而不收，并不缩，燃灯细视其舌，肿而且厚，虽短不瘪，以指扪之，强硬无津，所以饮不能入，语不能出也。或曰：肾津告涸，非人参、五味不能救，或云非生地、阿胶不能滋。余曰：此症非津竭也。如津竭舌缩，其舌当瘪，皮皱色紫，颔下不胀。余扪其舌强硬而厚，此乃热陷心脾，重舌、舌疔之类也。内经云：重舌，刺舌柱以披针也。外科金鉴曰：重舌等将针刺其舌，血色红者生，色黑死。非针刺不可，阿胶、生地、人参、五味，有虚实霄壤之殊。他人皆云好刺更妙，非君不可。余曰：事急矣。余虽非外科，且从权耳。将针一枚，用竹箸一只劈开夹在其中，用线扎紧，露锋二三分，按舌刺之，共七八处，以纸拭之，血色尚红。后再刺之，见舌上有白泡，以指掠出看之，脓也，再尽力按之，脓渐溃出。进清热消肿之方，当夜喉间渐松，渐能进饮，数日渐消，能进稀糜。后手臂伏兔等处起流痰数块。余曰：即请疡科治之。疡科治月余，皆曰脓尚未成。有江阴戚彦卿先生来常熟，荐其诊之，曰：脓皆成熟，若不开泄，伤筋烂骨矣。彦卿一一开之，进以补托，数月而痊。所以内外兼症，内外科各相推诿，延宕时日，鲜有不误事者也。

咽　喉

常熟南门鸿源衣庄查姓女，九岁，素体柔弱，忽起喉风，痰如拽锯，声哑言不能出，目眶微陷，幸面色不青。他医治之，已有两日。邀余诊之，余曰：如急喉风，不过二三时，多者一日而已。既有两日，虽属危险，不致伤命，因其肺中未会阻塞，尚有呼吸可通。急将开关散吹鼻数次，犹能得嚏二次，喷嚏之后，呼吸渐灵，再将白萝卜四两，鲜梨四两，鲜荸荠三两，鲜姜一钱，捣汁，竹沥五钱，和入风化硝一钱，频频呷之。用牛蒡、桔梗、甘草、人中黄、马勃、翘、栀、元参、芦根、竹沥、川贝等服之，时时用灯心捎鼻管，使其喷嚏，吹以朱黄、人中白、风化硝等开泄化痰药。如此两日，痰声渐平，眼泪渐出，三日微闻其音，后以清宣肺气，养阴滋降，三四日痊。此乃喉风之轻者也。

余在师处见治一施姓小儿，喉中声如拽锯，音哑，涕泪皆无，吾师曰：马脾风症也。鼻孔煽动不息，以麻黄、芥子、黑白牵牛、大黄、杏仁、石膏等下之而痊。太平洲藜藿农家之子则可，若吴中柔脆之孩，医虽能用，病家必不肯服，即病家肯服，医家亦不肯书也。所以吴中喉症不治者多，临证最难，若以此法使之轻病弱体，不堪设想矣。古人云药必中病，一言尽之矣，如百步穿杨，九十九步不及，百零一步太过矣。吾辈治病，若云药能中病，恐天下为医者不敢言也。

喉症之始，苦寒之剂当慎。喉症在急，刀针不可不用。余同乡某宦使女喉痛，疡医进以苦寒直降，塞热猝止，喉肿秘塞不通。又以土牛膝汁等灌之，更不能入。饮不能入，言不能出，喉中痰鸣，已一日夜。是日邀余诊之，细视喉四围胀肿，无隙可通，呼吸将绝，与其饮，摇手而已，问其语，点首而已，药不得入，无法可施。余即将喉枪露锋一分半许，刺其两旁肿处十余刺，出其毒血。再用棉条，以筷两只将棉条头夹住卷紧筷上，用冷水湿软，拭去恶血。再将筷连湿棉条卷紧，探其喉作哕，吐出胶痰半碗。再刺再探吐，共刺三十余刀，探吐三次，共呕吐血痰一碗，以凉水漱口涤去血，饮以淡盐汤即可下，言语亦可出，肿亦渐消。此乃肿秘痰塞，若不动刀针探吐血痰，挨延半日，呼吸不通，痰涎涌塞，岂有生理。喉科刀针断不可缺，专恃汤药，点滴不入，无所用耳。

某宦女，素系寒体，中阳不足，便溏气弱，因染疫寒热，咽微痛。余进以辛凉微温开解法，觉发热略重，喉胀较甚。即更疡科，进以羚羊、山豆根、金锁匙、芩、栀等苦寒清热，寒热即止，脉细，红痧隐于皮肤之里，舌腻不渴，神烦昏愦，咽痛极甚，目珠上视，或目珠转旋，手足抽挛，背脊角弓反张，言语不出，已成痉厥之险。邀余诊之，即以至宝丹研细，以化痰开肺之品，合竹沥、姜汁调匀灌之，痉止厥平。后以化痰宣肺和解缓缓治之，七八日喉中吐脓血而痛缓。始移二十余日，未能见一寒热，红疹隐隐，未得透发，此早服寒药失表之症。后传染数人，余急先开表，辛凉外解，使其得汗，用喉刀刺其胀处出血，三四日得汗后，痧透热止，咽痛亦平，未有遭如此危险者。所以瘟毒温邪之始，苦寒当慎，恐热遏不透，变厥症也。

余同乡某，假馆广东，至京都朝考。广东岚瘴湿热，疫毒重蒸，又兼轮船煤气熏灼，饮食皆需煤火，热郁咽喉肿痛，京中之医，治以玉女煎重剂，一服而平。朝考毕回南，咽喉又痛，两旁作肿。余以轻扬解散普济消毒饮加减之，觉发热较甚，喉痛亦增。病人云素体阴亏，切不可服发散。因京中服玉女煎一剂而平，若不服生地、石膏等，断不得愈。余一时眩惑，徇病人之情，亦投以玉女煎，去牛膝加甘凉之品。自此寒热止，舌腻，痧疹隐隐不出，脉变滞，晨清晡甚，至夜呓语，烦躁不寐，咽喉更痛，双蛾作胀，温邪蒙蔽，有作痉之势。余曰：先误于京医之玉女煎，遏热于里，再误于余之玉女煎，更秘其热，湿邪上泛，病变湿温。一徇病人之情，即遭此危险。治病其权在医，不可徇情，致生疑惑。即进二陈、温胆法，加枳、朴、藿香苦温芳香，三四剂，亦无大效。再将喉刀刺出毒血，将前方加以苦温化湿，淡以泄热，药内冲生姜半酒杯，服后喉痛即止。后服燥湿泄热十余剂而愈。用药一误，挽回如此费力，用药可不慎哉。

发 背

孟河巢姓，巨富也。疽发背，大如覆盘，长尺余，阔七八寸，延沙达周先生治其外，延费士源先生治其内，士源——吾师之祖也。时正酷暑，疡症已溃，治之匝月，去腐生肌，颇为顺手，疮沿渐平，尚有尺余嫩红肉如珊瑚样。费先生所投之剂，皆和胃利湿清暑，极平淡之方。沙先生谓士源曰：君主治内。巢某年近耳顺，气血已虚，当服补药。何以数十剂皆系清热利湿之品，肌肉安能生乎。费笑曰：君虽疡科名手，内科尚欠功候。患者早食莲子、红枣一碗，午食海参、煨肉一碗，胃气如此，其生肌长肉之功，胜于补剂多矣。况方书所载，膏粱厚味过度，湿热痰滞，壅阻聚热而成痈疽，内经云：膏粱之变，足生大疔是也。又兼时正长夏，暑热湿三气熏蒸，每日为之利湿清热，尚恐不及，若再服温补，聚湿聚热，必致胃呆气滞，热闭神昏，疮肉泛紫塌陷，功败垂成矣。沙先生深佩服之。共服药百余剂，未服一剂温补而痊。孟河沙达周先生，疡科名重一时，尚未讲究内科，几致误治。幸费先生执定主见，始克成功。所以习外科者，不可不习内科也。

流 痰

孟河巢沛三先生，治一横桥开肉铺者，身上流痰十余块，久溃不愈，色紫黑而肉僵硬，不知痛痒，无脓流水，肌肉皆削，胃气索然。患者曰：我戒口多时，胃气惫败，不知能稍食荤腥否。沛三先生曰：思食胃气尚旺，肉鸭亦可食之。患者曰：若能开荤，死亦瞑目。看其病情，系多服寒凉，气血凝结所致。投以金匮肾气汤，月余，肌肉转红，渐软作痒。至两月后，先生再至横桥，有一人体肥貌丰，叩谢。先生茫然，几不识其人，问其原委，从开荤之后，胃日健旺，一方服六十余剂，疮平肌复矣。所以外症以胃气为本，胃以食所喜为补，若各物禁之，再以寒凉克伐戕胃，或温补壅塞助火，则殆矣。孟子云：尽信书，则不如无书。临证变通，方为上工。

壬午后余至琴川，有张姓，身上数十孔，大如钱，色黯肉僵，流水无腥秽味，不知痛痒，肌肉削瘦，人皆谓杨梅疮。余曰：寒凉凝结。出前医之方，俱苦参、黄柏、木通、翘、栀、芩、连、土茯苓等类。因戒口极净，胃气呆钝。余令其开荤，从先生金匮肾气法。十余剂后，服温通气血之品二十余剂而痊。后遇类此者数症，莫不应手，皆食先生之德，故记于此，聊志感仰之意。

胁痈

壬午，余治琴川兴福卖糕团者胁骨生痈。疡科谓外肺痈，开刀出毒，四十余日疮口不敛，时流稀脓，家窘，听其不治。余诊之，脉来虚弦兼数，呛咳白痰，咳则稀脓流出，渐成疮劳。幸里膜未穿，与蜡矾丸先护里膜，进以金匮旋覆花、千金苇茎汤，旋覆、新绛、枇杷叶、生冬西瓜子、薏米、淮山药、石斛、生扁豆、茯苓、川贝、鲜荷梗、橘叶、鲜百合、毛燕之类，肺胃并治。服三十剂，咳减纳增，脓出渐少而厚。先以提脓末药提之，再以生肌等药填之，两月余而愈。所以缓治平淡，久则自然有功。再服毛燕月余，咳止，疮口平复。如此症或医药寒凉温补乱投，或病家性急不信服药，每弃而不治者多矣。

肺 痿

常熟西弄徐姓，金陵人，年五十余，因子不肖，动怒兼郁，咳嗽吐痰。延某医治之，进以木香、厚朴、豆豉、牛蒡等，咳更甚，面红，痰沫频吐，起坐不安。前医见其面红烦燥，进以鲜生地、鲜石斛、栀、翘、芩、连等，更甚。吾友仲鸣徐君，偕余往诊之。脉虚大无力，烦燥面赤，舌白底绛，频频吐痰，满地白腻如米饮，虽臭不甚。余曰：燥伤肺金，再进苦寒，中阳阻遏不通，肺无肃化之权，清阳不能上升，津液不能上承于肺，肺之蓄水不能下行，愈吐愈干，肺将痿矣。即用千金炙甘草汤原方，取姜、桂之辛散，开中宫阻隔之阳，引酸咸柔润之药下行，化津液救上之燥，取参、草、枣培土壮气，使土气可以生金，麦冬、麻仁，润肺而柔阳明燥金，加薏仁泄上蓄之水下行，肺气清肃下降，津液方能上承。此方为千金治肺痿屡效之方，故补入金匮。后人用此方每去姜、桂，畏其辛热也。不知大雨雪之前，必先微温，一派柔腻阴药，赖辛甘之味可以通阳，借其蒸化之权，下焦津液上腾，肺之清气自可下降，云蒸雨施，始有效耳。照方服两帖，痰沫已尽，咳嗽亦止。后服甘凉清润，生黄芪、北沙参、百合、玉竹、川贝、枇杷膏、甘草，壮气润肺清热，十余剂而痊。今已五六年，强健逾昔。古人之方，不欺后学。人言将古方治今病，如拆旧屋造新房，使后人拟古酌今，非使后学不用古方也。

肺痈

常熟鼎山高渭荣，春初咳嗽，至仲春痰中带血，味兼腥秽。延他医治之，进牛蒡、豆豉、枳壳、厚朴等，服后逾甚。邀余诊脉，细数无力，咳嗽痰血味臭，曰：肺痈将成。胸有隐痛，络瘀尚未化脓，尚有壅塞，肺叶所坏无几，急速开提，使脓外出，不致再溃他叶，拟桔梗甘草汤、金匮旋覆花汤合千金苇茎汤。因其脓成无热，用芦头管干者一两，煎汤代水。服三剂，每日吐血脓臭痰一茶盏，至四日脓尽而吐鲜血，臭味亦减，未尽。将前剂去桃仁、桔梗，加枇杷叶、绿豆皮等，服五六剂，血尽。再进以金匮麦门冬汤、千金甘草汤等，加沙参、石斛、百合等清肺养胃而愈。再以甘凉培土生金，调理一月，强健如故。

后有常熟白龙港某，与高渭荣为友，二人酒肆中回，同日咳嗽，亦生肺痈，至高渭荣病愈往探之，即邀余诊之。脉已伏，脓血臭甚，倾吐满地，裸体卧床，用扇扇之，口中闹要吃西瓜饮冷水。他人摸之，体若塞冰。众人询问何如。余曰：肺已烂尽，一身之阳气，俱从外泄，危在顷刻，卢扁再生，亦无治法。至夜而殁。仲景谆谆告诫，成脓不救，使人早治。然将成未成时，不治必死，治不得法，亦多死。

某寺和尚，冬温咳嗽，每日饮橄榄、芦根汤，数十日，咳呛日久，痰臭不出。就诊于余。脉右寸关数大而硬，时有鼓指。余曰：喉中痰少而臭，脉见右大鼓指，肺痈已经成脓，急宜开提，使脓倾出，免溃他叶，以甘草桔梗、千金苇茎法。服后吐出臭腻黄色脓痰碗余。因其脓出太多，气短纳少。余曰：久咳脓多，肺叶败坏，欲痿之势，进炙甘草汤。他医见之，曰：此是酒劳，被其误治，先服桃仁，后服姜、桂，皆非治法。不知古人立方，有奇偶佐使。后延他医治之，迁延月余，吐脓不止而殁。

常熟东门某姓，年将周甲，素嗜饮，痰饮咳痰有年，余每以橘半六君、桂苓术甘等服之皆效。是年咳痰又发，有亲戚某略知医学，颇为关切，与服牛蒡、豆豉、枳、朴等六七剂，咳吐白痰不休，渐渐神昏目瞑呓语，拈衣摸床，舌薄白不渴饮。是晚邀余诊脉，虚缓无力，痰如米粥盈碗。余曰：此肺液也，吐多则成肺痿。

喻嘉言先生曰：肺痿见其舌白，恣胆用燥药，令其熇熇自焚而死者，医罪加等。即与千金炙甘草汤。服两剂，痰渐少，稍能言语进谷，神识亦清。后其亲至，因舌白不渴，腻药难进，投以芳香甘温，砂仁、枣仁、木香之类，两帖而逝。生死虽曰天命，岂非人事，甚哉，医道之难。我等既以是为业，为谋衣食计，无所推诿，遇一病必细心推敲，用药亦再三斟酌，尚恐不能取效。况稍涉猎医书，得其粗而遗其精，知其常而昧其变，未尝深思研究阅历有得，病变百出，何从措手。虽云亲朋关切，岂堪轻试，语云：学医废人，能勿惧耶。徐灵胎先生医论中言之甚详，余不赘。

长田岸有孩六岁，正吃饭，被母打一下，大哭，饭正满口，有饭粒呛入肺窍中，后即咳嗽，无寒热，饮食二便如常。就余诊，服肃肺清散之品五六剂，见有寒热，饮食渐减。又停半月来诊，见痰中血丝，色殷而少，胸中隐痛，服苇茎汤合疏开气法，罔效。细询其病之始末。其母曰：吃饭大哭，呛咳而起，咳嗽月余，见血后口中臭秽。余细视血中有白点微黄，脓也。余思食物呛入肺管，壅塞为痈，将灯心刺鼻孔使其喷嚏，吹以皂角末。后得嚏，痰血稍多，再将旱烟喷之，使其咳更甚，咳甚大哭作呕，呕血块两枚，如蚕豆大，兼脓痰。余将血块拈起剔开，中有白色朽腐如饭米形，服以苇茎汤合金匮旋覆花意，另服皂荚丸，一日一粒。服药三剂丸三粒，脓血清楚。再服麦门冬汤加枇杷叶、沙参、石斛之类而愈。故人饮食之间，不可多言喜笑，倘有物呛入肺管成痈，医不能知，自亦不知，酿成大患，可不慎欤。此孩幸是藜藿农家，听医所为，若绅宦之家，娇养柔嫩，即医肯尽心施治，病家未必信，即病家信，医家亦未必肯独任劳怨，治病之弊如此。故治病误于医者固多，病家自误者亦不少。余治肺痈，以宗金匮法为最多，芳香金石之品，从来未敢轻试。

痞 积

甘露镇华姓，年五十余，脘中痞硬，中脘穴高突，按之坚硬不痛。余曰：此气阻积滞壅塞，急宜化滞理气，用枳、朴、槟榔、麦芽、神曲、木香、栝蒌、砂仁、青皮之类。服两剂，下燥粪甚多，脘中平软如故。后服参苓白术散十余剂，胃苏而愈。

李仪藩常熟毛家桥人，胃脘中坚硬如盘，约有六七寸，他医皆谓胃脘痈，治之罔效，就余诊之。脉来坚涩，饮食二便行动如常。余曰：饮食二便如常，中宫无病，此非胃脘痈也，痞积症也。寒气夹痰阻于皮里膜外，营卫凝涩不通，况烟体阳虚，阴气凝结少阳，气失运化，非温补不可。进附、桂、鹿角、枸杞、杜仲、巴戟、茴香、当归、仙灵脾、参、术、木香、姜、枣等，温补通气活血，外用附子、肉桂、阿魏、丁香、细辛、山棱、莪术、水红花、麝香、鹿角粉、木香、麻黄等品研末，摊厚膏药贴之。服药五十余剂，贴膏药两月余，而硬块消尽，软复如旧。

胃 痈

福山塘谢姓，年逾知命，不咳嗽，吐脓血，不甚臭。余曰：此胃痈也。成脓之后，速达于下，用千金苇茎法，去苇茎，加栝蒌、丹皮、酒制大黄、甘草。服后大便下脓血甚多。后进冬瓜仁、薏仁、丹皮、甘草、白术、橘白、生扁豆、石斛、竹叶等。待脓尽，服扶胃清热十余剂而愈。

邵镜泉浙江宁波人，年五十余，在常熟设肆。壬午，因遍体络脉抽痛，余为愈之。二三年终日坐一小楼，饱食喜卧，日久胃脘阻硬不舒，延某姓医治之，云湿热，诊十余次，罔效。又延当时盛名之医治之，曰食滞湿热，立方服二十余剂，中脘高突。往苏省就马培之先生诊之，曰：胃脘痈也。当留苏十余日，服药十余剂，待脓成熟，穿针泄毒，可不穿膜腐肠。邵服药两帖，少效，旋常熟，五六日亦不服药，听其脘中高突。吾友松筠张君曰：既上年遍身络痛，是某治愈，何不邀诊。余诊其脉，来疾去迟，关寸见数，胃脘按之甚软，高突如覆杯。余曰：胃脘痈也。内脓已成，即向苏就马君处，或刀或针刺穿，待其毒泄，免穿里膜腐肠胃，若迟则膜穿胃腐不救也。病者以余言太甚，怒色曰：胃若成脓，何以饮食二便如常，口中及大便何以不出脓血。余曰：脏腑不和，疮发于外，营卫稽留，经脉血泣热胜，恐肉腐脓向内溃，腐烂肠胃，若不早开外泄，必贻后悔。病者曰：脏腑未坏，先戳穿肚皮，不敢将命试马君之艺，君勿言之。余曰：忠言逆耳，良药苦口。敬谢不敏。后邀某外科治之无效，经四十余日，回宁波延医治之，不识何症，到宁波府城中请著名外科视之，曰胃脘痈脓成，二百金包治，病者亦愿。不料已经内溃，出头三处，出脓数碗，渐渐胃败而殁。呜呼，医学难全者，即此也。内科不能刀针，尚可饰说，有号称有名外科，一见内痈，刀针手法，毫无把握，聊将膏药敷药敷衍，酿痈成患，往往腐肠穿膜而毙，较内科方药误人何如耶。惟愿后贤于开内痈之法，能潜心考核耳。学内科者，内痈刀针，不能不学。若逢内痈，内外科各相推诿，遗误尚堪问乎。

肝　痈

余治胁痈肋痈等症甚多，皆肝之外候也，内消理气消瘀，虫蚁搜络，俱可取效。惟肝之本脏生痈，未曾遇见。忆昔在业师处，施姓妇素有肝气，丧夫后因立嗣争产不能决，后胁肋刺痛，经吾师治愈。经阻三月不通，觉左肋内由脐旁引痛腰脊，肌肉不变，重按之内觉极痛。吾师曰：此肝痈也。用延胡、柴胡、川楝、青皮、归尾、木香合桃核承气法下之。下紫血片如鸡肝。一剂后痛大减，再进消瘀理气疏肝解郁数十剂，经通痛止而愈。吾师曰：若肝经络脉生痈，当用理气活血之轻药，取其轻可入络。若痈生于本脏，当用破血理气之重药，取药重力专，直攻本脏也。肝为藏血之脏，血壅气阻，叶胀成痈，故速下之，使肝中气血疏通，肿亦可消。治内痈虽属理气消瘀，同一治法，然各脏引经之药，必须用之。倘不用引经之药，反伤他脏气血矣。

丁亥六月，余治常熟大河镇某姓妇，早寡，上有老姑七十一岁，两代孀居，携子耕读安居，不料有某暗侵其产，事至成讼，幸邑尊剖断如神，产业保全。结案后左胁肋及少腹脐旁作痛，大便秘结，小溲不通。他医进以五苓、八正、导赤等渗利之品，罔效。就诊余寓，问病之始末。余曰：肝络系于二阴，肝主疏泄，少腹刺痛，是郁怒伤肝，恐生肝痈，急宜疏肝达下。用川郁金、金铃皮、香附、延胡、柴胡、木香、橘叶、归须、栝蒌、厚朴合消遥散等一剂，另服通关丸三钱。大便已通，小溲亦畅。后原方增减服两剂，痛渐愈。因姑有疾，即开船回家。余思此症日久必成肝痈，幸争讼得直，屈有所伸，怒有所泄，肝气尚可展舒，未致酿成大患，否则其害尚堪问乎。

肠 痈

余临症五年，遇肠痈数人，始萌未成脓者，或理气消瘀温通，服药而消者，茫不记忆。有一人未能成功，自愧医学不精，刀针手法，缺少师承，听其内溃而死，至今顾影自惭，故录出为后日之戒。余乙酉三月间从孟河至琴川，余友仲鸣徐君过余寓，谈及其店中学生某，住南门外坛上切纸坊内，因腹痛已有三月未愈，烦子过一诊。余往诊之，脉来滑数，一身肌肉尽削，发热，少腹左角作痛，日夜哀号。余细将其少腹按之，少腹左角一处独痛，细按掌下，惟痛处肌肉最热。问其原由，云服热药热物更痛，服凉药凉饮稍舒。余细按其最热处已郁郁有脓，漉漉有声，看其两足，能伸能屈。余曰：此乃内痈。经服药三月，未曾有言内痈者，吴萸、姜、附、桂热药过多，煅炼成脓。余不能刀针使脓外泄。此脓在肠外膜里，若脓从大便出，肠必腐坏，若脓从脐出，里膜必穿。如有名手能开，脓从原处而出，可望生机。若脓从大便脐中出者，俱属不救。余写牡丹皮散合活肠散毒丹法主之，即辞曰：从速延疡科开之，尚有生机，迟则不救。当日即延著名疡科视之，逐日更医，皆束手，延至十余日，脐中溃脓，胃气渐败而逝。呜呼，疡科不能治内痈，听其自溃而不早治，酿成大患，何异援兵任人居危坡之中，罗雀掘鼠，不能济之以粮，又不能突围救之，听其自毙乎。余思之，扪心自愧未习刀针手法，误人性命，所以徐灵胎谓叶天士内科不知外科，得医术之半。余谓内科不能识症，外症不能刀针，一遇内痈，皆如云中观月，雾里看花，挨延日久脓成，听其自溃而死，医者能诿为无过乎。甚矣，医术之难全也。

凡治内痈，妇女较男子更难。余忆在师处，有丹徒某大族新妇，经停三月，皆谓有娠，至四月，少腹作胀而痛，皆云妊娠而挟肝气，服金铃、左金等，痛更甚。后邀吾师，因天雨不愿往，令余代之，坐车十余里，又渡江四五里，喘息未定，宅内请诊脉矣。上楼，楼窗紧闭，病人坐幔中，色不能望，音不能闻，问亦不答，手在幔中伸出，切脉迟紧，重按亦涩。余曰：此血气被寒凝滞。问曰：腹中痛乎。旁人代答少腹左边甚痛。舌又不能看。余又问曰：二便如何，少腹痛处可硬。旁人皆不言，病者羞涩不答，余亦无可如何。尚未午餐，枵腹已甚，手软无力。即请纸书方。余曰：少腹作痛，气滞血凝，日久防成内痈。即用桃仁承气，去芒硝加当归尾、延胡、香附等。闻有妇女在旁唧唧唧言曰：有妊四月，脉中尚看不出，反言内痈。明知此方决不服矣。饭毕回寓，与吾师述及情由曰：望闻问切，四字皆无，孙真人未诊先问，扁鹊见色知病，如此隔靴搔痒，余实不能。后延他医，皆安胎养血，云产前宜凉，方皆不离黄芩、白术。至经停五月，见寒热，少腹硬肿，后脓窜入腿缝，延外科治之，有曰横痃，有曰便毒，杂药乱投，脓水淋漓，胃气日败而毙。所以病家如此，医家如此，鲜有不误者也。此误不在医家，而在病家。奉劝富贵之家，有病延医，望闻问切，当尽其技，病家受益多多矣。

肾俞发

余思肾俞发皆属虚症，实症则百无四五，或其人正气本实，或膏粱煎煿辛辣，饮食不节，瘀血积于肾经膜外，或有之，然余未见也。忆昔年在梁溪，遇王君者香邀余诊视，脉来虚数，咳嗽多痰，肾俞发平塌已溃两孔，脓稀粘腻，脂水淋漓，他医专以甘凉治肺止咳。余曰：水亏木旺，木叩金鸣，肾虚则水泛为痰，当先治肾。寒凉温补宜并用，一清相火，一通肾阳，坎离既济，阳随阴长，阴随阳生。以肾气丸加知、柏、猪脊髓为丸，每日三服，每服二三钱。另服甘温补剂，戒以屏劳绝欲，戒酒辛炙。至百日后，此痈肌肉已平，疮口亦合，胃气甚旺。后竟宴客纵欲，豪饮无度，旧疮复发，红肿，疮口溃裂。经疡科服牛蒡、银花等寒凉之品，疮色更红高突，以致胃惫面红汗出，痢下腹痛而殁。肾俞发将及一年，服滋补而瘥，因其纵欲阴伤，龙雷外越。余未见龙雷之火而暴雨能制之者，服寒凉则虚阳更燔，戕脾胃生生之气，岂有不死者乎。

悬　痈

外症与内症看法虽异，其理则同，从中有假热假寒，最难明察。譬如伤寒之戴阳，寒极似热，面红目赤，口燥假渴，索饮冷水，仲景有通脉四逆加猪胆汁汤、白通加人尿猪胆汁汤。如温病之热深厥深，陷入营分，肤冷肢厥，喜热饮不喜凉饮，反用紫雪丹、至宝丹、犀角地黄、白虎、竹叶石膏等汤。此皆内科之假寒假热也。外科亦然，有一种皮色泛红，阴分不足，虚阳外越，服温补肿势渐平，红色渐退。亦有色白坚硬，平塌不起，外显虚象，乃是火毒凝结，气血不能通畅，一服凉散，皮色即红，肌肉渐松。此外症之假寒假热也。此等症最易误治，然细心者断不至误治，究竟有元气脉息见症虚实可凭。余忆十余年前，余姨岳母素有便血，本属早寡多郁，后起悬痈，生于谷道之前溺道之后，先起块作痛。即至孟河诊之，皆云湿热，服苦参、黄柏、薏仁、草薢等苦寒渗利。数剂后日见其甚。再覆诊，服数剂卧床不起，症势日剧。着余妇代看之，云：皮色泛红，光亮如梨，按之甚热。用田螺水磨番木鳖，调冰片搽之稍安，干则更痛，再搽。后邀疡科诊之，曰：悬痈溃后为海底漏，死症也。合家惊惶。正在岁终有事，无可如何。余曰：素有便血，本属脾虚，虽有肝气兼湿热，肝络系于二阴，补中益气汤最宜。此方之升麻、柴胡，即是疏肝之品，当归是养肝之品，东垣先生曰：治脾不若治肝。木气条达，土气自舒。参、草甘温助脾，白术、陈皮调胃祛湿。余将补中益气本方加茯苓泄其已阻之湿，大剂三服，痛减红退而肿收。再服两剂，而饮食渐增，肿退尽，痛亦止。后服归脾汤五六剂，平复如故。至今十余年，强健如昔。所以补中益气汤人皆云升清，不知东垣先生方中有疏肝扶土之妙。鄙言以为何如。若依疡科用苦寒淡渗利湿清热，此症决致不起。

痔　漏

内经云：因而饱食，筋脉横解，房室劳伤，肠澼为痔。风热不散，谷气流溢，传于下部，故令肛门肿满，结如梅李核，甚者变而为瘘也。五脏切宜保养，勿令受邪，既成痔漏，当调饮食，寡欲节劳，皆可带病延年。余三十岁时，肛侧外如李，溃脓后深寸余，插药条逐日有脓，中按有孔，如豆大而深，余掺以海浮散，膏药盖之，内服调和气血之药，一月痊愈如故。后逢房室劳碌，即作脓流水，余即寡欲节劳，今已十五六年未发矣。

前　阴

外科刀针手法，虽有传授，然心思灵敏，各具禀赋。闻之吾师曰：孟河奚大先生，刀针治法，巧夺天工，不愧名医。有上海世家某姓女，受湿阴门溃烂，外科敷以生肌药，后俱长合，仅余一小孔，惟能溲溺，生育无望矣。又请医剖开，仍敷以止血生肌药，长合如故。连剖数次而俱长合，痛苦万状，闻者惨然。偕其兄特到孟河就医于先生，述病情始末。奚某曰：甚易，一月可完璧归赵。奈其事实难，不能治也。其兄问故。

奚某曰：此症非父子母女夫妇不避嫌疑，不可施治，若欲吾治，当拜吾为义父。兄妹允诺。数日后将此女携入内室，先服健脾补气养血利湿等调理药十余剂。后用白蜡和生肌药置火上熬熔，将油纸剪方，拖满药汁，作夹纸膏百张。再将女前阴用刀破开，上止血药，以夹纸膏双叠折好，命病人正卧，夹入前阴缝中，溲则去之，溲后拭尽再夹，日三四次，约用去夹纸膏七八十张，两旁俱已完全长好。其巧思非他人所能想到，奚某可谓绝世聪明矣。

截　臂

后汉华元化刮骨疗毒，传为千古绝技。吾孟河马氏之刀针手法，素有家传。余见马日初前辈，治一小童，年十五岁，因割草为土灰蛇咬伤手背，漫肿干瘪，皮皱肉黑，臭不可近，黑色渐近尺泽。踵门求治。先生曰：肌肉已死，治亦无益，若再延下，黑至肩腋，毒攻入心，必死无疑，不如去之。先用参一两，煎汤与服，待半日许，饮以麻药，用红带两条，一扎上白肉处，一扎下黑肉处，俱扎紧，中空一寸，乃黑白交界之处，以锋刃将肉割开，上止血丹，割至露骨寸许，骨亦青黑，即用锉将骨四围锉断，取下其手，以止血生肌药敷之，包以玉红膏，调理一月，其肉长复。此等手法，较之古人，亦无愧色，疡科中有几人能望其项背哉。

额上生虫

常熟东乡某，额上至发际，下至眉心，三四寸许，痒痛非常，搔之流水，以麻丝刮之，指甲掐之，如虮虱有声。就诊于余。余曰：物朽则生虫，虫生于湿，额上药力难及，宜以末药擦之。用苍术、黄连、乌梅等分研细末，痒时搔破。即擦以药末。十余日痒止结痂，半月余痂落，平复如常。此等症服药无效，非外用末药不可。是以学内科者，不可不兼明外科也。

菖蒲根洗痔

毗陵曹青岩先生，讳禾，著有医学读书志三卷，上始轩歧伊尹，由汉唐直至国朝，读书数百家，一一皆有评论。余读其书，深服先生无书不读，博学多闻，为医道中出类拔萃者也。阳湖赵惠甫，先生之老友也。言及幼时痔漏，治之无效，问先生。先生曰：

前有一典中司帐者，肛漏有数十孔，穿肛穿臀，更穿及股髀，百药不效，求治于余，亦不能治。过数月，忽见典伙行走如常。问用何药，笑而不答。遍访其中使役之人，知是用水菖蒲根一味，逐日煎水熏洗而愈。赵公试之果验。因秘方不可湮没，故录之以俟后之试者。又一人用竹茹做椅垫，夏天坐之，亦验。又有一方，余屡试之亦验，用向东杨树根四两，白蜡一两，五倍子一两，槐花一两，生石膏末一两，胡桃壳四两，煎汤熏洗，亦效。但成漏管则无用耳。

外证医案汇编

孙 序

谚云：不为良相，当为良医。良相治世，良医济世。道虽不同，其功则一也。阳羡听鸿余君，挟岐黄术。壬午秋仲，来游虞麓，予过而访之。见其人朴诚温厚，绅宦乡民就诊者，慎思切问，毫不异视。无谄谀骄傲之容，绝时髦矜夸之习，知非寻常医佣所可拟。斯真有道之士也。企慕殊深，友交最笃。见其曩时注有《伤寒论翼》一书，晰理辨疑，医家皆奉为圭臬。又读其《外证医案汇编》，名家会集，卓论纷披。方经验于前人，案皆征诸实事。繁博者分其门类，奥妙者阐以释词。碎玉零金，裒然成帙。知其济世之心，有流露于字里行间者矣。二书经阳湖赵惠甫先生订正，加以评注。余君雅不欲刻，予力劝其梓行。去秋《伤寒论翼》刊成，已昭昭在人耳目。今春索其《外证医案汇编》以付手民。余君正色拒之者再，曰：一再刻书，形迹近于标榜，岂竟欲使方家贻笑吾等为好名者耶。予以济世之言，动其济世之念，责其济世之功。余君慨焉允许，遂出书命予执校雠之役。予不谙医理，何敢当此。但好行其德，予与余君夙有同情，余君著书济世，予劝其问世，又赞其寿世，存诸前辈流风遗泽于无涯。此书一出，定必纸贵一时，不胫而走，与《伤寒论翼注》二书并传不朽。枣梨刊竣，匠氏请序于予，予不得不以不文辞谢责。遂援笔志缘起于简端。

时在光绪二十年岁次甲午仲冬
月上澣会稽孙思恭顺斋氏谨序

赵 序

同郡余君听鸿，以轩岐之术世其家。从父讳成椿，有声道咸间，即世所称麓泉先生者也。今阳羡士大夫犹能言之。君既嗣其绪，复执贽于费蘭泉，艺益精。会兵燹，家中落，事平复理故业。侨居孟河，孟河故多良医。有声振寰曲，为名公巨卿所倒屣者；有一时喧赫，舳舻衔接数十里者，然未尝以君幼忽之。光绪初，君来游于虞，始以施诊试其术，不数载而道大行。东北城乡居民，尤崇信之。辰午求诊，扶老挈稚，履阈为之穿也。顾君自视欿然，虚衷好问，绩学靡倦。于书无所不读，心领神会，尽晰其理。尤乐表彰前哲，虽片楮只字，零珠碎玉，必搜求掇拾，择其精粹，加以诠释，椠版行世。先大夫恒称其好学谦受为近时不多覯。往岁有《伤寒论翼注》之刻，先大夫既厘订其例而为之序，乃剞劂未竟而先大夫不禄，弗克见其成也。今兹复辑《外证医案汇编》四卷。将杀青，乃以书谂余曰：仆与子两世交矣，辱先公不弃，得侪群从间，聊味名论，今已不可再。而此卷实先公之所点定，且有评语在，不可以勿纪。子盍弁其端以竟先志，可乎。余不敏，未尝知医。恒惟医之为书，自古逮今，浩如烟海，门径繁复，窾窔深邃。昔之所是，即今之所非。此之所宗，即彼之所诟。泛涉则靡所指归，精求则鲜有正的。《易》所谓失之毫厘、谬以千里者。奚敢以浮掠之见，妄论其得失也。顾稔君既久，不可以不文辞。又惟先大夫精究医理，著述满楹，咸未及裒辑，登诸梨枣。而此实手泽所寄，吉光片羽，首获寿世，感且不朽矣。爰不揣固陋，序其崖略如左，聊表其抱守之志以答君请。抑亦稔余罪戾云尔。

光绪甲午七月既望阳湖赵宾旸

自 序

医书虽众，不出二义：经文本草经方，为学术规矩之宗；经验方案笔记，为灵悟变通之用。二者皆并传不朽。余幼遭兵燹，先人去世，孱弱多病，旧业尽弃，不能奋志诗书。继先人遗绪，嗜喜泛涉医集，养难后余生。读《汉书·艺文志》，医学方技汉时尤尊重之。建安时，仲圣恐去古日远，学术渐歧，勤求古训，博采众方，删繁归简，成《伤寒卒病论》，为万世医方之祖。运移汉祚，典籍散亡，晋隋六朝并唐宋诸贤，维持医学，抱残守缺。略而言之，如王叔和、葛稚川、皇甫谧、吴普、徐文伯、陶弘景、李當之、巢元方、全元起、王冰、苏恭、孙思邈、王焘、高继冲、陈藏器、成无己、朱肱，皆抱经济之才，以经文本草经方伤寒各专一家，笃学好古，述而不作。虽有名医经验等方，未尚以浮薄医案轻示后学，不敢自矜为独解也。宋置医书局于编修院，命儒臣较正历朝医书。春间设科考医，太医局程文，至今在人耳目。集《太平圣惠方》《圣济总录》《嘉祐本草》等，搜罗靡富，为医学大成。宋前医书赖其引征而存其目。所谓重学术不涉浮华，医之学术不衰，医案亦不多见。自后宋许叔微将经验方案汇裒成帙，名《本事方》，金元明诸家皆效之，著书繁杂，皆将前人经验自己治验方案载于节末。甚至卷帙浩繁，各抒己见而为心得，夸富斗奢，遂成门户，医案渐多矣。至薛立斋专刻医案七十八卷，孙一奎《新都治验》《三都治验》《宜兴治验》,《周子幹医案》《续刻医案》，缪仲淳之《广笔记》，喻嘉言之《寓意草》。笔记医案虽多，临症方案未见。至国朝，吴中叶天士先生杰出，具天纵才，无书不读，名振寰宇，终身未著书。虽有数种，皆后人书贾伪托其名。余读《唐书·许胤宗传》，胤宗陈隋名医，终身未著书。人求其著作，胤宗曰：医者意也，在人思虑出而。述别脉识症用药之难，不敢著书贻误后学。天士先生亦胤宗一流人耶。后锡山华岫云，辑其晚年门人所录方案，不载称呼，不夸效验，但冠姓于年，扫尽诸家浮习。分门别类，都为十卷，名曰《临证指南医案》。读其方案，审病处方，详慎简洁，不刻意于古而自饶古趣。此所谓宗学术规矩，参以灵悟变通，随笔所著之书也，收入《四库全书》。后仿其体例而刻医案者，接踵而起。张氏辑《叶氏遗稿》，合康作霖、王子接为三家。吴氏合薛雪、缪遵义又为三家。其后裔辑其遗稿四卷，曰《医案存真》。王小林辑其遗稿两卷，曰《徐批叶案真本》。琴川曹仁伯《延陵弟子记》，如皋吴渭泉《临症医案笔记》，丹徒《王久峰日记医案》，海宁《王士雄医案》，如皋顾晓澜《吴门治验录》。余居孟河廿余年，集马培之征君、费晋卿观察、益三马君、佩堂丁君、沛三巢君、日初马君、费蘭泉先生、麓泉堂伯诸前辈旧方，至数万页，未得梓行。余见医案虽多，惟外科临症方案，未曾见也。后得青浦陈学山先生《外证医案》读之，审病详慎，案句简洁。虽不能与叶氏相抗，聊可武其后尘。余甚爱之。间有初学外科者，以成方而治新病，恐寒凉温补误投，外证未愈，内证蜂起，以致不可收拾。内外推诿，往往弃而不治。余实悯之。陈学山先生专于内而精于外，合《叶氏指南》涉于外症者辑裒成帙，与初学外科者开灵活之机，化拘执之弊。稿成，乞赵惠甫乡丈阅之，加以评语，置之未行。会稽顺斋孙君，余道义交也，去秋慷慨助资，刊余《伤寒论翼注》。今春见此稿，欲余问世。余曰，医之一道，《灵》《素》《九经》，文辞质奥，通人尚难章句。班固疾医之以热益热，以寒益寒，医之能辨寒热者鲜矣。淳于意自云：药方试之多不验，则十全者难矣。人每问余医理，惶愧不敢答。再一刻书，贻笑方家。孙君索之再，余笑曰：史迁云，君所谓富而好行其德者也，未便固却。倩孙君校正增删，都为四卷，名《外证医案汇编》，以付手民。是书孙君赞助而成，非余志也。枣梨告竣，索余弁言于首。余恐医案日多，学术日衰，浮薄之风日盛。若剿袭辞句方案为行医之捷径，华其外而悴其内，恐不足恃耳。余髫年失学，自愧不文，爰笔书此，惟愿吾道不涉浮华，当重学术为是。

光绪二十年岁次甲午十二月中浣
荆溪余景和听鸿氏序于海虞寄舫

凡 例

上古方书，内外不分。《内经》有痈疽篇，《金匮》有疮疡篇，《千金》《外台》、四子诸家，无不讲究外证。今时内外各专其科，外科专仗膏丹刀针，谙内症者少。内科专司脉息方药，谙外症者不多。病家每遇大症，或兼感冒寒热，疑外科不谙内病，延内科用药立方，每至内外两歧，彼此相左。当表反补，宜托反清。内症未平，外症变端蜂起。攻补错投，温凉误进，贻害匪轻。兹辑方案，内外兼证者多。俾司疡科留心体会，博考内症群书，如遇内外兼证，始终一手调治，医者可得心应手，病者亦受益多矣。

《内经》曰：东方之域，其民食鱼而嗜咸，其病皆为痈疡，其治宜砭石，故砭石者亦从东方来。吴中地偏东南，海滨低洼之乡、湿卑之地，湿热熏蒸，食鱼嗜咸，疡症最多。兹专辑吴中名医方案，汇集成篇。《经》曰：四方有异治。故他处名公佳作，一概未录。

此案本为内外两科合同起见，惟青浦陈学山先生内外皆精。听存先生门诊医案草本，惜言外症者不多，今辑存四百六十八首。又《三家医案》内，辑吴门薛生白先生三首，缪宜亭先生十八首。又《临证指南医案》内，辑叶天士先生二百三十七首。集成四卷，分一十三部，七十三门，以便阅者易于查核。夫外症从百会疽起，涌泉疽止，症名繁杂。听自愧不敏，有者采之，无则弃之。不敢私心自立一方，画蛇添足。外症名目虽多，医案本非全书。潜心默契，治法全神俱在。能治此，即能治彼。若刻舟守柱，岂能贯通其理。能意会于中，变通运用，决无固执之弊。黄帝曰：知其要者，一言而终；不知其要者，流散无穷。故外症无者，概不标出。

附案四十六首。吴江徐洄溪先生于时最近，精于疡科，采入以广见闻。先哲疡症医案，刊之甚夥。齐薛张王诸家，卷页浩繁，徒乱心目。况有原本可考，概不采录。听妄附治案数首，或见闻确实，或偶尔幸功。皆实事求是，不敢虚夸谎诞。希邀名誉，愿高明曲谅恕之。

各部后附论。听愧幼年失学，鄙俚无文。本不敢轻于落笔，贻笑大方，因友相劝曰：医学与儒学稍异，不在措辞，治法颇繁，将诸经络，挈其纲领，略为叙述，以便阅者有绪。姑不揣谫陋，摭拾成篇。皆诊余抽暇，信手拈来。从中句读不明，字理错误，祈高明更正。初学之士，幸勿以句俚文浅忽之。

此案虽云外科，方案之中，内证十有七八，如骨槽风、失荣、瘰疬、时毒、风痰、耳目鼻唇齿舌咽喉乳疡、胁肋茎囊痔疮、肛漏、内痈、肺痈、胃痈、肝痈、大小肠痈、肾俞痈、肛痈、产后痈疡、溃疡变症，俱内外合治之症。病家求治，内外相左，病岂能愈。内外推诿，又非济世之道。内外同诊，和衷共济，刀针围贴。立方用药，融通斟酌，尽善尽美。按日奏功，自然声名日上，积德于后。若内外妒嫉，各执偏见，置病家性命于脑后。倘一败坏，谤毁蜂起，名声日下，不但损德，于己尤为无益。若遇不起之病，二竖深入，和缓难疗，难免外人诽谤。今时总以成败论人，不白之冤，势所难免。决不可忿争怨尤，徒乱心思。只要仰不愧天，俯不愧心，外言又何足恤哉。余每遇此境，辄诵泷岗阡表，所云吏治岂不与医治同，实无法挽回，求其生而不得，死者与我皆无恨也之言。自然心地宁，魂梦安。若从中稍有生机，或识见不到，粗心浮气，同道妨功害能。求其生犹失之死，为医者岂无过欤。

昔医以和缓得名，乃左氏寓意。医能和缓者，即为上工。今辑之案，皆疡症和缓之方，轻可去实，醇正神奇。故外科驳杂霸道单方，概未采入。惟愿同志，皆归醇正和平，王道缓治，虽无近功，不致一朝败事。若不中病，误亦不远。余愧不知疡科，思疡症与内症相同。症险者，用方不能不峻。症杂者，用药不能不杂。此等症，百中难见一二。如内科大承气四逆加人尿、麻黄、升麻等，非常用之方。要平昔用功好学，临症有处稽考。若胸无把握，遇重症，妄施误投，反有病轻药重之弊。故驳杂霸道峻剂单方，一概不录。

疡科刀针围贴，俱有衣钵相传。立方用药，不出内科之理。临证随录之方，皆临时从心所发。错综变化，皆宗先哲本源。如儒家时艺，皆从先圣之书而成。医学之《内经》《难经》《伤寒》《金匮》《本草经》，即儒家六经语孟；《脉经》《甲乙经》，即左氏公谷策语；唐宋金元诸书，即两汉六朝唐宋之文。看临证之方，如看时艺一般，将其神理体会得到古书之上，自知学有根柢，临证取法用药，自有左右逢源之妙。若不细心玩索，摭拾辞句，剿袭方药，以病凑方，借此为行医之捷径，大失辑书之意，贻误后学之罪，吾岂能辞。

方案虽分门别类，每类之中，各症俱有兼病。或内痈而兼外感者，或外症而兼内伤者。或实症夹虚，或虚症夹实。或外症日久，而有感冒风寒、内停食滞，此外症虚内症实也。若久病体虚，骤发痈疡红肿，此乃外症实内症虚也。时令有寒煖，人体有强弱，年齿有老幼，或症同气血时令不同，岂能一一考核。以此类推，一方之中，自有一方之理法在焉。如作文以见症为题，单题、截题、搭题、虚小题、大典题、全章题、半节题、一字、两字、三章、四章等题。医临症时，必有兼病。能心领神会，看清题情，如作文平淡奇浓，心随意转，无不中窾。所以临症方案，如时艺不废之书也。为医者，岂可不阅哉。

先哲存方案与后人读者本难，要读书识症立法定方四事俱备，再合人事天时虚实，通融更改，遂能有至妥至当之方。后人读方案者，当知所立之方，宗何书，兼何症，用何法，辨其药之性，细咀其味，自然醇疵立辨，融会贯通，用之不尽，自为古人知己。若妄批误删，徐洄溪先生批叶氏案，尚不能知香严先生底蕴，何况识浅者。不须言矣。

吾友曰：所编方案，不知后人信否，不知当时效否。余曰：万事皆不出乎理。知医理者，自然能辨，自然能信。不知医理者，不但不能辨别，信亦徒然。况青浦陈学山先生之案，笔性简明敏捷，他人亦学不到此。有居处地名者，皆陈氏方案也。叶天士先生之方案，有《临证指南》可考。薛缪二公，亦有三家医案可证。每方之下，故不注出何人手笔。读者查对，明眼自能辨别也。

听本不知医，岂敢妄编此案。因人以为外科易，每以成方而治兼病。余思阴阳虚实，总归内科一理。若肺肾阴虚者，温热岂可妄用。脾胃阳弱者，寒凉岂得误投。所以编集此案，而化初学拘执之弊，开灵活敏捷之机与疡症中。未尝无小补尔。

辛卯仲冬上浣荆溪余景和听鸿氏识

目录

卷一

首部

脑疽

即对口。

俞 常熟

脑疽督脉所主。现象坚硬而不红活，恐流毒于下，延至棘手。姑宜温理托毒，以参消息。

鹿角霜　角针　川芎　土贝母　地丁草　生黄芪　银花　赤芍　甘草节

朱 太仓

脑疽根坚平塌，药饵化毒兼提。

生首乌　紫草茸　羌活　泽泻　生黄芪　白茄蒂　鲜笋尖　川芎　陈皮

用笋尖茄蒂提托，非俗笔所能。

茄蒂生首乌治对口，见王履素《折肱漫录》。（听注）

施 浏河

平素悒郁，阴分久虚，脑疽陡发，脉细不扬。症属阳陷阴微，加以年高胃弱，若欲消散，须延匝月。

制附子　嫩黄芪　生首乌　甘草　远志炭　炙僵蚕　石决明　鲜笋尖

复方　根盘虽缩，脓腐未除，四围红晕，仍恐毒邪复陷，未许竟入坦途也。

生黄芪　党参　枸杞子　陈皮　甘草　银花　炙黄芪　於术　皂角针　荷梗

黄芪生炙并用，大有意味。

再复方　毒去新生，纳谷稍健，生机有庆矣。

人参　金钗石斛　银花　水炙黄芪　云苓　制首乌　枸杞子　甘草

赵　茜墩

脑疽五六日，高肿脓泄，甚属佳兆。肥人多湿，湿多痰盛而气虚，故脓色白滞不荣。皆由气衰，最防毒陷。姑拟提托，冀其脓稠纳增，便为松候。

半夏曲　甘草节　远志炭　生黄芪　僵蚕　生首乌　川贝母　皂角针　云苓　笋尖

钱　周庄

脑疽平塌色暗，高年气血两亏，以致不能冲突高肿。蕴毒深厚，难以化腐成脓。姑拟托化，以冀转败为功。

生黄芪　生首乌　远志炭　甘草　红花　川贝母　白蔻壳　皂角针　桔梗　笋尖

复方　大势已松，疮头起发，腐脱，脉大有力，大有转机。仍以提托治之。

制首乌　远志　甘草　党参　皂角针　生黄芪　茯苓　砂仁

再复方 寝食得安，脉象和协，新肌溢然。其痊可待矣。

水炙黄芪 制首乌 茯苓 谷芽 水炙甘草 川石斛 党参 建莲

案语简明，惜墨如金，用药稳切，疡科明笔。

孙 青浦

脑疽寒热胸闷（听按：疡症又夹表邪），痛引腮项，红活高肿。症属顺候，与宽胸化毒治之。

半夏曲 陈皮 藿梗 厚朴 银花 白蔻壳 枳壳 桔梗 扁豆叶

李 芦墟

脑疽偏发，是膀胱湿热上蒸（听按：以太阳经脉言之）。所喜焮肿作痛，皮色红活，可期易溃易敛。拟与清解之剂。

羌活 陈皮 土贝母 远志炭 生甘草 防风 桔梗 白蔻壳 荷梗 笋尖

接服方 老年重症，天气酷暑，客旅起居不便，归家调摄，自易向安。姑拟接服方。

生黄芪 土贝母 皂角针 白蔻壳 六一散 忍冬花 厚朴 半夏曲 僵蚕 扁豆叶

陈 太仓

脑疽愈后，颈项忽起红晕，兼发水泡。此系毒未尽泄。法拟清凉解毒治之。

乌犀尖 西洋参 生甘草 远志炭 牡丹皮 天花粉 川石斛 鲜银花 鲜荷梗二方清正

某

颈项疼痛，腐烂高突，四围皆发细瘰。系积热上乘，太阳湿热，阳明湿痰，互结化火。姑拟清化上焦积热。

方缺。

某

头巅热疖，未能泄邪。此身热皆成脓之象。辛凉兼理气血可愈。

连翘　犀角　银花　丹皮　元参　甘草　青菊叶

以上二案，俱首项之症。皆湿热风上乘，非脑疽对口也。附于首部以便阅者。

金　光福

湿热上壅，发为对口。幸其红肿高突，督脉所司，犹为易治。药剂调和，责惟余任。起居调养，总要自司，邪毒不致下陷。

羌活　陈皮　僵蚕　石决明　银花　防风　远志　笋尖　甘草节

毛　黎里

偏对口，较正者尤重，是足太阳膀胱所主，毒易下注，最难起发。所喜红活高肿，可免内陷之忧。然调摄起居，尤宜自慎。

生黄芪　皂角针　甘草　羌活　远志炭　桔梗　僵蚕　防风

江　唐栖

正对口。虽较偏易治，但平塌不高，根盘散漫。《经》所谓督脉经虚从项发，正此谓也。姑拟托化。

人参　毛鹿角　生黄芪　金银花　角针　川芎　甘草节　鲜笋尖

【附论】外症脑疽即是对口，对口者脑疽之俗名。《外科金鉴》集于项部，脑烁脑后发集于首部；《疡医大全》另将脑烁脑后发脑疽归一脑部，颇通。将对口另归一门，归项部矣。余思脑烁脑后发脑疽对口，皆生于脑后发际之间，上下不逾分寸之径，症名虽异，所过足太阳督脉，经络皆同，有何别焉。头为诸阳之首，非火不能煅炼成脓。骨多皮薄，无肉化脓。若化火太过，与脑门最近，肿甚脑气不得流通。脑为肾水之精华，最怕热烁。化热甚则髓热脑烁，神志愦乱，神去则死。此症外科中大险症也，余故将此方案编于首部之首。阅者遇此症，当慎重焉。

脑疽对口，发于正者，反易治，何也？因督脉起下，贯脊行于上。故毒气得之，反能冲突高肿，使邪毒不致下流低陷，乃为外发，故多易治。督脉主一身之阳，阳主通，故易化易溃。生于偏，每谓难治，何也？因膀胱之脉起于额，上贯巅顶，两傍顺流，由项后而下，与疮毒交合下流。故疮多平塌易陷。因太阳膀胱主司寒水，其质多冷多沉。寒主凝塞，故疮难起难发，难化难溃。

夭疽　锐毒

吴　青浦

夭疽生于左耳后，是七情所发，最忌毒不外达，多成内陷。急投内托，以冀红活高肿，为顺。

制附子　陈皮　皂角针　姜半夏　甘草　远志炭　僵蚕　白蔻壳

周 长安

右耳后锐毒，形坚硬而头伏。是内发之症，颇非轻浅。倘怀抱悒郁，虽有参苓，亦奚以为。

鹿角片 澄香 黄芪 甘草节 远志炭 炮姜炭 陈皮 红花 半夏曲 角针 笋尖

复方 疽头得起，内脓已化，寒热亦解，大有松机。所嫌根盘散漫不收，此元气先虚，未能载毒而出。仍宜温托助阳，渐冀佳境。

鹿角尖 枸杞子 川贝母 甘草节 陈皮 远志炭 半夏曲 皂角针 笋尖

【附论】夭疽，生于左耳后一寸三分高骨处。夭者，夭变之象，不得尽其天年，属肝。锐毒，生于右耳后一寸三分高骨处。锐者，锋利之器也，属肺。此二者，头多坚硬，未溃先黑，未脓先腐，臭秽易生，元气易败。此二者皆七情久郁，膏粱厚味，壅热而成。虽属肝肺，部位在太阳寒水之经。其脉从头下项，行身之背，终于足外踝。经脉下注，最易内陷。在骨高皮薄肉少空隙之间，又近脑髓，气多血少，无物成脓，毒不得泄，郁火内燔，煎烁脑髓。故《内经》曰：夭疽，痈大赤黑，不急治，热气下入渊液，循少阳之脉，下胸胁，前伤任脉，内熏肝肺。熏肝肺，十余日死矣。若疡科临症有决，急治得法，尚可十痊五六。倘狐疑不决，挨延时日，不救者多矣。

骨槽风

张 上海

耳后腮项，痛引项骨，是骨槽风也。饮食难进，寒热时作。但此症初则坚硬难溃，久则疮口难合。宜先与灸法，继以清阳散火汤治之。

牛蒡子　防风　升麻　黄芩　连翘　荆芥　刺蒺藜　白芷　当归　石膏　甘草节

董　江阴

腮颐坚肿，寒热作痛，牙关拘急。此系风邪深入骨髓所致。宜与疏解化痰为治。

煨葛根　前胡　青皮　杏仁　僵蚕　牛蒡子　桔梗　甘草　薄荷　茅根

孟　芦墟

骨槽风不敛，多骨显露。证已经年，愈非旦夕。

刺蒺藜　川贝母　川石斛　穞豆皮　夏枯草　生牡蛎　地骨皮　天花粉　鲜芦根

又　丸方：

沙蒺藜　党参　川贝母　女贞子　旱莲草　生牡蛎　白芍

申姜汁泛丸。

申姜即骨碎补，一名鲜毛姜，须刮去皮，拣白嫩者捣汁。生牡蛎当水飞用。（余听鸿注）

姚　金泽

穿腮发破久，积脓成骨。证属肝胃二火所结，拟舒厥阴，兼清阳明治之。

北沙参　丹皮　黑山栀　花粉　甘草　旱莲草　元参　川石斛　知母　申姜

吴 嘉定

颧颊抽掣，痛引腮项，此骨槽风之始也。且拟祛风化痰，令其内消为妙。

牛蒡子 防风 前胡 青皮 桔梗 荆芥 僵蚕 茅柴根

孙 北拆

耳前腮颐坚肿，痛彻筋骨。此手少阳足阳明风火所结，始成骨槽风也。拟搜风清火法。

方缺。

王 唯亭

颧颐时作抽掣，脉数而弦。此属肝风上扰。宜滋水柔肝，佐以祛风为治。

洋青铅 熟地炭 钩藤 怀牛膝 刺蒺藜 石决明 池菊

叶 盛泽

骨槽风，久腐孔深，秽水不绝，以致腮穿齿落。是为疡家逆款。勉以刀圭，亦不过稍尽人事耳。

川石斛 白芍 川贝母 花粉 丹皮 知母 茜草根 料豆 银花

毛 青浦

左颊漫肿坚硬，几经两月，渐知隐痛。此酒湿与肝胆之火，互相搏结而成，骨槽风之所由发也。治以清肝化痰法。

青黛 川贝母 苏子 天竺黄 甘草节 桔梗 远志炭 僵蚕 枳椇子

汪 浏河

腮颐木肿隐痛，以致牙关不利。此肝胃之火，上循牙龈为疡，是为骨槽风也。

北沙参 川贝母 川石斛 生牡蛎 芦根 枇杷叶 桔梗 骨碎补

复方 药合病机，仍从前法。

北沙参 川石斛 骨碎补 生牡蛎 料豆 苦桔梗 枇杷叶 旱莲草 芦根

邱 丹徒

骨槽风延久，流脓不绝，岂清凉散火所能疗治。老脓成骨，宜补托并施。

党参 茯苓 甘草 知母 元参 川贝 桔梗 栝蒌仁

萧 常熟

骨瘤疽经年，由五志郁结而成。春夏之交，每每出血。恬淡其心，自可延年。如计收功，必须仙手。

北沙参 党参 茯神 川贝 桔梗 海浮石 远志 牡蛎 紫菜

此症部位相同，故集与骨槽风内。

杨 嘉禾

骨槽风肿破日久，不能尽消，内已酿脓。宜用中和汤托之。

党参 白芷 藿香 白术 麦冬 甘草 黄芪 桔梗 桂心 白芍 川芎 当归

陈 南翔

骨槽风过投寒凉，以致肌肉坚硬，肿胀，皮肤不仁。古人云：非理中汤佐附子不能回阳，非僵蚕不能搜风，即此谓也。如法治之，或可中的。

人参 甘草 制附子 於术 干姜 川贝母 僵蚕 蒺藜 艾叶

戈 田泾

颊车穴坚硬不疼。此系少阴不足，阳明有余。久延难治，骨槽风之端也。

沙蒺藜 天竺黄 川石斛 桑椹子 旱莲草 女贞子 杜苏子 丝瓜络

某孩 周岁

未得谷味精华，温邪吸入，上焦先受，头面颐颔浮肿。邪与气血混处。刀针破伤经络，温邪内闭，热壅蔓延三焦。昏寐痰潮，舌刺卷缩，小溲点滴浑浊，热气痼结在里。但膏、连、栀、芩，药性直降，竟由胃达肠。而热气如烟如雾，原非形质可荡可扫。故牛黄产自牛腹，原从气血而成。混处气血之邪，藉此破其蕴结，是得效之因由也。夫温热时厉，上行气分，而渐及血分，非如伤寒足六经顺传经络者。大抵热气鸱张，必熏塞经络内窍，故昏躁皆里窍之欲闭。欲宣内闭，须得芳香。气血久郁，必致疡毒内攻。谨陈大意，聊参末议。先用紫雪丹三分，微温开水调服。

此一案，本风温时毒症。因骨槽风有六淫外发，七情虚体内发，部位相近。集此条下并参。

【附论】夫骨槽风一症，有表有里，有虚有实。外感六淫，内伤七情，膏粱厚味，肝胆火郁，俱能成之。初生之时，耳前及腮颊筋骨隐隐酸痛，牙关拘急，漫肿无头，或红肿焮热。皆少阳风邪深入，阳明热痰壅塞，水亏木旺，肝胆火郁而成。从表邪外发者，尤为易治。祛风化热，消肿化痰可愈。如七情体虚内发者，始则坚硬难溃，溃则疮口难合，多骨漏管易生，元气易败，臭秽脓水淋漓。治不得法，不救者多矣。细思其故，少阳少血多气，脉络空虚，为肝之外府。《内经》云：风气通于肝。胆附于肝叶之内，于手少阳合为相火，其脉皆行过颐颊之间，由颐下项，易招风邪入内。《内经》云：中于颊则下少阳是也。阳明常多气多血，阳明者热气盛大，上下牙龈属手足阳明。膏粱厚味，积热于中，壅塞血脉，不得流行。风火互结，脉热肉败，则脓成矣。二经之脉，从头走足，经脉下注，从阳入阴。或寒凉太过，凝结难以起发。久则腮穿齿落，莫可挽回。《内经》曰：痈肿筋挛骨痛，此病安生？曰：此寒气之肿，八风之变也。曰：治之奈何？曰：四时之病，以其胜治之愈也。此数语，治法皆在其中矣。况风之为物，遇隙即入，遇物则张其威，遇火助之。流金烁石，遇寒助之，裂地凌冰。所集案中，初起有清阳散火法，疏解化痰法；坚硬有隔姜艾灸法，舒厥阴清阳明法，祛风化痰内消法，搜风清火法；有虚阳上扰，滋水息风法；久延流脓，补托并施法；久延不消，和中托里法；过服寒凉凝结，回阳搜风法；内闭热壅，芳香开闭疏络法。方虽十七，治法皆备。所谓以其胜治愈也。虽治法皆宗《金鉴》，若不精于疡科，临证不眩，心如夜光之璧，笔如分水之犀，岂能心随意到。余之不敢为疡科者，知其难耳。

【附案】

一妇　三十余岁

气血素虚，内夹痰饮，咳喘时发。始以肝气入络，流走肢体，或痛或愈。后有气从左胁上窜颊车，引及项侧，左额角抽掣极痛，按之焮热微肿。始皆疑体虚，外风引及内风窜络，骨槽风之见症也。初服清解祛风化痰，胸中痰饮气逆，咳喘俱甚。若以二陈苓桂术甘干姜五味子等服之，喘咳可平，胸膈舒畅，而颊颐痛更甚。缠绵日久。余曰：肝为风藏，胆为相火。少阳之脉络为水火升降之道路。阴分虚则肝热，虚风上扰，故升之则痛，降则痛止。肝血少，木失涵养，木旺克土，脾失运化，饮食积蓄为停痰积饮。若顾此失彼，非其治也。当柔肝抑木，养荣健脾。治风先治血，血行风自息之意。用人参、当归身、白蒺藜、潼沙苑、制首乌、阿胶、煅牡蛎、枣仁、白芍、广皮、半夏、茯神、僵蚕、炙草、乌梅之类。服五十剂而愈。

吾同道某

始起吐泻，服理中止后，舌绛，遍体气窜攻痛，惟背脊两傍痛最甚，抽掣，项后作强。正在太阳之脉，服桂枝法，亦无效。后窜至胁，舌绛口糜，服祛风平肝养血通络，少效。后窜入牙龈，颊车项侧极痛，牙关拘掣不利，躁而不烦，精神惫倦，症颇危险。即服人参、归身、萸肉、白芍、龟版、熟地、阿胶、麦冬、川石斛、女贞等滋阴之品，渐渐痛止。后与余曰：医无成法，此等症医书皆未经见，若此症作骨槽风治之，危矣。

秃发疮

连 上海

发者血之余，血不上朝，以致发落。此谓秃发疮证。宜服补益之剂，方有裨益耳。

熟地 党参 麦冬 白芍 潼沙苑 女贞子 黄芪 玉竹 归头 稽豆 刺蒺藜

又 膏方：

细生地一两 全当归一两 旱莲草五钱 踯躅花一两

用麻油十两，将前药入油内，熬至枯黑色，去渣。加黄蜡一两二钱，溶化，收器内。用指蘸擦之。

又 洗药方：

千脚泥二两 白头翁一两 皂荚五枚 黄连三钱 悬龙尾一团 胡荽子五钱 青松毛一两 锈钉七枚

用阴阳水煎数沸，布蘸药水揩之。

踯躅花即闹羊花，千脚泥即鞋底泥，悬龙尾即梁上尘。（听注）

章 湖州

头皮瘙痒，津水淋漓，破结脓痂，此秃发疮也。宜搜风凉血治之。

川芎 桔梗 防风 山栀 天麻 荆芥 黄芩 池菊 连翘 甘草

李 木渎

因剃发而成疮。此系腠理不密，外风袭入。渐渐毛发脱落，血不朝宗。理气补散并进，庶头童者而为黎首矣。

熟首乌　白芍　党参　归身　佩兰叶　白蒺藜　黄芩　荆芥　甘草　钩藤根

施　横川

不甚痛痒，渐次发落，未老头童，岂仅血亏，亦属风燥。宜养血祛风。

羌活　菟丝子　归身　干桑椹　枸杞子　川芎　宣木瓜　熟地　明天麻　白芍

【附论】秃发疮一症，皆谓胃经积热生风，或谓肝经郁热生风，或谓血热生风。每以清热祛风杀虫之剂治之。实系皆属肝肾不足，三阳经督脉阳气皆虚。何也？肾者精之处，其华在发。女子七岁肾气盛；四七筋骨坚，发长极；六七三阳脉衰，发始白。丈夫八岁肾气实，发长；五八肾气衰，发堕；六八阳气竭于上，鬓发颁白。足少阳脉起目锐眦，上额角。足阳明脉起于鼻之交頞中，循发际，至额颅。足太阳脉上额交巅，其支从巅入络脑，还出别下项。足厥阴肝脉与督脉会于巅。督脉起少腹下，过阴器，反从脊上冲巅顶。《内经》曰：肾气盛则发长，肾气衰则发堕，阳气竭则发白，故秃疮发落，治在肾与三阳也。阳气虚不能卫外，腠理不密，外风凑袭。此为表症，凉血祛风，一法也。血不上朝，气血不得流通，物朽亦可生虫。大补肝肾，外以踯躅花油加润燥凉血杀虫。内外兼治，一法也。血虚风袭，补散并施，亦一法也。未老头童，养血祛风，一法也。四方之中，填补肝肾，俱夹升阳散风之品，养血分而兼通阳。若不考核《内经》，列方岂能如此。名人手泽，传后无惭。

项　部

猛疽

徐　濮院

颔下猛疽，由外感风热，内伤酒湿，势必酿脓。但此半月，其锋正锐，苟得小脓，便尔易治。

枳椇子　杏仁　川贝母　桔梗　牛蒡子　煨葛根　青皮　甘草　僵蚕　茅根

【附论】猛疽，俗名结喉毒，生于项前结喉之上，呼吸之要道。皆属忧郁化热，或肝肺积热，膏粱炙煿，壅热而成。其势不拘大小，先以散肿软坚，解肌化热，冀其速软速溃，脓泄可保。若误用寒凉，或成脓不针，或肿硬太甚，脓不得泄。咽喉闭塞，呼吸不通，汤饮不入，半日死矣。《内经》曰：发于嗌中，名曰猛疽。猛疽不治，化为脓。脓不泻，塞咽半日死。其化为脓者，写则合豕膏，冷食，三日已。《内经》取名猛疽者，因其来势太猛。倘猛不可遏，命立而倾也，岂可不慎欤。辑存一方，聊备治法。

夹喉痈

薛　青浦

捧喉毒，漫肿无定，根盘红晕，胸闷不渴，似走散之意。勉拟疏解化毒，以图转重为轻。

柴胡　前胡　煨葛　甘草　防风　桔梗　僵蚕　枳壳　茅根

复方　疏解后，虽溃破，胸闷依然，此内陷之机也。急宜宽胸，以望佳音。

苏子　栝蒌子　桔梗　广皮　天竺黄　杏仁　白蔻壳　荷叶

再复诊　腐虽未脱，新肌已露，四围红晕略减，脉不数，无寒热，口渴。已见顺兆。一路调养得宜，可望全愈。

党参　川石斛　橘红　陈小麦　黄芪　枣仁　杜谷芽　牡蛎

【附论】猛疽，俗名结喉毒；夹喉痈，俗名捧喉毒，又名锁喉毒。治法相仿，其症大异。何也？猛疽在任脉之位，任脉起中极之下，从腹一直上冲咽喉，上颐入目，其脉夹肝肺之积热上升，来势猛烈，恐其阻塞呼吸饮食之险。较偏者易起易溃。捧喉毒生于喉之两傍，在手三阳、足少阳、阳明之位，又兼足厥阴、跻脉过其间。手太阳脉从缺盆循颈上颊，其病有颊肿、颔肿。手阳明脉过缺盆上颈贯颊，其病有颈肿。手少阳脉出缺盆，上项，从耳后屈下颊，其病颊肿嗌肿。足阳明脉循喉咙，入缺盆，其病有颈肿。足厥阴脉循喉咙之后，上入颃颡。阴跻脉由足上缺盆，上出人迎之前颈傍夹喉动脉，入烦与阳跻而上，气并相还。足少阳之脉下耳后循颈，加颊车下颈，合缺盆，其病有颔肿。夹喉痈足厥阴、足阳明风热毒热上攻而成。因经过之脉太多，气血流散不聚，每坚硬漫肿无头，易于平塌。若外感风热，在表者易治。若膏粱厚味，积热于胃，或忧思郁结，厥阴肝血内亏，少阳胆热上升，在里者难治，与失荣、马刀、瘰疬、石疽等相似。若误服寒凉，平塌内陷；误服补热，毒火壅塞，喉闭不通，变成危症；若寒凉凝结，坚硬难溃，溃则难合，脓水淋漓，延成疮怯，皆医之过也。今辑留一案，始以柴胡疏通少阳，葛根疏通阳明，加搜风解表，一法也。溃后余毒欲陷，轻剂化痰和胃，一法也。溃后毒尽，气血并调，清热化痰，和胃软坚，一法也。存方虽三，治法极密，勿以方轻平淡忽之。若不细考《内经》，临症熟悉，列此三方岂易哉。

风痰

孙 青浦

痰毒，势欲作脓，胸烦口渴。须防惊厥之变。又值酷暑相侵，纤小之躯，扶持不易。姑宜末药。

真珠 牛黄 天竺黄 川贝母 辰砂

为细末，钩藤汤下。

庞 德清

风痰毒。

姜汁制天南星 竹沥炒陈半夏 天竺黄 桔梗 防风 荆芥 白蒺藜 荷叶蒂

吴 无锡

风痰发于少阳，药以和解。

柴胡 钩藤 防风 归身 半夏 陈皮 杏仁 僵蚕 白芥子

刘女

年十六，天癸不至，颈项瘿痰，入夏寒热咳嗽。乃先天禀薄，生气不来，夏令发泄致病，阳气不肯收藏。病属劳怯，不治。

戊己汤去白术。

糜氏

颈项结核，腹膨足肿，肝木犯中，痰气凝滞。

牡蛎二两 泽泻一两五钱 夏枯草三两 半夏炒二两 厚朴一两五钱 橘红一两 神曲二两五钱 茯苓二两 生香附一两

水磨汁泛丸。

气郁痰核。

夏枯草　生香附　丹皮　山栀　连翘　赤芍　郁金　橘红

王　十四

脉左数右长，颈项结瘿，时衄。

生地　丹皮　犀角　鲜夏枯草　钩藤　山栀炒　土贝母　薄荷

又　因嗔忿失血以来，致颈项左右筋肿，痛连背部。此郁伤气血，经脉流行失司。已经百日不痊，竟有流注溃脓，延绵之忧。治在太阳少阳。

生香附　夏枯草　薄荷梗　钩藤　丹皮　黑山栀　鲜橘叶　郁金

【附论】颈项痰核，不外乎风邪入络，忧郁气结，气血失于流通，凝痰于络。俱在阳明少阳部位。故辑存治表三方，治里四方，质之高明参酌。

痄腮

查　苏州

风痰交滞，结于两颐，发为痄腮。肿痛几及匝月，其势必溃。用加减牛蒡子桔梗汤，以得脓为效。

葛根　僵蚕　桔梗　赤芍　牛蒡子　前胡　甘草　橘皮　茅根

附　额上胀，鼻息不通，牙关颊车开合不利，颐肿。此乃足阳明交会之地，据述，喉肿之后始起。宜从阳明治，而开合不利，是挟风使然。

葛根　犀角　生地　丹皮　杏仁　桔梗　连翘　山栀

【附论】痄腮，一名鬏发，一名含腮毒，在二阳明之界，手太阳亦过其间。属足阳明胃经积热所致，或风热所乘。与时毒、风痰、骨槽风等症，同类异名也。若焮肿连耳下者，属足少阳经。若连颐及耳后者，属足少阴经。临症谅人之气血虚实，病之新久，宜散宜补，宜凉宜热，斟酌治之。立斋曰：此症而有不治者，多泥风热，执用寒凉之剂耳。采存二方，亦备一格，与项症中合而参之。

燕窝疮

莫 句容

燕窝疮，色红，热痒微痛。搔破则黄水浸淫成片，由脾胃湿热而成。宜芩连平胃汤主之。

茅术炭　黄芩　生甘草　橘皮　川黄连　姜汁炒真川厚朴

【附论】此即《外科金鉴》成方，色红热痒，芩连苦寒化湿热，又苦以化燥杀虫，合平胃朴术苦以燥湿。橘皮健脾，甘草调中解毒兼和药性，恐苦寒伤胃。脾健湿去，热退痒止，湿尽滋水收矣。以案合之。不必加减，见是病即用是方。可见其用成方之妙。（能静）

失荣证

董 元墓

失荣已溃，愈烂愈坚，不时渗流血水，脉形皆现虚象，是谓败症。但不可弃而不治，古人立和营散坚丸。最为洽妥，舍此别无他法矣。

人参　熟地　当归　桔梗　升麻　茯苓　白芍　陈皮　昆布　红花　白术　川芎　川贝母　海粉　甘草　香附

为末，夏枯草膏泛丸。

陈 太仓

颈项痰核，推之不动，按之如石，失荣已成。

石决明 新会皮 滑石 甘草 连翘 川贝母

顾 江阴

症系失荣，由肝气郁积而成。消之不易，全凭耐养为安。

甜葶苈 栝蒌 川贝 杜苏子 澄香 橘叶

复方 证似轻松，仍以散坚开郁。

青橘叶 通草 蒌仁霜 苏子 川石斛 钩藤 川贝母 月石

又 丸方：

毛沉香 白芍 茯苓 甜葶苈 川贝母 天竺黄 海浮石 杜橘红

夏枯草汤泛丸。

【附论】失荣一症，其名不可思议，大约与马刀侠瘿类同名异也。失荣属少阳忧思郁结者多，外感风邪者少，内损症也。失荣者尝贵后贱，尝富后贫，处先顺后逆之境，失其尊荣，郁结而成，故名失荣也。鄙见是否，明家教正。《内经》曰：尝贵后贱，虽不中邪，病从内生，名曰脱营。贵时尊荣，贱时屈辱，心怀眷慕，志结忧惶，病从内生。血脉虚减，名曰脱营。尝富后贫，名曰失精。五气留连，病有所并，富而从欲，贫夺丰财，内结忧煎，外悲过物。然则心从想慕，神随往计，营卫之道闭以迟留，气血不行，积并为病。《内经》虽概言之，人处先顺后逆之境。《经》曰：思则气结。忧愁者气闭而不行，失荣等症成矣。方书所谓郁则达之，如木郁则达之也。达者通畅流利之义，不独木也，诸郁皆欲达也。其起之始，不在藏府，不变形躯，正气尚旺。气郁则理之。血郁则行之。肿则散之。坚则消之。久则身体日减，气虚无精，顾正消坚散肿，其病日深。外耗于卫，内夺于营，滋水淋漓，坚硬不化。温通气血，补托软坚。此三者，皆郁则达之义也。不但失荣一症，凡郁症治法，俱在其中矣。若治不顾本，犯经禁病禁，气血愈损，必为败症。故辑五方，质之疡科，须究心焉。

马刀疬

徐 吴江

虚痰入筋络，项侧胀硬，形长如蛤，名曰马刀。证由不足而发，除根非易。兹与煎剂，冀其渐渐消磨。

半夏 昆布 甘草 元参 川贝母 夏枯草 左牡蛎 忍冬藤 白芥子

孟 苏州

咳嗽遗泄，颈项结核。证属马刀，最忌腐溃。诊得脉寸关微软，尺脉如丝，其为阴虚可证。姑宜毓阴化痰治之。

生地 茯苓 麦冬 牡蛎 米仁 川贝母 北沙参 白芍 夏枯草

倪 震泽

鼻渊已久，近加项下结肿如李，坚硬。此阴虚体质，又感风热所致。

牛蒡子 杏仁 荆芥 钩藤 元参 桑叶 川贝母 夏枯草

瘰疬

李氏 太仓

颈项结核，将成瘰疬。此症多因肝气不和，须情怀宽畅，庶几刀圭有益。

鳖甲　夏枯草　石斛　青黛　海浮石　川贝母　天竺黄　料豆　荷梗

缪 高邮

项颈结核，沿窜胸胁之间，累累相连，没此起彼，敛而复溃。此乃肾阴亏，肝阳易动，致因脾土饮食渐少。宜调养性情，抑肝扶土，慢期奏效。若专于消克，必致虚怯矣。

党参　川贝母　牡蛎　谷芽　沙蒺藜　橘白　料豆　石斛　黄芪

谭 嘉兴

疬破经久不敛，气血亏弱可知，理应益补。但胸间又见结肿，虚痰滋蔓，延久难图。当益补化痰兼治，庶溃者敛而肿者消矣。

半夏　橘白　石斛　甘草　竹茹　参须　麦冬　党参　枇杷

朱 蠡野

燕窝疬。且与丸方。

京山棱　橘核　连翘　姜汁制南星　天竺黄　海浮石　澄香　白矾

用竹沥水泛丸，八角茶泡汤送下。

王氏 唯亭

疬串破久不愈，经止五月，潮热脉数。此属血海空虚，丹溪谓瘰疬属胆，有相火，而且气多血少。妇人见此尤忌。若月事以时下，寒热不作，方保无虞。若变潮热，其症危矣。今拟滋养厥阴，以冀热退经至为愈。

鸡血炒丹参　茺蔚子　银柴胡　白归身　酒炒白芍药　地骨皮　金石斛　天竺黄　川贝母　紫菜

周 青浦

疬在耳后，属少阳所司。开郁化痰为治。

羚羊角　元参　牡蛎　薄荷　海藻　夏枯草　蛤壳　川贝母　连翘

俞 常熟

先后天交亏，以致表寒骨热，颈项串疬。防成虚劳。

地骨皮　海螺　鳖甲　米仁　石斛　天竺黄　海粉　茯苓　川贝母　元参　北沙参

叶 南京

血证时止时来，呛咳忽缓忽甚，疬疡焉能得愈。所谓用药无效，一不治也。

北沙参　紫菀　石斛　茯苓　鲜藕　清阿胶　川贝母　麦冬　牡蛎　茅针花　栝蒌皮

陆 张墓

外体虽丰，内本不足，颈项结肿，近加膝胫酸楚，正合肥人多痰之论。痰盛而气必虚，风邪易凑，抟于肺经。肝主筋故令筋缩而肿。初如豆粒，后若梅李，连续不一，成为串疬。药难旦夕取效。拟清肝化痰以消息之。

青橘叶　牡蛎　秦艽　茺蔚子　刺蒺藜　天竺黄　川贝母　丹参

【附论】疬有三：曰痰疬，曰瘰疬，曰筋疬。筋疬为肝木不舒，此名筋疬。（能静）

接服方

钩藤　橘皮　八角茶　橘叶　川贝母　桑椹子　秦艽　续断

吴　盛泽

颈间痰疬，久咳不已，怯症渐成。

地骨皮　川贝母　牡蛎　元参　杜苏子　北沙参　杏仁　紫菜

李氏　苏州

素患痰疬，有溃有不溃，总属虚症。今见寒热食减，经信久睽。足三阴并亏，耐养方得延年。

生地　元参　地骨皮　夏枯草　嫩钩藤　土贝母　丹皮　石决明　茅柴根

【附论】妇人以血为主。足三阴者，太阴统血，厥阴藏血，少阴藏精。三阴精血不足，血脉干涩，经水不通，气郁不行，瘰疬成矣。

彭　江宁

瘰疬有风热痰三毒之异，与结核、寒热有殊，其症多生于颈项胸腋之间。形名虽异，总不外恚忿郁热所致。遇怒胀甚，名曰气疬，宜息气调理。今见憎寒壮热，咽项强痛，结肿不消。宜散肿溃坚汤加减主之。

京山棱　昆布　当归　白芍　连翘　软柴胡　海藻　甘草　黄芩　花粉　左牡蛎

【附论】此方用海藻甘草之反。古人立方，每每有之。甘遂甘草取其反者，可攻蟠踞内之坚痰。甘草海藻取其反者，攻其凝外之坚痰也。如人参五灵，取其相反，正虚血凝，五灵遇人参，其攻瘀之力更速，瘀去正安。恐正气不接，故赖人参之力续之。古人用药如用兵，此激将法也。激其怒，烈性起，万军坚垒之中捣其窟穴，斩旂枭帅，立建奇功。何惧坚硬不消也。此东垣散肿溃坚古方加减。（能静）

袁　德清

耳下子母瘰疬，串至缺盆，推之动，按之有根。属手足少阳二经所发，症在阴分。又见潮热咳嗽，恐成劳怯。

北沙参　茯苓　栝蒌皮　元参　昆布　甜杏仁　穞豆　地骨皮　牡蛎　橘皮

黄　常熟

项后两傍结核，日月已深。属太阴寒水所司，外受风邪，与内湿凝结。初忽不知，后方知痛，皮色泛红，有酿毒之兆。理宜温托，不可专事寒凉。

法半夏　陈皮　香附　益智仁　川芎　制僵蚕　姜黄　甘草　夏枯草

钱 瓜洲

脾虚失运，肝胆气滞，浊痰注于肌肉，成核成疬，消之不易。痰随气行，气顺痰消。宜通阳消浊法。

旋覆花 茯苓 半夏 於术 白芍 白芥子 海浮石 桂枝 归身 甘草

谢氏 无锡

瘰疬寒热盗汗，脘中瘕聚，红潮失信，大便溏薄，咳嗽食减，春深至冬未痊。此乃郁损成痨，难治之症。

香附 丹皮 归身 白芍 牡蛎 川贝母 茯苓 夏枯草 橘叶 竹茹

胡氏 光福

颈项结核，寒热盗汗。此乃忧郁不解，气血皆虚。倘若经阻，便难调治。

当归 白芍 甘草 橘皮 茯神 蒺藜 钩钩 南枣

谢胡两案，与叶案雷同。病症相符，未尝不可用成法也。故留之。（听注）

又 丸方：

生地四两 远志二两 川贝母一两五钱 白芍一两二钱 西洋渗二两 蒺藜二两 川芎二两 茯苓一两五钱 归身二两

外用夏枯草八两，海浮石五两，海藻二两，蛤壳五两，干贝四两，生石决五两，煎液泛丸。

沈 嘉禾

瘰疬丸方。

制首乌四两　元参四两　薄荷四两　党参三两　生地四两　归身二两　白芍二两　天麻一两五钱　嫩防风二两　草节二两　川芎一两五钱

肥皂三十锭，十锭炒黑十锭熬膏十锭醋炒。

炼蜜为丸。

两丸方以古酌今，颇有意味。（听注）

某

瘰疬之生，胆汁不足也。而木火因之上升，失血咳嗽骛溏。所谓上传及肺，末传寒中也。滋则碍脾，燥则碍肺，兼顾方稳。

人参　霞天曲　莲肉　谷芽　淡菜　沙参　米仁　鲜藕

陈　十七

疬劳在出幼之年，形脉生气内夺。冬月可延，入夏难挨。由真阴日烁，救阴无速功。故难治。

两仪煎

朱　四三

瘰疬马刀，都是肝胆为病。病久延及脾胃，腹满便涩，舌黄微渴。非温补可服，泄木火以疏之，和脾胃以调之。冀其胀势稍减。

吴萸　川连　生於术　川楝子　炒山楂　厚朴　青皮　黑山栀　椒目

赵氏

瘰疬寒热盗汗，脘中瘕聚，经期不来，大便骛溏，呛咳减食，春深至冬未痊。此乃郁损成劳，难治之症。

香附　丹皮　归身　白芍　川贝母　茯苓　牡蛎　夏枯草

胡氏

头项结核，暮夜寒热盗汗。此乃忧郁不解，气血皆虚。倘若经阻，便难调治。

炒当归　橘皮　白芍　炙草　茯神　钩藤　南枣

沈氏

素有痰火气逆，春令地中阳升，木火上引巅顶，脑热，由清窍以泄越，耳鸣鼻渊。甚于左者，春应肝胆，气火自左而升也。宜清热散郁，辛凉达于头为主治。

羚羊角　黑山栀　苦丁茶　青菊叶　飞滑石　夏枯草

又方　照方去滑石，加荷叶、生石膏。

又　性情躁急，阳动太过，气火上升，郁于隧窍。由春深病加，失其条达之性。《经》言春气病在头也。考五行六气，迅速变化，莫若风火。脑热暗泄，而为鼻渊。隧道失和，结成瘿核。夫东垣升阳散火，丹溪总治诸郁，咸取苦辛为法。然药乃片时之效，欲得久安，以怡悦心志为要旨耳。

连翘心　土贝母　海藻　昆布　黑山栀　川芎　香附　郁金

屠　三四

秋痢半年未愈，瘰坚硬痛，疡脓郁久成热。府经病浅，可冀其愈。

夏枯草　香附　茯苓　苡仁　川贝母　丹皮

陈

躁急善怒，气火结瘿，烁筋为痛。热郁化风，气阻痹塞，则腹鸣脘胀木已克土，当兼健脾开郁（听注）。苟非开怀欢畅，不能向安。

土贝母　郁金　海藻　白芥子　夏枯草　栝蒌皮　山栀　昆布

【附论】瘰疬一症，其名虽多，不外乎外感六淫风寒暑湿之邪，内伤七情忧愁思虑之郁。外感者气血未亏，属表属经，阳症易治。内损者营卫已伤，属里属藏，阴症难愈。丹溪曰：瘰疬皆起于少阳一经。余细考《内经》，惟少阳经有马刀侠瘿。曰：其痈坚而不溃者，名曰马刀挟瘿，急治之。细思其故，恍然而悟。少阳者，风火之府也，而为相火。风气通肝，与少阳合，故风火先犯少阳也。如伤寒先犯太阳寒水，同气相求易合。因少阳属木，木最易郁，木郁不达，精血内消，水不涵木，相火易升。故瘰疬表里虚实，皆始起于少阳一经耳。《内经》一言尽之矣。虽则起于少阳，如伤寒起于太阳，藏府六经，皆可传遍，不独少阳一经也。故治疬当分六经。有少阳之风热气郁，太阳之寒湿凝结，阳明之湿痰壅热，太阴之腹胀便溏，少阴之咳嗽内热，厥阴之经阻腹痛，俱有兼症。外症皆由内发，治外当兼治内也。今辑三十余方，治法虽未尽，亦可见其大概矣。方书曰：不犯经禁病禁。如伤寒太阳寒热，误投少阳柴胡，引邪入里矣。太阴之下痢，误投少阴阿胶黄连，即成败症矣。药一错误，岂堪设想。《内经》云：毋盛盛，毋虚虚，损其不足，益其有余。此二者，医杀之，即此意也。如病家调理，自犯经禁病禁，虽名医良药，亦难愈。若有所误，俱成败症。岂可不慎欤。如外治薄贴针砭围灸等法，各有师承，不在立方之内，不揣谫陋，聊作刍言，质之高明。

【附案】

琴川东乡　周姓农妇

早寡无嗣。有田面（出钱承种完租者谓田面，业主收租者谓田底）四亩，夫兄争之不休，忧郁而成胁脘痛，项侧两傍起核坚硬，就诊于余。曰：忧愁气闭不行，思则气结，忿怒则肝火上犯。久则失荣马刀，成后不治矣。幸经水极少未绝，犹可挽回。余劝其将田面让于夫兄，勿因此多累也。纺织亦可度日。惜贫病相连，无资服药。余劝伊无事行坐，静心休养，以解愁绪，而绝忿争之念，使肝气条达，虚火不升，而可苟延岁月。以鲜芋艿切片，晒干二斤，川贝母二两，姜半夏三两，共为细末。用淡海藻二两，昆布三两，煎汁泛丸。临卧用雪羹汤（淡海蜇三钱，大荸荠五枚）。煎汁送下三钱。再用归脾汤原方，倍木香，加柴胡白芍。三天服一剂。经三月余，项块消软，胁痛止，信水依时，诸恙霍然。若不劝其让产怡养心情，终日扰嚷不休，未必不死于郁症也。

横泾有王姓妇

因其夫私有外遇，不顾家事，有儿女各一，男六岁，女三岁。夫妻反目，吵扰不休。气郁日久，左项坚硬，脘痞胁痛，呕吐腹痛，经阻三月。医皆疑为妊，后就余诊之。按脉坚硬而啬，面色青黯无华，岂有妊娠之理。后其细述家事，气血久郁，防延变内热咳嗽，不能治矣。问其夫偕来否？曰：在寺前买物，使之先来，停刻即至也。其夫来寓。余曰：症由郁怒伤肝，非妊娠，干血劳难治矣。察其夫面色略变，徬徨之状，尚有不忍之心。余曰：若能依我三事，尚可挽回。若不能依，延他医治之。其夫问故。余曰：一要三月不能出外，在家代其劳。二要顺其性，倘有加怒，不可违拗。三要殷勤服侍汤药，调理饮食寒暖。如能依此，一方可痊。其夫一一遵之。早服归脾丸三钱，晚服逍遥丸三钱，再用归芍六君汤加二陈、香附、柴胡。一月服十剂。用海蜇、紫菜等作羹食。调理三月余，项间肿硬已消，月事以时下，夫妻反好如初。后偕至余寓，拟一膏方。余见之欣喜。所以为医者，团人骨肉，口边功德，不可不积也。若七情郁症，不顺其性，十难愈一二耳。

常熟某

素性诚实俭朴。完姻数载，起马刀失荣。从耳后项左侧，胀硬如臂，溃破脓水淋漓，咳嗽吐血便溏，大肉皆削。诸谓不治。余曰：白发在堂，襁褓在抱，若弃而不治，于心何安。然贫病相连，家窘不能服药，孙真人谓一不治也。有其内姊丈某，解囊助药资。余璧诊金，尽心调理。服甘温调脾，便坚咳甚痰多。即用甘凉清润，金土同调，咳减便仍溏。更番金土而治。如斯者三月后，脾胃渐旺，大便稍坚，纳增咳减。后以归脾法加疏通气血之品，再以和荣散坚丸兼服。卧床载余，项肿溃烂亦敛，坚硬全消，起复如故。倘医知难而退，亲戚不肯解囊，亦不治之症。所以为医当尽心，为亲戚当尽力，绝症亦可勉力挽回。亲戚中疾病相扶者，余甚义之。

时毒

崔 震泽

风温热将两候。风阳上扰，以致面浮项肿，温热内炽。阳明热结，而大便不通。热蒸之气，上蒙清窍，神识不清。诊脉左弦而数，右关洪大，舌苔糙黄，略带灰色。此乃时毒大头瘟也。议以疏风清热，兼通阳明。以冀便通热减，是为松机。

羚羊片　连翘　花粉　黄芩　枳壳　牛蒡子　薄荷　黑豆　象贝母　知母　黑山栀　芦根　竹叶

复方 热势已减，脉象数而稍缓，惟头面红肿未退，舌色干红，有时鼻衄。初起邪在气分，热久渐入营分。风乃天之阳气，温乃化热之邪。两阳熏灼，上焦先病。大便已通，神识亦清。再当清心营，清肺卫，自然渐安。

犀角　鲜生地　花粉　连翘　菊叶　川贝母　牛蒡子　马勃　知母　芦根　桑叶　忍冬花露

张　荆溪

风温时毒，寒热，颐项肿痛。以冀一溃，证自松矣。

煨葛根　柴胡　杏仁　马勃　僵蚕　牛蒡子　前胡　桔梗　甘草　茅根

金　上海

胸项俱肿，寒热无汗，此时毒也。宜祛风达邪为妥。

荆芥　牛蒡子　前胡　青皮　防风　厚朴　贯众　甘草

徐　黎里

发成时毒，胸膈不利，咳呛牵引则痛。痰热交滞，肺肝受伤。法宜达邪行瘀，佐以化痰托毒。

柴胡　枳壳　钩藤　苏梗　青皮　杏仁　桃仁　桔梗　葛根　茅根

秦　枫泾

风毒已有十余日，毒尚不化，脉数无力。此正虚邪旺之故。宜散邪寓补。

党参　川石斛　僵蚕　生黄芪　桔梗　生甘草　角针　青荷叶

朱 唯亭

病因耳项浮肿，是属风邪。寒热胸满，神识不清，是属里热。拟清散之法，以冀热退神清。

葛根 杏仁 防风 橘红 牛蒡子 前胡 桔梗 僵蚕

庞 太仓

时毒，法以疏散之。

牛蒡子 荆芥 甘草 马勃 杏仁 豆豉 防风 桔梗 蝉衣 贯众 西湖柳 茅根

张

温邪自里而发，喉肿口渴，舌心灰滞。上焦热蒙，最怕窍闭昏痉。苦寒直降，攻其肠胃，与温邪上郁无涉。

连翘 黑栀皮 牛蒡子 杏仁 花粉 马勃 栝蒌皮 夏枯草 金汁 银花露

史

头形象天，义不受浊。今久痛有高突之状，似属客邪蒙闭清华气血。然常服桂、附、河车，亦未见其害。思身半以上属阳，而元首更为阳中之阳。大凡阳气先虚，阴邪上入，气血瘀痹，其痛流连不息。法当宣通清阳，勿事表散。以艾焫按法灸治，是一理也。吾师曰：项之上为阳中之阳，不可轻灸。总要认病真切，可灸则灸之。（听鸿志）

熟半夏 北细辛 炮川乌 炙全蝎 姜汁

又 阳气为邪阻，清空机窍不宣。考周礼采毒药以攻病，藉虫蚁血中搜逐，攻通邪结，乃古法，而医人忽略者。今痛滋脑后，心下呕逆，厥阴见症。久病延虚，攻邪须兼养正。

川芎　当归　半夏　姜汁　炙全蝎　蜂房

史姓两方，因头肿高突，可知厥阴之脉，与督脉会于巅。恐见此症作风温误投凉药，故特录之，以便临症与时毒并参，勿致温凉错误。（听鸿志）

某

风热毒闭项后肿。

竹叶　滑石　牛蒡子　芦根　马勃　薄荷　连翘　黑山栀　川贝母　生甘草

【附论】《经》云：上焦如雾而象天，头为诸阳之首，诸阳之脉，皆聚于面。风与火为阳邪，上先受之。元首为阳中之阳，与风火同气相求易合。人在风中，如鱼在水中。呼吸出入，赖以养生。贼风虚邪，不能避也。时毒者，四时不正厉疫之气，随风而至。肺合皮毛，鼻为肺窍。天气通于肺，地气通于嗌。或皮毛受邪，或吸之于鼻，传之于肺。或亢热日久，水中之毒蕴之于胃。风气通于肝。少阳，风木外府，与三焦合为相火。风毒郁于上焦，与诸阳之脉合而为热。天行时疫大头瘟、项肿、时毒等症成矣。膻中者清虚之处，本不能受邪，而最易受邪者，何也？胞络之中，心肺居之。心为君主，肺为相傅。心肺在上，行一身之营卫。风温先犯肺卫，热阻上焦气分。所谓清阳之邪中上是也。急宜轻清辛凉解上焦之邪。若误投温燥，热邪相搏。或大汗伤阴，热邪内陷，传入营分。先犯心主宫城，陷入手厥阴，即神昏呓语，痉厥险症见矣。疫邪厉毒，随人体质而化，有夹热、夹寒、夹湿、夹风之殊。又有上中下三焦之分，传经虚实之辨。辑存一十二方。热在气分者，羚羊等彻之；传营分者，犀角地黄等凉之；邪滞于膈未化热者，厚朴防风等开之；

瘀滞者，桃仁青皮等行之；正虚邪旺，参芪等托之；热邪蒙秘，金汁花露等泄之。附厥阴头肿二方，非时毒症，恐温凉误治也。如阳明之葛根，少阳之柴胡，桔梗之载药上浮，参入各有妙用。所以医如上马之将，操舟之子。无一定章程，全在临时变通也。

【附案】

常熟塔后孙姓妪 年六十余岁

始因寒热，子媳不暇问。及至六七日，头肿如斗，色红，满面水泡，大者如栗，小者如豆，两目合缝，舌黑神昏，撮空呓语痉厥。皆欲承气等下之。余曰：热邪温毒，先犯上焦。热熏膻中，如烟如雾，无质之邪，蒙蔽胞络。苦寒直达，攻其肠胃，不能及上焦膈中之病，反使高年气弱，乘虚下陷。何如先将细磁拷碎，择锋利者夹在箸头上，扎好。将面上之泡砭尽，用棉拭干滋水。将芙蓉叶、青黛、大青叶、人中黄研末，鲜菊叶捣汁调敷，干则以菊叶汁润之。先研至宝丹一粒，井花水调服。再以犀角、羚羊、赤芍、连翘、中黄、栀皮、竹叶、石膏、紫草、忍冬、花露等轻清之剂服之。一周时肿势全消，热去神清。再服白虎加人参汤、竹叶石膏汤，数剂而愈。

时毒、风痰、乍腮、虾蟆胀、大头瘟等症，大江之南，春夏间最多。治亦不知凡几，致命者犹未见。惟癸巳冬，见一异症。是冬无雨雪，亢旱而热。某宦上口唇忽起一瘰，某医以谓是疔，用刀挑破，折以药条，外痂结好后，忽面肿，漫延至头皆肿。群医集至。有云大头瘟，有曰游风毒，有曰疔走黄，有曰面游风。各执一见。病家疑虑不决，方亦不敢乱服，挨延数日。胃气日惫，烟谷不进。后又一医曰，此疔毒窜于络中，非大寒退热不可，犀角、羚羊、金汁、玳瑁等品，另服梅花点舌丹四丸。有友与余言及此症，余素不谙外症，曰：无论大头瘟、疔毒、时毒，温毒则一也，以轻重之间分之耳。然人元气有虚实，体质有寒热。膏粱之体必虚，嗜烟之体必寒。梅花点舌丹香窜，必耗散真元。寒药过度，必损胃阳。热虽退，正气必不支矣。服药后头肿渐退，元气日败，毒陷不起，两目出脓，耳鼻皆流血水，口吐血痰而毙。余思此症，不知如何治法，留质高明，倘遇此症，立定章程，不致病者太惨耳。是冬瘟痘盛行。种过牛痘者，皆出天花，服寒凉药偾事者多。吾同乡方孝廉令郎二人。一十九岁，一十八岁。余俱以温补养元托浆，和脾胃。上浆结痂皆顺。虽痘症要先去毒，余思年长衰老出痘，非虚不能受此瘟邪。又兼深冬阳气潜藏，天寒秘蛰，非温补内托不可。若在春夏阳气浮越，小儿体质强壮，有实热，寒凉亦必需也。见病治病，随症立方，是为真的。专信陈言，拘执寒凉，偏于温补，非为上工，瘟毒亦然。

面 部

目疡

鲍 昆山

眼胞痰核，坚硬不痛，迁延已久，皮色不变，推之移动，在皮里肉外。由湿热痰气郁结而成。拟二陈化坚法，令其消散。

半夏 橘皮 甘草 石决明 僵蚕 茯苓 黄连 车前叶

曹 菱湖

眼胞红肿，形如椒粒，名谓椒疮。系脾胃湿热所致。姑拟清脾凉血法。

防风　赤芍　白鲜皮　橘皮　厚朴　荆芥　元参　蝉退　连翘　甘草

贾　金坛

目大眦睛明穴作痛，微肿。病出厥阴风火，发在太阳经穴。疮势虽小，根源甚深，溃破多致成漏。议疏风清肝，务令消散。

黑山栀　归尾　荆芥　薄荷　连翘　忍冬花　甘草　夏枯花

柳　嘉善

睛明穴泪液过多，以致目干细涩，时作抽痛。差喜外皮未破。姑与丸药理之。除根不许。

沙蒺藜　北沙参　穞豆皮　潞党参　云茯苓　女贞子　象牙屑　荷叶蒂　九制首乌

崔　芦墟

脾胃浊痰，肝经气郁，结于两眼胞，成为结痰形如豆粒，不痛不痒，似乎小恙。然久积不治，损目之端也。

川贝母　天竺黄　苦桔梗　石决明　杜苏子　桑叶　夏枯草　法半夏　新会皮　海蛤粉

邓　桐乡

漏睛疮，脓从大眦内出者。例难收口。

党参　归身　茯苓　炙草　熟地　白芍　於术　麦冬　丹皮　地骨皮　桑椹子

莫 蠡墅

眼胞困毒，坚凝不痛，缠绵经年不愈。渐胀垂下，以致目不能视。属脾湿郁热而成。宜凉膈清脾饮主之。

生地 荆芥 连翘 黄芩 煅石膏 生栀 防风 薄荷 赤芍 甘草 灯心

附 清凉丸方洗：

石菖蒲 归尾 羌活 杏仁 地肤子 赤芍 胆矾 川连

共为细末，以薄绸包之，如樱桃大。米泔水浸泡。乘热蘸洗擦之，勿见尘土为妙。

陈 黎里

眉棱骨高肿，坚硬如石，名曰石疽。有失血之虑，宜听其自溃。可转逆为顺。

党参 川贝母 丹参 牡蛎 茜草 白芍 黄芪

附 围药方：

三棱 白及 广木香 郁金 南星 蓬术 青木香 土贝母 半夏

复方 眉棱较前愈觉高肿，仍然硬而不软。即使得脓，难免损目之虞。

党参 川贝母 阿胶 黄芪 参山膝 白芍 枣仁 茯神 胆星 天竺黄

范氏 嘉善

右脉弦数而滑，冲任不足，痰液凝滞空隙之地，溃则多致成漏。时值酷暑，且与丸药理之。

桑叶 川贝母 丹参 香附 阿胶 牡蛎 茯神 丹皮

袁 同里

睛明成漏，旋发旋平。以属痘后余毒。最难绝源流。

西洋参 地骨皮 甘草 陈皮 夏枯花 川贝母 桔梗 银花

某

风温上郁，目赤，脉左弦。当用辛凉散之。

桑叶 夏枯草 连翘 草决明 赤芍

某

失血后，复受烁热，左目赤痛。当以辛凉清之。

鲜荷叶 冬桑叶 生甘草 赤苓皮 绿豆皮 穞豆皮

鲍

秋风化燥，上焦受邪，目珠赤痛。

连翘 薄荷 黄芩 山栀 夏枯草 青荷叶 苦丁茶 桑皮

顾

头额闷胀，目赤。

羚羊角 夏枯草 草决明 山栀皮 连翘 生香附

潘

头面风肿，目起星，是气中热。

羚羊角 夏枯草 薄荷梗 谷精草 丹皮 小生地 望月砂 连翘 山栀

某

肝火上郁，目眶红肿。

连翘　赤芍　鲜菊叶　黑栀皮　苦丁茶　夏枯草

某

目胞浮肿，不饥不运。

桑皮　茯苓皮　大腹皮　广皮　姜皮　苡仁　通草

陈　常熟

嗜烟太多，本属阳虚。喝雉呼卢，通宵不寐。阴阳倒置，两目晕红，色淡，昼昏夜明，视物有歧。《内经》云：目者心之使，神之舍也，营卫魂魄之所常营也。故神劳则魂魄散，志意乱，故阴阳不得合而精明也。治宜益气升阳，参固神志，安逸调理，可不致气脱失明之患。

党参　黄芪　柴胡　归身　炙甘草　远志　枣仁　木香　茯神　蔓荆子　制首乌

【附论】问曰：圣人治病，本无专科。今人分科，反使各立门户，大失《内经》本旨。师曰：列方本从《内经》。刀针手法，各有师承。故咽喉疡科眼科，不得不分。答曰：《内经灵素》，先论九针，诸科之中，各有妙用。师曰：书者规矩也，刀针手法巧也。立方可循规蹈矩，刀针手法各有专归。古时仓公氏以诊圣，仲景氏以方圣，华佗氏以针灸杂法圣，即分专科之始也。大约治病立方，不出内科之范围。譬如治伤寒，不循六经，鲜有不误者也。目者，《经》曰五藏六府之精气，皆上注于目为之精。精之窠为眼，骨之精为瞳子（瞳子属肾），筋之精黑眼（黑眼属肝），血之精为络（眼中之络属心），气之精为白眼（眼白属肺），肌肉之精为约束（眼胞属脾），故瞳子黑眼法于阴（属下焦肝肾），白眼赤脉法于阳也（属上焦心肺），此数言，五藏六府，阴阳虚实，寒热标本，皆在其中矣。若泥于五轮八廓，七十二问病，一百零八症，专于此科，徒乱心目。余所辑十九方，眼胞痰核坚硬，以二陈化坚。椒疮红肿，以清脾凉血。厥阴风火，以疏风清肝。泪液过多，目干抽痛，滋水养肝息风。肝脾结郁，眼胞痰核，疏肝化痰软坚。漏睛疮日久，填补肝肾。眼胞困毒，清脾凉膈。石疽坚硬，补托软坚。痘后余毒，清肝养阴。有风温秋燥之辛凉，风热气分之清肺，肝火上郁之凉肝。目胞浮肿，运脾利湿。昼昏夜明，益气升阳。治法皆遵成书。临症自有把握。治外兼乎治内，专科贵乎兼科。所谓循规蹈矩，使人巧也。不但质之疡科于内科，即专科亦有裨益。刀针手法，余少师承，不敢与闻耳。

耳疡

鲍 宝山

肝气挟湿，右耳胀痛。以疏风胜湿治之。

羚羊角　薄荷　钩藤　连翘　滑石　刺蒺藜　荆芥　池菊　丹皮　竹叶

管 吴江

虚阳上升，耳窍塞窒聤痛。是下虚上实，清窍不能流畅，用滋补下焦，使阴火潜伏。

制首乌　白芍　女贞子　灵磁石　料豆皮　沙蒺藜　青黛　怀牛膝　石决明

复方 前方加党参、牡蛎，除石决明、青黛。

史 周浦

肾开窍于耳，心寄窍于耳，肝脉络于耳。总赖肾水滋养，耳得之而为聪。但年已七十矣，失聪不得为病。所患者抽痛，未免肝风内扰，上干清窍。今拟滋水柔肝，以安心神。

北沙参 青黛 茯神 蒺藜 白芍 洋青铅 远志 磁石 石决明 熟首乌

卢 乍浦

眩晕耳鸣，水不制火之候。以育阴和肝法。

党参 茯苓 白芍 龙齿 料豆 枣仁 远志 磁石

萧 青浦

稚年耳漏，防成聋疾。

生洋参 料豆 元参 石斛 粗药珠 夏枯草 川贝母 生甘草

项 扬州

肾水虚怯，木郁生风，两耳模糊聤胀。先以清轻泄降，缓商毓阴。

煨葛根 橘红 青黛 石决明 半夏 刺蒺藜 磁石 鲜荷叶

李 常熟

肾阴亏损，肝阳上扰，右耳干痛失聪。宜肝肾并治。

六味丸加：

黑山栀　新会皮　池菊　胆草　钩藤

冯　昆山

耳聋聤胀。是肾阴不足，肝胆郁热上蒸。清少阳郁热，兼以养阴为主。

北沙参　怀牛膝　穞豆皮　花粉　沙苑　制首乌　左牡蛎　荷叶

邵　苏州

肾开窍于耳，胆络亦附于耳。凡元虚失聪，治在肾脏，邪蒙窍闭，治在胆腑，乃一定之法也。今年逾六旬，脉形细数，属肾阴已亏。胆火肝风，又复上蒙清窍。致额痛耳聋，脓流不绝，成为聤耳。药非苦寒直降可效。治宜填补下元，滋水制木。徐图见愈。

制首乌　钩藤　远志　怀牛膝　磁石　穞豆皮　茯神　荷蒂　潼沙苑

钱　周庄

暮年耳痔，形如牛乳。触之，则痛彻巅脑。系肝胃之火上结而成，宜栀子清肝汤主之。

黑栀　白芍　丹皮　甘草　黄芩　归身　川芎　柴胡　黄连　石膏

槐　青浦

耳痔有年，难期速愈。

青黛　白芍　蒺藜　磁石　山栀　穞豆　石决明　菖蒲　荷叶

复方 耳痔努出耳外，胀痛破伤，犹恐失血。慎之。

生地 川斛 羚角 远志炭 丹皮 茜草 元参 川贝母

汤 平阳

耳后缝间，皮色红裂，时出黄水津津，名为旋耳疮。此系肝胆湿热，拟轻清少阳，并渗脾土。

羚羊角 连翘 赤芍 青蒿 黄芩 池菊 丹皮 米仁 六一散

附 穿粉散：

轻粉隔纸炒 炙甲片 铅粉 元黄丹

共研细末，香油调搽。

吴 太仓

耳根肿痛，连及颈项，脉弦数。此肝胆之火。拟平降之法，佐以舒郁。

柴胡 栀子 连翘 归身 小香附 青皮 黄芩 元参 白芍 川郁金 抚芎

高 南汇

耳门赤肿，痛引牙床。属上焦风热，宜清胃辛凉散主之。

荆芥 薄荷 升麻 甘草 大力子 防风 池菊 白芷 桔梗 白芦根

复方 耳门痛势稍缓，口干，脉细数。宗耳为肾之外候治之。

生地 元参 连翘 酒芩 麦冬 花粉 赤芍 黄连 麸炒枳壳

王 平湖

耳内热痒，出水。属肝胆风热上壅。宜轻清凉散治之。

鲜薄荷 夏枯草 钩藤 连翘 青菊叶 石决明 鲜荷叶 丹皮

张 陈墓

耳鸣失聪，小便赤涩。此属阴火妄动之候，宗内经肾气通于耳。

六味加：知 柏 肉桂

秦 石牌

耳垂后焮赤肿痛，状如伏鼠，寒热间发。此手足少阳二经风火搏结而成，名为耳根毒。拟仙方活命饮主之。

防风 赤芍 角针 甘草节 银花 白芷 新会皮 花粉 炒甲片 连翘 土贝母

复方 耳根毒起发易溃，本为顺证。今腐脱新生，理应补益。拟香贝养荣汤主之。

党参 熟地 白术 茯苓 甘草节 归身 白芍 川芎 新会 生香附 桔梗 川贝母

冯 绍兴

脉弦，耳间肿连耳轮，痛，生寒热，名为耳发。已经五六日，难以消散。姑拟托里透脓法。

角针 甘草 青皮 黄芪 白芷 桔梗 当归 银花

复方 耳发肿痛已减，寒热得解，病退之机。此处气多血少，最难腐溃。今疮头孔眼不一，形如蜂房，脓亦易泄，乃顺证也。当补益清毒兼治之。

黄芪　归身　茯苓　玉竹　广皮　甘草　白芍　银花　石斛　生地

沈　嘉定

耳后毒失于托理，误投寒凉。则毒不能外发耳，遂攻耳窍，脓串耳内，以致成漏。宜煎丸并进，可期全愈。

制首乌　女贞子　茯神　麦冬　北沙参　煅牡蛎　白芍　料豆　沙苑

再服十全大补丸。

姜　本城

风温上郁，右耳聤胀。

薄荷　马勃　桔梗　连翘　杏仁　通草

陆　浒墅关

风木之郁，耳胀欲闭。

羚羊片　夏枯草　苦丁茶　连翘　薄荷梗　黑山栀皮　生香附

毕　高邮

气闭耳鸣。

鲜薄荷　杏仁　广皮　防己　苦丁茶　连翘　厚朴　木通

庄　本城

暑热上郁，耳聤作胀，咳嗽。当清气分之热。

白沙参　杏仁　连翘　竹叶　六一散

吕 震泽

头痛耳鸣，历经三载，脉来弦。肾阴亏损，肝阳上升，兼之梦泄。理宜潜镇。

蒺藜 牡蛎 青铅 钩藤 首乌 穞豆皮 川斛 莲须

某

湿温长夏最多。湿热郁蒸之气，由口鼻而入。上焦先病，渐布中下，河间所谓三焦病也。治与风寒食积迥异。仲景云：湿家不可发汗，汗之则痉。湿本阴邪，其中人也则伤阳，汗则阳易泄越而邪留不解。湿蒸热郁，发现为黄。熏蒸气隧之间，正如罨麴之比。斯时病全在气分，连翘赤小豆汤可以奏效。今经一月，邪弥三焦，自耳前后左肿及右，痈疡大发。夫痈者壅也，不惟气滞，血亦阻塞，蒸而为脓，谷食不思。陡然肉消殆尽，胃气索然矣。商治之法，补则助壅，清则垂脱。前辈成法，一无可遵。因思湿热秽浊，结于头面清窍，议轻可去实之法。选芳香气味，使胃无所苦，或者壅遏得宣。少进浆粥，便是进步。《经》云：从上病者治其上。《灵枢》云：上焦如雾，非轻扬芳香之气，何以开之。

青菊叶 荷叶边 金银花 象贝母 绿豆皮 马兜铃 连翘 射干

煎好露一宿，临服加金汁一小杯。

某

耳内流脓，昔人谓之肾疳，用六味丸加味治。今用其法，兼清少阳。

六味丸加：桑螵蛸 黄菊花 山栀 石决明 桑叶 黄柏盐水炒

猪骨髓芡实粥为丸。

某

舌白，咳嗽，耳胀，口干。此燥热上郁，肺气不宣使然。当用辛凉，宜薄滋味。

鲜荷叶　连翘壳　大杏仁　白沙参　川贝母　绿豆皮

某

先起咳嗽，继而耳聤胀痛，延绵百日不愈。此体质阴亏，感受风温，未经清理，外因伤及阴分，少阳相火陡起。故入暮厥痛愈剧。当先清降，再议育阴。

苦丁茶　鲜菊叶　金银花　生绿豆皮　川贝母　益元散　鲜荷叶边

某

风温发热，左耳后肿痛。

干荷叶　苦丁茶　马勃　连翘　杏仁　黑栀皮

某

左耳聤痛，舌白，脉数。体质阴虚，挟受暑风，上焦气热。宜用辛凉轻药。

鲜菊叶　苦丁茶　黑山栀　飞滑石　连翘　淡竹叶

某

暑热上郁，耳聤作胀，咳嗽。当清气热。

杏仁　连翘壳　淡竹叶　川贝母　白沙参　六一散

宓

头痛，耳聤胀，目微赤。少阳相火上郁。以辛凉清解上焦。

连翘　羚羊角　薄荷梗　丹皮　牛蒡　桑叶

【附论】《内经》曰：北方生寒，在脏为肾，在窍为耳。南方赤色，入通于心，开窍于耳。手少阳三焦之脉交出足少阳之后，上系耳后，直上出耳角，其支从耳后入耳中。足少阳胆之脉行手少阳之前，交手少阳之后，其支从耳后入耳中，走耳前。所以耳为肾窍，开窍于心，二少阳皆会于耳。心为离火，肾为坎水，三焦为水火之道路，肝胆为风木之枢机。二少阳合为相火，人为一小天地，火升水降，如日月之东升西没周流不息也。火亢赖水滋涵，水沉藉火蒸动。离中虚，阳抱阴。坎中满，阴抱阳也。水火不得相离者也。水火升降不调，三焦水火道路秘塞，气机阻滞，云雾不收，龙雷上腾于天。少阳风从内煽。遇火势若燎原，遇水势如翻海。故风之性，助物为威，耳鸣、耳聤、耳胀、耳根毒等各症见矣。耳之疾，虚则治在心肾，实则治于风火。二言尽之矣。今辑三十六方，心肾风火俱备。虽曰外科，皆出内科手笔。若能心领神会，举一反三，临症未尝无小补耳。

鼻疡

程　崇明

手太阴蕴热，致生鼻疮。理宜清肺。

羚羊片　桔梗　桑白皮　甘草　黑山栀　石决明　黄芩　连翘壳　荆芥　白蒺藜

宋 南浔

鼻瘜不利，按脉弦数。此肝阳扰肺，非小恙。最宜养性。

枇杷叶 桑叶 杏仁霜 通草 石决明 钩藤尖 苏子 桔梗 荷叶边

复方 鼻生旋螺,系属肺热。又增咳嗽气逆,脉仍弦大,夏令伊迩,须防咯血。

羚羊 苏子 杏仁 马兜铃 栝蒌仁 青铅 橘皮 芦根 枇杷叶 鲜竹茹

叶 青浦

鼻为肺之外候。风温客脑则额痛鼻渊，兼之痰火气逆。姑拟养阴肃肺。

北沙参 冬桑叶 辛夷 钩藤 石决明 白蒺藜 川石斛 料豆 枇杷叶

复方 鼻流黄色浊涕，有腥秽之气，是脑热未楚，仍从前法。但此症久延，必致虚弱。当以奇授藿香丸煎服之，庶几相须奏效。

羚角片 桑叶 辛夷 半夏曲 北沙参 生石决 石斛 蒺藜 枇杷叶 青荷叶

附 奇授藿香丸：

鲜藿香八两，研极细末，雄猪胆汁和丸，如桐子大。每服三钱，苍耳子汤送下。

俞 芦墟

鼻管焮肿，两傍色紫，脓汁浸淫，痒而不痛。此为鼻䘌疮，系风热客于肺络。姑拟辛散治之。

羚羊角 连翘 黄芩 生牡蛎 夏枯草 青荷叶 池菊 滑

石　甘草

庄　北坼

鼻痔形如榴子，渐渐垂下，窒塞孔中，有碍气息。此乃肺经风热郁久而成。宜辛夷散肺饮主之。

辛夷　生地　知母　百合　煅石膏　黄芩　甘草　升麻　麦冬　枇杷叶

金　杭州

右脉洪数，面鼻起瘰，色紫肿痛。此属肺经血热，致发肺风。但来已久，一时难得痊愈，且与辛凉清解。

荆芥　防风　蝉蜕　白蒺藜　桑叶　桔梗　甘草　黄芩　牛蒡子　杏仁

复方　面鼻，皮色稍淡，红瘰依然。宗风淫于内，治以辛凉。

羚羊角　黄芩　生石决　连翘　枇杷叶　生山栀　甘草　白蒺藜　桔梗　天花粉

杨　无锡

肺风由手太阴血热上壅，发于面鼻，延及颈项。色赤而紫，热盛入血且深。姑拟祛风凉血之法。

生首乌　秦艽　白蒺藜　花粉　桑叶　大料豆　甘草　细生地

复方　肺风蔓延已定，色淡痛减。仿古人治风先治血，血行风自息之旨。

生地　桑叶　秦艽　川芎　花粉　当归　黄芩　赤芍　白蒺藜

顾 枫泾

肺风兼挟湿热。治以凉渗。

制军 白蒺藜 连翘 玉竹 甘草 苦参 石决明 山栀 黄芩

王 周庄

面鼻花刺，系肺热上熏。治宜清肃肺热。

冬桑叶 黄芩 白蒺藜 桔梗 枇杷叶 地骨皮 山栀 石决明 连翘

复方 粉刺搔破，结成白屑，形如黍米。宜枇杷清肺饮主之。

党参 黄连 甘草 黄芩 枇杷叶 鲜桑白皮

俞 本城

咳嗽经时，脉躁。此系肝火射肺，鼻翅腐碎，并防咯血。

代赭石 苏子 地骨皮 桑白皮 栝蒌霜 桔梗 枇杷叶

陈 川沙

虚热上蒸，鼻渊已久。酷暑之令，难期速效。

北沙参 麦冬 花粉 桑皮 白蒺藜 玉竹 青铅 料豆

闵 褚墅

肝火刑金，鼻窍郁热，久防腐烂。治以泻肝润肺，庶几见效。

枇杷叶 黄芩 山栀皮 花粉 石决明 桔梗 白芦根 甘草

储 徽州

鼻属肺窍，又为气主，鼻中起瘤，防碍气息。古人云：肺经湿热，上蒸于脑，入鼻而生瘜肉。犹如地得湿热，上生菌蕈也。治以辛夷散主之。

辛夷　白芷　防风　细辛　木通　升麻　藁本　川芎　甘草　茶叶

江

积瘀在络，动络血逆。今年六月初，时令暴热。热气吸入，首先犯肺，气逆血涌，强降其血。血药皆属呆滞，而清空热气，仍蒙闭于头髓空灵之所。诸窍痹塞，鼻窒瘜肉，出纳之气，都从口出。显然肺气郁蒸，致脑髓热蒸，脂液自下。古称烁物消物莫如火，但清寒直泄中下，清空之病仍然。议以气分轻扬，无取外散，专事内通。医工遇此法，则每每忽而失察。

连翘　牛蒡子　通草　桑叶　鲜荷叶汁　青菊花叶

临服，入生石膏末煎一沸。

【附论】张会卿曰：鼻病无他也，非风寒外感，则内火上炎耳。外感治宜辛散，内热治宜清凉。知斯二者，治鼻大纲尽乎是矣。此治内症之大概也。惟治外科者，亦不能出此范围。鼻开窍于肺，五气入鼻，藏于心肺。心肺有病，鼻为之不利也。属阳明，位居中土。脾热病者，鼻先赤。伤寒二日，阳明受之。阳明主肉，侠鼻络于口。鼻为肺窍，胆移热于脑，则辛頞鼻渊。鼻渊者浊涕下而不止也。相火司天，鼽衄鼻窒。君火司天，鼽衄鼻窒。肺之外症，属火者多，风寒湿兼而有之。肺属金畏火，肺主气，风寒湿壅滞气机。至于鼻疽、鼻痔、鼻瘜、鼻痈坚硬难除者，或风寒郁结，或喜食膏粱煿炙，阳明化热，经络壅塞而成。阳明主肉，故肉坚而不易化也，属阳明者多。肺蠹疮、酒皻鼻、赤鼻、粉刺、肺风，或酒湿伤脾，脾经蕴热熏灼于肺，属脾肺者多。脑漏一症，其因有三：或伤于风，或伤于寒，或伤于热，或肝胆之热上移于脑。伤于风者太阳隐痛，其涕清。伤于寒者额隐痛，其涕浊。伤于热者其涕黄浊，腻而臭秽者也。亦有脑髓不固，淋下无度。精气不足，致成虚怯。今录之方，虽曰外症，皆属内因。故治鼻须辨三因，内因、外因、不内外因。辨于指掌，治鼻之法得矣。

卷　二

口　部

唇疡

周　角里

膏粱厚味，热遏阳明，发为茧唇。不治，则成中消之证，后难挽矣。

麦冬　银柴胡　甘草　石斛　黄芩　茵陈　知母　中生地　枳壳　犀角　枇杷叶

梦生草堂亦取此方，此即清凉甘露饮全方也。（能静注）

蒯　荆溪

阳旺阴虚，膀胱寒水泛溢，脾湿与胃热互郁，郁久化热，热气熏蒸，满口糜烂，延及咽喉，兼以泄泻口臭。姑拟加味连理汤合导赤散治之。

人参　白术　干姜　生地　茯苓　黄连　炙草　木通　竹叶

【附论】加味连理汤合导赤汤，虽成方，用之极难，脾胃寒热并治之法也。脾为太阴湿土，喜温喜燥。胃为阳明燥土，喜润喜凉。最妙一味黄连，苦降泄热，可以导赤下行而清胃热。苦以化燥，除湿而坚下，藉理中辛甘升阳，助脾，泄泻可止，湿热尽则口糜可除。仲景之半夏泻心、附子泻心、黄连汤、生姜泻心等之脱化也。其中攻补兼施，寒凉并用，为医者能于此法中讲求其理而推广之。

考究仲圣方解，操纵在我，用之如鼓应桴矣。

褚 丹徒

小儿鹅口疮，乃心脾之热，兼挟胎热上攻，以致满口皆生白色斑点，作痛，连络咽喉，重重叠起。难于哺乳，煎剂更属难投。且与冰硼散擦之，以去浊涎。

范 绍兴

下唇发痒，色红作肿，日久破裂流水，渐起黑盖，去之仍生，旋平旋发。此名唇风，乃足阳明风火凝结而成。拟双解通圣散主之。

防风 当归 连翘 川芎 麻黄 荆芥 白芍 白术 薄荷 山栀 黄芩 桔梗 甘草 滑石 煅石膏

通圣双解中加当归。（静志）

蔡 塘棲

下唇结肿如核桃，此系唇疽。乃心脾蓄热。宜与清凉。

犀角 丹皮 金钗石斛 远志 芦根 生地 白芍 茜草

潘 东山

唇菌，由心绪烦扰，肝脾气郁而成。此证有失血之虞，不可妄动刀针。宜耐养为主。

川贝母 石决明 石斛 青黛 蒲黄 天竺黄 甘草

陈 梅堰

阳明火毒，结肿在唇，已经两月。作痒，色黑腥秽，毒盛也。

右脉洪数无次。势必穿唇落齿，殊难收敛。勉拟清胃散主之。

生地　鲜石斛　黑山栀　知母　银花　黄连　旱莲草　生石膏　白芷　芦根

某

温邪发热，津伤口糜，气秽。

卷心竹叶　嘉定花粉　知母　麦冬　金钗石斛　连翘

秦

久热疮痍五六年，环口燥裂，溺涩茎痛。

鲜生地　熟首乌　丹皮　丹参　茺蔚子　银花　地丁　紫草

共熬膏。

【附论】唇疡属阳明太阴脾胃最多，心肝稍有兼之。《经》曰：手阳明之脉侠口，足阳明之脉环唇，阳明脉至齧唇也。脾为统血之藏而主肉，其荣在唇。阳明胃脉上入齿中，还出挟唇，下交承浆，下膈属胃络脾，为病有口喎唇胗（胗即疡之类也）。唇反肉先死。太阴脾脉入腹，属脾络胃，上挟咽喉，连舌本。所以十二经三百六十五度，其浊气出于胃，走唇舌而为味。脾胃大肠小肠三焦膀胱者，仓廪之本，营之居也，名曰器。能化糟粕，转味而出入者也。其华在唇四白，其充在肌。脾为湿柔之土，胃为燥刚之土。脾为之使，胃为之市。市者容受各物者也，使者转运各物者也。喜食膏粱厚味，容受仓廪之中，久郁，阳明壅热，太阴湿热。或夹风火，阻滞熏蒸，随经而发，唇疡成矣。亦有兼于心肝者，何也？督脉贯心，入颐环唇。厥阴之脉循喉咙环唇。肝脉上颊里环唇。心主血，肝藏血。脾胃饮食，中焦取汁变化而赤，是为血。脾胃热则血热，累及心于肝也。今摘九方：阳明壅热，以清凉甘露饮；脾胃湿热，以连理导赤汤；小儿胎热，以冰硼散；阳明风火，以双解通圣；心脾积热，以犀角地黄；肝脾郁热，以清肝凉血；阳明火毒，以清胃散；温邪口糜，以甘凉清热；疮痍唇燥，以凉血解毒。治唇疡之法，不出脾湿胃热，风与火也，唇疡皆属内因。临症须考其根荄，立方定其法度。余愧不敏，理难尽宣。惟愿高明，将先哲存方发其精义而正之。藏余之拙，鄙人之大幸也。

齿疡

翁 平望

风热发为牙痈。宜祛风清胃。

羚羊　石斛　丹皮　元参　鲜生地　黄芩　荆芥　薄荷　鲜芦根

袁 南京

牙疳唇破，阳明毒盛之至，危如朝露。

香犀角　旱莲草　黄连　生地　黑栀　忍冬花　人中黄　骨皮　天花粉

张 简村

牙龈肿胀，淡血渗流。虚阳上泛，法以滋降。

熟地　北沙参　石斛　旱莲草　麦冬　怀牛膝　茜草　丹参　炒白芍

杨 太仓

牙漏未得痊，又起乳蛾。龈肉宣肿，喜热饮，恶凉，口不臭，右关脉大，两尺细软。此乃少阴不足，阳明有余，邪热稽留于龈肉之内，难免齿衄。当养性情，不可专取药力。

沙蒺藜　生地　石斛　麦冬　鲜芦根　旱莲草　丹皮　料豆　申姜

程　山西

走马牙疳，黑腐内嵌，牙落无血，势必穿唇破腮。五不治中已见二三。勉拟桂苓甘露饮主之。

瑶桂　茯苓　猪苓　知母　地栗根　石膏　石斛　泽泻　骨皮

尤　常州

少阴亏怯，阳明蓄热，致成牙漏。拟玉女煎。

熟地　怀牛膝　麦冬　旱莲草　煨石膏　沙蒺藜　川石斛　知母

石　本城

走马疳，缘阳明毒盛，以致肉黑糜腐。《经》云：穿腮破唇，症属不治。勉拟煎剂。

犀角尖　牛蒡子　忍冬　煨葛根　鲜生地　鲜石斛　淡芩　薄荷叶　甘草　人中黄

某　朱家角

癖积毒火，上攻牙龈，寒热腐臭。不数日间，遂致穿腮撼齿。现此恶款，且拟芦荟消疳饮以消息之。

银柴胡　羚羊角　胡黄连　牛蒡子　淡竹叶　元参　甘草　山栀　薄荷　桔梗　石膏

唐 泗泾

牙根腐烂，秽涎不绝，此属走马牙疳，非轻症也。宜清疳解毒汤主之。

人中黄　银柴胡　知母　防风　犀角　石膏　牛蒡子　川黄连　连翘　元参　荆芥

王 崇明

牙龈微痛，淡血时流，两手脉象沉数。参此脉证，不独胃火炽盛，而龙雷之火亦复上腾。愚意宗益火之源，以消阴翳之治。

安南桂　怀牛膝　泽泻　知母　石斛　竹叶　车前子　赤茯苓

复方　龈腐已定，衄血亦止。引导之法，甚为妥适。仍宗前法，佐以咸降。

申姜　车前　秋石　川石斛　怀牛膝　知母　青盐　淡竹叶

此二方大有斟酌。（听注）

倪 木渎

牙宣迁延失治，腐溃渐开，喜凉饮，不喜热饮。此系邪风凝滞于龈肉之间。治宜清胃为主。

犀角尖　知母　秔米　甘草　人中白　血余　鲜生地　青黛　丹皮　石膏　鲜芦根

崔 青浦

疳名走马之称，喻其速也，勿可缓治。

犀角尖　川石斛　麦冬　生地　知母　地骨皮　银花　枇杷叶

秦 余杭

牙蕈形似核桃，坚硬如石，由心胃之火煎熬而成，不可针破，失血难痊。宜耐性调理，可免性命之忧。

鲜荷叶 远志炭 丹皮 白芍药 中生地 茜革根 丹参 川石斛

附 末药方：

珍珠一钱 牛黄一分 黄连五分 茧灰五分 蒲黄灰五分 橄榄核灰三分

钟 宝山

寒湿化热，致成牙疳，颃腐难脱，失血如泉，脉来细数。法当清渗阳明，佐以潜降。

煨葛根 滑石 荆芥 茵陈 薄荷梗 甘草 白前 丹皮

接服方：

肉桂 石膏 茵陈 车子 茅根 石斛 丹皮 知母 梧桐泪 淡竹叶

李 昆山

钻牙疳，毒腐未尽，新肌略露，病退之机。拟清胃解毒法。

胡黄连 地骨皮 金石斛 车前子 知母 银花 山栀 甘草

许 青浦

牙痈坚硬作痛，寒热口渴，以致腮颊浮肿，牙关不舒。系阳明热毒，与风火相搏而成。姑拟祛风凉胃，使其渐渐收束为妙。

防风 连翘 牛蒡子 石斛 荆芥 薄荷 煨葛 鲜竹叶 山栀 芦根

曹 丹阳

牙痈余毒未楚，经年复发，不可苦寒凉胃。姑拟肾阴调治。

沙蒺藜 料豆 川石斛 申姜 甘草 旱莲草 生地 女贞子

刘 南翔

牙床肿痛，身发寒热，此风火也。法以疏解。

煨葛根 防风 甘草 僵蚕 元参 花粉 荆芥穗 桔梗 橘皮 茅根

黄 陕西

牙漏起已日久，失血过多，肝肾液亏，阳明积热未清。理宜培养肝肾，以解胃热，可图苟安。

怀牛膝 麦冬 女贞子 花粉 金石斛 大生地 白芍 沙蒺藜

陆 青浦

牙衄，治以甘凉益胃，佐以滋降。

清阿胶 怀牛膝 白芍 川石斛 青盐 蒲黄炭 料豆皮 茜草 旱莲草 枣仁

张 陈墓

牙疳月余，龈肉宣露，补益解毒，兼施之治。

党参 车前子 白芍 橘皮 川石斛 甘草 怀牛膝 茵陈 藕节

董 浒墅关

牙漏久延，脉形弦涩。证系木旺水亏，阳明热蕴。当顾本为治。

远志 怀牛膝 天花粉 钩藤 料豆 青橘叶 金石斛 白芍

韩 桑岩

牙衄不止，女子之血，禀于冲任。而冲任虚，绕于阳明，以致龈肉宣肿。治宜凉胃兼补纳之法，庶几血归其经，不致妄行矣。

怀牛膝 怀山药 茅根 川石斛 女贞子 北沙参 甘草 大生地

某

牙龈肿痛，左尺弦搏之象，稍缓。水中之火渐戢。

大补阴丸加：犀角 藕汁 生牡蛎 人中白 骨碎补 丹皮 芦根

某

服药后，血止，口中之热亦去，已稍见效矣，而食不加增，脓亦未除。询其所得之证，则自齿中出血之日始，则非一日矣。使投六七剂而扫除痼疾，恐扁鹊谢不敏也。今姑用王良诡遇之法以试之，何如。

炒熟地 夏枯草 黄柏 红曲 骨碎补 小赤豆 龟版 犀角 人中白 野菊根 芦根 白术 旱莲草 生牡蛎 楂炭 黄鳝

陆

肝风阳气，乘阳明之虚上冒，牙肉肿痛。议和阳息风。

生地　阿胶　牡蛎　天冬　茯神　石斛　旱莲草　女贞子

沈

脉细涩入尺泽，下元精亏，龙旺火炽。是口齿龈肿，皆下焦之虚阳上越，引火归窟，未尝不通。只以形瘦液少，虑其劫阴，致有疡痈起患，当预虑也。

虎潜去广、归、锁阳，加山药、苁蓉、青盐、羊肉胶丸。

胡

厥阳上冲，心痛振摇，消渴齿血。都是下焦精损，质重味厚，填补空隙。可冀其效。

熟地四两　五味二两　茯神二两　建莲二两　芡实二两　山药二两　人乳粉二两　秋石一两

生精羊肉胶丸。早服四钱。

蔡

恶进谷食，舌干龈胀，不饥不知味，寤多寐少。皆由疟汗呕逆，都令诸阳交升，胃气不降则不食，阳不下潜则无寐，肝风内震则火升心热。法当和胃阳，平肝气，肝平胃醒谷进能寝矣。

知母　北沙参　麦冬　新会皮　乌梅肉　新谷露冲

胡

脉左弦数，右偏头痛，左齿痛。

黑栀皮　羚羊角　夏枯草花　连翘　鲜菊叶　苦丁茶　鲜荷叶边　薄荷

张

太阳痛连颧骨，耳后牙龈，夏令至霜降不瘥，伏邪未解。治在阳明少阳。

连翘　羚羊角　牛蒡子　葛根　赤芍　白芷　鲜菊叶

某

阴亏体质，温热上蒸，齿痛，连及头巅。

用玉女煎。

某

酒客牙宣，衄血痰血，形寒内热，食少。阴药浊味姑缓。

小黑豆皮　人中白　旱莲草　左牡蛎　川石斛　泽泻

某

火郁巅顶，属厥阴，项上结核，龈肿。

犀角　羚羊角　元参　生甘草　知母　连翘　黑山栀　银花　夏枯草

徐

脉细数上出，体属阴虚内热。牙痛后，颊车穴闭口不能张。其病在络，药饵难效。拟进宣通络痹方。

羚羊角　桂枝尖　僵蚕　煨天麻　粉丹皮　黑山栀　钩藤

汪

风热上蒸，龈肿头痛，当用轻清上焦。

鲜芦根　囫囵滑石　西瓜翠衣　生绿豆皮　连翘　银花

【附论】齿牙之证，先究上下手足阳明及少阴之经，再考风火虫与湿热虚实之异。牙齿主少阴肾，牙龈主手足阳明。《经》曰：女子七岁，丈夫八岁，肾气盛，齿更。女子三七，丈夫三八，肾气平均，真牙生而长极。五八肾气衰，齿槁，八八阳气竭，精气衰，齿发不坚，则齿去矣。又云：骨寒热者，病无所安，汗注不休，齿未槁。取其少阴于阴股之络，齿已槁，死不治。骨厥亦然。齿者骨之所终也。邪客于足阳明之经，令人鼽衄，上齿寒。足阳明之脉下循鼻外，入上齿中，还出挟口环唇，下交承浆。手阳明之脉从缺盆上颈贯颊，入下齿中，还出挟口交人中，左之右，右之左，为病有齿痛颊肿。故齿牙虚症，属少阴者多。实症，属阳明者多。虚症者，少阴水亏木旺，龙雷上腾，龈肉宣露、牙衄、牙宣、牙漏、牙撬、牙菌之类。实症者，阳明湿火热毒蕴结牙床，骨槽风、走马疳、牙痈、牙疳、牙毒之类。所以虚症治在少阴，实症治在阳明。此二语，治齿之大概也。今摘存三十九方。风火之轻清解散，虚火之咸寒滋降。有清肝热而滋肾水，消阴翳而制阳光。有玉女煎清阳明而填少阴，甘露饮清胃热而渗蕴湿。清疳解毒，渗湿填阴。症候错杂，方法之中，兼治、合治、分治、从治、专治，各有妙用。虽云察其专科而任之，然不能出内科之范围。质之诸科，细考先哲治法，融会变通，斯诚善矣。

【附案】

常熟寺前毗陵人木梳店俞姓 年二十余岁

齿衄如注，血流盈碗，面红目赤，脉来虚浮兼数，重按无力，神静不烦，口不秽臭，言语轻微。余曰：此乃少阴龙火上燔，齿热则龈肉离脱，齿缝血出不止。手足清冷，急用肉桂五分，研末，饭米捣丸。先空心服下，食以糜粥，使其压之下焦。再进甘凉咸寒滋降，导龙入海。再将生附子麝香作饼，贴左足心涌泉穴，一剂血止，两剂脉渐敛，手足转温，起复如常矣。

舌疡

马 常州

心脾蓄热，循经上冲舌本，遂舌下血脉胀起，状如小舌。故名重舌。宜清胃散主之。

升麻 黄连 丹皮 生地 连翘

张 桐乡

痰包由心脾不和，湿热上壅，生于舌下，形如水泡，耎而微痛。针破出水如蛋清，以二陈汤主之。

陈皮 半夏 茯苓 甘草 黄连 黄芩 薄荷 生姜

《外科正宗》加味二陈汤，即此方，生姜乃学山先生所加也。《梦生草堂》亦此方。（能静注）

卜 青浦

重舌系心脾蕴热上延舌本，以致舌下胀肿，有妨饮食。症属险候。外用针刺以泄血，内服凉剂以解热。漫冀转败为功。

犀角 生地 丹皮 连翘 山栀 牛蒡子 淡竹叶 甘草 人中黄

胡 宝山

痰包久延不愈，先后天并亏，法当脾肾双补。

用六味、四君并进。

徐 濮院

心脾有热，以致上腭生痈，形如梅核，微有寒热，此系实火。宜黄连解毒汤，佐以紫雪噙化。此证不可妄用刀针。

黄连　黄芩　黄柏　黑山栀　桔梗

龚 青浦

舌疔由心脾火盛，舌发紫泡，形如豆粒，坚硬作痛彻心，寒热类疟。宜泻火清心为主。

黄连　黄芩　连翘　银花　黑栀　地丁草

王 虎邱

舌菌之形，头大蒂小，突如莲子，状若鸡冠，舌不能伸缩，或裂出血，仍然坚硬，有妨饮食。难治之证也。因心绪烦扰则生火，思虑伤脾则生郁。郁极火盛，则怒芽逆发矣。今以导赤甘露饮，作支持之计。倘能悦性怡情，胜乞灵于药石也。

犀角尖　木通　生地　知母　石斛　银柴胡　茵陈　甘草　黄芩　麦冬　枇杷叶　淡竹叶

吴 震泽

舌上生孔，细如针尖，大如箸头，孔色紫黑，失血如泉。此系心火上炎，血热横行，而致舌衄。急拟升麻汤，兼搽必胜散，可免腐烂之虑。

升麻　小蓟草　生地　炒黑侧柏叶　艾叶　寒水石　荷叶茜草

附 必胜散方：

炒蒲黄　螺青

共研细末，搽患处。用盐汤漱口。

此症《奇方类编》用淡豆豉三升，水三升，煮沸，服一升，日三服。又《葛氏方》，舌上血出如箸孔者，用巴豆一粒，乱发鸡子大，烧研细末，酒下。（能静注）

俞 松江

心火妄动，痰随火结，舌下红肿作痛，生成痰包。以清火消痰为主。

川贝母 蒲黄炭 杏仁 桔梗 苏子 天竺黄 远志炭 石斛 竹茹

复方 舌下紫泡已瘪，惟胀痛不减，火结痰涎，骤难清楚。仍宗前法。

陈胆星 刮橘红 川石斛 苏子 川贝母 栝蒌仁 车前子 蒲黄炭 射干

汪 宜兴

平素好饮，湿热上壅，遂令舌肿，名曰紫舌胀。脉形弦大，温燥难投。且议生津滋降，未识妥否。

大生地 柏子仁 栝蒌皮 石斛 车前子 枳椇子 莲子心 葛花

金 盛泽

上腭痈，心脾郁结所致，成脓最易，收口极难。延久必成多骨。

川贝母 连翘 料豆 花粉 芦根 夏枯草 甘草 桔梗 石斛

陶 荻塘

舌本属心，舌边属脾。二经郁热，则舌本作肿，发为舌菌，最难调治。姑拟清凉豁痰，未许必中病机。

石斛 天竺黄 川贝母 远志 茯苓 石决明 蒲黄

邱 梅堰

上腭肿痛，缠绵半载，形如马乳下垂，坚硬不溃。系手足太阴湿热而成。延久，恐鼻中流红，便难治矣。

洋参 白芍 远志炭 茜草根 川贝母 珍珠粉 石决明 蒲黄炭

张 嘉善

颌下肿痛，是风痰结聚，防发重舌。

防风 桔梗 前胡 杏仁 茅草根 荆芥 马勃 僵蚕 牛蒡子

蒋 德清

木郁生风，舌本作痛，用柔肝苦泄之法。

羚羊角 连翘 石决明 杏仁 夏枯草 薄荷 黑山栀 池菊

附 末药方：

珍珠 牛黄 青黛 灯草灰 茶箬灰

共研细末，抹患处。

张 川沙

舌裂起泡，遇夏即发，属阴不制阳。

熟地 石膏 怀牛膝 麦冬 知母 金钗石斛

佘　武康

舌下吊痛，痛引头角。乃心脾火郁上冲之症，最难调治。

沙蒺藜　天竺黄　车前子　远志　灵磁石　青荷蒂　怀牛膝　蒲黄

某妪

近交秋令，燥气如临。先伤于上，是为肺燥之咳。然下焦久虚，厥阴绕咽，少阴循喉。往常口燥舌糜，是下虚阴火泛越。先治时病，燥气化火。暂以清润上焦，其本病再议。

白扁豆　麦冬　玉竹　白沙参　甜杏仁　象贝母　卷心竹叶　冬桑叶

糯米汤煎。

复方　夏热秋燥伤津，阴液更伤。口齿咽喉受病，都属阴火上乘，气热失降使然。进手太阴清燥甘凉方法，甚安。其深秋初冬调理大旨，以清上实下，则风息液润，不致中厥。至冬至一阳初复，再议。

燕窝菜　甜梨　人参　九制熟地　天冬　麦冬　黄芪皮　五味子　炙黑甘草　云茯神

吴

脉弦小数，形体日瘦，口舌糜碎，肩背掣痛，肢节麻木，肤燥瘙痒，头目眩晕耳鸣，已有数年。此属操持积劳阳升，内风旋动，烁筋损液。古有壮火食气，皆阳气之化。先拟清血分中热，继则养血，息其内风。安静勿劳，不致痿厥。

生地　元参　天冬　丹参　犀角　羚羊角　连翘　竹叶心　银花　川贝母　马兜铃　连翘心　川通草　白金汁　活水芦根汁

【附论】治病先按经络虚实，如用兵先按纪律阵法。临时变化出入，皆在于人。《内经》云：经脉者，所以能决死生，处百病，调虚实，不可不通。夫舌者心之苗，脾之本也。心脾肾三经之脉俱走其间，此三经为病最多。手少阴心之别脉，名曰通里，循经入于心，系舌本。心气通于舌，心和则能知五味矣。脾气通于口，脾和则能知五谷矣。心与脾虽分二窍，实合为一窍也。足太阴脾脉上膈挟咽，连舌本，散舌下，为病有舌本强舌本痛。足少阴肾之脉贯肾，系舌本。足少阴肾之脉上系于舌，络于横骨，终于会厌。足少阴为病有口热舌干，咽痛。舌者声音之机也，悬雍者声音之关也。重舌，刺舌柱以披针也。膀胱移热于小肠，鬲肠不便，上为口糜。故舌之症，皆从内发，为病最速，性命立倾。为内科者，岂能不慎重欤。今辑舌症三十二方，虽不能分条晰缕，总不能离乎心脾肾三经。心经之热，以苦寒折之；肾经虚火，以咸寒降之；脾经湿痰之渗湿化痰；营分血热之清营凉血。在上焦者用药轻清，在下焦者用药柔腻。一方之中，有一方之妙用。先哲手泽，满纸玲珑。鄙人管窥之见，理难尽述。按经索治，割裂经文而为之论。惟愿高明心领神会。发其精义，斧削翻刊，亦鄙人之大幸也。

【附案】

常熟东门老塔后卢姓太太

是晚至寓就诊。脉来浮数，满口出血盈碗。彼自谓出血齿缝，余灯下观之，血凝满口，不能清切，以齿衄治之，投以玉女煎阳明少阴合治。明日出血更甚，邀余就诊其家。脉仍浮数，满口血糜模糊，吐血满地。余令其用凉水漱口，将血拭净，细看其齿龈不胀，并无血出。见其舌上血衣一层，用箸拨开，舌衄如注。舌上小孔无数，皆如针头。余曰：此乃心脾郁热，血热妄行，舌衄也。急用蒲黄、槐花炭，研末敷之。进犀角地黄汤，加蒲黄炭、中白、青盐，咸寒滋降等品，合四生饮，一剂而止。所以诊病若不细心，仍作齿衄，治之不效，血出过多，危险难说。

常熟冲天庙贡某

先因湿温，漫热不寒，脉来滞涩，胸脘痞阻，溲赤作哕，邀余诊之，以温胆汤加入淡渗苦泄之品，不能速效。病家又延某，即病者之至友也。病者商于医曰：若能下去宿垢，腹中痞阻可松。某徇病人之情，即用凉膈散数钱，于剂中内栝蒌仁、元明粉，下之皆稀粪。明日漫热不止，腹内仍痞不舒。某因下之不效，某代延其师诊之，仍用栝蒌、芒硝、枳实等下之，不效。后两颔作胀，舌涩，言语不清。停二三日，汤饮不能下矣。举家惊惶。其兄贡某来寓，商之于余，余再往诊之。已有疡科某诊过，方案中云：舌卷囊缩，鞭长不及马腹，不治之症矣。余脱病人裤，视其肾囊，踪而不收，并不缩。燃灯细视其舌，肿而且厚，虽短不瘪。以指扪之，硬强无津。惟饮不能入，语不能出也。各人纷纷议论，或云肾津告涸，非人参五味不可救，或云非生地、阿胶不能滋。余曰：此非津竭。如津竭舌缩，其舌瘪，皮皱色紫，颔下不胀。余扪其舌，强硬而厚，此乃热陷心脾，重舌、舌疔之类也。《内经》重舌，刺舌柱以披针也。《外科金鉴》云：重舌等将针刺其舌，血色红者生，色黑者死，非针刺不可。阿胶、生地、人参、五味有虚实霄壤之殊。他人皆曰：若云好刺，更妙，非君不可。余曰：事已在急，虽非外科，且从权耳。将针一枚，用竹箸一只，劈开，夹在其中。用线扎紧，露锋二三分。按舌刺之七八处，以纸拭之，血色尚红。后再刺之，见舌上有白泡，以指掠出看之，脓也。再尽力按之，脓渐溃出。进清热消肿之方，当夜喉间渐松，渐能进饮。数日渐消，能进稀糜。后起手臂伏兔等处流痰数块。余曰：即请疡科治之。后延疡科治月余，皆曰脓尚未成。有江阴戚彦卿先生，来常熟，荐其诊之，曰：脓皆成熟，若不开泄，伤筋烂骨。彦卿一一开之。进以补托，数月而痊。所以若遇内外兼症，内外科各相推诿，拘延时日，鲜有不误者也。

咽喉

张 苏州

肾阴素亏，肝阳上升，喉间红肿作痛，名曰喉珠。证属延绵，最难速愈。

北沙参 穞豆皮 烊硼砂 青铅 蔗浆 青橘叶 栝蒌霜 黑山栀 川贝

复方 自服药以来，胃气颇健，喉痛得减，惟痰涎频吐。总属肾阴亏而痰涎上泛。当舍标治本，庶有愈期。不可作喉医治。

潼沙苑 洋青铅 真青盐 怀牛膝 川贝母 栝蒌霜 穞豆皮 金石斛 烊化硼砂

陆 蠡墅

咳嗽声嘶，咽干，舌绛无津，会厌不利，难耐酷暑，名曰喉癣。拟用汁饮法，以延交秋令生金，再商调补。

甜杏酪 糯米露 荷花露 梨汁 银花露 茅根露 枇杷叶露 蔗浆

陈 高淳

乳蛾红肿，法宜清散。

前胡 防风 牛蒡子 花粉 杏仁 荆芥 桔梗 甘草

邹 黄山

喉痹多年，反复不痊。当从肺胃清理，证可不复矣。

北沙参　麦冬　橘白　官燕　栝蒌霜　川贝母　茯苓　烊化青盐

董 南翔

喉间点蕾，舌底紫泡。此属君火不潜，虚阳上越所致。脉来并无数象，不可苦寒直折。拟清养滋降法。

北沙参　柏子仁　车前子　龟腹版　栝蒌霜　川石斛　莲子心　川贝母

田 石门

远年足疡，营卫两亏，阴涸于下，阳炽于上，以致咽喉痛痹，妨碍纳谷。咳嗽音哑，脉来细数。拟以润降清肃，后商固本。

枇杷叶　竹茹　芦衣　甜杏仁　栝蒌霜　石斛　苏子　川贝母

复方 阴损三年，入夏咽痛，拒纳。润降清肃之后，声音稍亮，胃气渐苏。以开音润肺法。

南花粉　金钗石斛　苏子　北沙参　芦衣　囫囵川贝　杏仁　鲜枇杷

又复方 清肃后，咳呛喉痛，渐次平复。惟足疡未愈，乃血气未充之故。仿甘缓一法，使阴阳和协，外疡自愈。

北沙参　石斛　苡米　桑白皮　生地　麦冬　龟版　甘草　茯苓　糯稻根须

邵 杭州

喉间痹痛，湿火上升，乃平昔嗜酒所致。拟醒酒利湿治之。

枳椇子　葛花　花粉　陈皮　麻仁　石决明　槐米　茯苓　泽泻

唐氏　濮院

经漏带下绵绵，腰膝酸软。乃冲络虚，手少阳三焦之火上循于喉，结为喉癣。误投寒凉，痛反甚，食物有碍。当以温冲任，喉疾带下，可均治矣。

丹参　茺蔚子　川石斛　白芍　菟丝子　柏仁　女贞子　枸杞子　川贝母

张　嘉善

喉痹遗泄，水亏木旺。当以甘凉益坎滋木。

生地　麦冬　茯苓　丹皮　北沙参　黄柏　芡实　知母　柏子仁

彭　苏州

英年内亏，肾液不藏，君相之火上越。以致喉间红肿，蕾斑麻密，纳物不利，成为喉痹，最不易治。又兼课读勤劳，心志愈耗。即施咸降之法，亦不过片时之效。欲得全瘳，以怡悦心神为要旨。

北沙参　稆豆皮　花粉　官燕　柏子仁　人中白　青盐

张　陈墓

喉痹。

苏子　川贝母　钩藤　姜汁　百药煎　马勃　竹沥　童便

周 太仓

咳嗽喉痹。

人乳粉三钱 川贝母二钱 人中白三钱

梨汁送下。

倪 震泽

肝气上逆，会厌不利，渐成梅核膈。

代赭石 远志炭 月石 钩藤 百药煎 杜橘红 苏子 花粉

王 横泾

风痰结聚，咽嗌肿绕于外，喉间白粒，形如瑞雪，名曰肺花疮。治宜清理肺热。

羚羊角 连翘 花粉 牛蒡子 荆芥 薄荷 桔梗 甘草

卞 芦墟

秽浊上受，咽喉肿痹。拟芳香逐秽。

佩兰叶 马勃 山栀 牛蒡子 青藿梗 卷竹心 连翘 桔梗

沈 洋城

喉痹经年，药难奏效。全恃怡情，胜于苦口。

枇杷叶 青橘叶 杏仁 柏子仁 花粉 北沙参 栝蒌仁 青盐

秦 黎里

咽喉红肿微痛，不寒热，口渴。此属肝胃气逆，当以清胃平逆治之。

青葱管　新绛　元参　橘红　薄荷　白芦根　连翘

褚　常熟

少阴之脉上循喉咙，虚阳上亢，水不制火，喉肿如虬，时现时伏，名为喉珠。此属浮游之火，姑拟滋水一法，俾龙潜火息。

大生地　怀山药　茯苓　川贝母　人中白　柏子霜　北沙参　丹皮　麦冬

盛　周庄

温痧咽痛，肺胃受毒，毒从风化。宜祛风肃肺。

牛蒡子　连翘　防风　马勃　甘草　山豆根　杏仁　桔梗　荆芥　茅根

毛　青浦

咳嗽，微寒热，音哑喉痛。证属风热伏肺，法宜凉散。

牛蒡子　前胡　薄荷　杏仁　芦根　山豆根　象贝　元参　甘草

姚　唐栖

咳嗽咽痛，风痰闭肺。

山豆根　薄荷　元参　黄芩　杏仁　紫苏叶　橘红　姜汁

张　南浔

咽喉是少阴循经之处，干而不痛，是为喉痹。非外感之症，未易图治。

生地　熟地　甜杏仁　川贝母　麦冬　天冬　茯苓　栝蒌霜

生鸡蛋清　糯稻根须

蔡　苏州

风温咽痛，清散为主。

牛蒡子　荆芥　薄荷　杏仁　橘红　苏子　连翘　茅根

孟　东山

咽喉肿痛，形似蚕蛾。是肺胃风热久延不愈。宜滋养清散，不可过凉抑遏。

北沙参　花粉　杏仁　橘红　连翘　绿豆芽　川石斛

徐　吴江

双乳蛾较单虽易，然寒热头痛，脉浮胸闷，防发烂喉痧。

牛蒡子　花粉　荆芥　茅根　前胡　苦杏仁　防风　桔梗　甘草

王　无锡

按尺脉无力，肾水亏损，虚阳逆冲于上，以致喉间肿痹，舌根芒刺。少阴脉循喉咙，系舌本，俱系心火所司。法拟滋水降纳虚阳，俾渐渐向愈。

北沙参　麦冬　炙橘叶　川贝母　柏子仁　茯苓　莲子心

附　吹药方：

牛黄五厘　珍珠一钱五分　灯草灰五分　天竺黄五分　朱砂四分　川贝母一钱二分　人中白五分

吕 青浦

喉蛾。

北沙参 麦冬 花粉 龟版 百药煎 穞豆皮 川贝母 丹参

附 继拟噙化丸方：

珠粉五分 梅片三分 栝蒌霜五分 孩儿茶五分 月石五分 青黛二分 灯心灰五分 乌药炭三分 橄榄炭五分

炼蜜为丸。

沈 太仓

阴虚喉痹。

北沙参 麦冬 花粉 龟版 川贝母 穞豆皮 柏子仁 元参

汪 新市

真阴虚弱，津液不能上供。咽干起瘰，妨碍饮食。是为喉癣，非轻候也。

中生地 麦冬 花粉 石斛 玉竹 百药煎 北沙参 柏子仁

张 桐乡

下焦阴火，上灼肺金，以致咳嗽咽痛，酿成喉癣。故宜清肃降纳法。

紫菀 石斛 杏仁霜 苏子 通草 桔梗 芦衣 栝蒌霜

陈 蠡墅

阴火上浮，喉痹妨食。

沙蒺藜 川贝母 茯苓 知母 丹皮 栝蒌霜 官燕 黄柏 苏子 川石斛

戴 安庆

老年肝肾液涸，阳升无制，结蕈喉间，有翻花之势，并防失血。此系内伤心志，非宽解怀抱，难于奏捷。

制首乌 车前子 川贝母 远志 怀山药 石决明 穞豆皮 芦根

附 吹药方：

珍珠四分 金果兰炭五分 黄绢灰四分 川贝母四分 牛黄二分 橄榄炭三分 蒲黄炭五分 青黛二分 冰片二分

共研细末。

鲍 南翔

心脾实火，被外寒所遏，痰涎壅塞，咽喉作痛，音哑言謇，舌出不收，时时搅动。常欲以手扪之，名为弄舌喉风。外用针刺少商，内以清咽利膈为主。

连翘 薄荷 元参 大黄 防风 桔梗 荆芥 甘草 黄连 黄芩 芒硝 山栀 银花 牛蒡子

此凉膈散加味。

凌 南京

口内生肉球，有根如线，长计五寸，吐之乃能纳食，掐之痛彻心臆。此属异症。治无成法，议清心开窍法。

犀角 连翘 薄荷 生地 丹皮 鲜石斛 当门子 甘草 人中黄

【附论】此证载《奇方类编》，然则用麝香当门子一钱，研细，开水服之，三日自消。先生合犀角地黄意，加以清心解毒之品，云治无成法。先生胸中早有成竹，何其谦哉。使余读之，肃然起敬。

陆 嘉兴

咽喉生疮，层层如蛇蜕鱼鳞，不觉痛楚。日久有窍流出臭水，饮食渐减，证属怪异，本非顺候。姑拟煎剂，以探消息。

臭橘叶 山栀 青黛 荷叶

【**附论**】臭橘，《纲目》名枸橘，是种为篱藩之橘橙。此证载《夏子益奇疾方》，用臭橘叶一味煎服。先生治病，每以成法成方，不敢私心自用。案中所云，以探消息。不比今时症未看透，妄书一方，以探消息等语，大不相同。此二案先生学有本源，谦和谨慎，年高德进，岂虚语哉。余读之，赧颜汗背。

易 本城

肺胃蕴热，积久生痰，外受风邪，塞窒会厌，哑不能言，痛楚异常，渐渐牙关紧急。证属至险，风波莫测，且先通关，方能下药。

牛蒡子 射干 山豆根 防风 荆芥 栝蒌仁 薄荷 苦杏仁 连翘 竹沥

陶 震泽

风火相搏，咽喉卒然肿塞，痰涎上壅，声如拽锯，脉来洪数。名曰紧喉风，非肺绝喉痹也。法拟结者开之，郁者发之之义。

牛蒡子 连翘 防风 薄荷 甘草 青竹叶 桔梗 枳壳 荆芥

【**附论**】此二案，风邪闭塞于肺，郁结不通，急喉风症也。治之在速，急宜宣肺化痰，祛风清热。中病者，十中难救二三。如拘疑不决，立刻而危，切不可信张景岳肺绝服参之论。岂有卒然而起有肺绝症者乎。或久病咳呛音哑，临危起痰，肺绝，尚有一说。叶天士先生景岳发挥言之已详，余毋庸多渎矣。

史 苏州

下痢咽痛，寒热不渴，脉来虚弱，此为肾著。拟半夏甘桂汤主之。

桂枝 甘草 茯苓 米仁 补骨脂 干姜 半夏 桔梗 泽泻

【附论】半夏甘桂汤者，即仲景桔梗汤、半夏散及汤、茯苓甘草汤意也。肾为寒水之藏，膀胱为寒水之府。土为水之制，湿著于肾，土被水溢，土无生发之机，不得输精于肺，津液不能上承，虚阳阻格不潜，故不渴而咽痛也。水渍于肠间而为之痢。仲景桔梗汤治喉痛喉痹，取半夏辛滑通阳而降逆开痹；苓、泻、米仁渗利膀胱，泄表即安里也；取姜桂之温通寒水，蒸动内积之湿；甘草之益土和中，土旺可以制水。浊阴降，水去，则痢可止矣。清阳升，津液上布，则咽痛可平矣。此乃少阴肾实之方，克之泄之，使其平也。与少阴肾虚之方，填之滋之者，两相对待也。先生立方，深得仲景之心哉。补骨脂虽云温肾，其性固涩，若易白术一味，扶土生津，止痢为醇。《外科正宗》治虚火上攻咽喉，干燥作痛，腹疼欲呕，用理中汤。《经验秘方》以桔梗汤加人参、黄芪，名人参甘草汤，治咽喉肿痛。若有肿痛，加生姜。《琐碎录》有病喉痛，且患河鱼之疾。一良医以紫雪裹理中丸服之，二疾皆愈。盖紫雪入喉即化，理中入腹而温也。咽喉呼吸之要，误之最险。专于喉科者，临症虚实寒热，上病治下下病治上，隔二隔三等法，三复思之。治病立方，可无遗憾矣。

李 慈溪

喉间窒塞，六脉虚数。系出水亏，津失上供。议以填阴咸降之法。

熟地　玉竹　人中白　百合　柏子仁　龟版　甘草　枸杞子　麦冬　鸡蛋黄

徐　句容

咳久不已，喉痹音哑，日晡寒热，脉形细数。当此烁石流金之候，焉得不增重也。议仲景少阴咽痛法。用猪肤汤主之。

猪肤去净油　二泉驴皮胶　北沙参　麦冬　川贝母　知母　百合　花粉　建白蜜

胡　长兴

湿热郁蒸于中，阴液不能上供，遂致咽中干燥窒塞，脉形沉细。当与开郁泄蒸化湿之品。

干佩兰　茯苓　陈皮　竹茹　栝蒌皮　黑山栀　米仁　砂仁壳　川郁金汁

某

喉痹咳嗽，脉右大而长。

生扁豆　麦冬　北沙参　川斛　青蔗浆

周

怒动肝风，筋胀，胁板，喉痹。

阿胶　天冬　柏子仁　牡蛎　小麦

赵

右偏头痛，鼻窍流涕，仍不通爽。咽喉痞腐，寤醒肢冷汗出。

外邪头风，已留数月。其邪混处，精华气血，咸为蒙闭，岂是发散清寒可解。头巅药饵，务宜清扬。当刺风池风府，投药仍以通法。苟非气血周行，焉望却除宿病。

西瓜翠衣　鲜芦根　苡仁　通草

煎送蜡矾丸。

陈

喉痹目珠痛，吸气短促，曾咯血遗精。皆阴不内守，孤阳上越诸窍。当填下和阳。

熟地　枸杞炭　旱莲草　菊花炭　女贞　茯苓

李

劳怯，形色夺，肌肉消，食减便滑，兼痰喉痛。知医理者，再无清咽凉肺滋阴矣。病人述，心事操持病加。显然内损，关系脏真。冬寒藏阳，人身之阳气升腾，阴阳失交，收藏失司。岂见病治病，肤浅之见识。据述食进逾时，必有痛泻。《经》言食至小肠，变化屈曲，肠间有阻，常有诸矣。凡汤药气升，宜丸剂疏补。食后服资生丸，方列后。

人参　坎炁　茯苓　黑壳莲子　五味　芡实

山药浆丸。

史

轻浮苦辛治肺，咳呛颇减。咽痛红肿，塞窒既久，壅而成毒。嗌干不喜饮，舌色淡不红。仍清气分，佐以解毒。

鸡子白　麦冬　大沙参　金银花　蔗浆　绿豆皮

孙

脉搏大，阳不下伏，咳频喉痹，暮夜为甚。先从上治。

生鸡子白　生扁豆　玉竹　白沙参　麦冬　地骨皮

某

据血后咳嗽，咽痛音哑，少阴已亏耗，药不易治。

糯稻根须一两　生扁豆五钱　麦冬三钱　川斛一钱五分　北沙参一钱五分　茯神一钱五分

早服都气丸，淡盐汤送下。

某

失音咽痛，继而嗽血，脉来涩数。已成劳怯，幸赖能食胃强。勿见咳治咳，庶几带病延年。

细生地　元参心　麦冬　细川斛　鲜莲子肉　糯稻根须

范

气燥，喉痹失音。少阳木火犯上。

生鸡子白　冬桑叶　丹皮　麦冬　白扁豆皮

孙

久咳，失音喉痹。

陈阿胶　鸡子黄　炒麦冬　川斛　茯神　北沙参　炒生地　生甘草

毛

温邪热入营中，心热闷，胁痛。平素痰火与邪胶结，致米饮下咽皆胀。老年五液已涸，忌汗忌下。

生地　麦冬　杏仁　郁金汁　橘红　炒川贝母

周

病起旬日，犹然头胀，渐至耳聋。正如《内经》“病能篇”所云：因于湿，首如裹。此呃忒鼻衄，皆邪混气之象。况舌色带白，咽喉欲闭，邪阻上窍空虚之所。谅非苦寒直入胃中可以治病。病名湿温，不能自解，即有昏痉之变。医莫泛称时气而已。

连翘　牛蒡子　银花　马勃　射干　金汁

葛

嗔怒喧嚷，气火逆飞，致喉痹咽痛，食物厌恶。耳前后绕肩闪刺，议解少阳。

夏枯草　丹皮　桑叶　钩藤　山栀　地骨皮

吴

脉弦涩数，颈项结瘿，咽喉肿痛痹阻，水谷难下。此皆情志郁勃，肝胆相火，内风上循清窍。虽清热直降，难制情怀之阳。是以频药勿效也。

鲜枇杷叶　射干　牛蒡子　苏子　大杏仁　紫降香

某

燥火上郁，龈肿咽痛，当辛凉清上。

薄荷梗　连翘壳　生甘草　黑栀皮　桔梗　绿豆皮

某

肾厥，由背脊而升，发时手足厥冷，口吐涎沫，喉如刀刺。盖足少阴经脉上循喉咙，挟舌本。浊阴上犯，必循经而至。仿许学士椒附意，通阳以泄浊阴耳。

炮附子　淡干姜　川椒　胡芦巴　半夏　茯苓

姜汁泛丸。

此方当留意，切勿囫囵看过。（能静注）

陆

风火上郁，咽痛。

薄荷　连翘　射干　牛蒡子　马勃　绿豆皮

邵

风火上郁，咽痛头胀。宜用辛凉。

西瓜翠衣　滑石　连翘　桑皮　射干　杏仁

汪

左脉弦数，咽痛脘闷。阴虚体质，不耐辛温。当以轻药暂清上焦。

桑叶　生绿豆皮　白沙参　川贝母　元参　川斛

徐

老劳咽疼。

生鸡子白　糯稻根须　甜北沙参　炒麦冬　川石斛　生甘草

杨

未病，阴气走泄为虚，秽浊上受则实。咽喉肿痹，上窍邪蒙。日暮昏烦，阴伤热炽。肌肤柔白，气分不足。此医药虽宜凉解清上，但不犯及中下。

连翘　郁金　马勃　牛蒡子　竹叶心　黑山栀　杏仁　橘红

孙

肾液不收，肝阳上越，巅胀流涕，咽喉微痛。

六味加：牛膝　车前　五味

伍

咽喉痛痹，发时如有物阻隔。甚至痛连心下，每晚加剧。是阴液日枯，肝脏厥阳，化风火上灼。法以柔剂，仿甘以缓其急耳。

细生地　天冬　阿胶　生鸡子黄　元参心　糯稻根须

陈

阴阳交虚，营卫倚斜，为忽冷忽热，周身骸骨皆病，百脉皆损。秋半天气已降，身中气反泄越，汗出喉痹，阳不入于阴，致自为动搏耳。夫咽喉之患，久则喉痹不宣，妨于受纳，最不易治。从少阴咽痛例，用猪肤汤。旬日喉痛得缓，对证转方。

张

阴损三年不复，入夏咽痛拒纳，寒凉清咽，反加泄泻。则知龙相上腾，若电光火灼，虽倾盆暴雨，不能扑灭。必身中阴阳和协方息。此草木无情，难效耳。从仲景少阴咽痛，用猪肤汤主之。

又　阴涸于下，阳炽于上，为少阴喉痛，乃损怯之末传矣。用猪肤之甘凉益坎，有情之属而效。今肉䐃消烁殆尽，下焦易冷，髓空极矣。何暇以痰嗽为理。议滑涩之补，味咸入肾可也。

牛骨髓　羊骨髓　猪骨髓　麋角胶各四两

用建莲肉五两，山药五两，芡实二两，同捣为丸。

某氏

气逆壅热于上，龈肿喉痹，胸闷腹肿。七月太阴司胎。法宜宣化清上。

连翘　苏梗　川贝母　杏仁　花粉　菊花　橘红　牛蒡子

烂喉痧

沈　青浦

风热伏于肺胃，以致喉间红肿作痛，寒热，脉数。治宜辛凉。防成烂喉痧。

羚羊角　连翘　杏仁　薄荷　元参　马勃　牛蒡子　象贝母　山栀　芦根　鲜生地

查　太仓

咽痛发疹，四日不解，是为烂喉痧。拟清透法。

牛蒡子　防风　杏仁　前胡　蝉蜕　淡豆豉　荆芥　桔梗　马勃　茅根

附　洗足方：

青葱管　紫苏梗

煎汤，熏洗两足。

王 光福

温邪内伏，痧发不透，咽喉痛腐。宜清肺胃之热。

甘草　葛根　杏仁　荆芥　牛蒡子　马勃　前胡　桔梗　淡豆豉　大豆黄卷

蒋 浒墅关

时痧寒热不解，又增喉痛，防其腐烂，热邪内陷之象。姑与清理。

根生地即鲜生地　大豆卷　黄芩　天竺黄　元参　牛蒡子　马勃　银花　甘草　人中黄

陈 南翔

素有喉痹，又感风温。风乃天之阳气，温乃化热之邪。两阳熏灼，蒸郁上焦，以致喉间肿腐，成为烂喉风。按脉浮数，热势正盛。拟祛风化痰法。

防风　杏仁　薄荷　葛根　马勃　前胡　茅根　桔梗　牛蒡子

疫疠喉痧

朱

疫疠秽邪，从口鼻吸受，分布三焦，弥漫，神识不清。不是风寒客邪，亦非停滞里症。故发散消导，即犯劫津之戒。与伤寒六经，大不相同。今喉痛丹疹，舌如朱，神躁暮昏。上受秽邪，逆走膻中。当清血络以防结闭，然必大用解毒以驱其秽。必九日外不致昏愦，冀其邪去正复。

犀角　连翘　生地　元参　菖蒲　郁金　银花　金汁

姚

疫毒口糜，丹疹喉哑，治在上焦。

犀角　银花　元参　连翘　金汁　鲜生地　石菖蒲　至宝丹

谭

口鼻吸入秽浊，自肺系渐干心胞。初病喉痛舌燥，最怕窍闭神昏之象，疫毒传染之症。不与风寒停滞同法。

元参　连翘　郁金　银花　石菖蒲　靛叶　射干　牛蒡

冲入真白金汁一杯。

顾

平昔肠红，阴络久伤。左胁下宿瘕，肝家风气易结。形瘦面青，阴虚，阳易动，血络不得宁静。诸阳一并遂为厥，冲气自下犯胃为呃。症似蓄血如狂，奈脉细劲，咽喉皆痛。真阴枯槁，水液无有，风木大震。此刚剂强镇，不能息其厥冒耳。

生鸡子黄一枚　真阿胶二钱　淡菜五钱　龟版五钱　童便一杯冲

某氏

气逆壅热于上，龈肿喉痹，胸闷腹肿。七月太阴司胎。法宜清化宣上。

川贝母　牛蒡子　连翘　苏梗　杏仁　花粉　菊花　橘红

某

喉痒痛未愈，下体有漏，时有梦泄。

炒熟地　麦冬　鱼线胶　黄明胶　地骨皮　人中白　山药　湘莲

鳖一个，泥涂，煅存性，研末，共前药末，生鸡子清为丸。

某

喉痛原属少阴。今痛止而犹肿，左关弦滑。阴虚有火，并挟热痰。须滋其化源，佐以清热之品。

熟地　山药　茯苓　泽泻　琥珀　濂珠　辰砂　灯心　人中白　石决明

阿胶化开和。

某

脉弦数，尺独大，咳而喉痛失音。乃数载失红之后，其阴虚火炎，不言可喻矣。唯有至静之品，引阳潜入阴中，庶近《内经》之旨。然须作静养工夫，使阴秘阳密，得坎离相交之力为妙。

熟地海石粉捣烂　金钗石斛　北沙参　茯苓　麦门冬　生白芍

某

素有喘症，形气怯弱，咽痛不肿，时咳。此新感风温在肺，气不下肃，尚宜清降。

桑叶　白沙参　块茯苓　川贝母　杏仁　南枣肉

【附咽喉总论】咽喉其窍则一，其路两岐。《经》曰：咽喉者，水谷之道路也。咽喉小肠者，传送也。喉咙者，气之所以上下者也。又曰：天气通于肺，地气通于嗌。喉为肺之系，咽为胃之系。天之风寒暑湿燥火，从喉入肺。地之臊焦香腥腐，从咽入胃也。以此悟之，喉者，主气之上下，由肺入心，由心入脾，由脾入肝，由肝入肾，贯通五藏，藏而不泄，使呼吸者也。咽者，水谷之道路，由咽入胃，由胃入小肠，化糟粕，泌水谷，分入膀胱大肠，贯通六腑，泄而不藏，使传送者也。以此释经文，咽喉显然两途矣。《内经》三阴三阳督任，各有喉症。先以经义述之于前，再以治法书之于后。庶几临症稍有把握。《经》云：足阳明之别，上络头项，合诸经之气，下络喉嗌，其病气逆喉痹瘁瘖。足阳明其支循喉咙，其病颈肿喉痹。手阳明为病，颈肿口干喉痹。手阳明少阳厥逆，发喉痹嗌肿，喉痹不能言，取足阳明。能言，取手阳明。三焦手少阳也，是动则病嗌肿喉痹，邪客于手少阳之络，令人喉痹舌卷口干。少阳司天，三之气，喉痹目赤善暴死。少阳司天，客胜则丹胗外发，喉痹颈痛嗌肿。胆足少阳也，肝中之将也。取法于胆，咽为之使。手太阳脉入缺盆，循咽下膈，为病有嗌痛。太阳在泉，寒淫所胜，民病嗌痛颔肿。足太阴之脉上挟咽，连舌本，为病有舌本强舌本痛。太阴在泉，嗌肿喉痹。太阴之胜，喉痹项强。厥阴所谓甚则嗌干热中者，阴阳相薄而热，故嗌干也。足厥阴之脉，循喉咙之后，为病有嗌干。手少阴脉出心系，上挟咽，为病有嗌干。足少阴之脉循喉咙，挟舌本，为病有口热舌干，咽肿嗌干及痛。少阴司天，嗌干肿上，干嗌口中热如胶，取足少阴。邪客于足少阴之络，令人嗌痛不可内食，无故善怒。冲任之脉起于胞中，循背里，为经络之海，循腹上行，会于咽喉，络于唇口。督脉为病嗌干。三阴三阳及奇脉，皆有咽喉之疾。十二经惟太阳行脑后从背，其余皆凑咽喉。《内经》独云一阴一阳结谓之喉痹者，何也？少阴君火，一阴也。少阳相火，一阳也。因指火而言之也。君火者太阳离宫之火也，相火者龙雷坎宫之火也。手少阴心脉挟咽，足少阴肾脉系喉咙。三焦为水火之道路。君相二火，假道相通，坎离既济，水火平匀。咽喉本无疾病，二火独胜，气热火结，三焦道路闭塞，阴不能上承，阳不能下降。气热则结，结则肿，肿则痹，痹甚则不通而危矣。咽喉各症，头绪纷繁，治法总不出虚实两字而已。外来之火为实，内生之火为虚。有余之火为实，不足之火为虚。夫外来之邪为实，即风热犯上，温疫流行，治之在急，缓则伤人。外来暴热，若不倾盆暴雨，热势难消，治法不出辛凉解散，成软化痰。如疫疠喉痧芳香泄浊，解毒驱秽。烂喉痧辛凉解肌，清透化热。风火郁结，以轻清凉解。急喉风、缠喉风，痰如拽锯，以通关化痰开郁。单乳蛾、双乳蛾，轻清滋养。此治外邪之大概也。内生之火为虚。寒气凝结，真阳闭郁，虚阳雷电上腾，若不离照当空，阴霾不能消散，龙雷断难潜伏。治法故以热药导之也。如肾著不渴咽痛，以半夏甘桂汤。心事操劳阳气升腾，以人参、坎炁。肾厥喉如刀刺，以本事椒附汤。此治内生之火大概也。有余之火为实，何也？或酒湿熏蒸，肝气郁遏，厚味壅热，皆有余之火也。只能因其病而治之。如嗜酒太过之醒酒利湿；心脾积热，痰涎壅塞，弄舌喉风之清咽利膈；湿热郁蒸，津不上供之开郁泄蒸；嗔怒喧嚷，气火逆飞之疏解少阳；气逆壅热，喉痹腹胀之宣化清上等法。皆治有余之火大概也。不足之火为虚，何也？或久咳喉哑、喉癣、喉痹、喉蕈、喉珠等是也。如水亏木旺，喉珠之甘凉咸寒；喉间点蕾，舌底紫泡之清养滋降；疡症气血未充，喉痛之甘缓和阴；经漏带下，喉癣之填纳冲任；英年内亏，君相上越之寒成滋降；水不兹火，喉肿如虮之滋水潜阳；老年喉蕈翻花之心肾并治；阴不敛阳，久咳音哑之猪肤、粉蜜；阴液日枯，厥阳化火之地黄、阿胶；热入营中，高年液涸之甘凉养阴。此等皆治不足之火大概也。鄙愧愚昧，妄列四条。再以喉癣会厌不利之花露轻扬，梅核膈之理气镇逆，肺花疮之清理肺热，肝胃气逆之清胃平逆，口生肉球之清心开窍，喉中如蛇蜕鱼鳞之臭橘叶，鼻塞咽喉痏腐之蜡矾丸，精髓空极喉痛之猪、羊、牛髓、麋胶，厚腻填精，肠红厥冲喉痛之鸡、驴、龟、淡菜，介类潜阳。此等者，四法中之变化也。先哲用笔灵活，难窥其奥，随方敷衍，略而述之，质之高明，细心研究，考博群书，若能加意搜求，咽喉治法，无余蕴矣。

【附案】

常熟南门鸿源衣庄查姓女 九岁

素系柔弱，忽起喉风，痰如泄锯，声哑，言不能出。目眶微陷，幸面色不青。他医治之已有两日，邀余治之，曰：如急喉风，不过二三时，多者一日而已。既有两日，虽属危险，不致伤命。因其肺中未曾阻塞，尚有呼吸可通。急将开关散吹鼻数次，犹能得嚏二次。喷嚏之后，呼吸渐灵。再将白萝卜四两、鲜梨四两、鲜荸荠三两、鲜姜一钱捣汁，竹沥五钱，和入风化硝一钱，频频呷之。用牛蒡、桔梗、甘草、中黄、马勃、翘、栀、元参、蓝根、竹沥、川贝等服之，时时用灯心捎鼻管，使其喷嚏，吹以珠黄、中白、风化硝等开泄化痰等药。如此两日，痰声渐平，眼泪渐出。三日微闻其音。后以清宣肺气，养阴滋降，三四日痊，此乃喉风之轻症也。

余在师处，见治一施姓小儿，喉中声如拽锯，音哑，涕泪皆无。吾师曰，马脾风症也。两鼻煽而不息，以麻黄、芥子、黑白牵牛、大黄、苦杏仁、石膏等下之而痊。吾吴中膏粱柔脆之孩，医虽能用，病家不肯服。就病家肯服，医家亦不肯书也。所以吴中喉风不治者多，临证最难。若以此法使之，轻病弱体，不堪设想矣。古人云，药必中病，一言尽之矣。如百步穿杨，九十九步不及，百零一步太过矣。吾辈治病，若云药能中病，天下为医者，不敢言也。

余治常熟东门外柴场蔡姓女缠喉风，音哑呼吸不通，痰如拽锯，面青目瞠，涕泪全无。吹以开关散，喷嚏全无。进以辛凉轻宣，咸软化痰，罔效。余思景岳肺虚用参等说，惟一日之恙，断非肺绝。反复审详，总要吐去痰，使其呼吸可通，能救。三更，自己叫开城，再去，用稀涎散、竹沥等吐之，吐出如胶之痰两碗，黏腻非常。明晨再诊，呼吸如丝，神气稍清，略能安寐。后延他医，亦以宣肺化痰法，一日而毙。喉风一症，轻者可救，重者十中难救一二，质之博雅高明，必中之法，能救苍生，传之于后，积德非浅。

余闻常熟东乡小孩，喉风痰上壅，声如拽锯。归姓医用桐油蘸鸡羽搅喉中吐之而愈。此亦喉风之轻者也。真喉风他医亦用此法，虽吐而无效。所以咽喉专科，断不可缺。

喉症之始，苦寒之剂当慎。喉症在急，刀针不可不用。余同乡某宦使女，喉痛，疡医进以苦寒直降，猝然寒热止，喉肿秘塞不通。又以土牛膝汁等灌之，更不得入，饮不能入，言不能出。喉中痰鸣，已一日夜。是日邀余诊之，细视喉四围胀肿，无隙可通呼吸。与其饮，摇手而已。问其语，点首而已。呼吸不爽，药不得入，无法可施。余即将喉枪露锋一分半许，刺其两傍肿处十余刺，出其毒血。再用棉条（妇女纺纱用之棉条），用筷两只将棉条头夹住卷紧筷上，用冷水湿软，拭去恶血。再将筷连湿棉条卷紧，探其喉，作哕，吐出胶痰半碗。再刺，再探吐。共刺三十余刀，探吐三次，共呕吐血痰一碗。以凉水漱口，涤去血，饮以淡盐汤。即可下，言语亦可出，肿亦渐消。此乃肿秘痰塞。若不动刀针探吐血痰，挨延半日，呼吸不通，痰涎涌塞，岂有生理。喉科刀针断不可缺。专恃汤药，点滴不入，无所用耳。

阅西医治喉肿秘塞不能通呼吸者，在颈傍喉管开一孔，插入银管，在颈傍可通呼吸。华人罕见少闻，以为奇谈。余谓呼吸不在喉而在肺，肺气通，喉虽肿秘，有鼻可通，一二日不妨。若肺气秘塞，鼻中亦无呼吸，虽颈傍开十孔，插十银管，亦徒然耳。然肺气之秘在痰，或热甚肺气不肃，寒郁肺气不开，津液不能散陈六府，润肌肤，泽皮毛，不能为汗为溺，皆化为痰，上溢。肺胀叶举，呼吸不通，性命立倾。所以颈傍开孔插银管透气，有病之人痛不能受，未免偾事。喉肿秘塞，不若刺去毒血，探吐胶痰为稳。如能饮药，泻其肺中之水。痰气一降，呼吸可通，虽肿亦可无妨。所以外病治内，不可疏忽。

某宦女

素系寒体，中阳不足，便溏气弱。因染疫寒热，咽微痛，余进以辛凉微温开解法，觉发热略重，喉胀较甚。即更疡科，进以羚羊、山豆根、金锁匙、栀、芩等，苦寒清热，寒热即止。脉细，红痧隐于皮肤之里，舌腻不渴，神烦昏愦，咽痛极甚。目珠上视，或目珠转旋，手足抽挛，背脊角弓反张，言语不出，已成痉厥之险。邀余诊之，即以至宝丹研细，以化痰开肺之品合竹沥、姜汁调匀灌之，痉止厥平。后以化痰宣肺和解缓缓治之。七八日，喉中吐脓血而痛缓。始终二十余日，未能见一寒热。红疹隐隐，未得透发。此早服寒药失表之症。后传染数人。余急先开表，辛凉外解，使其得汗。用喉刀刺其胀处，出血。三四日得汗后，热止痧透，咽痛亦平。未有遭如此危险者。所以瘟毒温邪之始，苦寒当慎。恐热遏不透，变痉厥也。

余同乡某

假馆广东，至京都朝考。广东岚瘴湿热，疫毒熏蒸，又兼轮船煤气熏灼，兼之饮食皆需煤火，热郁，咽喉肿痛。京中之医，治以玉女煎重剂，一服而平。朝考毕，回南，咽喉又痛，两傍作肿。余以轻扬解散，普济消毒加减饮之。觉发热较甚，喉肿亦增。病人云：素体阴虚，切不可服发散。因京中服玉女煎一剂而平，若不服滋阴生地石膏等，断不得愈，定非温疫喉痧也。余一时眩惑，徇病人之情，亦投以玉女煎去牛膝加甘凉之品，自此寒热止，舌腻，痧疹隐隐不出，脉变滞。晨清晡甚。至夜呓语，烦躁不寐，咽喉更痛，双蛾作胀。湿邪蒙蔽，有作痉之势。余曰：先误于京医之玉女煎，遏热在里。再误于余之玉女煎，更秘其热不出。湿邪上泛，病变湿温。一徇病人之情，即遭此危险。其权在医，岂可徇情疑惑哉。即进二陈温胆法，加枳、朴、藿香苦温芳香，三四剂亦无大效。再将喉刀刺出毒血，将前方加以苦温化湿，淡以泄热。药内冲生姜汁半酒杯，服后，喉痛即止。后服燥湿泄热十余剂而愈。用药一误，挽回如此费力耳。

卷　三

外　部

流痰

张　宜兴

高年营血不足，寒痰滞络，右臂漫肿无头，皮色不变。此属流痰，和营化痰法。

归身　羌活　橘红　栝蒌　土贝　白芥子　姜夏　独活　钩藤　桑枝

复方　流痰根盘渐收，痰亦稍减，肋痛依然。乃高年血竭，不能营养经络所致。再拟和血消痰顺气之法。

归身　半夏　川斛　枸杞　旋覆花　钩藤　橘红　新绛　青葱　天花粉

翁　平望

气阻流痰，由肝肺两络受伤，以致胸肋刺痛，不时气逆。治宜理肺和肝，佐以化痰。冀其松机，以免溃毒之虑。

春柴胡　青皮　旋覆花　枳壳　桑叶　半夏曲　乌药　广木香　苏梗　通草　鲜佛手

时　无锡

勤劳不节，兼受六淫之气，血脉凝涩，成为流痰。脉芤涩，背臀瘸疮。皆属逆款，勿轻视之。

附子　菟丝　石斛　广皮　红花　丹参　杜仲　木瓜

复方　病情前述，今不赘语。今脉形皆见虚象，转旋维艰矣。再拟生脉散意。

北沙参　川石斛　橘白　穞豆皮　谷芽　五味子　麦冬

韩　宁波

阴虚内热，而患虚损流痰，脊椎六七节骨形突出。已现疮劳之象，收功难许。

人参　白芍　北沙参　黄芪　鳖甲　料豆　川石斛　浮小麦

朱　濮院

手腕流痰。

党参　丹参　川贝母　川斛　枣仁　茯神　橘红　黄芪　浮淮陈小麦

王　扬州

腰痛已久，按之有块。防成虚损流痰。

虎骨　杜仲　当归　党参　菟丝子　续断　制首乌　怀牛膝　枸杞子　胡桃肉

庞　青浦

病后营虚，客邪乘入，肩背漫肿作痛。此属流痰，一经溃破，非计月可愈也。

云茯苓　金钗石斛　洋参　黑料豆　木瓜　鳖甲　橘红　沉香　大豆黄卷

任 松江

劳伤筋骨，酸痛不已，延久必损。流痰顽证。

鹿角霜 木瓜 续断 广橘红 杜仲 原红花 茯苓

范 浒关

寒热伤营，脉来弦滑。诚恐流痰复起，有根之病，一时难效。

茅术 广皮 萆薢 茯神木 秦艽 葛根 苦参 丝瓜络

王 乍浦

重感时邪，致发贴骨流痰，但年小症重，恐难胜任。法当温通气血为主。

枸杞子 广木香 广皮 苏梗 丹参 半夏曲 钩藤

周 金华

流痰肿坚且硬，日渐长大，皮色不变，起有两月有余。此系本原不足，风火挟痰，互结而成，治之最难消散。

鳖甲 夏枯草 昆布 茅菇 青蒿 莱菔子 海浮石 象贝母

梅 七保

三阴虚弱，气机有阻，以致左腿漫肿，形如覆碗，成为虚损流痰。延绵半载，肌肉消瘦，节骨突出，已入疮痨之候。姑拟毓阴，聊作保持之计。

北沙参 鳖甲 黄芪 党参 女贞子 牡蛎 炙橘叶 沙蒺藜

孙 阳春

内股流痰。

柴胡　青皮　土贝母　粉甘草　半夏曲　广皮　连翘　忍冬藤

宣　黄浦

流痰。

鹿角霜　广皮　土贝母　连翘　青皮　当归须　生牡蛎

王　湘潭

先断脊梁，后发流痰，势必溃腐。乃素系本原亏怯，痰凝气滞而成。诊得脉来细数，胃气呆钝，渐入疮痨之例矣。难治之证，莫斯为甚。

党参　茯神　焦神曲　鳖甲　川贝母　白术　料豆　川石斛　扁豆　大豆黄卷

唐　吴江

流痰，由肝郁所致。木肿坚硬，迟延失治，且多反复。一经溃破，非计月所可愈也。

黄芪　广皮　川石斛　杜仲　党参　川贝母　甘草　川续断　煅牡蛎

陈　柳桥

劳伤气血，致患流痰。正虚邪实，以消为难。

党参　黄芪　杜谷芽　川石斛　枣仁　茯神　宣木瓜　青藿香

复方　脉数身微热，胃气困惫。急须扶正，冀其溃后，胃气苏复，再无变证，方有回生之路。

黄芪　党参　料豆　五味子　炙鳖甲　枣仁　白芍　川石斛

朱 兰溪

寒热胸闷，饮食渐减，左肩漫肿作痛。防生流痰。

半夏曲 枳壳 木瓜 石斛 钩藤 沉香 茯神 丝瓜络 川贝母

范 震泽

流痰已成，破之难愈。

建曲 苏子 沉香 枳实 砂仁 柴胡 橘皮 乌药 川石斛

郝 宛平

气血有亏，湿痰滞络，左腿漫肿作痛，皮色不变。此为流痰。宜补元渗湿，佐以消痰。

党参 炙黄芪 陈皮 半夏 木瓜 丹参 青木香 土贝母 川石斛

复方 痛缓肿减，颇有消兆。

黄芪 党参 赤苓 冬术 陈皮 土贝母 青木香 川石斛

顾 青浦

流痰发于腰下，此属气阻，法宜通导。

老苏梗 楂炭 陈皮 钩藤 沉香 栝蒌皮 橘叶 青皮 大麦芽

金 杭州

先已脊断，继发流痰，内脓郁郁，听其自破。系先后天不足所发。刻论证参脉，见象极虚。纵乞灵药石，诚恐无补。

北沙参 川石斛 广皮 鳖甲 川贝母 淮山药 白芍 木

香　扁豆

席　东山

环跳漫肿隐痛，迁延已久。此三阴虚，浊痰凝滞，酿成虚损流痰。不可使溃，溃则难痊。

洋参　石斛　地骨皮　秦艽　川贝母　料豆　枣仁　蔻壳

凌　金泽

虚损流痰，破经旬日，脓流脉数，郁热蒸蒸，盗汗淋淋。胃阳困顿，亢阳无制。又值酷暑之令，久病之躯，支持不易。且拟和胃涵阴，以博转机。

人参　川石斛　黄芪皮　橘白　谷芽　料豆　五味子　小麦　大豆黄卷

复方　胃气稍苏，盗汗略减，身热得凉，甚属佳兆。惟脉来仍数，脓色原清，肢节酸软，伸缩不如。未免津液消耗。当仍阴阳并顾，再候转机为妙。

人参　黄芪　制首乌　鳖甲　银柴胡　枣仁　甘草　川石斛　穞豆皮

郭　上虞

流痰溃久，脂水淋漓，津液日耗。诊得左脉，关弦而细，两尺无神，甚属虚象。姑拟补元，徐图收效。

制首乌　川贝　北沙参　珍珠粉　料豆　女贞子　茯神　丹参

于　黄柏坂

骨蒸鼻热，而患流痰，已属虚损之候。一经溃破，便难调治。

北沙参　川斛　鳖甲　青蒿梗　银柴胡　橘白　川贝母　穞豆皮

范　朱家角

流痰，溃破在迩。宜补托兼施。

熟地　党参　川续断　白芍　归身　枣仁　黄芪　左牡蛎

沈　兴化

背部漫肿色白，头发不一，症属流痰。脉来细软，盗汗不止，正虚邪实，急须补托。溃后如无变迁，徐图收功。

鹿角尖　枣仁　川斛　党参　枸杞　五味子　橘白　大麦芽　炙黄芪

方　青浦

流痰绕臂漫肿，溃头不一，形脉皆虚。纵好调治，还须静养。收效之期，以待来年。

黄芪　米仁　赤苓　谷芽　车前子　橘白　白术　川斛

凌　湖州

三阴虚热，腹痛，背脊渐高。恐发流痰，以平托治之，令其消散。

生白芍　谷芽　楂核　料豆　生鳖甲　川石斛　麦芽　藿梗　青蒿梗

柳　青浦

素喜膏粱厚味，热聚于中，湿困于脾，痹阻经络。始起左肩臂痛，继则下引，腿足酸楚，且难屈伸。昨因刺针后，痛势稍缓，顷诊脉象，右手细软，左手弦细兼数。似属气血两亏，痛久必成流痰。拟养血和络，佐以清热之法。

枳椇仁　茯神　木瓜　青木香　桑椹子　丹参　广皮　煨葛根

嵇　陈墓

稚年弱质，左膝肿痛，步履艰难，有流痰之虑。宗大筋软短，小筋弛长之法为治。

北沙参　秦艽　丹参　菟丝子　广皮　怀牛膝　钩藤　杜仲　左牡蛎　茯神木

朱　太仓

流痰发于背脊及环跳两处，势在作脓。法拟补托。

党参　枣仁　川斛　牡蛎　淮小麦　黄芪　白芍　鳖甲　料豆

舒　青浦

短足流痰。

宣木瓜　钩藤　川石斛　白蔻壳　苏子　藿梗　橘白

复方

煨木香　丹参　木瓜　半夏曲　谷芽　杜仲　川续断

马　长安

流痰，脉弦涩，营阴亏损。议以和营化痰。

菟丝子　桑椹子　钩藤　川石斛　生白芍

附　洗药方：

全当归　五加皮　川芎　红花　木瓜　艾绒　萆薢　独活　桑

枝　青木香

孟　苏州

寒热久延，膝眼肿痛。膝为筋之府，能屈而能伸。系血虚不能荣养筋络，经脉空虚，寒湿著于肉里。防发流痰，先拟疏解，嗣商和益营卫。

羚羊角　川石斛　新会皮　青蒿梗　茯神木　忍冬藤　大豆黄卷

曹　青浦

期门穴漫肿作痛，脉象滑。乃肝胆蕴热，浊痰凝滞而成。难以消散。

天竺黄　川贝母　钩藤　丝瓜络　陈皮　枳椇子　茯神

复方

苏子　天竺黄　茯苓　真橘叶　川贝母　新会皮　川石斛　丝瓜络　党参

顾　虎邱

三阴亏损，虚热不已，脊梁渐曲如弓，环跳形肿如碗，皮色不变，已成流痰虚证。但期无溃为吉。溃则元气愈虚，便难收效矣。

制首乌　鳖甲　钩藤　桑椹子　川石斛　茯神　川贝母　料豆皮

复方　流痰高肿，缘正虚邪实，势必溃破，破后损怯堪虞。议毓阴补托法。

金钗石斛　黄芪　洋参　扁豆　川贝母　五味子　茯神　枣仁　牡蛎

沈

年岁壮盛，脘有气瘕，嗳噫震动，气降乃平。流痰未愈，睾丸肿硬。今入夜将寐，少腹气冲至心，竟夕但寤不寐。头眩目花，耳内风雷，四肢麻痹，肌腠如刺如虫行。此属操持怒劳，内伤乎肝，致少阳上聚为瘕，厥阴下结为疝。冲脉不静，脉中气逆混淆。气燥热化，风阳交动，营液日耗，变乱种种，总是肝风之害。非攻消温补能治。惟以静养，勿加怒劳，半年可望有成。

阿胶　细生地　天冬　茯神　陈小麦　南枣肉

万

诊脉数，左略大。右腰牵绊，足痿，五更盗汗即醒，有梦情欲则遗。自病半年，脊椎六七节骨形突出。自述书斋坐卧受湿。若六淫致病，新邪自解。验色脉推病，是先天禀赋原怯，未经充旺，肝血肾精受戕。致奇经八脉中，乏运用之力，乃筋骨间痛，内应精血之损伤也。

人参一钱　鹿茸二钱　炒杞子三钱　当归一钱　舶茴香炒黑一钱　紫衣胡桃肉两枚　生雄羊肉肾两枚

【附论】流痰者，方书皆云流注。流者流行，注者住也。人之气血与天地合同，周流不息，循环无端。《内经》云：天宿失度，日月薄蚀。地经失纪，水道流溢，径路不通，五谷不殖，民不往来，巷聚居邑，则别离处。气血犹然。气滞血壅，则生痈肿，以痈疽概而言也。气血注而为痈，发无定处，随在可生，八九、四五、二三块不等，无穴可以立名，故曰流注。先哲已有深意焉。吾吴中皆曰流痰，更有精义。人之津液，灌溉肌肉、经络筋骨之间，如天地之水，无微不及，遇隙即入，遇壑即归。一有壅滞，阻而不行，经脉涩而不通，卫气归之，不得复反。肌肉脉络骨节骨空等处，一有空隙之处，津液乘虚渗入，如水之遇隙而入，遇壑而归也。如海道回薄之处，蓄则凝结为痰，气渐阻，血渐淤，流痰成矣。痰阻于皮里膜外，气多肉少之处，无血肉化脓，有形可凭，即成痰块、痰胞、痰核、痰疬等症。痰凝于肌肉筋骨骨空之处，无形可征，有血肉可以成脓，即为流痰、附骨阴痰等症。况流痰一症，脾虚湿痰，凝滞最多。或病后余毒，稽留肌肉之内。或欲后寒气，袭于经络之中。或因气阻。或因血凝。若正气盛，阳气宣通，随阻随散。正气虚，经脉涩滞，随注随壅，屡发屡止，或溃或愈。虽云外证，俱从内生。为内科者，不得不究心焉。立方无一定章程，何也？天有寒暑，地有燥湿，人有虚实，病有新久，部位有上下之分，经络有藏府之别，年有长幼强弱，症有阴阳浅深。今数百方中，采择妥善醇正之方四十九首，用药总总不同。寒者温之，热者清之，虚者补之，坚者软之，结者散之，损者益之，气滞理之，血瘀行之，痰凝消之。临时施治，随证变通。如作文之平淡奇浓，诸法悉备，潜心契默，满纸玲珑。开圆活灵动之法门，化拘滞偏执之津梁也。质之高明，勿以平淡而忽焉。

背　部

发背

王　东山

心火妄动，疽发于背。所虑疮不起发，形势平塌。法当内外疏通，使毒气分泄，庶不内陷。

党参　茯苓　甘草　赤芍　地丁草　黄芪　杜仲　银花　角

针　连翘

朱　同里

年逾六旬，背疽大逾径尺，殊属骇人耳目，幸脉数有力，腐亦易脱，确为顺候。调补得宜，指日可愈。

黄芪　茯苓　远志炭　党参　甘草　川斛　首乌　川贝母　谷芽　银花

卫　金泽

背部平塌，坚硬不化，是属阴候。法拟助阳补托，以冀回阳续绝。

党参　枸杞　远志炭　石决明　黄芪　陈皮　甘草节　皂角针

秦　常熟

发背如盆，气分大亏。所以脓不甚多，脉来细软。高年得此，决非轻候。

党参　冬术　黄芪　官桂　皂角针　熟地　茯苓　甘草　笋尖　淡苁蓉

尤　茜墩

耄年忽发背疽，但肿不红。此血气衰弱之征，非速愈之症也。姑拟补托以进之，再察端倪。

党参　茯苓　当归　银花　青蒿梗　黄芪　玉竹　甘草　角针　六一散

姜 上海

背疽经旬，尚未化腐成脓，不甚焮肿。虑传阴分，治宜开泄回阳，以冀肿高毒化为转机。

羌活 广皮 厚朴 远志炭 防风 青皮 藿香 扁豆叶

接服方：

熟地 沉香 广皮 白蔻壳 炮姜 艾绒 红花 藿梗

严 横泾

劳力之体，风餐露宿，历中六淫之气，发疽于背，平塌不起，寒热胸闷。此乃邪毒内闭。法拟祛邪化毒，可望旦夕取效。

青蒿梗 远志肉 黄芪 广皮 白蔻壳 六一散 红花 甘草 银花 皂角针 天花粉

翁 木渎

肝气内郁不舒，郁火内炽，致发背疽。肉色紫暗不荣，坚硬漫肿，不痛，无脓。破流血水，形如割鳝，兼发余病不一。此乃肝阳受伤甚矣，治之棘手，殊费调停。

澄香 青皮 远志肉 石决明 广皮 甘草 银花 青藿梗 半夏曲

末药方：

朱砂 珠子 牛黄 川贝母 绿豆粉

潘 丹阳

胸闷不舒，脾不健运，乃生背疽。根脚散漫，外皮虽腐，内坚不溃，脓血腥秽不莹，纳少口燥。此属脾土困败。脾主肌肉，乏生化之源。姑拟培养脾胃，以食进肿消为泰兆。

人参　茯苓　金钗石斛　苡米　谷芽　黄芪　甘草　川贝母　广皮　笋尖

易　青浦

年逾七旬，元气已亏，背疽隐陷不起，殊为可虑。

制附片　党参　茯神　角针　黄芪　鹿角霜　枸杞　广皮　甘草节　远志炭

吕　平望

背疽伏隐，神怯脉软，溺痛淋沥。乃阴亏阳微，温邪与败精俱陷也。法拟滋肾丸意治之，未许必竟中机。

肉桂　熟地　琥珀　淡苁蓉　甘草梢　黄柏　党参　茯神　升麻炭　萆薢

蜂窝发

状如蜂房。

郑　八坼

疽发于背，上至肩脊，下连腰胁，肿若瓜形，头如蜂房者十余处，按脉洪大。尚于证合，可为顺兆。拟托理消毒主之。

细生地　甘草　银花　角针　赤芍　生黄芪　连翘　丹皮　土贝　笋尖

冯　昆山

背疽形如覆盆，始以忽视，遂致燎原莫遏。脉来细软无力，脓腐难脱，界限未分，蜂窝未透，胃气颇钝。此藏阴亏，府阳易困矣。勉拟助阳化毒，纳食胃苏为转机。

党参　广皮　红花　枸杞　鹿角尖　黄芪　川贝母　半夏　笋尖　远志炭

复方　界限未半，蜂窝已现，脓腐略脱。按脉虽细有力，似有松兆。但胃气未苏，疽色深滞，乃毒邪深固，骤难载之使出。所谓舟在波中，收帆未定也。仍议温托，以望纳谷有加，方是佳音。

鹿角尖　生黄芪　炙黄芪　苏子　茯神　潞党参　枣仁　半夏　广皮　砂仁

鲜谷子露代水煎药。

再复方　肿收毒化，腐脱新生，饮食较前增纳。是为顺候矣。

人参　黄芪　茯神　银花　半夏　甘草　苏子　枳椇　砂仁　花粉

莲子发

即太阴疽，肺经积热为多。生肩髀内，以其形而言也。

何　嘉善

搭手疽溃，冲突高肿，上至肩项，下连腰胁，腐脱成片，脓流作孔，形如莲子。溃虽半背，尚属顺候。拟清化中，寓以补法。

党参　甘草　谷芽　陈皮　花粉　黄芪　银花　土贝母　赤芍　白术

对心发

生于背径对前心者是也。

褚 青浦

对心发背，其势极重。所幸藜藿素居，可卜庆生有兆。

党参 红花 白蔻壳 陈皮 远志 羌活 青皮 石决明 角针 藿梗

搭手

即偏发背。

戚 周庄

年逾六旬，搭手疽不能高发。头虽腐而脓未成泄，神识昏愦，有内陷之兆。姑拟清理托毒，以参消息。

羌活 新会皮 藿梗 笋尖 石决明 甘草 远志炭 青皮 蔻壳

复方 疮形得起，神识得清，是乃佳兆。惟皮色不变，板滞不润，脓毒未见蒸化，邪毒留恋于内，必须温补化毒，方有松机。

黄芪 首乌 砂仁 远志 鹿角片 甘草 杞子 茯神 白芍 新会皮

再复方 新肌已露，腐亦尽脱，元气已亏。宜慎调理。

党参 黄芪 归身 五味子 茯神 白芍 砂仁 制首乌

肾俞发

即腰疽。又名连肾发。

袁 方基

肾俞发由肾精亏损而成，喜其红活高肿，犹为顺候。拟养荣汤主之。

黄芪　茯苓　白芍　白术　陈皮　北五味　远志炭

下背疽

即对脐发。

唐　青浦

下背疽平塌不起。法宜温化，以望转机。

沉香　陈皮　黄芪　炮姜　蔻壳　枸杞　红花　甘草　远志炭

丹毒发

此症多服丹药膏粱春方所致。

钱　周庄

背疽半腐半敛，根脚红晕，防发丹毒，切勿轻视。

黄芪　枣仁　陈皮　川石斛　砂仁　茯苓　甘草　荷梗　淮山药

张　南翔

搭手腐未尽脱，毒尚未清。误投温补，以致寒热昏愦，幸起丹毒，不致内陷。拟清解营分。

忍冬花　赤苓　白芍　花粉　连翘　粉丹皮　犀角　山栀　紫花地丁　生地黄

肩井发

即上搭手。

池 枫泾

肩井及外股两处发疽，头虽腐而毒未泄，是以红痛不减，又见红痢。腹痛，后重，胃减，脉软。此皆暑湿之邪，内干脾胃，外留经络所致。拟清暑和中，并兼托毒。

黄芪　赤苓　米仁　藿香　远志炭　陈皮　甘草　六一散

【附论】背中属督脉，两傍属足太阳脉。督脉从尻骨后上行背脊中，直上巅顶。足太阳脉从目内眦上额交颠，至耳上角，后行下项，循肩髆。内分二道，一道侠脊傍开寸半，抵腰中，从腰下贯臀，入胭中。一道从肩膊下，侠脊傍开三寸，下过髀枢，循髀外，合腘中，至足小指外侧而终。五藏六府之俞，皆在脊之两傍。足太阳之部位，发背生于正者，易治。生于偏者，难治。正者督脉，为十二经之统脉，自下而上，主一身之阳，属阳证者多，气血上冲，易起易发。偏者属足太阳脉，为六经之首领，北方寒水之位，自上而下，气血下流，属阴证者多，易陷易塌。又兼藏府之俞皆在其间，背疽者皆由内而外发。五藏根本，皆系于背。唐太宗有免鞭背之刑。背上受伤，关系藏府。肺俞在第三椎，生于上者则伤肺。心俞在第五椎，肝俞在第七椎，胆俞在第八椎，生于中者则伤心与肝。脾俞在第九椎，肾俞在十二椎，生于下者则伤脾与肾。汪省之曰：背疽，令患者两手上下左右摸之，搭著者以搭手治，摸不著者正真发背。余以两手摸之，满背皆搭著，岂满背俱是搭手而无发背矣。发背者，背疽之总名也，搭手、对心、对脐、肾俞、莲子、蜂窝、椒眼者，背疽之别名也。临证之时，先验其偏正上下左右部位。即知属于何藏，再思其发于何因。或阴虚火盛，或醇酒厚味，或怒郁房劳，或丹石热毒，或风寒滞络。再辨其证之阴阳虚实，红活黯滞，高突陷塌。再诊脉之虚实，人之肥瘠，胃气强弱，神识清爽烦闷昏愦。天时寒暑，内外并参。细心玩索，随证立方。循理用药，临时施治。辨症明了，如能丝丝入扣，巧自生矣。今辑二十七方，管窥之论，存待高明之士，更从而正之。鄙人之愿者矣。

【附案】

余习业费蘭泉师处，谈及孟河巨富巢姓，年近耳顺，素喜醇酒厚味，身胖肉厚，正值酷暑，而发背疽，长尺余，阔七八寸。延费士源前辈，吾师之祖也，服药治内。延沙达周先生治外，治之匝月，脓溃腐脱，疮沿渐平，新肌如莲子，色嫩红如珊瑚。胃气甚强，惟疮口不能收束。服士源前辈药数十剂，皆和胃利湿清暑，极平淡之方。沙曰，疮口不收，非用大补，难已生肌奏效。费喏之，仍以苓、术、苡米、藿梗、荷梗、二陈等类。沙急曰：若不用补，岂能速效。费笑曰：患者早食莲子红枣一碗，午饭海参煨肉一碗，正在湿盛之时，利湿清暑和胃尚且不及，倘服参芪温补碍气，气血壅塞，助火内燔，疮色泛紫，胃气一败，神识昏愦，变症眉睫，祸出不测矣。况二人兼治一症，功过平分，幸勿忧也。先生治外虽精，内科未能讲究，沙乃佩服。共服药百余剂，未服一剂温补而痊。孟河沙达周先生，疡科名重一时，尚未讲究内科。今时之疡科，未知考究内科何如耳。所以人以胃气为本，五谷为养，五果为助，五畜为益，五菜为充。五味调和，补益精气，不可不知。

孟河巢沛三先生横桥看一开肉铺者

身上流痰十余块，溃后口裂，黑色，根盘肉僵硬，不知痛痒，无脓，流水，肌肉皆削，胃气索然。患者曰：我戒口多时，胃气日败，不知能稍食荤腥。沛三先生曰：思食胃气尚旺，肉鸭稍可食之。患者曰：若能开荤，死亦瞑目。看其病情，多服寒凉，凝结气血所致。投以《金匮》肾气汤，月余，肌肉转红，渐软作痒。至两月后，先生再至横桥，见一人体肥貌丰，叩谢，送番银廿枚。曰：再造之恩，终身不忘。先生觍面不识。问其原委，从开荤之后，胃日健旺，一方服六十余剂，疮平肌复。所以外症以胃气为本，胃以喜为补。若各物禁之，寒凉克伐戕胃，或温补壅塞助火。圣人云：尽信书不若无书，临症变通，方为上工。

余壬午秋，至琴川，有张姓，身上数十孔，大如钱，色黯肉僵，流水无腥秽味，不知痛痒，肌肉瘦削。人皆谓杨梅疮。余曰：寒凉凝结，出前医之方，俱苦参、黄柏、木通、翘、栀、芩、连、土茯苓等类。因戒口极尽，使其开荤，从先生《金匮》肾气法。十余剂后，服温通气血之品，廿余剂而痊。后遇数症，应手。皆食先生之德。故记于此，聊志感仰之意。

苏州一小儿

甫九龄，颇聪慧，而患流注，肩背腰胁十余处，百端医治无效。余视之曰：此惟大活络丹能愈，服至三十余丸，未破者消，已破者收口，更服补气血之药而愈。盖流注一症，由风寒入膜所致。膜在皮中，旁通四达。初无定处，以所随处作患。此真络脉之病，故古人制大活络丹以治之。其余煎丸，皆非正治。所谓一病有一病之法，药不对证，总难取效也。（徐洄溪）

本邑刘近曾夫人

患虚痰流注，色皖脉虚，发无定处，病极险危，非旦夕可奏功。余辞不能治。郡中一医，以百金包好，因留在家治之，闻余有不能治之说，笑曰：我医好后，更请徐君质之，当无言可对耳。月余，刘君之兄元谷，招余诊视。近曾出曰：流注之疾虽向愈，而未收口，托在相好，肯一观否？余因视之，肩后疮孔大如钱，内膜干空，与皮不连，气促脉微，诊毕而出。近曾求方，余笑不答，书“危在顷刻”四字。刘不信，少顷，内呼刘父子入，已气绝矣。群执包好之医，欲加以无礼。余晓之曰：此病本不治，非药误也。但不知生死，为无目耳。乃释之。盖流注之证，其类不同。大段皆津液枯，而痰流膜内之症，当内外交治，而祛邪补虚。亦另有切病方药，蛮补无益也。（徐洄溪）

嘉善张卓

年未弱冠，患流注五年。自胁及腰腿连生七八孔，寒热不食，仅存人形。历年共服人参二三千金，万无生理。父先母亡，只有慈母。其伯悉收其田产文契，专待其毙而取之。其从兄汪千，造余家哀恳，余颇怜之，破格往视。半身几成枯骨，此乃虚痰流注。医者不能治其经络之痰，徒费重资，而一无中病者，则药之误，而非病之真无治也。余用大活络丹为主，而外敷拔管生肌之药。医者闻之，大笑曰：活络丹辛暴之药，岂可入口。盖彼惟知俗本所载，乌头蚯蚓之活络丹，而不知古方五十余味之大活络丹也。盖流注之痰，全在于络，故非活络丹不效。以后脓稀肉长，管退筋舒，渐能起立。不二年而肌丰肉肥，强健反逾于常。呜呼！不知对病，徒事蛮补，举世尽然，枉死者不知其几也。（徐洄溪）

王孟英曰：大活络丹治虚痰流注，深为合法，而外科不知也。若实痰，控涎丹最妙。

《圣济方》五十味大活络丹。如无《圣济方》，《徐洄溪医书六种》录存。查之。（听注）

洞庭吴姓

从徐州经纪返棹，背起粟粒深紫色，而痛应心，周围软肉皆不仁，知非轻证。未至家而就余治，余辞不能。再三恳求，姑用围药束之，稍定。病者曰：我尚未到家，当归处分家事，求借一廛。如果不治，死无余憾。归二日而复来，其疮不甚大，顶微高而坚黑。当用刀挑破，方可上药。以洋刀点之，洋刀坚利非凡，竟不能入。用力挑之，刀头折。乃用金针四面刺之以泄毒气，内托外敷，其方屡变，然后脓从四旁出，顽盖自落，约深半寸，脊骨隐露其尖。腐去，急以生肌散填补之，内服峻补之剂，两月而肉满皮完。此九死一生之证，不早为外束内托，则焦骨攻藏，无生理矣。（徐洄溪）

周庄陆姓

疽发背，周径尺余，一背尽肿，头以百计。毒气内攻，沉闷昏迷。医者以平塌无头，用桂附托之。余曰：此疮止宜收小。若欲加高，则根盘如此之大，而更加高，则背驮栲栳矣。此乃火毒，用热药必死。乃以束根盘提毒之药敷之，一夕疮头俱平，皮肤亦润。止有大头如杯高起于大椎骨之下，大三寸许。尚不思饮食，惟求食西瓜，医吓以入口即死。余纵其所食，一日之内，连吃两个，明日知饥，欲求饮食。肉四两，饭半碗。明日更加。始终用托毒清火之剂，而脓成口敛。余嘱曰：此疽初起盈背，背中脂膜皆空。非填补里膜，必有他变。有庸医献媚曰：病已全愈，为此说者，图厚谢耳，我力能保之。病家利其省费，从之。至来年三月，忽旧疤中一细眼流血不止，放血斗余，两日而卒。盖其前一背尽肿，其中之脂膜俱化成脓，从大口出尽。庸医安知治法，贪利误人。富贵之家，往往最信此等人，可不察耶。（徐洄溪）

郡中唐廷发

偶过余寓，时方暑，谓背上昨晚起一小瘰，搔之甚痒，先生肯一看否。余视之骇曰：此对心发也。唐不甚信，曰：姑与我药。余曰：君未信余言，一服药而毒大发，反疑我误君矣。含笑而去。明日已大如酒杯，而痛甚。乃求医治。余曰：此非朝夕换方不可，我不能久留郡寓，奈何。因就医余家，旦暮易法。其中变迁不一，卒至收口。其收口前十日，忽头痛身热，神昏谵语，疮口黑陷，六脉参差。余适出门两日，归而大骇。疑为疮证变重，几无可药。细询其仆，乃贪凉当风而卧，疮口对风，膏药又落，风贯疮中。即所谓破伤风也，乃从外感治法，随用风药得汗而解。身凉神清，疮口复起，仍前法治而痊。若不审其故，又不明破伤风治法，则必无效。惟有相视莫解而已。（徐洄溪）

余幼时在孟河，见吾师曹秋霞先生三弟，名焕美。风寒虚痰入络，肢腿隐痛，彼因自开药肆，妄自立方，以参、芪、鹿胶、杞、仲、附、桂、熟地温补之品，服三四剂，痛甚。服至十余剂，四肢瘫痪不能动，肌肉如死，不知痛痒，二便遗之满床。后延马培之先生及其大少君逸亭兄诊视，曰：风寒虚痰阻络，被腻补碍塞气机，营卫不通，已成坏症。不治之病。后延之匝月。逢骨节大肉处，色皖白，内溃，流黏水，肉如烂瓜而毙。所以药误，比病死更速更惨。余因流注发背，为外科大症，录医案数首以广见闻。然温补寒凉，细心斟酌。倘一误投，追悔莫及矣。

肩臂部

肩疽

黄 丹徒

肩挑伤络，瘀凝为毒。与风湿治法不同。

柴胡 连翘 广皮 青皮 归须 半夏曲 土贝母 甘草 木瓜 丹参 桔梗

肩疽生于足少阳胆经，负重气血凝结而成。先生用药从少阳进步，所谓引经之药也。（听注）

乐疽

倪 休宁

腋上坚肿，痛引乳络，由包络血热气郁而成，名为乐疽，月余不溃。颇属顽证。

党参 远志肉 川贝母 黄芪 川石斛 茜草 夏枯草 丹参 白芍 荷叶蒂

鱼肚发

鱼肚发生于心经之青灵穴。

颜 青浦

臑后垂肉，焮肿赤色，名鱼肚发。拟行瘀化毒。

柴胡 桃仁 厚朴 杏仁 青皮 桔梗 广皮 江枳壳

石榴疽

邱 太仓

少阳相火与外风相搏，肘尖患疡，名曰石榴疽。以菊花清燥汤主之。

生地 当归 甘菊 麦冬 黄芩 川芎 白芍 知母 甘草 柴胡 升麻 土贝母 地骨皮 犀角尖

【附论】肩臂疮疽甚多，有群书可考，从不出痈疽治法。如治内症，伤寒不出六经。温热须辨三焦，外症亦然。今采四方，一经之症，皆有引经之药，随症加之。徒使发散托里，诚恐无益。

【附案】

长兴周某之子

臂生疽，经年脓水不干，变为多骨。所食米粒，渐有从疽中出者。奄奄待毙。余为内托外敷，所服末药，从疮口出，继而脓渐减少。所出碎骨，皆脓结成。出尽之后，肌肉日长，口收痂结而愈。（徐洄溪）

乳胁腋肋部

乳痈

徐 光福

右乳红肿作痛，脉数有力，此乳痈欲作脓也。拟神效栝蒌散。

全栝蒌　连翘　漏芦　橘核　土贝母　蒲公英　甘草　银花　角针

杨　太仓

乳房结核，由气血相搏，因而成癖。以调和气血，佐以清解为主。

当归　川贝母　陈皮　川芎　山慈菇　白芍　苏子　青皮　甘草　山楂核

钱　周庄

乳房红肿，势难全散。投以疏解半托半化。

蒲公英　川芎　银花　土贝母　角针　青皮　甘草　橘叶

宋　金泽

乳房作痛，恶寒发渴。此属厥阴气阻。

柴胡　赤芍　丹皮　蒌仁　黄芩　连翘　枳壳　橘叶　蒲公英

李　陈墓

乳房木肿，已经半月。症属外吹，以橘叶散治之。

柴胡　山栀　橘叶　陈皮　连翘　青皮　川芎　甘草　黄芩　芦根

朱　青浦

乳痈双发，寒热疼痛。但此霉令，以解毒利湿为主。

葛根　陈皮　厚朴　栝蒌　枳壳　青皮　滑石　麦芽　扁豆皮

施 黎里

乳块虽松，姑置弗治，泛泛欲呕，饮食渐减。是脾被肝戕，且以养胃和肝为主。

半夏 白芍 茯苓 陈皮 伏龙肝 益智 金石斛 蔗浆炒竹茹

周 南翔

肝胃不和，乳汁壅滞，结为乳痈，昼夜胀痛。正在蒸脓之候。拟与清肝行乳，以冀脓泄痛减。

柴胡 新会皮 漏芦 青皮 山楂核 栝蒌 蒲公英 麦芽 连翘

张 嘉定

乳癖溃传囊络，穿头不一。是肝胃之火，治宜清凉通乳。指日可愈。

羚羊角 连翘 夏枯草 土贝母 栝蒌仁 银花 大麦芽 甘草

蒋 崇明

乳漏经年，脓水不绝，缠囊溃络，脉形细涩。系产后血虚，理宜补托，漏可愈矣。

洋参 石斛 丹参 川芎 茺蔚子 黄芪 归身 白芍 川贝母

许 金泽

乳中结核两月，木肿不痛，名为乳癖。幸有哺乳，囊络疏通。法以化坚行瘀，核自消矣。

葛根　茺蔚子　青皮　夏枯草　麦芽　连翘　栝蒌仁　陈皮　山楂核　川贝母

复方　前方已适。仍以此法继进。

党参　栝蒌　川石斛　川芎　川贝母　黄芪　青皮　夏枯穗　橘白　香附

金　上海

乳裂，愈而复发，发而仍愈。小儿吮乳，痛如针刺。乃肝胃受热之故。虽为小恙，治之非易。

生地　川芎　花粉　橘叶　羚羊角　当归　白芍　白芷　藕汁　蒲公英

吴　泗泾

右乳疼痛经旬，阳明气阻，脉来弦急，欲作脓矣。拟托里托毒。

煨葛根　川芎　鲜莲房　王不留行　忍冬花　栝蒌　蒲公英　角针

叶　崇明

乳痈溃后，脓出未尽，寒热微作。属阴虚生内热，拟八珍汤主之。

党参　归身　白术　甘草　银柴胡　生地　白芍　茯苓　川芎　新会皮

沈　芦墟

毓麟七月，乳上患痈，名曰内吹。破溃一月，脓水淋漓，四围余肿未退，传囊又发。治宜安胎化毒。

生地　栝蒌　淡芩　甘草　银花　荷叶　橘皮　川石斛

顾　鸭村

怀妊六月，右乳焮肿作痛，名为内吹。宜安胎化毒。

柴胡　土贝母　橘皮　蒲公英　甘草　黄芩　川芎　生地　制香附

钱　湖州

乳癖是肝脾二经气凝血滞，结为痈毒，皮色不变，漫肿无头。宜和肝脾为主。

制香附　石斛　楂核　丹参　广皮　炙橘叶　川贝母　白芍　竹茹

陶　七堡

乳痈，已久延不已。防其变漏。

黄芪　川芎　蒲公英　白芍　鲜荷叶　花粉　广皮　萱草根

周　盛泽

乳痈作痛，肝火郁也。

栝蒌皮　橘核　夏枯草　川贝母　枳壳　蒲公英　连翘　川楝皮　山栀　竹叶

沈　震泽

肝气抑郁，宿患乳核。宜平肝解郁。

川楝子　薄荷梗　香附汁　丹皮　栝蒌实　青橘叶　夏枯

穗　山栀

某

情怀悒郁，肝气不舒，患乳生痈脓溃。血液大耗，气蒸上逆，咳嗽左胁内痛，不能转侧。盖肝络少血内养，左右升降不利。清润治嗽无益。

炒桃仁　当归　茯神　丹皮　柏子仁　阿胶

某

咯血后，左乳傍胀，嗳气始宽。是左升太过，右降无权。肝络阻塞，气为之痹也。

旋覆花　枇杷叶　新绛　牡蛎　熟地炭　青葱管　阿胶

沈氏

肝气郁遏，宿痞乳痈。

川楝子　黑山栀　薄荷梗　香附汁　夏枯草　栝蒌实　青橘叶　丹皮

刘氏

乳房为少阳脉络经行之所，此经气血皆少。由情怀失畅，而气血郁痹，有形而痛，当治在络。恐年岁日加，竟成沉痼疾。非痈脓之症，以脉不浮数无寒热辨之。

柴胡　夏枯草　归身　白芍　川贝母　茯苓　甘草

某氏

乳房结核是少阳之结。此经络气血皆薄，攻之非易，恐产育有年，酿为疡症耳。

青蒿　丹皮　香附　橘叶　青菊叶　泽兰　郁金　当归须

乳岩

冯　浏河

左乳结核，积久方痛，肝郁成岩。宜襟怀宽解，庶可带病延年。姑拟益气养荣汤，以观机宜。

人参　茯苓　陈皮　川贝母　当归　川芎　黄芪　熟地　白芍　桔梗　於术　甘草　制香附

许　盛泽

乳中结核多年，不疼不痒，日渐高肿，脉来细涩，左关弦甚。此乃肝脾气郁而成，难以消散。且以归脾汤常服，庶不致溃。

党参　冬术　归身　陈皮　远志　黄芪　茜草　川贝母　甘草　茯苓

林　嘉定

乳疡之中，岩为难治。

党参　白芍　茅菇　川贝母　归身　天葵　苏子　蒌仁　夏枯草

许　枫泾

乳岩之症，皆由情志不遂，肝脾积郁而成。现在溃烂，失血如墟。治之颇属掣肘。倘能怡养性情，即延年上策。乞灵药石，诚恐无补。

清阿胶　合欢花　枣仁　黄绢灰　金石斛　北沙参　茯神　白芍

孙　浒关

乳房为少阳行经之地，气血皆少。加以情怀失畅，气血痹郁，有形而痛。治当在络，脉涩，无寒热。非痈脓之候，恐年齿日加，必成岩症。

柴胡　佩兰　川贝母　夏枯草　当归　茯苓　甘草　白芍

徐　吴江

乳岩溃腐，勉拟补益，聊作支持之计。

党参　黄芪　川贝母　远志　川郁金　白芍　当归　冬术　茯苓　甘草

张　常熟

三阴疟后，两乳坚肿。此由肝脾气郁，防成岩症。

柴胡　威灵仙　归身　川石斛　白芍　制首乌　牡蛎　木樨叶

秦　无锡

乳岩多由肝脾气郁所致，不疼不痒，似乎小恙。然非轻浅之症。宜情怀宽解，庶几免溃烂之虞。

党参　枣仁　丹参　茜草　清阿胶　黄芪　川贝母　续断　白芍

俞　荆溪

乳岩四十载，溃烂如墟，秽水淋漓，甚则出血。证属棘手，殊难图治，且以止血。

黄绢灰　地榆灰　陈棕灰　丝绵灰　藕节灰　蒲黄灰　艾叶灰　马尾灰　血余灰　莲房灰

各药醋炙为末，糯米汤下。

王　昆山

年已五旬，乳岩经久，不能全消。宜涤滤除烦，胜于苦口药石。

全香附　川贝母　山楂核　广皮　白芍　山慈菇　当归　煅牡蛎

宋　南浔

肝胃不和，乳中结核，始以澹然，渐致狂獗。书云：岩无愈理。况素有气恼，肝阳尤盛。宜屏开家务，希图渐消。

制香附　陈皮　党参　白芍　山慈菇　川石斛　当归　川贝母

陈　黎里

乳房结核，在少阳之络。此经气血皆薄，攻之非易。恐迁延岁月，酿为岩证耳。

川郁金　香附　丹皮　泽兰　鲜菊叶　青橘叶　当归　青蒿　蒺藜　鲜竹茹

沈　震泽

乳房结核如拳，青筋暴露，脉来细涩。此因气血不和，郁结成岩。证属顽硬，无求速愈。拟煎剂以和营卫之乖违，进丸剂以攻结核之坚顽。庶几得中病机。

生洋参　茯苓　川芎　冬术　白芍　炙橘叶　归身　甘草　生地　牡蛎

附　丸方：

制香附　神曲　茯苓　甘草　川芎　白术　黑山栀　厚朴　橘红　楂肉

【附论】乳症，皆云肝脾郁结，则为癖核。胃气壅滞，则为痈疽。乳头属肝，乳房属胃，男子乳房属肾。此乃先哲大概言也。大匠诲人，与规矩而已。况乳疡证名甚多，有群书可考。然治法之巧，在临证施治之人。余细思之，胸中所过经络甚多。其症之始，各有其源。若不知经络病因虚实，如治伤寒不辨六经，茫无头绪。聊将经络病因录之，幸乞高明指正。《内经》曰：脾之大络，名曰大包，出渊液下三寸，布胸胁。胃之大络，名曰虚里，贯膈络肺，出左乳下，其动应衣。脾胃之大络，皆布于胸中。足太阴脾脉，络胃，上膈。足阳明胃脉，贯乳中，下膈，属胃络脾。脾胃二经之脉，皆过其间。足厥阴肝脉上贯膈，布胁肋。足少阳胆脉合缺盆，下胸中，络肝，循胁里。手厥阴心包之脉起于胸中，循胸出胁，下腋。手太阴肺脉循胃口，上膈，横出腋下。《经》云：冲脉任脉皆起于胞中，任脉循腹里，上关元，至胸中。冲脉侠脐上行，至胸中而散。乳房之部位属脾胃，乳之经络属肝胆。胸中空旷之地，而行气血。心主一身之血，肺主一身之气，心肺皆在胸中。谷入于胃，以传于肺，五藏六府皆以受气。清者为营，浊者为卫，营气行于经隧之内，卫气行于皮肤分肉之间。乳汁生于脾胃之谷气，故其味甘。疏泄主于肝胆木气，肝主疏泄是也。乳汁厚薄，主于冲任之盛衰。冲任为气血之海，上行则为乳，下行则为经，妇人哺乳则经止。男子之乳房属肾，何也？男以气为主，女以血为先。足少阴肾之脉络膀胱，其直者从肾上贯肝膈，入肺中。水中一点真阳，直透三阴之上。水不涵木，木气不舒，真阳不能上达，乳中结核，气郁，无血液化脓，比女子更甚。虽云肝病，其本在肾。鄙见治乳症，不出一气字定之矣。脾胃土气，壅则为痈。肝胆木气，郁则为疽。正气虚则为岩，气虚不摄为漏，气散不收为悬，痰气凝结为癖、为核、为痞。气阻络脉，乳汁不行，或气滞血少，涩而不行。若治乳从一气字着笔，无论虚实新久，温凉攻补，各方之中，挟理气疏络之品，使其乳络疏通。气为血之帅，气行则血行。阴生阳长，气旺流通，血亦随之而生。自然壅者易通，郁者易达，结者易散，坚者易软。再辨阴阳虚实，譬如内吹、外吹、乳痈、乳疽，属阳者多。乳岩、乳悬、乳痞、乳劳等，属虚者多。乳核、乳癖等坚硬，属气郁者多。何经之症，参入引经之药。今采四十方，皆内科手笔，平淡中自有神奇。当细心参而玩之，采以群书，加以巧思。临症操纵有权，治法自然可得。

【附案】

东洞庭刘某夫人

患乳疖，医者不能消散。成功之后，又用刀向乳头上寸余出毒。疮口向上，脓反下注，乳囊皆腐，寒热不食，将成乳劳，内外二科聚议无定，群以为不治矣。延余诊之，曰：此非恶证，治不如法耳，尚可愈也，但须百日耳。其家戚族，皆少年喜事，闻余言，欲塞群医之口，向病家曰：我辈公恳先生，留山中百日，必求收功而后已。如欲归家，备快船以迎送。余初不允，继勉承之，多方治之，至九十日而未见功。病者柔弱畏痛，既不敢于乳下别出一头，而脓水从上注下，颇难出尽，故有传囊之患。忽生一法，用药袋一个，于乳头之下，用帛束缚之，使脓不能下注，外以热茶壶熨之，使药气乘热入内。又服生肌托脓之丸散，于是脓从上泛，厚而且

多，七日而脓尽生肌。果百日而痊。后以此法治他证，无不神效。可知医之为术，全赖心思转变，刻舟求剑，终无一验也。（徐洄溪）

余少时，在太平洲治施姓。先有寒热，后右耳后红肿如核桃。延外科某治之，谓耳后发，将耳后用刀挑穿。十余日，脓不能出。因其疮口向上，脓从下注，渐渐灌注于项，至肩，如负一囊。肌肉日削，胃气日败。后到吾师药肆中买药，余见悯之，问其情形，曰：外科某要包医，索五十金。因雇佃长工，每月七百文，亦则能待毙而已，言之泪下。余忿极，曰：富贵之人轻医，亦不可。贫窘之人，索重谢亦可恶。余虽未习外科，与你治之。按其疮软如绵，郁郁皆脓，内中瀰瀰有声，若再迁延，内伤里膜。即用钉书铁钻，用纸卷紧，露锋六分，灯盏火烧红，在项后近肩井处另烫一孔，使其脓可下出。当时插入纸捻，吞蜡矾丸。用围药，将醋调束其根，服提脓内托之药。明日将纸捻拔出，脓出流之满背，有碗许。惜其新开之孔太小，出之不尽。再用旧絮卷好，卧后垫于项下，将枕头抽去，上下两孔脓渐出，内有腐肉，塞口不能出，用银匠之铁钳挟之不能出。再从新孔之傍，离三分，另开一孔，药线穿过，系之，溃开。将腐肉取尽，再将生肌之药用纸条插之，围以敷药，吞琥珀蜡矾丸。服补托之剂，匝月而痊。因一时之愤，数十日不安。幸藜藿之躯能受此痛楚。若柔肌嫩肉，断难收功。此余二十七岁之事，今十有九年。未敢与人治一疡症，知疡科不易为也。

胁痛

沈　东山

胁痛由郁怒而成，七情为病，难以调治。不可以外证忽之。议与柴胡清肝汤。

柴胡　川芎　当归　白芍　川郁金　山栀　陈皮　甘草

韩　德清

咳呛久延，左偏胁肋高肿，色紫作痛。系咳伤肝肺两络，遂发痈疡。此症最忌内溃穿膜，难以图治，切勿轻视。

枇杷叶　杏仁　川贝母　苏子　天竺黄　栝蒌仁　桔梗　桑叶　芦根　冬瓜仁

复方　胁痈破后，旦夕流脓无息，抑且腥秽，此元气衰也。如以咳呛不减，胃气困顿，甚非佳兆，当另图谋。

党参　白石英　生谷芽　桑叶　五味子　黄芪　陈淮麦　北沙参　橘白

张　苏州

胁次作痛，须防成痈。拟运行之法。

澄香　丝瓜络　陈皮　青皮　蒌仁　半夏曲　川郁金　归须

卞　南浔

气逆胁肋作痛。治从气分络分。

枇杷叶　新绛　澄香　青皮　通草　炙橘叶　苏梗　陈皮

吴

右胁有形高突，按之无痛。此属瘕聚，非若气结痰凝，难以推求。然病久仅阻在脉，须佐针刺宣通。正在伏天，宜商。

真蛤粉　白芥子　半夏　郁金　栝蒌皮　黑栀皮　橘红　姜皮

王

骑射驰驱，寒暑劳形，皆令阳气受伤。三年来右胸胁形高微突，初病胀痛无形，久则形坚以硬。是初为气结在经，久则血伤入络。系于脏腑外廓，犹堪勉强支持。但气钝血滞，日渐瘀痹，延为癥瘕。怒劳努力，气血交乱，病必旋发。故寒温消克，理气逐血，总之未能讲究络病工夫。考仲景于劳伤血痹诸法，其通络方法，每取虫蚁迅速，飞走诸灵，俾飞者升，走者降，血无凝阻，气可宣通。与攻积除坚，徒入脏腑者有间。录法，备末议。

蜣螂虫　䗪虫　当归须　生牡蛎　煨木香　川芎　生香附　夏枯草

用火酒曲末二两，加水稀糊丸，无灰酒送下三钱。

此从仲景大黄䗪虫丸、鳖甲煎丸化出。轻者，《金匮》旋覆花汤加味亦妙。（能静注）

葛

酒客大便久泻，胁上曾发痈疡。春夏胁下有形，腹形满胀。此久蕴湿热痈脓，自利未能泄邪。肠胃气壅，利频不爽。法当分消以去湿热。若攻劫太过，必伤脾胃。议用丹溪小温中丸。早进二钱五分，晚进二钱五分。三两。

腋痈

钟　香山

腋痈漫肿无头，疼痛寒热，皮色不变。系肝脾二经气凝血滞而成。投以柴胡清肝汤。

柴胡　连翘　防风　当归　山栀　川芎　黄芩　甘草　栝蒌仁

程 奉贤

有时鼻衄，此热在营分也。加以两腋肿痛，皮红高起，内已酿脓。但虚体未便针刀，待其缓破，俾一拥而出，易于收功。

穞豆皮 鳖甲 川贝母 川石斛 地骨皮 牡蛎 陈皮

肋痈

朱 太仓

左肋硬肿，痛引右肋，绵延两月，脓势将成。近加哕呕，饮食少纳。此痈伤胃气，以培中土为先，外疡在次。

党参 栝蒌仁 甘草 川郁金 茯苓 黄芪 半夏曲 陈皮 焦白术 竹茹

陈 黎里

肋痈属厥阴经，故小便近阴囊处抽掣引痛，皆属肝络也。理宜和肝化瘀为治。

柴胡 苏梗 桃仁 元胡索 制香附 青皮 茯苓 归须 甘草节

【附论】腋胁肋皆在身之侧。手厥阴胞络之脉，过腋。足少阳胆、足厥阴肝、足太阴脾、足阳明胃四经之脉，皆行于胁肋之间，骨疏肉薄之处，与里膜最近。腋胁肋生痈，皆由肝脾郁积，气滞血壅，或肝胆火毒，郁怒而成，每生于体虚之人。先哲云：始终最忌寒凉。或云：始终当禁温热。鄙意思之，各有其因。身之侧者，躯壳经络之病也。寒凉温热直入中宫，与经络不得相关。脾为至阴湿土之藏，寒凉易于败脾戕胃，而伐生生之气。脾胃一败，哕呕泄泻，变症百出。肝为风木，胆为相火。风性喜窜，火性善炽。误投温热，不异抱薪救火。风火相搏，易窜易溃。倘里膜一穿，立见其危。古人治法，壮胃气者，藉谷气而生气血，即内托之法也。疏络者，使其血气流通，即外消之法也。今采十一方，皆疏肝理气，清热消瘀，和胃化痰等法，不犯温热寒凉之弊。再兼虫蚁之搜求络中之凝滞，小温中之利湿分消。皆出神入化之思。临症潜心体认，治法自有进阶矣。

【附案】

壬午，余至琴川，有一兴福卖糕团者，胁骨生痈。疡科谓外肺痈，开刀出毒，四十余日，疮口不敛，时流稀脓。家窘，听其不治。余诊之，脉来虚弦兼数，咳呛白痰，咳则稀脓流出，渐成疮劳，幸里膜未穿。与服蜡矾丸，先护里膜。进以《金匮》旋覆花、《千金》苇茎法，旋覆、新绛、枇杷叶、生冬西瓜子、苡米、淮山药、石斛、生扁豆、茯苓、川贝母、鲜荷梗、橘叶、鲜百合、毛燕之类，肺胃并治，服三十剂。咳减纳增，脓出渐少而厚。先以提脓末药提之，再以生肌等药填之。两月余而愈。所以缓治平淡，久则自然有功。再服毛燕月余，咳止，疮口平复。如此症，或医药寒凉温补乱投，或病家性急不信服药，每弃而不治者多矣。

腹 部

小腹痈

王 浒墅关

小腹漫肿坚硬，皮色不变，此腹痈也。系七情郁结，脾虚气滞而成。拟和气养营汤主之。

党参　陈皮　白术　黄芪　茯苓　当归　熟地　沉香　甘草　丹皮

田　丹阳

小腹痈。

官桂　艾绒　山楂核　炮姜　木香　神曲　丹皮　薤白头枳壳

董　南浔

小腹隐痛，木肿不散，脉来细数，便秘食少。殊属虚候。须得脓泄，方保无虞。

黄芪　杏仁　生大黄　青皮　桃仁　角针　芒硝　大腹皮苡米

【附论】少腹痈一症，在脐下关元丹田等穴。陈远公云：此处必无阳症，因其属阴部位也。一用阳药，立可成功。《心法》曰：小腹痈由七情火郁而生。又不能用热药，不若见证治证为妥。如漫肿坚硬，皮色泛红有热，为阳。七情郁火所结，当以清化。无热不红者，属阴寒凝结，血阻气滞而成。当以温通。若膏粱煎煿，或喜服丹砂，郁热内蕴，苦成速下，亦不可少。余采三方，虚者补之，秘者下之，寒者温之。先生用药变化，已见大概矣。然腹部痈疽各症，当用卧针，直针易穿里膜耳。

腹皮痈

姚 嘉定

咳嗽，血色瘀浊不鲜。此肺经伏热，加以脐旁皮里膜外隐痛不止，日久肿发于外，结成腹皮痈。脉来沉数而细。拟清解肺胃，佐以双解贵金丸下之，以参消息。

苏子 紫菀 茜草 桑叶 杏仁 桔梗 冬瓜仁 茅根

附 双解贵金丸：

生军五钱 白芷二钱五分

研末为丸，葱酒送下。服之药前。

脐痈

吕 苏州

手少阴火毒移于小肠，以致神阙肿痛，高突若铃，皮色不变，并无寒热。外用隔蒜灸，内服清凉之剂，以望消散。

黄连 连翘 山栀 黄芩 槟榔 木香 甘草 赤芍 银花

脐漏

杨 盛泽

脐痈破后，时流秽水，面色㿠白，脉软无力。疮怯之渐也。拟固本育阴为主。

生熟地 天冬 茯苓 山药 黄芪 骨碎补 女贞子 麦冬 丹皮 泽泻

此脐漏伤阴，肾火外越。

脐中出水

朱 吴江

脐中不痛不肿，瘙痒则黄津流出。此属肠胃湿热，宜黄连平胃散主之。

黄连 苍术 甘草 黄芩 厚朴 陈皮 米仁 赤苓

少腹脐部五方。如腹皮痈兼肺热，丸煎并行，丸药过胃至下焦而化，下其已壅之瘀而不伤胃。汤剂轻浮治上，不犯下焦。内中一味桔梗，更有深意。

【附论】脐痈。心为火藏，小肠火府。火郁于内，寒气凝于外。芩连苦先入心泄热，加以行滞理气解毒。再以隔蒜外灸通阳，治法极密。脐漏伤阴，固本育阴之六味滋肾水，则火焰自熄矣。脐中瘙痒出水，以黄连平胃散除湿化热。虽遵古法施治，若不平时用功，岂能到此。腹部之疡，用药须保脾胃，佐行经活血之品。倘误用寒凉克伐，脾胃一败，肿陷难溃，溃后难敛，里膜一穿，多致不救。

前后阴部

前阴

某

酒客淋浊，必系湿热之邪著于气分。故五苓八正俱用通利。病数年不愈，必由情欲致伤，败精血阻于内窍。溺与精异路同门，茎中因败精腐阻居多，必通败精，一定之理。

杜牛膝一两五钱

捣汁，冲入麝香三分。即虎杖散。

某

寒入厥阴之脉，结为气疝。痛则胀升，气消绝无踪迹。疝气下元已亏，不可破气攻疝。尿管痛，或溺阻。温养下元，佐以通窍。

鹿茸　麝香　韭菜子　蛇床子　茴香　归身　覆盆子　青盐

某

脉象和缓，小便时，茎中痛连及上。若溺长，则不病也。此系阴中有火。宜以养荣合导赤，用东垣法。

熟地　黄芪　白芍　於术　归身　陈皮　炙草　茯苓　生草梢　木通　淡竹叶

沈　常熟

茎头红肿，溺管涩痛，小溲点滴难出。系肾水不足，阴中伏热。故暑天则发，秋冬则瘥。是内阴不胜外也。拟知柏八味滋水泄热。

生地　丹皮　黄柏　知母　泽泻　淮山药　茯苓　麦冬　荷梗　绿豆皮

高

脉数汗出，身热吐血，五日，胸脘不舒，舌色白。此阴虚本质，暑热内侵营络，渐有时疟之状，小溲茎中作痛。宣通腑经为宜。

鲜生地　连翘　滑石　竹叶　郁金汁　甘草梢

褚 福山

茎头腐烂作痛，小溲浑浊，溺管涩痛。舌白口秽，脾经湿热下注。拟利湿清热。

白术 黄柏 苡米 猪苓 赤苓 忍冬藤 滑石 通草 甘草梢 鲜荷梗

子痈

某

疝本肝肾为病，又挟湿热下注，以致睾丸肿痒。昔子和分导湿热，丹溪利气辛芳，以二者兼治之。

萆薢 白鲜皮 茯苓 米仁 通草 生草梢

囊痈

陈

脉沉弦，舌灰边白，腰跨气痛，肾囊睾丸肿大。此湿热为病，乱吃发散消导，湿邪下坠为疝。治当分消。

萆薢 黄柏 山栀 茯苓 丹皮 防己 猪苓 泽泻

汤

囊肿腹胀。此属疮虫。

茯苓皮 海金沙 白通草 大腹皮 厚朴 广皮 猪苓 泽泻

汪

昨进分消方，热势略减，小溲略通。所有湿热秽浊，混处三焦，非臆说矣。其阴茎囊肿，是湿热甚而下坠入腑。与方书茎肿款症有间。议河间法。

飞滑石　石膏　杏仁　厚朴　猪苓　寒水石　泽泻　丝瓜叶

又

川连　淡黄芩　生白芍　枳实　六一散　广皮白　生谷芽

【附论】《内经》曰：足三阴之脉逆行，皆从足走腹，湿气自下先受。《内经》曰：三焦者决渎之官，水道出焉。上焦如雾，中焦如沤，下焦如渎。渎者蓄泄之谓也。下焦者，别回肠，注于膀胱而渗入焉。下焦不治，水蓄膀胱。肾为水之藏，膀胱为水之府，茎为泄水之路，精之道也。脾为湿土，脾虚湿积，水蓄不能泄。肝主疏泄，茎为筋之宗，热壅不能泄。肾为胃之关门，浊阴闭而不能泄。所以茎头、溺管、肾囊之症，先以利湿为先。譬如脾藏湿热者，五苓散等取术以健脾泄之。肝藏湿热，龙胆泻肝等苦而泄之。肾经之湿，以通关滋肾知、柏、地黄等，兼养阴而泄之。所以下疳囊痈，湿热病也。先通水道，使壅塞之湿热、腐精、败血涤而清之，不致为患。倘踌躇不决，发表攻里，不能及病。如水回薄，瘀蓄不通，渗入囊中，则囊穿。阻于茎中，则茎腐。若能早使其下泄，无决岸溃堤之患。虽生痈，难于成功。如囊痈下刀烫火针，囊肿成脓，皮厚须先按定头在何处，用墨画线。将针用纸卷好，露锋几许，将睾丸推开，卧针刺之。可不损睾丸里膜，易于收功。屡治皆验。

肛漏

王氏

凡女科书，首篇必论调经，既嫁必究孕育。结褵十载，未能得胎。病在至阴之藏，延及奇经八脉。述经迟晨泄，心若摇漾，得食姑缓，肛疡久漏。都属下损。

人参　紫石英　当归　茯苓　鹿茸　补骨脂

枣艾汤泛丸。

徐

虚损四年，肛疡成漏，食物已减什三，形瘦色黄。当以甘温培中固下，断断不可清热理嗽。

人参　茯苓　山药　炙草　芡实　莲肉

陈

春病至夏，日渐形色消夺，天地大气发泄，真气先伤，不主内守。为损怯之症。不加静养，损不肯复。故治嗽治热无效，交节病加，尤属虚象。脉左数甚，肛有漏疡，最难调治。

熟地　炒山药　茯苓　建莲　猪骨髓

曹

肌肉苍赤，脉小数疾。童年真阴未充，囊下肛前，已有漏卮。阳升失潜，巅窍如蒙。常与壮水制火，犹虑变幻损怯。

六味去萸肉，加生白芍、黄柏、知母、人中白。蜜丸。

王

少年阴火直升直降，上则失血咳逆，下坠肛疡延漏。皆虚劳见端，食减至半，胃关最要。非可见热投凉，以血嗽泥治。肺与大肠为表里，肺移热于下则成肛漏，培土生金，把握中宫之法。

熟地炭　建莲　霍石斛　茯神　炒山药　芡实

郑

虚损四五年，肛漏未愈，其咳嗽失血，正如经旨精不主上奉，阳气独升降。奈何见血投凉，治嗽理肺。病加反复，胃困减食。夫精生于谷，中土运纳，则二气常存。久病以寝食为要，不必汲汲论病。

生黄芪　诃子肉　黄精　白及　苡仁　南枣

淡水煎膏，不有蜜收。略饥用五钱，参汤送。

杨

惊惶忿怒，都主肝肠上冒，血沸气滞瘀浊。宜宣通以就下。因误投止涩，宿瘀不清，新血又瘀络中，匝月屡屡反复。究竟肝胆气血皆郁，仍宜调达宣扬。漏疡在肛，得体中稍健设法。

旋覆花　新绛　青葱管　炒桃仁　柏子仁

【附论】肛漏者，皆属肝脾肾三阴气血不足。何以肛漏在三阴者？足三阴任督之脉，皆走前后二阴之间。肺与大肠为表里，肛者肺之使，大肠之门户也。始因醇酒辛辣，醉饱入房，疾奔久坐，筋脉横解，脏腑受伤。《经》云：陷脉为瘘，气虚湿陷为痔。痔破久漏，气血皆虚。肺主一身之气，赖无形约束有形。三阴渐虚，肺亦随之而弱。肺实则温，温则内气充而有所蓄。肺虚则寒，寒则内气馁而不能收蓄有形滋膏。肺为五藏之首，布精诸藏，诸藏一虚，肺反受诸藏之敌。何也？脾虚土不生金，子不能受母之益，肾虚水不养金，子反盗虚母气。金堪伐木，肝阴不足，木火反来刑金。肺之一藏，受诸藏之创，气虚不能收束。肛漏滋水淋漓，若不杜渐防微，如一蚁溃堤，沧海漏危难实。脾气不固则泄泻，肾气不固则遗精。肝火刑金，吐痰呛咳，久积成劳。如针之空，竟可伤身。所以治漏之法，如堤之溃，如屋之漏。不补其漏，安能免乎？治漏者先固气血为先，气旺内充，而能收蓄，使其不漏，可无害矣。津液日增，虚损可复。若专顾其疮，插红升白降，或线穿翦割。使其小而致大，大而致溃。虚弱柔嫩之躯，痛苦万状，怆地呼天，莫之能救。将内之新肉，做成腐脓败血，再服苦寒戕胃，利湿伤津，致成内热。肌削喘促，腹膨泄泻而死者。谁误之也，呜呼。病者为一线之孔，愿受剐割之刑。医者竟将号痛极惨之刑，而神其伎，名重者比比皆然。致人于死地，庸庸者无须言矣。今存六方。奇脉久漏空虚者，以有情之品填之；久漏胃弱，以甘温之品固之；阴虚阳亢，滋阴药中，佐苦以坚之；土不生金者，甘温培中，兼酸以收之。各方之中，莲子、芡实、诃子、中白固摄真元者，皆补漏之法也。质之诸贤，不以鄙言为迂谈乎。

痔疮

曾 五二

脉弦动，眩晕耳聋，行走气促无力，肛痔下垂。此未老欲衰，肾阴弱，收纳无权。肝阳炽，虚风蒙窍。乃上实下虚之象，质厚填阴，甘味息风。节劳戒饮，可免仆中。

虎潜去锁阳、知母，加大肉苁蓉。炼蜜丸。

某 六二

冬季咳嗽吐痰，渐至卧则气冲，喘急起坐，今三载矣。《经》以肺肾为俯仰之藏。是肺主出气，肾主纳气。老年患此，按脉左弦右沉，为肾气不收。主治不必因痔患而畏辛热。

肾气丸去牛膝、肉桂，加沉香。蜜丸。

徐 三一

失血能食，痰嗽色苍，脉数。可与甘凉养胃中之阴，胃和金生。痔血便燥，柔药最宜。

生扁豆　生地　天冬　麦冬　银花　柿饼灰　侧柏叶

祝 五四

中年已后，瘦人阴亏有热。饮酒湿热下坠，精浊痔血。皆热走入阴，则阴不固摄。前方宗丹溪补阴丸，取其介类潜阳，苦味坚阴。若用固涩，必致病加。

水制熟地　咸秋石　天冬　茯苓　龟版胶　黄柏　知母

猪骨髓捣丸。

徐

五旬又四，劳心阳动，阴液日损。壮年已有痔疡，肠中久有湿热。酒性辛温，亦助湿热。湿热下注，为癃为淋。故初病投八正五苓，疏气中之壅也。半年不痊，气病渐入于血络。考古方惟虎杖散最宜。

虎杖散即土牛膝、麝香。

江

脾宜升则健，胃宜降则和。盖太阴湿土得阳始运，阳明燥土得阴始安。以脾喜刚燥，胃喜柔润。仲景急下存阴，治在胃也。东垣大升阳气，治在脾也。今能食不运，医家悉指脾弱。是病，但诊脉，较诸冬春盛大兼弦。据《经》论病，独大独小，斯为病脉。脾脏属阴，胃腑属阳。脉见弦大，非脏阴见病之象。久病少飧，犹勉强支撑。兼以大便窒塞，泄气不爽。坐谈片刻，嗳气频频。平素痔疮肠红未向安，适此脉症，全是胃气不降，肠中不通，腑失传导变化之司。古人九窍不和，诸属胃病。六腑为病，以通为补。经年调摄，不越参、术、桂、附，而毫乏应效。不必再服汤药，议仿丹溪小温中丸，服至七日。俾三阴三阳一周再议治之义。

小温中丸二两一钱

每日三钱，清晨开水服。

某

能食肠血，脉细色萎，肛漏下坠。议酸苦息风坚阴。

萸肉炭　黄柏炭　地榆炭　禹粮石　五味炭　赤石脂

某

凡有痔疾，最多下血。今因嗔怒，先腹满，随泻血。向来粪前近日便后，是木郁于土中，气满为膨，气走为泻。议理中汤，泄木佐之。

人参　附子　炮姜　茅术　厚朴　地榆　升麻醋炒　柴胡醋炒

某　三七

内热，肠红，发痔。当清血分之热。

生地　炒丹皮　酒炒黄芩　黑山栀　元参　柿饼灰　炒黑槐花　银花

支　五六

痔血久下，肌肉萎黄。乃血脱气馁，渐加浮肿喘促。再延腹胀，便不可为。此症脏阴有寒，腑阳有热。详于《金匮》“谷疸篇”中，极难调治。

人参　焦术　茯苓　广皮　炒菟丝子　木瓜　益智

徐　六七

冬月呕吐之后，渐渐巅顶作痛，下焦久有积疝痔疮。厥阴阳明偏热，凡阳气过动，变化火风，迅速自为升降，致有此患。

连翘心　元参心　桑叶　丹皮　荷叶汁　黑栀皮

戴　十九

痔疮下血，湿热居多。今色衰微，显是虚寒，无速效法，则当补脾胃。因痔疮犹痛，肿势尚存，佐以淡渗通腑。

生於术　生菟丝粉　生象牙末　生白蜡

某

诊脉右弦左濡，久痔注血，致纳食不易运化。此脾营先伤，胃阳继困，府气不能宣畅，大便不爽。温补未能通调府气，疏滞更损脾胃生阳。东垣每以治土必先达木，不宜过投燥剂，仿古治中汤法，佐以疏肝解郁。

人参　青皮　黑槐米　楂肉　茯苓　木瓜　陈皮　益智仁

叶

微寒，汗大出，下有痔漏，左眼眶疼痛。此阴阳火郁，不可作时邪泛治。

六味去萸肉，加芍、蔓荆子，丹皮重用。

【附论】痔漏者，名异类同。始则为痔，久则成漏。先哲或云当大补气血，或云足三阴不足，风热湿热下注，先祛风热湿热。余以医本不能拘执成法，若拘于书，反被其困。如作文，千万题目，洞悉题情，见题作文，不解思索。医家亦然，能洞悉病源，见病治病，心手相应。此皆平昔工夫，书亦不可少也。今采之方，先贤治病，节节玲珑。如未老欲衰之虎潜法，甘味息风；肾气不纳之肾气法，温纳下焦；肺胃阴虚之三才法，甘凉养阴；中年阴亏，大补阴之苦味坚阴。如湿热入于血络之虎杖散，湿热阻于肠胃之小温中丸，久痔下血之禹粮、石脂。堵塞阳明，佐酸苦息风。木克中土，便血腹膨，理中汤佐以升清泄木。内热肠红，清血分之热。藏寒府热之利湿温中，肝胃偏热之清肝化热。痔血日久，用象牙、白蜡填塞肛中之漏。脾伤胃困，用治中汤之扶土疏肝。方虽十二，无一雷同。若非平日考核群书，岂能到此，足启后人心智。较动辄苦寒伤胃，线系翦割拔药者，不啻如霄壤之殊矣。愿为疡科者，平昔专心内科，舍末求本而治，苍生之幸也。

【附案】

《内经》曰：因而饱食，筋脉横解。房室劳伤，肠澼为痔。风热不散，谷气流溢。传于下部，故令肛门肿满，结如梅李核，甚者而变成瘘也。五脏切宜保养，勿令受邪。痔漏者，当调饮食，寡欲节劳，皆可带病延年。如插烂药、刀割、翦翦、线系，余见已多，收功者鲜少。余三十岁时，肛侧外如李，溃脓后，深寸余。插药条，逐日有脓，中按有孔如豆大而深。余即以海浮散膏药贴之，内服调和气血之药。一月痊愈如故。后逢房室劳碌，即胀流水。余即寡欲节劳。今已十五六年未发。若使外治，穿肛溃臀，亦未可知。

股腿胫足部

环跳

附脊梁尻骨

廉 三二

诊脉论体，从遗精漏疡，继而环跳穴痛，遂不堪行走。脏阴伤及腑阳，阳气日加窒塞，经脉不司舒展，食入壅脘欲吐。大便旬日不通，痞阻日甚，而为痿症。《内经》论治痿独取阳明，无非流通胃气。盖胃脉主平，约束筋骨，利机关窍也。议用加味温胆汤。

又 大便旬日不通，用更衣丸。取意小肠火腑非苦不通，非下不夺也。

涂 六二

痛起肩胛，渐入环跳髀膝。是为络虚。

黄芪五钱　於术三钱　当归三钱　茯苓二钱　防已八分　防风根五分　羌活五分

又 照前方，去防风、羌活，加杞子、沙苑。

何 四七

腰痛，环跳穴痛痹。

桂枝木　沙苑　小茴　茯苓　炒杞子　桑寄生

胡氏

怀妊六月。阳明司胎，闪动络脉，环跳痛连腰膂，最防胎气。

归身　桂枝木　炒杞子　炙草　羊胫骨　茯苓

庄　三四

督虚背疼，脊高突。

毛鹿角切片三钱　鹿角霜一钱五分　杞子三钱　归身一钱　生杜仲一钱五分　沙苑一钱　茯苓一钱五分　青盐三分调入

某尾闾骨痛，以异类有情者补之。

猪尾骨　归身　木瓜　新绛

【附论】环跳穴痛，疡科皆云附骨阴疾，又云附骨痈疽。实系足三阴经，少阳气宣通，体虚之人，寒湿所袭，流注骨骱之间，气痹血阻所致。日久不治，寒郁化热为脓。先宜温通气血，无不效验。或夹风，或夹痰，参入祛风消痰，下焦温则寒凝自散。余治亦不少，未见有酿成内溃者。至于脊痛尻痛，皆肾于督脉不足，以异类有情之品补之。若兼症，前温胆汤、更衣丸，皆治法之变化也。此皆内症录入疡科者。恐疡科一见，即谓阴疾。或以大剂阳和汤，温热助火。或发表攻里，戕贼正气。火针乱刺，致成劳怯者亦多。若能内外两科水乳交融，深思好学，笔无滞机，即内科之明哲，疡科之上工也。

膝胫

蒋　七岁

足膝肿疼，久不止，内热。

生虎骨　炒牛膝　萆薢　金毛狗脊　仙灵脾　当归

又　照前方，加生鹿角、黄柏。

汪 二三

脉涩，腰髀环跳悉痛，烦劳即发，下焦空虚，脉络不宣。所谓络虚则痛是也。

归身 桂枝木 萆薢 木防己 牛膝 沙苑 生杜仲 小茴

曹 三九

湿郁，少腹痛引腰右，脚酸。

木防己 飞滑石 茯苓皮 厚朴 晚蚕沙 草果 萆薢

某

诊脉右部虚软无力，左足内踝肿渐大，此足三阴经脉所行之处，藏真亏损何疑。议用峻补方。

六味丸加：河车 杜仲 牛筋 鹿筋 菟丝子 川续断 麦冬 黄柏

用黄牛骨髓、羊骨髓、猪脊髓、精羊肉煎汤。入淡菜同熬膏丸。

足指

某

遗由精窍，淋由溺窍，异出同门，最宜分别。久遗不愈，是精关不摄为虚。但点滴痛痒，少腹坚满，此属淋闭，乃气坠不通，未可便认为虚。况夏秋足指先腐，下焦蕴有湿热，气不流行，膀胱撑满，遂致坚满耳。五苓散主治。

五苓散

某

呕逆吐涎，冲气攻心，足大拇指硬强而痛。

淡吴萸　熟附子　独活　北细辛　当归　汉防己

脚气

某氏

脚气。古称南地多因湿热，医用苦辛宣通，开气渗湿，久进，病未祛除。而血液反耗，心热气冲，目黄呕涎，烦躁头痛昏厥，四肢筋纵掣痉，大便坚涩。显然肝血衰涸，内风掀越。此风乃阳气之化，非外来八风同例而治。分经辨治，病在肝藏，扰动胃络。由气分湿热延中。血中枯燥，静摄小安，焦烦必甚。盖内伤情怀，草木难解，斯为沉痼。

石决明　穞豆皮　天冬　生地　阿胶　茺蔚子

丸方：

生地　白芍　天冬　丹参　杞子　阿胶　麦冬　知母　穞豆皮　茺蔚子　桂圆肉

某

脚气行痹，左右更代而痛。宜温通方。

桂枝　独活　秦艽　贝齿　茯苓　防风　附子　木瓜　萆薢　米仁　晚蚕沙　海桐皮　俔妪

湿热脚气，上攻心胸，脘中满胀呕逆。乃湿上甚为热化。与苦辛，先治在上之满胀。用泻心法。

川连　黄芩　枳实　半夏　姜汁　杏仁

【附论】吾吴地偏东南，水多土少，湿盛土虚，湿邪为害最多。

《内经》云：中于湿者，下先受之。下焦如渎，水湿易积。足三阴之脉从足走腹，足三阳之脉从头走足，湿之有余从阳化者，为湿热。湿之三阴虚者凝涩，从阴化者为寒湿。外来之湿夹风者，利湿中兼祛风之品。脾肝肾三阴不足，血燥亦可生风，温补肝肾，亦佐祛风。足少阳足厥阴脉皆在足，故易于生风也。脚气亦有寒热虚实，皆要认清，不可混治。倘补泄一误，立见冲心闷绝者，有群书可考，鄙亦不琐言耳。

【附案】

余于壬午至琴川，治大市桥吴姓成衣匠，二十五岁，面色青黄，腰重足肿至股。软而无力，两人掖之而行。病起一年有余，服药将及二百剂，罔效。按脉涩滞气促。余曰：此症却未见过，想其情，即《黄帝》云缓风湿痹，《金匮》云著痹，湿著而不去，腰中如带五千钱；《千金》所云脚弱病也。俗名湿脚气，甚则上冲心腹，亦能致命。湿脚气误投补剂，气闭死者最多。即进活人槟榔饮一剂，服后遍体汗出，直至足心，两剂肿势皆退。复用《本事》杉木散，三剂霍然。药不值百文，愈此大症。古人立方，决不欺后学。用之的当，如鼓应桴。今将二方录后，高明鉴收。

活人槟榔饮：

槟榔末一钱五分　橘叶四钱　杉木片一两　陈酒三两　童便二两

河水两大碗煎之一大碗，滤清。调槟榔末饮尽剂，覆以被，汗出为度。

《本事》杉木散加味方：

杉木片四钱　大腹皮一钱　橘叶二钱　橘皮二钱　槟榔二钱　防己二钱　附子四分　陈酒二钱　童便二两

卷　四

内　部

内痈

唐　江南

咳嗽久延，肝肺络伤，时吐秽痰，脉来洪数，防成内痈。际此酷暑，有日重之势。

旋覆花　苏子　蒌皮　桑叶　代赭石　新会白　杏仁　紫菀　生西瓜仁

复方　脉数稍缓，胃气较前苏复，金水有生之兆。呛咳亦稀，吐痰仍秽。不可专治其肺，理宜培土，佐以清肃，可渐臻佳境矣。

紫菀　橘白　川贝母　蒌仁　桔梗　米仁　槟榔　梨皮　西瓜仁

施　青浦

腹痛呕逆。蛔虫盘踞中焦，兼挟积滞，防成内痈。

使君子　槟榔　臭芜荑　山楂　藿梗　芦粟子　六神曲　广皮　枳壳

谢　枫泾

腹痛气逆，脐傍微肿，延久不散，恐成内痈。拟疏肝降气，以图徐效。

沉香　乌药　檀香　川郁金　苏梗

上药为末，薤白泡汤送下。

缪　上海

平昔食物，恣意膏粱，以致火热与寒湿交阻，肠胃气机不通，火郁成痈。自内发外，痛牵胸肋。防伤内膜，殊为堪虞。用疏导之法，以便通积下为松候。

官桂　沉香　建曲　陈皮　冬瓜子　厚朴　枳壳　赤苓　槟榔　薤白头

倪　震泽

肝气横逆，脾土受戕，不能运行。左偏胁肋作痛，时作时止。但久痛必伤血络，防其成痈。宜导瘀开泄，以望转机。

炙橘叶　新绛　钩藤　归须　米仁　远志炭　沉香　广皮　苏梗　桃仁

复方　瘀下痛减，病去七八，惟饮食甚微。理宜扶胃，佐以宣通。

枇杷叶　陈皮　谷芽　苏子　木瓜　威灵仙　麻仁　川石斛

李　濮院

内伤肝络，脐旁作痛，较生痈更甚，不可轻视。

延胡　沉香　枳壳　青皮　陈皮　归须　丹参　新绛

袁　金坛

气滞，少腹迸痛经旬。防成内痈。

焦神曲　苏子　沉香　陈皮　青皮　炒楂核　枳壳　木香　槟榔　葱管

【附论】今另立内痈一门，在于腹部皮里膜外，或在络脉，或六腑壅滞，因其病在将成未成之间，无名可征，故总言曰内痈。《经》云：五脏不和，七窍不通；六腑不和，留积为痈；脏腑不和，而疮发于外也。荣卫稽留于经脉之中，则血泣而不行。不行，卫气从之而不通，壅遏不行，故大热不止，热胜肉腐，腐则为脓。人之胸腹，有十一募。募者各脏腑阴会之所，发内痈、内疽，在何经，本经募上肉必浮肿，募中时时隐痛。浮肿为痈，隐痛为疽；根浅者为痈，根深者为疽。鄙以治痈疽者，痈者血之壅也，疽者气之阻也。故痈色红属阳，疽色白属阴。气血壅阻，六腑以通为补。六腑之症，宜先通之。五藏属阴，血之壅者，宜温以消之。内痈初起，治法不出理气消瘀通络。今辑九方，皆内痈始起之时，不在脏腑痈疽已溃之例。若乃因循不治，恐其成脓内攻，腐肠烂胃，穿膜溃腹，不可救矣。

【附案】

常熟钟楼头潘姓

卖熟火腿爊者。是日阴雨，挑担进东门，路滑跌仆，环跳作痛。延伤科治之，投附、桂、炮姜等大热药。三剂痛稍缓，更方，仍进附、桂等一剂，少腹猝然绞痛如刀刺。皆拟发痧。就余寓诊之，脉数有力，少腹大痛。余曰：此谓大热不止，热胜肉腐，若不速下，肠胃腐烂矣。即用调胃承气汤，大剂服后，下五六次，肛门灼热不堪，腹痛已减七八分。明日又服大黄三钱，原方减半，下三四次，病已霍然。

常熟县南街朱益大火腿腌腊店内一童　十三岁

在楼上失足坠下，当时闷绝，后延伤科治愈。停八九日，渐起寒热，延他医治之，进芩、翘、栀、豉等，服后腹膨如鼓，气促冷汗，欲脱之状。邀余诊，询病始末。余曰：瘀停气阻，被寒冷凝结，不可迟下。然下之又恐骤脱，进以桃核承气汤，重桂，用大黄四钱。余曰：若不下，恐气阻不通，危在顷刻。若下，又恐骤脱，已属两难之势。服后不下，再进一剂，下三四次，气平腹舒，病已霍然。所以治病不但药误，就对症进药，病重药轻，非为不误。此两症皆属气血壅阻，一因热阻，一因寒阻。一方寒下，一方温下。如此，皆在临症权变也。

肺痈

附痿

徐 唯亭

肺痈延久，其将痿矣。

北沙参　冬瓜仁　茯苓　谷芽　丹皮　生米仁　地骨皮　鲜藕

李 湖州

肝阳内炽，肺金受灼，以致咳呛绵绵，吐痰臭秽。正属肺痈，时值炎暑，有日重之势。幸纳谷仍健，脉不数。大可恃，可以无恐。且与清肃之法。

白石英　栝蒌皮　川贝母　米仁　花粉　紫菀茸　款冬花　西瓜仁　橘白

周 江宁

咳嗽经久，今交冬令，气不降纳，反伤阳络，痰中带血，瘀浊不鲜。脉来洪数，两颧赤色。此由素常好饮，湿热内蕴，又加夏秋暑热夹滞，肺脏受伤，症为肺痈重候。勉拟清肃止血，后商补益。

洋参　怀牛膝　冬瓜仁　杏仁　米仁　茯苓　清阿胶　生蛤壳

叶　太仓

风邪久郁，肺藏蕴热，咳吐秽痰腥臭，胸内中府穴隐隐作痛（听按：以此言其穴）。是属肺痈。乘脓未成，急与疏散法。

煨葛根　丹参　杏仁　花粉　大豆黄卷　地骨皮　蒌仁　蛤壳　薄荷　桑皮

王　樟堰

咳伤肺脏，隐隐作痛，频吐秽痰，成为肺痈，脉见洪大。理宜清肃，佐以培土为主。

粉沙参　麦冬　米仁　茯苓　蔗浆炒竹茹　地骨皮　玉竹　杏仁　蒌仁　穞豆皮

周　木渎

咳吐久缠，痰色黄腻，上膈隐隐作痛（听按：以位言）。痰带血腥，右寸脉浮芤（听按：此以肺气虚言）。明系肺痈。脾为肺母，急治其母，俾土旺金生（听按：因脉浮芤补土），庶几肺也有附。

党参　茯苓　川石斛　黄芪　川贝母　冬术　广皮　甜杏仁　桑皮　桔梗

汤　无锡

咳吐秽痰，肺痈已成，胃惫声嘶。深为可虑。

代赭石　苏子　槟榔　通草　紫菀茸　旋覆花　杏仁　花粉　竹茹

盛 巴城

久咳伤肺，肺为娇脏，居于至高，中有二十四窍。行列分布诸脏之气，司清浊之气运化，清肃不能下行，遂致肺中清窍蒙蔽，蕴热成痈。臭秽脓痰，绵吐不已。夏秋深为可虑。所喜胃阳未困（听按：看肺痈胃气最要紧），犹余一线生机。

白石英　紫菀　栝蒌仁　桑叶　芦根　马兜铃　川贝母　冬瓜仁　竹茹

梁 江阴

咳嗽痰稠，咽干肤燥，腹肋刺痛，肝肺两络气分受伤，发为肺痈。宜清肺镇肝，冀咳减痰少，不致咯血，可望向安。

旋覆花　桑皮　蒌仁　紫菀　杏仁　代赭石　苏子　白前　沉香

王 唐栖

咳出脓血，气口脉数（听按：此以脉言），非肺痈而何耶。

淮小麦　甘草节　桃仁　米仁　天冬　冬瓜仁　芦根须　白前

宋 横泾

久嗽音哑咽痛，近复恶寒头痛。风热复伤肺络，肺气不清，防成肺痈。

北沙参　桑叶　橘红　丹参　苏叶　牛蒡子　黄芩　元参　杏仁　茅根

丁 南浔

咳呛，胸膈不舒，厥阴内炽。又值炎夏，金奚堪烁。所致腥秽脓痰，吐之不已，成为肺痈重候。喜其胃阳未困，治之犹可奏功。

金沸草　苏子　桑叶　橘叶　藕　西瓜仁　栝蒌　枇杷叶

史　金泽

咳逆，胸鬲隐痛不舒。肺气闭郁，郁盛则热，热久成痈，吐痰臭秽，兼之咯血。虚怯之症，难取效于药力。

北沙参　川石斛　川贝母　蒌仁　花粉　马兜铃　枇杷叶　桑叶　嫩竹衣

复方　声音稍亮，咳嗽略减，饮食渐进，颇有松机。惟痰血仍吐不已，晡热未退，不外肺郁膹满之故。呆补有妨气机，再拟汁饮法。冀其转旋。

甜杏酪　蔗浆　鲜斛汁　藕汁　梨汁　枇杷露　谷露　茅根汁

【附论】肺居至高，其形象天，重药不能及。用药轻者，上也。露汁，药中最轻者，治其最高之脏。肺金滋润，则胃土柔和，胃亦能输津于肺。所谓天气下降为雨，地气上腾为云。金土生化有机转旋不息之妙，后人不可以其平淡，将金玉之方，弃如瓦砾也。

杨　北坼

肺痈自春至夏，丙火烁金。所以脓痰愈吐，肤燥咽干，右寸脉芤，纳谷渐少，脾土蹭蹬，顾肺无能。另有变证，仓猝祸起矣。

紫菀　地骨皮　茜根　蒌仁　川石斛　米仁　冬桑叶　苏子　川贝母　藕

张　嘉兴

风温袭肺，咳呛两月，未曾畅汗，胸膈隐痛，吐痰腥秽，肺痈之象已成。拟清理肺热。

马兜铃　米仁　荆芥　橘白　苏子　大豆卷　川贝母　杏仁　石斛　竹茹

卜　芦墟

咳嗽胁痛，风温久郁肺胃。防成肺痈，宜清热解表主之。

杏仁　薄荷　滑石　芦根　枳壳　荆芥　连翘　赤苓　牛蒡子

屠　东山

病因肝肺不和。去年夏季，曾患癫痫之疾。入秋咳嗽，自冬至春，胸满气急，吐痰黄腻，兼带臭秽。证属肺痈，所幸脉不细数，形质不尫羸。就病拟方，从肝肺主治。

桑叶　杏仁　川贝母　苏子　橘红　茯苓　玉竹　甘草　竹茹　旋覆花

李　周庄

风热伤肺，咳嗽痰臭音哑，防成肺痈。

牛蒡子　薄荷　苏叶　桑叶　杏仁　海浮石　川贝母　橘红　米仁　茅根

蔡　唯亭

肺痈稍愈，复起水肿，子令母虚，金土两伤。勿轻视之。

煨葛根　新会皮　扁豆皮　冬瓜皮　桑白皮　车前子　地骨皮　地栗根　生谷芽　赤苓

施　浦东

神怯胃减，痰喘气急，盗汗脉软，肺液衰矣。治拟顺气生津。

紫菀　马兜铃　米仁　石斛　川贝母　杏仁　白石英　橘红　茯苓　糯秧

附　代茶方：

枇杷叶　西瓜翠衣　茅根　鲜擎荷叶　扁豆皮　糯稻秧　芦根　藕汁

上药吊露，代茶常服。

复方　形神稍健，胃气渐开，咳减痰清，可有向愈之期。拟与调补。

党参　黄芪　炙草　川贝母　甜杏仁　於术　茯苓　橘红　麦冬　五味子

曹　崇明

劳倦失力，咳嗽咽痛。防成肺痈。

旋覆花　杏仁　蒌仁　桔梗　桑白皮　桃仁　苏子　通草

朱　宜兴

肺痈痰中见血，胸闷胁痛，肝肺络伤，寒热欲呕，暑邪互结于胸。正虚邪实，怕血倾吐。

青藿梗　陈淮麦　厚朴　槟榔　橘红　代赭石　旋覆花　葛根　杏仁　藕

复方　服药安适，暑邪已去。胁痛亦止，咳减痰清，渐臻佳境。胸闷仍然不舒。此亦肺热未楚，拟滋水清金，佐以降纳，可免失血之虑。

北沙参　杏仁　桑皮　通草　苏子　白石英　枳壳　沉香　血余　赭石

卫 金泽

痰喘气逆，咳嗽膈痛，肺痈之兆已见。法拟苦以泄之，酸以收之之义。

桑皮　杏仁　川贝母　橘红　百合　白芍　苏子　枳壳　知母　芦根

盛 乌镇

痰气交阻，咳呛气短，所吐之痰色绿而臭，右肋作痛。是肺痈之重证也。

半夏　蒌仁　新绛　枇杷叶　橘红　杏仁　通草　苏子　青葱管　桑叶

段 蠡墅

风热是外感，湿热是内伤。咳嗽痰中带血，气腥而臭。系风温闭郁，湿热熏蒸，成为肺痈内症矣。平昔嗜饮，今当痛戒。

米仁　冬瓜仁　茯苓　芦根　桑叶　桃仁　苦杏仁

朱 吴江

肺热咳嗽，痰腥气秽，防成肺痈。姑拟清燥热之治。

羚羊角　薏苡仁　桑叶　芦根　茯苓　白蒺藜　橘红　川贝母

卫 洙泾

痎疟未愈，又见呛咳，痰腻腥秽，防成肺痈。理宜润肺清肃之治。

老苏梗　栝蒌霜　桑叶　茯苓　钩藤　杏仁霜　炒苏子　橘红　枇杷叶

某

气郁单胀，中空无物，卧则气塞，浊饮上冲，渐有不得安卧之象。问其起病之由，多是恼怒动肝，为肝木郁伤脾土，脾失健运，气阻成胀。延及百日，正气愈虚，浊更坚凝，逆走攻肺，上咳气逆欲喘。脘中蕴热，咳出脓血。病根固在肝脾，今已传及肺部。丹溪曰：养金制木，脾无贼邪之害。滋水制火，肺得清化之权。目下至要，务在顺气。胸中开爽，寝食不废，便可从容论治。不然，春分节近，更属难调矣。先用宣通上焦法。

大腹皮　蒌皮　厚朴　紫菀　黑山栀　茯苓皮　桑皮　杏仁　郁金

服两剂后，早服肾气丸，晚服四君子汤。

某

久咳痰秽，脓血交作，并非肺痈，此褚氏所谓难名之疾也。病涉少阴，而阴火甚炽，以饮食消息之。

猪肤　蛤壳　海参　川贝母　梨汁　米仁根

某

缺盆右痛，肺络受伤。宜清补兼施。

生地　栝蒌藤　川斛　川贝母　白及末　阿胶　侧柏叶　苏梗　牡蛎　大麦冬　沙参　藕节炭

用梨汁拌药三次，柿饼捣丸。

吴

失血在五年前，咳频呕哕，气上冲逆。乃下元精血之虚，非外邪寒热之咳。痰出腥气亦从里出。节欲勿劳力，胃壮可免劳怯。

都气丸

某

脉数咳血，曾咯腥痰，若作肺痈。体质木火，因烦劳阳升逼肺，肺热不能生水。阴愈亏，阳愈炽。故血由阳而出也。当金水同疗为主。

熟地四两　生地二两　海参胶二两　石斛膏四两　女贞一两五钱　龟版三两　麦冬二两　旱莲草一两五钱　淡菜胶二两　天冬二两　茯神二两　北沙参二两

胶膏丸。

陆

脉数，血后咳甚，痰腥肢肿，阳升，内风鼓动。最属难治。

生地　阿胶　天冬　麦冬　白芍　茯神

孙

用力，气逆血乱，咳出腥痰浊血。用《千金》苇茎汤。

某

邪郁热壅，咳吐脓血，音哑。

麻杏石膏汤加：桔梗　苡仁　桃仁　紫菀

褚

温邪中自口鼻，始而入肺，为咳喘，继传膻中则呛血。乃心营肺卫受邪。然邪在上焦，壅遏阻气，必聚为热。痰臭呛渴，是欲内闭。惜不以河间三焦立法，或谓伤寒主六经，或谓肺痈专泄气血，致热无出路，胸突腹大，危期至速矣。即有对症药饵，气涌沸腾，势必涌吐无余，焉望有济。夫温热秽浊，填塞内窍，神识昏迷，胀闷欲绝者。须以芳香宣窍，佐牛黄、金箔，深入藏络，以搜锢闭之邪。今危笃若此，百中图一而已。

此案最易作肺痈误治，特此录出，须知风温热壅于肺一条。

紫雪丹：

丙戌冬，大温无雨雪。丁亥春，起咳呛。常熟专以芦根橄榄汤多服，后咳呛音哑，咳吐臭秽腥痰。余以麻杏石膏汤合《千金》苇茎等汤治愈最多。惟膏粱之家不肯服。

马培之先生与余言曰：肺痈切勿用《外科全生集》之犀黄丸，服者多死。余思肺痈成脓，芳香易于窜络。倘脓溃之后，填补之剂恐不及。多服芳香，窜通里膜，气泄肺瘪而死。或者王鸿绪因风温壅塞，偶用应手，故传于后。然徐洄溪先生亦喜用。余以用在将成之时还可，若用于成脓已溃之后，无有不死者。愚者千虑，或有一得。

肺痿

洪　三二

劳烦经营，阳气弛张，即冬温外因。咳嗽亦是气泄邪侵。辛以散邪，苦以降逆，希冀嗽止。而肺欲辛，过辛则正气散失，音不能扬，色消吐涎喉痹，是肺痿，难治矣。仿《内经》气味过辛，主以甘缓。

北沙参　麦冬　饴糖　南枣

查 二四

脉细心热，呼吸有音，夜寤不寐。过服发散，气泄阳复。为肺痿之疴。仲景法以胃药补母救子，崇生气也。

《金匮》麦门冬汤

徐

肺痿频吐涎沫，食物不下，并不渴饮，岂是实火！津液荡尽，二便日少。宗仲景甘药理胃，乃虚则补母。仍佐宣通脘间之扞格。

人参 熟半夏 生甘草 南枣肉 麦冬 白粳米

沈

积劳忧思，固是内伤。冬温触入，而为咳嗽。乃气分先虚，而邪得外凑。辛散斯气分愈泄，滋阴非能安上。咽痛音哑，虚中邪伏。恰值春暖阳和，脉中脉外，气机流行。所以小效旬日者，生阳渐振之象。谷雨暴冷骤加，卫阳久弱，不能拥护，致小愈病复。诊得脉数而虚，偏大于右寸，口吐涎沫，不能多饮汤水。面色少华，五心多热，而足背浮肿。古人谓金空则鸣，金实则无声，金破碎亦无声。是为肺病显然。然内伤虚馁为多，虚则补母，胃土是也。肺痿之疴，议仲景麦门冬汤。

孙 濮院

内外热蒸，咳嗽，脉细而数，舌绛渐光。肺液暗耗，延成肺痿，非小恙也。

银柴胡 地骨皮 蛤壳 谷芽 甜杏仁 浮淮麦 枇杷叶 石斛 橘红

王

溃疡流脓经年，脉细色夺，声嘶食减，咳嗽，喉中梗痛。皆漏损脂液，阴失内守，阳失外卫。肺痿之痾，谅难全好。

人参　黄芪　苡仁　炙草　归身　白及

顾

久咳，神衰气促汗出。此属肺痿。

黄芪蜜炙八两　生苡仁二两　白百合四两　黑甘草二两　白及四两　南枣四两

水熬膏，米饮汤送。

汤

肺气不降，咳痰呕逆。

鲜芦根　桃仁　丝瓜子　苡米

【附论】肺痈肺痿，虽同一肺经，治法大异。痈者壅也，壅则不通。痿者萎也，萎而不振。痈为邪实，痿为正虚。如肺痈之症，咳必暴，来必速，膈中隐痛，气粗，脉数洪实，吐痰脓血，腻厚如豆汁，臭秽不堪。肺痿之症，咳必渐，来必缓，膈中不痛，气馁，脉数虚大，吐痰白腻，柔如米粥，虽臭不甚。看肺痈肺痿，总以胃气为先。有胃气纳谷，谷者肺之谷也。米色白属肺，味甘属胃，藉土生金，子有母依，虽重可治。若胃气一败，面红膈热，烦躁不宁，喘促，呕脓不休。或精神极倦。俱属难治。《金匮》云：始萌可救，成脓必死。仲景使后人肺痈早治，勿致成脓延久，肺痿叶败，多致不救。然肺痈成脓之后，能胃气不惫，正可支持。用药谨慎，调理得法，十中可全四五。余见已多，未必竟为死症。治肺痈之法，如始萌之时，将一通字著力。通则壅去，壅去可消，肺叶虽坏无几，元气未伤，愈之亦速。故仲圣戒后学，即速通之。然通之一法，全在临症之人。若风寒积饮壅塞，以小青龙汤彻之；水气溢肺壅塞，以葶苈大枣汤泻之；火热之毒结聚壅塞，以皂荚丸攻之；痰血相裹壅塞，以泽漆汤吐之；风寒袭肺，痰凝饮阻，气机壅塞，以射干麻黄汤开之；脓已将成，以桔梗汤提之；风郁化热，积饮化热壅塞；肺胀而喘者，以越婢加半夏、小青龙加石膏汤驱之逐之；痰阻脓欲将成壅塞，以三物白散下之。以上之法，皆各分其因，从上从下，从表从里，即速通之。通则不壅之义也。如成脓已溃，治法亦要变更。溃后元气已伤，肺叶渐坏。若专于通，攻穿里膜，气泄肺瘪而死矣。故治法不得不从缓而变更也，与肺痿之法相近矣。若已溃之后，脓血不尽，以《千金》苇茎汤，桃仁消渐积之瘀，苇茎清肺热而通肺窍，苡米泄肺热，消久积肺中之水饮，瓜瓣能生朽腐中之生气不致再溃，渐可暗生其肌。如余热未尽，胃气不苏者，《金匮》麦门冬汤，取半夏滑利，佐以甘凉。肺窍中瘀血余脓可去，助胃土以生金。如气已虚，热毒未解，《千金》一味甘草汤，甘以培土，而兼解毒。此治肺痈之大略。肺痿者，萎而不振之象。痿属气虚而津少，如草卉之萎。烈火熏蒸而萎，寒凛凝结亦能萎。或汗，或吐，或利小便，或亡津液，肺燥则痿，《金匮》麦门汤、《千金》甘草汤。如肺中冷多涎沫，上不能制，下焦阳气不能上承，少蒸化之权，肺不能布精诸藏，下焦反不能蒸化津液上供于肺，肺冷故也，以甘草干姜汤。如气阻涎凝，《千金》桂枝芍药加皂荚汤。肺中冷津液极少者，《千金》炙甘草汤。气虚欲痿，黄芪甘草汤。肺冷气虚胃弱，《千金》生姜甘草汤。肺痈溃后，若不固正，亦可成痿。痿症始起，若蛮补，亦可成痈。痈痿两症，虽有虚实之分，实中夹虚，虚中夹实，临时变化，用药精当。如一有不慎，祸不旋踵矣。此皆《金匮》肺痈肺痿之大概也。然《金匮》方法，先圣之规模。方症合符，投之如鼓应桴，如针刺芥。若方症不合，误用则有毫厘千里之殊。后贤无此力量，不敢轻用先圣之方，大有更异。余思肺为娇藏，居于至高，外合皮毛。六气之邪，肺先受之。肺被邪阻壅塞，皆可为痈。咳久肺虚，皆可为痿。痈痿始起，各有其因。若风温袭肺，壅塞不通，以辛凉解之。风寒郁于肺中，辛温散之（桑菊饮、银翘散、麻黄杏子石膏汤、芎苏饮、杏苏散、大青龙汤、麻黄汤、苏子降气汤之类，择而用之）。若火热刑金，肺热叶举，壅塞不通，治以辛凉，参以甘凉，清之泄之（白虎汤、泻白散、竹叶石膏汤、苇茎汤、生脉散、二母散、桔梗汤、三石散之类）。若水气上停，积饮溢肺，壅塞不通者，治以苦温淡泄（小青龙汤、葶苈大枣汤、厚朴杏子汤、小半夏加茯苓汤、桂苓术甘饮、越婢汤、二味麦门冬汤、清肺饮之类，俱可斟酌用之）。若燥气伤金，津液煎熬，胶结为痰，黏滞肺窍，壅塞不通，治以清之润之（《金匮》麦门冬汤、清燥救肺汤、炙甘草汤、三才汤、桑麻丸、三子汤、琼玉膏、清燥汤、五汁饮、桑白皮等汁十味煎、《千金》姜蜜丸、玉竹麦冬汤、玉女煎、牛乳饮、百合汤、贝母栝蒌散、百花膏、滋阴清化丸，与久咳肺痿合而择用之）。此等皆避重就轻，杜渐防微早治之法。因病进药，不致成痈。倘成痈之后，虽用《金匮》各法，不亦晚乎。若肺痈始萌之时，又不能辨症，拘延时日，听其成脓内溃，岂不更晚乎。余愧不敏，随录各方，治于未成之前，惟愿高明参酌。今辑四十八方，皆见症施治。不拘《金匮》成法避重就轻，实皆从古法中脱化而出。初学之士，能将此篇方论潜心默契，再博考群书肺经痈痿。虽不求有功，先可保其无过。莫笑鄙言迂拙，治病不求有功，不如不治。然今看内痈者，能六气虚实，痈痿将成已成。辨别清楚，药必中病，能有几人。若能细心审症，用药的当，虽不能见速功，而无大过者，亦医之上工矣。

【瓜瓣说】瓜瓣即瓜子，总而言之，余以内痈之要药，不独治肺痈一症。何也？如瓜子在瓜中日久，瓜已朽腐，其瓜子生全，能存朽腐溃烂中生生之气。余内痈溃后，无所不用。肺痈用西瓜子，取其形似肺，天生白虎汤，可清肺金肺痈。胃痈用冬瓜子，取形象腹。肺属金，胃属阳明燥金，俱色白。肝痈用丝瓜子，肝色青，主筋络，丝瓜取其色青有络也。肠痈用甜瓜子，取其质直色白，大肠燥金色白，质亦直而通也。其余内痈，栝蒌子均可酌用。

【苇茎说】芦、苇一物两种，苇粗大而质松，芦细硬而质坚，皆中空。后人俱用芦根，取其色白味甘，清肺胃之正药。如肺胃热甚，可用。如肺痈溃脓之后，正气已虚，热势已退，多服寒凉，败脾戕胃。肺之小管，最多余脓，胶黏其中，搜剔不净。《千金》用苇茎，取其性中通，可入通肺之小窍，搜剔管内余脓，通其筋络之气道，不致壅塞，酿成后患。若再用芦根，使虚阳上腾，胃气更弱。余治肺痈溃脓之后，正气已虚，余脓不尽，以干苇梗顶上花下嫩管，去节用。如脓将成，热尚未尽，用鲜苇梗顶上嫩管，取其上者上也。肺位最上，苇性中空善通，领桃仁入肺中，搜剔瘀血败脓，使苡米泄其已蓄之水，肺之清肃可行，秽浊朽腐可去，藉瓜瓣生气可生。喻嘉言先生曰：《千金》苇茎汤，此方堂堂正正之师也。吾师曰：苇茎汤，诸内痈成脓俱可治，不独肺之一藏也。

此肺痈肺痿及瓜瓣苇茎等说，皆先师费蘭泉先生之庭训。今随笔录之，质之高明削正。芦释名苇，苇者伟也，芦之大者也。其叶附于茎，治肺痈，用苇上嫩梗，即苇茎耳。颇是。（能静注）

【附案】

苏州钱复庵

咳血不止，诸医以血证治之，病益剧。往视，见其吐血满地。

细审之，中似有脓而腥臭者。曰：此肺痈也，脓已成矣。《金匮》云：成脓则死。然有生者，遂多方治之，病者亦始终相信，一月而愈。盖平日因此证甚多，集唐人以来治肺痈之法，用甘凉之药以清其火，滋润之药以养其血，滑降之药以袪其痰，芳香之药以通其气。更以珠黄之药解其毒，金石之药填其空，兼数法而治之。屡试必验。今治钱君，兼此数法而痊，强健逾旧，几二十年矣。（徐灵胎）

按徐氏存案，有法无药，比比皆然。此亦先生藏拙处，免得后人吹毛求疵。然后人无从立法，不若叶香岩先生《临证指南》方案兼备，可采其意，可师其法。

常熟西弄徐姓　金陵人，年五十余

因子动怒兼郁，咳嗽吐痰，延戴姓医治之，进以木香、厚朴、豆豉、牛蒡等，咳更甚，面红，痰沫频吐，起坐不安。前医见其面红烦躁，进以鲜生地、鲜石斛、翘、栀、芩、连等，更甚。吾友仲鸣徐君，偕往诊之，脉虚大无力，烦躁面赤，舌白底绛，频频吐痰满地，白腻如米饮，虽臭不甚。余曰：燥伤肺金，再以苦寒。中阳阻遏不通，肺无肃化之权，清阳不能上升。下之津液不能上承于肺，肺之水蓄不能下行，愈吐愈干，肺将痿矣。即用《千金》炙甘草汤原方，取姜、桂之辛，速开中宫阻隔之阳，引酸咸柔润之药下行，化津液救上之燥。取参、草、枣培土壮气，使土气可以生金。麦冬、麻仁润肺，而柔阳明燥金。加苡米泄上蓄之水下泄，清肃下降，津液上承。后人畏用姜、桂，何也？不知大雨雪之前，天必先温。一派柔腻阴药，赖辛甘之味可以通阳，藉其蒸化之权，下焦津液上腾，肺之清气自可下降。云蒸雨施，故无疑耳。照方服两帖，痰沫已尽，咳嗽亦止。后服甘凉清润，生黄芪、北沙参、百合、玉竹、川贝母、枇杷膏、甘草壮气润肺清热，十余剂而痊。今已五六年，强健逾昔。古人立方，不欺后学。人言将古方治今病，如拆旧屋造新房，使后人拟古酌今，非使后学不用古方也。

常熟鼎山高渭荣

始春初咳嗽。至春仲，痰中带血，味兼腥秽，延他医治之。进牛蒡、豆豉、枳壳、厚朴等，服后愈甚。邀余诊，脉细数无力，咳呛痰血，味臭。曰：肺痈脓成，胸有隐痛，络瘀尚未化脓，尚有壅塞，肺叶所坏无几。急速开提，使脓外出，不致再溃他叶。拟桔梗甘草汤、《金匮》旋覆花汤，合《千金》苇茎汤。因其脓成无热，用芦头管干者一两煎汤代水，服三剂。每日吐血脓臭痰一茶盏。至四日，脓尽而吐鲜血，臭味亦减，未尽。将前剂去桃仁、桔梗，加枇杷叶、绿豆皮等，服五六剂，血尽。再进以《金匮》麦门汤、《千金》甘草等，加沙参、石斛、百合等清肺养胃而愈。再以甘凉培土生金，调理一月，强健如故。后有常熟白龙港某与高渭荣友，二人酒肆中回，同日咳嗽，亦生肺痈。至高渭荣病愈，往探之，即邀余诊之。脉已伏，脓血臭甚，倾吐满地，裸体卧床，用扇扇之，口中闹要食西瓜，饮冷水。他人摸之，体若寒冰，众人询问何如？余曰：肺已烂尽，一身之阳气俱从外泄，危在顷刻，卢扁再生，亦无治法。至夜而殁。仲景谆谆诫之，成脓不救，使人早治。然成脓日久，不治必死。治不得法，死者亦多。

丙戌冬温不寒。常熟风气，终年喜食芦根橄榄。至春初骤寒，冬温内伏。经春咳嗽音哑，咳痰不能出，渐渐痰味变腥臭，脓血甚多。此症皆以麻黄甘草杏子石膏汤、大青龙汤加半夏，得效极多。有富贵之体畏不敢服，延久俱成痈者，皆病家自误耳。某寺和尚，冬温咳嗽，每日饮橄榄芦根汤，数十日，咳呛日久，痰臭不出，就余寓诊。脉右寸关数大而硬，时有鼓指。余曰：喉中痰少而臭，脉见右大鼓指，肺痈已经成脓。急宜开提，使脓倾出，免溃他叶。以甘草桔梗、《千金》苇茎法，服后，吐出臭腻黄色脓痰碗余。因其脓出太多，气短纳少，余曰：久咳脓多，肺叶败坏，欲痿之势。进炙甘草汤。他医见之，曰：此是酒劳，被其误治，先服桃仁，后服姜、桂，皆非治法。不知古人立方，有奇偶佐使。后延他医治之，迁延月余，吐脓不止而殁。

常熟东门某姓

年将周甲，素喜酒，痰饮咳疾有年。余每以橘半六君、桂苓术甘等服之，皆效。是年咳疾又发，有其某亲者亦读书，实为关切，与服牛蒡、豆豉、枳、朴等六七剂，咳吐白痰不休，渐渐神昏目瞑，呓语拈衣摸床。舌薄白，不渴饮。是晚邀余诊，脉虚缓无力，痰如米粥盈碗。余曰：此肺液吐多，肺已痿矣。况喻嘉言先生曰：肺痿见其舌白，恣胆用燥药，令其熇熇自焚而死者，医罪加等。即与《千金》炙甘草汤，服两剂。痰渐少，稍能言语，进谷，神识亦清。后其亲至，因舌白不渴，腻药难进。投以芳香甘温，砂仁、枣仁、木香之类，两帖而逝。凡涉猎医书之人，若不深思研究，病变百端，岂堪轻试。所云学医费人，能勿惧耶。徐灵胎先生医论中言之已详，余不敢质言矣。

长田岸有孩六岁

正吃饭，被母打一下，大哭，饭正满口，有饭呛入，后见咳嗽，无寒热，饮食二便如常。就余诊，服肃肺清散之品，五六剂。见有寒热，饮食渐减。又停半月来诊，见痰中血丝，色殷而少，胸中隐痛。服苇茎汤合疏开肺气，罔效。细询其病之始末。其母云：吃饭大哭，呛后，起咳嗽，月余见血，后口中臭秽。余细视血中白点，微黄脓也。余思食物呛入壅塞为痈，将灯心刺入鼻孔，使其喷嚏，吹以皂角末。后得嚏，痰血稍多。再将旱烟喷之，使其咳更甚。咳甚，大哭作呕。呕血块两枚，如蚕豆大，兼脓痰。余将血块拈起剔开，中有白色朽腐如饭米形。服以苇茎汤合《金匮》旋覆花意，另服皂荚丸一日一粒。服药三剂，丸三粒。脓血清楚。再服麦门冬汤加枇杷叶、沙参、石斛之类而愈。故人饮食之间，不可多言喜笑。倘有物呛入成痈，医不能知，自不能知，酿成大患。此孩幸是藜藿农家，听医所为。若绅宦之家，娇养柔嫩，就医肯如此，病家不愿。病家肯如此，医亦避嫌不施。治病之弊如此，误于医者多，而误于病者亦多。余治肺痈，皆宗《金匮》法最多。芳香金石之品，从未敢轻试耳。

鲜车前草捣汁服，肺胃痈咳臭脓，最效。(余听鸿注)

胃痈

柳 丹阳

寒热类疟，中脘穴隐痛(听按：最扼要处)，微肿，不咳嗽，咯吐脓血(听按：与肺痈有别即此)。是胃痈也。脉沉而数，仿立斋壮胃气为先法。

川石斛 谷芽 米仁 黄芪皮 冬瓜子 冬桑叶 蒌仁 橘皮

屈 田泾

中脘穴肿痛不可忍，此食积与七情之火互结阳明，不得宣通，成痈有兆。拟理气消积，以冀痛减。

半夏曲 槟榔 青皮 葛根 大麦仁 范志曲 厚朴 蒌皮 草果

姜 枫桥

寒热延久，胸脘隐痛不已（听按：此以位言），系食滞阻气不宣，并无咳嗽（听按：此以病言）。呕吐脓血，酿成胃痈矣。误认肺痈，愈治愈剧。尤恐毒气内攻肠胃，其害非浅。

沉香　焦曲　枳壳　槟榔　陈皮　厚朴　栝蒌　蔻壳　大麦仁

张 绍兴

脘痛作呕，寒热不解。此热阻胃口，须防成痈。

煨葛根　槟榔　草果　青皮　厚朴　青藿梗　栝蒌仁

附 熨方：

江枳壳　枳实　麸皮　酒药

上药为末。共炒热。绢包熨痛处。

韩

酒湿类聚，例以分利。诊脉微，阳气已败，湿蕴生热，致胃痈脓。清热则阳亡即死。苓术运中祛湿，佐附迅走气分。亦治湿一法。

茯苓　熟附子　生白术　左牡蛎　泽泻　车前子

【附论】胃痈一症，《内经》《甲乙经》《东垣十书》《冯氏锦囊》《金匮要略》《立斋医案》《丹溪心法》《外科正宗》诸书，论症论脉已详，毋须琐述，然能识症知脉者甚少。《内经》曰：当候胃脉。其脉当沉细，沉细者气逆（《甲乙经》作沉涩）。逆者人迎甚盛，甚盛则热。人迎者胃脉也，逆而盛则热聚于胃中而不行，故胃脘为痈也（脉息微茫，最难辨别）。鄙见内痈，隐而不见，手不能近，所为至难。若全凭脉息，指下辨明。七尺之躯，九分之脉，能分内痈，非易谈也。惟《内经》云：本经募原隐痛浮肿，即为何痈。如此辨之，稍有二三分把握。然到此，痈势已成。《经》云：六府不和，留积为痈。壅遏不通则热，热胜则肉腐为脓。惟胃之为痈，更甚于他府。《经》云：胃为之市，百物聚集之所。《太素》曰：胃者太仓也。咽、大肠、小肠、膀胱，胃之闾里门户也。市仓所积，赖脾气之运。闾里门户，转运通调。太仓不致壅塞，市不致阻滞。胃实则肠虚，肠实胃虚，更实更虚，气得上下，自然无病。《经》云：饮食不下，肠塞不通，邪在胃脘也。鄙意思之，致胃脘痈者，各有其因。或酒湿壅热，或浓厚太重，或热药过度，或七情郁火，或饱食奔走，或饱食喜卧，或扰嚷动怒，俱可热郁气逆，壅塞成痈。胃为人之根本，人以胃气为先。饮食药饵，若有不宜，无不先伤于胃。胃属中虚，两头门户最小。上口为贲门，下口为幽门。物聚类杂，最易壅塞。胃痈有上下之分，壅于贲门。脘中阻硬成脓，则吐脓血。壅于幽门者，近脐隐痛，成脓则便脓血。治胃痈之法，将成之时，以通气消积为先。六府以通气为补，通则壅去，先保其不成。如热胜已经成脓，以清热排脓达下。清热则保其未受伤之地，攻下脓血，不致溃腐肠胃。脓溃之后，保养胃气为先。倘胃气一败，饮食渐减，药难运化，延成危症。若胃脘穴外生痈，高突，按之有脓，即用火针或用刀卧而刺之，使脓从外泄。不致内溃里膜，腐烂藏府。若酿脓日久，穿膜腐肠，多致不救。今辑七方。未成脓之前，理气攻积，一法也。已成脓之后，壮胃气，一法也。湿壅生热，运中祛湿，一法也。胃痈初起，外熨温通，一法也。其余排脓、清热、攻积、消滞、达下诸方，有群书可考，不惮烦言矣。

【附案】

余叔岳祖陈顺贵　年五十余

是日家中会期，将衣饰向孟河典中质钱七八千，负之奔归，约十二三里。到家正会酒坐席，负重狂奔之下，腹已饥饿，酒肉杂物，大啖之后，饮食加倍，肠胃已伤。饱食迎风卧后，觉胃脘气阻不爽。停数日，胃脘隐痛，即就马培之先生诊之，曰：胃脘痈也。服药数剂，渐高大。培之先生曰：脓已成，再服内托等药数帖，脘中如覆碗，即将火针刺之，插以纸捻。过一宿，拔出纸捻，泄脓碗余。后服壮胃化湿生肌等药，调理两月而愈。

邵镜泉浙江宁波人 年五十余

在常熟南门外开合兴槽坊。壬午，因遍体络脉抽痛，余与其治愈之后。其二三年，终日坐一小楼，饱食喜卧，日久胃脘阻硬不舒。延某姓医治之，云湿热。延诊十余次，罔效。又延当时盛名之医治之，曰：食滞湿热。立方服药，二十剂，中脘高突。往苏省就马培之先生诊，曰：胃脘痈也。当在苏耽停十余日，服药十余剂。待脓成熟，针穿泄毒，可不穿膜腐肠。邵服药两帖，少效。旋常熟五六日，亦不服药，听其脘中高突。吾友松云张君曰：既上年遍体络痛是某治愈，何不邀诊。余诊其脉，来疾去迟，关寸见数，胃脘按之甚软，高突如覆杯。余曰：胃脘痈也，内脓已成。即向苏就培之马君处。或刀或针刺穿，待其毒泄，免穿里膜腐肠胃。若迟则里膜穿，胃腐不救也。病者以余言太甚，怒色曰：胃若成脓，何以饮食二便如常，口中何以不出大便脓血？余曰：脏腑不和，疮发于外，营卫稽留，经脉血泣，热胜恐肉腐，脓向内溃，腐烂肠胃。若不早开外泄，不免后悔。病者曰：肠腑未坏，先戳穿肚皮，不敢将命试马君之艺，君勿言之。余曰：忠言逆耳，良药苦口，事有定数，谢之不敏。后邀著名外科，治之无效。经四十余日，回宁波，延医治之，不识何症。到宁波府城中，著名外科视之，曰：胃脘痈脓成，二百金包治，病者亦愿。不料已经内溃，出头三处，出脓数碗，渐渐胃败而殁，呜呼。医学难全者，即此也。内科不能刀针，尚可饰说。有一等著名外科，一见内痈，刀针手法，毫无把握，聊将膏药敷药敷衍，酿痈成患，往往腐肠穿膜而毙。较内科方药误人何如耶，惟愿后贤开内痈之法，不得不潜心考核耳。惟学内科者，内痈刀针，不能不学。若逢内痈，内外科各相推诿，遗误者不堪胜数矣。

甘露镇华姓 年五十余

脘中痞硬，中府穴高突，按之坚硬不痛。余曰：此气阻积滞壅塞，急宜化滞理气。用枳、朴、槟榔、麦芽、神曲、木香、栝蒌、砂仁、青皮之类，服两剂，脘中渐平。再将原意加郁李、麻仁、桃仁、制大黄，服两剂，下燥粪甚多，脘中平软如故。后服参苓白术散，十余剂胃苏而痊。

李仪藩

常熟毛家桥人，城中庞氏戚也。胃脘中坚硬如盘，约有六七寸，他医皆谓胃脘痈，治之罔效。就余诊之，脉来坚涩，饮食二便行动如常。余曰：饮食二便如常，中宫无病，此非胃脘痈也，痞积症也。寒气夹痰，阻于皮里膜外，营卫凝涩不通。况烟体阳虚，阴气凝结，少阳气运化，非温补不可，进附、桂、鹿角、枸杞、杜仲、巴戟、茴香、当归、仙灵脾、参、术、木香、姜、枣等温补通气活血，外贴附子、玉桂、阿魏、丁香、细辛、山棱、莪术、水红花子、麝香、鹿角粉、木香、麻黄等品研末摊厚膏药贴之。服药五十余剂，贴膏药两月余而痊，消尽软复如旧。

福山塘谢姓 年五十余

不咳嗽，吐脓血不甚臭。余曰：此胃痈也，成脓之后，速达于下，用《千金》苇茎法。去苇茎，加栝蒌、丹皮、制大黄、甘草。服后大便下脓血渐稀。后进冬瓜仁、苡仁、丹皮、甘草、白术、橘白、生扁豆、石斛、竹叶等。待脓尽，服扶胃清热十余剂而愈。

和按：胃痈、胃脘痈，本有两种。胃脘痈生于中脘穴皮里膜外，气血壅塞肌肉之中。胃痈生于胃之上口或下口，在贲门幽门之间，饮食不节，膏粱厚味壅热，或饮食过饱壅塞不能展舒化热，皆能成脓。治法保住里膜为要务。胃脘痈成脓者，即速用针刀开之。脓泄于外，勿使内溃。胃痈成脓，即速排脓达下，勿使外溃，始终能护住里膜不穿。虽重可以挽回，若里膜一破，多致不救。

肝痈

范 东山

寒热延久，左偏胁肋结肿作痛，时发时止，脉数而弦。此风热与肝气相并为患，虑成肝痈。宜疏肝清热，标本并治。

旋覆花 延胡 川楝子 新绛 丹皮 黑山栀 黄柏 青葱管 当归

徐 青浦

咳呛久缠，交冬令来，左胁肋隐痛（听按：此以部位言）。期门微肿听按：此以穴言。两胁胀满，侧卧则惊。听按：《素问》曰，肝痈两胠满，卧则惊，不得小便。便溺艰涩（听按：肝络系于二阴）。显系肝痈之症。议与疏肝泄肺为治。（听按：学山先生之案简而切实者此也。）

枇杷叶　苏子　紫菀　钩藤　通草　广橘红　新绛　竹茹　栝蒌

周　嘉善

胁下结肿色白，不能转侧，重按觉痛，此肝痈也。大便燥而秘。有瘀血在内，理宜疏降。

柴胡　桃仁　青皮　木香　生军　归须　香附　黄芩　延胡索

王

痛久，屈伸不得自如。（听按：徐灵胎先生评曰，肠痈，在此句中拟之。）经脉络脉呆钝，气痹血瘀，郁蒸化热。旬日频频大便，必有血下。复喘促烦躁，不饥不食，并无寒热汗出，全是锢结在里，欲作内痈之象。部位脐左之上，内应乎肝。痈者壅也，血结必入于络，吐痰口气皆臭，内痈已见一斑矣。

炒桃仁　新绛　降香末　野郁金汁　冬瓜子　紫菀　金银花

【附论】肝痈一症，因不常有，人皆罕见，故诸书少详。《经》云：期门（期门穴又名肝募，在乳旁一寸半再直上一寸半）隐隐痛者肝疽，其上肉微起者肝痈。《素问》曰：肝痈两胠满，卧则惊，不得小便。余思肝为厥阴，内藏相火。胆属相火，火与木，连膜同脂。肝为风藏，为将军之官，谋虑出焉。胆为中正之官，决断出焉。肝之谋虑，取胆之决断。人有谋虑不决之事。肝郁则气结血凝，胆不能决。火愈炽，风愈煽。气血凝结，郁则火生。肝气不能宣通，火郁则化成脓。胁肋期门者，皆肝之外候。肝络布于胁，少阳胆络行身之两旁。胁肋作痛生痈，皆在肝之络脉，非肝之本藏也。华真君曰：肝痈不可针刺，须用内消法。鄙意肝气逆于络中，壅塞成脓，此乃外候躯壳之病。胁肋为肝胆行经之所，期门肝之穴，若听其内消，不得外溃，反溃入里，攻穿里膜，腐及肠胃。岂有不早刺外泄，听其内溃之理。若生躯壳之内，肝之本藏痈成。速用内消之法，断无在躯壳之外刺穿里膜，能及于肝者，未之有也。故治内痈之法，一层里膜，如用兵之一座城垣。生于外者，始起之时，如暴寇初至，当先散其众，不能待其痼结。理气消瘀之药，用之在速，使其络脉宣通，自然消散。若已痈脓，如贼已成垒，城中之军不能敌，不得不求救于外。虽服内消内托，亦属无益。急用刀针卧刺，使毒外溃。如救至攻开贼垒，城中军心自安矣。生于内之本藏者，如左右之亲近内引为患，暗伏其中，急宜搜之逐之。倘一时懈怠失察，滋蔓难图。故内痈针不可及，手不可近，若不杜渐防微，致成危症。陈远公曰：肝遂痈脓，其势似缓。然肝性最急，痈成而毒发甚骤，焉有胁痛数日而死者。此痈已久成脓，溃毒而死，如左右之患起于不测，偾军败事。此皆医不能预治而迁延，病家疏忽不治而死者。不能杜渐防微，预治其患也。余以治内痈，腹部之痈，先保里膜。如用兵始终保住城垣，万军不致溃散，生死关头即此矣。肝痈虽属罕见，肝非金石，岂有不生痈者乎。摭拾成议，质之高明。临症之时，未尚无小补耳。

【附案】

余治胁痈、肋痈、胁痈等症已多，皆肝之外候也。内消理气消瘀，虫蚁搜络，俱可取效。惟肝之本藏生痈，极少见。忆昔在业师处见施姓妇，素有肝气，丧夫后，因应嗣爱嗣争产不能决，后胁肋刺痛。吾师治愈后，经阻三月不通，觉左肋内由脐旁引痛腰脊，肌肉不变，重按之内中极痛。吾师曰：此肝痈也。用延胡、柴胡、川楝、青皮、归尾、木香，合桃核承气法下之，下血紫片如鸡肝。一剂后痛减，再进消瘀理气疏肝解郁数十剂，经通痛止而愈。吾师曰：若肝经络脉生痈，当用活血理气之轻药，取其轻可入络；若痈生于内中本藏，当用破血理气重药，取药重力专直攻本藏也。肝为藏血之藏，血壅气阻，叶胀成痈。故速下之，使肝中气血疏通，肿亦可消。治内痈，虽属理气消瘀。同一方法，然各藏引经之药必须用之。倘不用引经之药，反伤他藏气血矣。

丁亥六月。余治常熟大河镇某姓妇，早寡。上有老姑七十一岁，两代孀居，携子耕读安居。不料有某暗侵其产，事至成讼，姑媳上堂质审。结案后，左胁肋及少腹脐旁作痛，大便秘结，小溲不通。他医进以五苓、八正、导赤等渗利之品，罔效。就诊余寓，问病之始末。余曰：肝络系于二阴。肝主疏泄，少腹刺痛。是怒郁伤肝。恐生肝痈。急宜疏肝达下，用川郁金、金铃皮、香附、延胡、柴胡、木香、橘叶、归须、栝蒌、厚朴。合逍遥散等一剂，另服通关丸三钱。大解已通，小溲亦畅。后原方增减服两剂，痛渐愈。据述，其姑审后到家，即起痢疾，甚重，即晚开船回去。余细思之，此症日久，亦肝痈。幸讼胜，屈有所伸，怒有所泄，肝气尚可展舒。若屈无所伸，怒无所泄，孤孀嫠妇姑媳之命，未尝不以此而危。所以与闻公门之事者，当三思行之，培德无涯矣。

肠痈

孙 浏河

去年产后，瘀积未楚。入春腹渐作痛，两手脉来涩滞。此系络脉有阻，隧道阻塞，以致腹形渐大，关元穴微肿，按之急痛，乃成痈之兆。法宜消积通络为治。

制香附　柏子仁　延胡　米仁　麦芽　旋覆花　青葱管　赤芍　归须　丹参　新绛

宋 南浔

素患肥气，近加少腹绕脐而痛。盖厥阴脉络并于小肠，又为水分穴之所。虑成肠痈，形脉皆现虚象，恐难支持。

党参 琥珀 麻仁 黑芝麻 淡苁蓉 红曲 人乳 青橘叶

复方 水分穴较前更肿，脐腹疼痛更甚。正属酿脓之候。仍拟清润，不致毒从脐出也。

党参 大腹皮 橘红 竹茹 谷芽 饴糖 伏龙肝 石斛 蔻壳

徐 常州

产后败瘀阻于肠募，少腹作痛，肠痈之所由作也。且拟温通之法，以冀瘀下积消，堪免成脓。

肉桂 蕲艾绒 丹参 麻仁 炮姜 琥珀 茺蔚子 红曲 薤白头

复方 积瘀稍下，一时未能荡涤，腹痛依然，按脉细涩。元气甚虚，扶元则积瘀难下，疏导则元气愈虚，攻补两难，平章不易。勉拟温通，再候转机。

肉桂 党参 神曲 陈广皮 苡米 丹参 艾绒 麻仁 威灵仙

杨 丹徒

冲任脉虚，天癸不准，来时腰腹作痛。此系肝虚血滞，阻于肠膜，以致少腹结硬，疼痛不已。有肠痈之兆。姑拟温通导滞，以望红潮准信。为分消之法。

制附子 花蕊石 桃仁泥 茺蔚子 败酱草 楂炭 丹参

附 熏方：

小白菜　棉花核　车前根　青葱管　大蒜头　艾蓬头

复方 腹痛得缓，瘀浊已下，诚为佳兆，惟少腹肿块依然未退，此积瘀未净之故也。仍以前法治之。

制附子　肉桂　陈皮　楂核　新绛　花蕊石　丹参　茺蔚子

附 摩汁代茶方：

沉香　乌药　降香　苏梗　枳壳　郁金　槟榔

张 青浦

寒食互结，少腹迸痛，脉沉滞。非惟厥闷，防其成痈。

沉香　艾绒　槟榔　藿香　炮姜　椒目　草果　厚朴　泡淡吴茱萸

朱 吴江

寒凝气滞，少腹作痛。此肠痈之基也。

厚朴　苏梗　枳壳　广皮　葛根　槟榔　藿梗　青皮　楂肉　葱管

欧 余杭

小肠痈延迟诒误，内脓已成，破后必费曲折。急与补托，勿一误再误。向作痞治，何异隔靴搔痒。

党参　瓦楞子　丹参　枣仁　米仁　黄芪　穞豆皮

汤 梅堰

小肠痈破后，秽脓夺脐而出，盗汗脉软，形体尪羸，疮怯已成。难许无虞。

党参　北沙参　枣仁　五味子　木香　黄芪　范志曲　浮麦　穞豆皮　广皮

沈　芦墟

小肠痈内溃，小便下虮十计。此乃内膜有伤，治之非易。

制附子　琥珀　冬瓜子　苡仁米　败酱草　川连　广皮　栝蒌仁

复方　脓虮如故，药石无功。

党参　乌贼骨　陈皮　菟丝子　米仁　丹参　菩提珠　谷芽

闵　嘉定

产后瘀阻，自冬经夏，少腹作病，痛无着迹，急疏营络。免成肠痈。

制香附　茺蔚子　艾绒　当归　苏梗　延胡索　泽兰　丹参

孟　昆山

蓐后体虚多卧，以致败血失隧，流注肠中，酿成内痈。拟和以导之之法。

香附　陈皮　当归　丹参　煨木香　白芍　艾叶　茺蔚子

张　同里

微寒微热，脉细而数。少腹急肿，脐突，转侧有水声，内痈已成。拟温以通之。

肉桂　茺蔚子　陈皮　澄香　艾叶　薤白　花蕊石

钱 苏州

恒业轿夫急于奔走，致肠胃传送不能舒展，败血浊瘀壅遏肠中而成内痈，与薏苡仁汤治之。

赤小豆　防已　薏苡仁　甘草　桃仁　粉丹皮　蒌仁

比邱尼 嘉定

小肠痈溃后，虚热不已，脐中时流败水浊瘀。此症起于素志不舒，经闭为病，难于调治。

党参　米仁　谷芽　甘草　赤苓　丹参　花粉　陈皮

钱 金泽

少腹攻痛，小便涩滞，兼以后重，防成小肠痈。

澄香　陈皮　枳实　艾叶　青皮　苏子　乌药　薤白　川楝子

附 熏方：

大蒜梗　青葱管　艾叶

李 唯亭

脐腹隐隐作痛，痛则气冲于上，便秘脉芤，小便赤淋涩痛。显系肠痈，非奔豚也。宜大黄汤下之，瘀去，痛即缓矣。

大黄　朴硝　桃仁　丹皮　青皮　苡仁　丹参　木通　赤苓　茺蔚子

王 蠡墅

蟠肠痈。前拟导瘀开泄法，未见松机。瘀滞腑络，未能荡涤。再以排瘀润肠，佐以降气。

沉香　郁李仁　麻仁　新会皮　苏梗　川断　菟丝子　蒌

仁 青葱管 丹参

朱 太仓

恶寒发热，少腹肿痛，脉有芤象。左脚屈不能伸，名缩脚肠痈。宜破瘀行气治之。

延胡 陈皮 木香 归尾 青皮 枳壳 红花 焦山楂

周 洙泾

脐腹绞痛，转侧有声，肠痈已成矣。

焦神曲 官桂 枳壳 艾叶 炮姜 山楂核 川楝

张 吴江

肠痈。

川楝子 澄香 白芍 乌药 苏梗 山楂核 陈皮 艾叶

陈 朱家角

少腹气逆，便秘脉芤。防成蟠肠痈。

葛根 沉香 青藿梗 厚朴 楂核 艾叶 槟榔 扁豆叶 枳壳 陈皮

冯 横泾

半产后，五十余日，恶露流入小肠，以致腹痛且肿，肠痈之渐也。拟失笑散主之。

五灵脂 蒲黄 川楝子 川连 茺蔚子 延胡索 丹参 薤白头 楂核

袁 青浦

脾虚不能统血，败瘀渗入肠胃之间，以致脐突腹肿，痛势日加。此肠痈欲作脓也。法拟健脾行瘀，以冀勿溃为妙。

茺蔚子 菟丝子 谷芽 丹参 竹茹 川楝子 新会皮 白芍

缪 太仓

肠痈，在将成未成之际。拟运行以消散。

川郁金 延胡 归尾 申姜 陈皮 丝瓜络 红花 桃仁 苏梗 新绛

倪 平望

腹中作痛，胀满难食，小便涩滞。此肠痈也。遵古法，以薏苡仁汤主之。

米仁 栝蒌 丹皮 白芍 桃仁泥

毕

湿热由腑滞及肠中，大便不爽，食入不适。平昔肝木易动，厥阴不主疏泄，少腹形胀。无非滞气之壅，久则凝瘀日踞。

小温中丸三钱

十服。

某

脐旁紫黑，先厥后热，少腹痛如刀刮，二便皆涩，两足筋缩。有肠痈之虑。

老薤白 两头尖 小茴香 当归须 炙山甲

某

舌焦黄，小腹坚满，小便不利，两足皆痿。湿热结聚，六腑不通。有肠痈之虑。

川楝子　丹皮　山栀　通草　青皮　小茴香

某

壮热旬日，周身筋脉牵掣，少腹坚硬，小便淋滴，忽冷忽热，欲痈脓血。乃肠痈为病。仿孙真人牡丹皮大黄汤主之。

大黄、牡丹皮、芒硝、瓜子、桃仁,《金匮》删繁。《刘涓子》《肘后》俱用此方。（听注）

蒋氏

带下不止，少腹内踝连痛至足，不能伸缩。络脉不宣，最有结痈缠绵，不可不虑。医云肝气，岂有是理！

桂枝　远志　当归　杞子　茯苓　鹿角霜　生沙苑

朱　四十

产后冬月，右腿浮肿，按之自冷。若论散血，半年已成肠痈。针刺泄气，其痛反加。此乃冲任先虚，跻维脉不为用。温养下元，须通络脉。然取效甚迟，恪守可望却病。（此案本非肠痈，最易误治。故特录出，以便临症核对。）

苁蓉　当归　肉桂　小茴　牛膝　茯苓　鹿角霜

鹿角胶熔酒蜜丸。

吴

产后十二朝。先寒战，后发热，少腹疠痛，腹膨满，下部腰肢不能转侧伸缩，小溲涩少而痛。此败血流入筋络，延及变为疡症。议用交加散。

小生地　炒楂肉　生姜　车前　牛膝　五灵脂

调入琥珀末一钱。

又　十六朝。诸症稍减，每黄昏戌亥时冲气自下而上，至胸中即胀闷，肢冷汗出，右腹板实。此厥阴肝藏，因惊气逆，今恶露未清。重镇酸敛，均为暂忌。拟和血调血为稳。

炒桃仁　归须　香附　延胡　小茴　炒楂肉　官桂　川楝

又方

人参　当归　白芍　炙草　茯神　香附　桂心　广皮

【附论】《经》曰：天枢（天枢穴即大肠募，在脐旁开二寸）隐隐痛者，为大肠疽。其上肉微起者，为大肠痈。关元（关元穴即小肠募，在脐下三寸）隐隐痛者，小肠疽。其上肉微起者，小肠痈。此指募穴而言也。余思致大小肠痈，各有其因。或膏粱厚味，湿热壅塞而成；或终日急奔，气血阻于下焦。饱食奔走，肠胃失于展舒。负担重物，迸伤肠胃。醉饱房劳，致伤精液。湿滞痰凝，肠胃痞塞。饥饱劳役，肠胃受伤。饱食喜卧，食积停滞。受寒气，阳气不能宣通，或脾虚湿壅，湿滞流入小肠；或跌仆停瘀肠膜；或妇人分娩用力太过，气陷阻滞不升。产后喜卧，瘀流入络。或肝气郁结，暴怒忧愁，气结不通。车马疾奔，震动肠胃膜络。尼姑孀妇室女干血停阻，有心经火毒流入小肠，肺经之热移于大肠。以上皆可成痈。大小肠痈不外乎血瘀气阻，寒凝热壅，已溃未溃，兼虚兼实。若能一见便明，治肠痈不难矣。寒者温之，热者凉之，气滞者理之，瘀阻者行之。此治大小肠痈始萌之大纲领也。其中利湿、消滞、化痰、排脓、清热、温通、解毒、固正、和中、养阴各法者，四法中之变化也。虽有群书可考，余今辑四十一方，潜心参玩，亦可增一隙之明。

又论。余思大小肠痈之治法，诸先哲辨之极明。不如简略，后人可取为法。鄙见小肠上口，即胃之下口，曰幽门。大肠上口，即小肠下口，曰阑门。又为水分穴，泌糟粕，化精液溲便，即在此分清，糟粕归大肠，溲溺归膀胱。屈曲变化之处，最易壅塞。如市井路狭人众，门巷之间易壅易阻。肠痈者生此二处为多。痈生于大肠，易治。大肠为传道之官，变化出焉。阳明多气多血，魄门为五藏使，水谷不得久藏。其气本主下达，泻之其毒脓与糟粕而出。生于小肠，治之较难。小肠为受盛之官，化物出焉，有毒难泄。太阳多血少气，与心火合为表里，虽泻则热从溺溲而出也。看肠痈之法，先从少腹按之。皮肉轻按痛者，痈生于外，腹痈也。若轻按不甚痛，强按之内中痛甚，肠痈也。若小便淋沥，有恶寒发热，身皮甲错，少腹肿状在一处痛者，脚屈难伸。肠痈也。若少腹皆不痛，一处独痛，痈已成。若独痛之处按之热，他处不热，脓已成。若脉来迟紧者，气滞血瘀，未成脓也。脉见数滑，有寒热，已成脓也。服热药更痛者，已成脓也。服热药而痛缓者，脓未成也。脓非火锻炼不能成，故服热药痛更甚。生肠痈者，要卧清静之室。倘猫鼠响器，哄吓之言，幼孩跌仆，使其惊跳，则肠断不救。此皆屡次试验而得之。未成脓之前，要分气阻血凝、虚实寒热诸治法。有群书可考，兹不多赘。然成脓之后，下之不得，吐之不能，不得不开之使脓外泄。迁延腐烂肠胃，或脓夺脐而出，或少腹内溃出脓，或大便便脓，或呕脓。妇女前阴出脓，内中肠胃无有不坏者。吾友少田胡君曰：以子所言，内痈先保里膜为要务。如此说来，肠痈开刀动针，里膜必穿，岂不误人性命。余曰：君言却是有理，然刺火针，肉未受伤。如针灸之法焉有不伤里膜。然其孔小易于收敛，若其内溃，其中腐烂已多，收敛不易。迁延日多，正气已败。生长更难。然刀针手法，各有秘传。惟见孟河马氏巢氏，余屡见之。此皆衣钵相传，惟烫火针为最速，救人甚众。其余能开内痈者，未曾见耳。若无师传授，点穴不真，认症不准，乱针乱刺。孙真人云：肠痈妄治，必杀人，即此也。余不能刀针，惟疡症不敢旁质一言。今有无师传授，以外科较内科易，置书数种，合药数方，竟为疡科。倘遇内痈大症，如之奈何。今聊质鄙言，疡科高明，务必考核内痈，为救人之要事。诸公责我罪我，余不敢辞也。

【附案】

余临症五年，遇肠痈数人。始萌未成脓者。或理气消瘀温通，服药而消者，茫不记忆。有二人未能收功者，自愧医学不精，力针手法缺少师承，听其内溃而死，至今顾影自惭，故录出为后日之戒。余乙酉二月初六日，由孟河至琴川。余友仲鸣徐君过余寓，谈及其店中学生某（忘其姓名），住南门外坛上切纸坊内。因腹痛已有三月未愈，烦子过一诊。余即往，诊得脉来数滑，一身肌肉尽削，发热，少腹左角作痛，日夜哀号。余细将其少腹按之，少腹左角一处独痛。细按掌下，惟痛处肌肉最热。问其原由，云服热药热物更痛，服凉药凉饮稍舒。余细按之，最热处郁郁有脓，瀏瀏有声。看其两足能伸能屈，余曰：此内痈。经服药三月，未曾有言内痈者，吴萸、姜、附、桂热药过多，锻炼成脓。余不能刀针，使脓外泄。此痈在肠外膜里，若脓从大便出，肠必腐坏。若脓从脐出，里膜必穿。如有名手能开，脓从原处而出，可望生机。若脓从大便脐中出者，俱属不救。余写牡丹皮散，合活肠败毒丹法主之。即辞曰：速延疡科开之，尚有生机，迟则不救。当日即延著名疡科视之，逐日更医，皆束手。延至十余日，脐中溃脓，胃气渐败而逝。呜呼，疡科不能治内痈，听其自溃而不早治，酿成大患。何异用兵听人居危城之中，罗雀掘鼠，不能济内之粮，又不能冲突救人性命于顷刻，听其自毙一般。余思之，扪心自愧，未习刀针手法，误人性命。所以徐灵胎先生言叶天士先生曰：内科不知外科，得医术之半。余谓内科不能识症，外科不能刀针。一遇内痈，皆如云中观月，雾里看花，挨延日久，脓成，听其自溃而死。医术之难全，徐灵胎先生已言之，余何敢质言。今志之自警耳。

凡治内痈，妇女较男子更难。余忆在师处，丹徒界某姓大族有新妇，经停三月，皆谓有娠。停至四月，少腹作胀而痛，皆云妊娠挟肝气。服金铃、左金等，痛更甚。后邀吾师，因天微雨，不愿过江，使吾代之。坐车十六七里，再江面坐船颠簸三四里，喘息未平，宅门内呼请诊脉矣。上楼，窗亦四面紧闭。病人坐在帏幔之中，色不能望，音不能闻，问不能答。将手在幔中伸出，切脉迟紧，重按亦涩。余曰：此血气被寒凝滞。问曰：腹中痛乎？旁人代答曰：少腹左边甚痛。舌又不能看。余再问曰：二便如何？少腹痛处可硬？旁人皆不言，病者羞涩不答。余亦无可如何。况枵腹汗出，手软无力。即请纸书方。余曰：少腹作痛，气滞血凝，日久防成内痈。即用桃仁承气去芒硝，加归尾、延胡、香附等。闻得旁有妇女唧唧言曰：有妊四月，脉中尚方不出，反言内痈。余亦反疑惑不定，明知此方，决不服矣。饭毕回寓，与吾师述及情由。曰：望闻问切，四字皆无。孙真人未诊先问，扁鹊见色知病，如此隔靴搔痒，余实不能。后延他医，皆安胎养血。云产前宜凉，方皆不离黄芩、白术，至经停五月。见寒热，少腹肿硬。后脓窜入腿缝，延外科治之。有曰横痃，有曰便毒，杂药乱投。脓溃淋漓，胃气日败而毙。所以病家如此，医家如此，鲜有不误者也。此误不在医家，误在病家。奉劝富贵之家，有病延医，望闻问切，当尽其技，病家受益多多矣。

长兴朱季敏少子啸虎官

性极聪明，年九岁。腹痛脚缩抱膝而卧，背脊突出一节，遍延内外科诊视。或云损症，或云宿食，或云发毒，当刺突出之骨以出脓血，其西席茅岂宿，为荐余治，往登其堂，名医满座，岂宿偕余诊视。余曰：此缩脚肠痈也，幸未成脓，四日可消。闻者大笑，时季敏为滦州牧，其夫人孔氏，名族之女，独信余言。余先饮养血通气之方，并护心丸，痛遂大减。诸医谓偶中耳。（和按：同道妒嫉；可丑之态。）明日，进消瘀逐毒丸散，谓曰：服此又当微痛，无恐。其夜痛果稍加。诸医闻之，哗然曰：果应我辈之言也。（听按：此等医士，幸灾乐祸，皆欠学问之处。）明早，又进和荣顺气之剂，痛止八九，而脚伸脊平，果四日而能步。诸医以次辞去。中有俞姓者，儒士也，虚心问故。（听在师处，师曰：若见同道，可问则问，不可问则不问。自己当缄口少言。何也？我等寒士，今人或稍有家资，鄙尔贫士。或捐职衔者，鄙尔布衣。或高抬身价者，鄙尔卑贱。故作匆忙者，厌尔纠缠。欺世盗名者，恐尔辩驳。各有习气。若谦虚下问，人疑尔诈，反俯首受辱于人。故不必问。若果有长者风，是吾三益之友，道同志合，何可不问。先哲云：我百事知，惟一事不能知。吾问于人，彼百事不知，惟我一事不能知。彼能知者，即吾师也。余至琴川五载，道同志合，有问必言，有长者风，温厚和平。支塘邵聿修先生老成持重，直言不讳，每逢同诊，受益已多。惜天不永其寿，丧吾益友。故谨录之，以志感慨。今读徐案之儒士，俞姓医，虚心问故，知洄溪先生直言不讳。长者，而问之。知前群医之中，不可问，而不问也。）余谓杂药乱投，气血伤矣。先和其气血，自得稍安。继则攻其所聚之邪，安能不痛？既乃滋养而通

利之，则藏府俱安矣。（徐洄溪）

又治南濠徐氏女。经停数月，寒热减食，肌肉消烁。少腹之右，下达环跳，隐痛微肿。医者或作怯弱，或作血痹，俱云不治。余诊其脉洪数而滑，寒热无次，谓其父曰，此瘀血为痈，已成脓矣，必自破，破后必有变症，宜急治。与以外科托毒方，并丸散，即返山中。越二日，天未明，叩门甚急。启视，则徐之戚也。云脓已大溃，而人将脱矣。即登其舟往视，脓出升余，脉微肤冷，阳随阴脱。余不及处方，急以参附二味煎汤灌之，气渐续，而身渐温。然后以补血养气之品，兼托脓长肉之药，内外兼治。两月而漏口方满，精神渐复，月事以时。大凡瘀血久留，必致成痈。产后留瘀及室女停经，外症极多。而医者俱不能知。至脓成之后，方觅外科施治。而外科又不得其法，以致枉死者比比皆然。（徐洄溪）

肾俞痈

史 松江

肾俞痈，灸后肿收痛减，大有消意。此当坎位，地冷多寒，自宜温补。

肉桂　延胡　茯苓　青盐　熟地　枸杞　杜仲

尤 宜兴

肾俞痈延久不愈，恐成疮怯。

西洋参　川石斛　车前　茯苓　鳖甲　北沙参　大豆卷　白芍

苏 青浦

背脊先曲，次发肾俞，其势必溃。真阳虚损之极，加以脉数胃困，最难治疗。

党参　川石斛　茯神　料豆　扁豆皮　冬术　五味子　神曲　鳖甲　川贝母

李　南汇

肾俞色白漫肿，防其成痈。此空隙之穴，非比他处，能令消散为首务。先理寒热，后商外疡。

葛根　藿梗　蔻壳　苏梗　木香　青蒿　陈皮　厚朴　丹参　扁豆

查　青浦

肾俞发。肿收肿化，可卜向安，另有变迁，未敢预决。

北沙参　忍冬花　黄芪　石决　花粉　制首乌　杜谷芽　广皮

马　乍浦

肾俞内发，由真元亏损而成。勿泛视之。

北沙参　人参　茯苓　神曲　黄芪　女贞子　甘草　淮麦　料豆

复方　进补托之剂，平塌依然，神思昏颓，胃气困惫，甚非佳兆。再拟补托，以决成败。

人参　白芍　女贞子　黄芪　甘草　冬术　杜仲　大生地　茯苓

程　淮安

肾俞坚硬如石，形如大桃，绵延半载，皮色泛红。已有穿象，流脓为吉，出血为凶。此血瘿之流亚也。（听按：此症即是石疽，寒气夹痰凝结所致。因皮色泛红，故不能用温药。）

川贝母　牡蛎　紫菜　远志　连翘　苏子　广皮　夏枯草

【附论】俞为阳之穴，募为阴之会。诸经之俞在背，诸经之募在腹。藏府不和，病发于外。发于阳者在俞，发于阴者在募。发于本藏府者在内。发于府者属阳，治之稍易；发于藏者属阴，治之极难。何也？《内经》云：六府者，所以化水谷而行津液者也。五藏者，所以藏精神血气魂魄者也。又云：六府传化物而不藏，故实而不能满也。五藏者，藏精气而不泻，故满而不能实也。六府之气本通，虽壅阻易于通达。五藏生痈，肺本中空，主气之呼吸出入，较他藏治之较易。其余脾肝肾三藏之痈，生于本藏，腹内者针不可至，药不可及，手不可近。内科不识其症，外科不得其法，妄治而误者，比比然也。夫肾俞痈者，名曰连肾发。此肾经之外痈也，生于命门穴，脊之十四椎，自下至上第七椎，即七节之傍中有小心处是也。此处其方在北，其卦在坎。本为寒水之地，内藏相火，如水底暗蛰龙雷。阴阳相抱，为先天之本，性命之根，精气神聚藏之所。生生化育，寿夭荣枯，皆在于斯。又在骨多肉陷空隙之处，靠里膜最近，与肾为比邻。此处生痈，故一经溃后，先自徬徨矣。先哲皆云：房劳过度，致伤肾水。鄙思耄耋襁褓，高僧节妇，皆有生此痈者，岂皆房劳乎。其中各有其因。寒郁则化火，阴虚则火生。或者操劳思虑，有动乎中，必摇其精；或小儿先天不足；或房后肾经受寒，寒郁化火；或强制亢阳，阴精内消；或春方丹石，忍精入房，欲火内燔；或房劳不节，淋浊不休，梦遗滑泄，妇人淋带过度，脂液内竭；或膏粱厚味煿炙，热郁于中；或跌挫停瘀肾膜；或妇人漏经血崩，产后亡血过多，阴津内涸；或肝阳独旺，内烁肾阴。种种皆可肾俞生痈。然此症治法最难。天地水向东流，肾本难实。未溃之时，难起难发。已溃之后，疮怯易成，元气易败。此处督脉，属阳上行。太阳寒水之脉下行。二肾之中，命门在焉。真水之中，相火藏焉。若不补阴，专治其毒，则肾水更伤，毒难速化。若专补阴而不通阳，则阴无以生，毒且深藏不能外泄。今辑八方。譬如肾俞痈灸后肿消，温补之中，夹熟地之填阴，青盐之引药入肾，参延胡消其已阻之瘀，此阴阳并补兼消之法也。虚损疮怯之渐，温补养阴之中，参以茯苓、车前、神曲、豆卷暗泄肾邪，去脾胃之温，防其胃困，亦一法也。如夹外邪，先理寒热，后商外疡，亦一法也。疡症平塌，神识昏颓，胃气困惫，专于补托，毫不夹消导渗泄之品，亦一法也。坚硬如石，皮色泛红，化痰软坚凉血，亦一法也。先生疡科调理之法，俱有层次，丝丝入扣。不但疡科，内科有几人能望及先生之项背与。

【附案】

余思肾俞痈，皆属虚症。实症百中则有三四，或其人正气本实，或膏粱煎煿辛辣，饮食不节。瘀血积于肾经膜外，或有之，然余未见也。忆昔年在梁溪，遇王君者香，邀余诊视，脉来虚数，咳呛多痰，肾俞痈平塌，已溃两孔，脓稀黏腻，滋水淋漓。问其年将二十，又无昆仲，尚未得子。他医专以甘凉治肺止咳，余曰：水亏木旺，木扣金鸣，肾虚则水泛为痰。当先治肾，寒凉温补宜并用。一清相火，一通肾阳，坎离既济，阳随阴长，阴随阳生。以肾气丸加知、柏，猪脊髓为丸。每日三服，每服二三钱。另服甘温补剂。戒以屏劳绝欲，戒酒辛炙。后至百日后，此痈肌肉已平，疮口亦合，胃气甚旺。后竟宴客纵欲豪饮，旧疮复发，红肿，疮口溃裂。经疡科服牛蒡、银花寒凉之品，疮色更红，高突，以致胃惫面红汗出，痢下腹痛而殁。肾俞发将及一年，服滋补而瘥。因其纵欲阴伤，龙雷外越。余未见龙雷之火，暴雨而能制之。服寒凉，虚阳更燔，戕其脾胃生生之气，岂有不死者乎。

【附悬痈治案】

余思外症与内症看法虽异，理则同。从中有假热假寒，最难明察。譬如伤寒之戴阳，寒极似热，面红目赤，口燥假渴，索饮冷水。仲景有通脉四逆加猪胆汁汤、白通加人尿猪胆汁汤。如温病之热深厥深，陷入营分，肤冷肢厥，喜热饮不喜凉饮，反用紫雪丹、至宝丹、犀角地黄、白虎、竹叶石膏等汤。此皆内科之假寒假热也，外症亦然。有一等皮色泛红，阴分不足，虚阳外越。服温补肿势渐平，红色渐退。亦有色白坚硬，平塌不起。外显虚象，乃是火毒凝结，气血不能通畅。一服凉散，皮色即红，肌肉渐松，此外症之假寒假热也。此等症最易误治。然细心者，断不致误治。究竟有元气脉息虚实可凭。余忆十余年前，余姨岳母，素有便血。本属早寡多郁，后起悬痈。生于谷道之前，溺道之后。先起块作痛，即至孟河诊之。皆云湿热，服苦参、黄柏、苡米、萆薢等苦寒渗利。数剂后，日见其甚。再复诊，服数剂，卧床不起，日剧。著余妇代看之，云皮色泛红，光亮如梨，按之甚热。用田螺水摩番木鳖，调冰片搽之，稍安。干则更痛，再搽。后邀疡科诊之，曰：悬痈溃后，为海底漏，死症也。合家惊惶。正在岁终有事，无可如何。余曰：素有便血，本属脾虚，虽有肝气兼湿热，肝络系于二阴，补中益气汤最宜。此方之升麻、柴胡，即是疏肝之品，当归是养肝之品。东垣先生云：治脾不若治肝。木气调达，土气自舒。参、草甘温助脾，白术、陈皮调胃祛湿。余即将补中益气本方，加茯苓泄其已阻之湿。大剂三服，痛减红退而肿收。再服两剂，而饮食渐增，肿渐收尽，痛亦止。后服归脾五六剂，平复如故。至今十余年，强健如昔。所以补中益气汤，人皆云升清，不知东垣先生内中有疏肝扶土之妙。鄙言以谓何如？若依疡科，用苦寒淡渗，利湿清热，此症决致不起。

肛痈

倪

肛疡溃脓虽愈，阴气已经走泄，当阳气弛张发泄。今加嗽血痰多，胃纳减于平昔，脉数促，喘逆脘闷。姑清肃上焦气分。

苏子　杏仁　香豉　蒌皮　降香　郁金　桔梗　黑栀皮

魏

脉数，垂淋浊。愈后，再发肛胀，大便不爽，余滴更甚。

萆薢　猪苓　泽泻　白通草　海金砂　丹皮　黄柏　晚蚕沙

复方　滞浊下行，痛缓。议养阴通腑。

阿胶　生地　猪苓　泽泻　山栀　丹皮

王

病人述病中厚味无忌，肠胃滞虽下，而留湿未解。湿重浊，令气下坠于肛，肛坠痛不已。胃不喜食，阳明失阖，舌上有白腐形色。议劫肠胃之湿。

生茅术　人参　厚朴

广皮　炮姜炭　生炒黑附子

【附论】肛痈者，即藏毒之类也。始起则为肛痈，溃后即为痔漏。病名虽异，总不外乎醉饱入房，膏粱厚味，煿炙热毒，负重奔走，劳碌不停，妇人生产努力。以上皆能气陷阻滞，湿热瘀毒下注，致生肛痈。今另立肛痈一条，何也？肛痈藏毒，来之速，痈之甚。若不速治，溃后即成痔漏痼疾。倘有不慎，即此殒命者多矣。肛痈何由而生？肛者直肠也，肛门，即直肠之门户也。肠胃自贲门之下，一过幽门，气皆下降。饮食入胃，随之下趋，直灌小肠。小肠下口为之阑门屈曲之处，泌糟粕，化津液，即在斯矣。如能水谷分清，本无疾病。若厚味酒湿热毒，壅滞气机，阻塞膀胱。或负重疾奔，气陷血凝。小肠少运化之权，蓄积小肠，膀胱湿热壅阻不能从溺道而出，反趋于大肠之中，灌注肛中。魄门为五藏使，启闭有时，不比溺孔，可时时而泄也。湿热愈壅，气机愈滞，肛之门户更闭而不通矣。湿热久留，《经》云：气血壅阻，即生痈肿。热盛则肉腐为脓，肛痈生矣。若生于内而不早治，脓溃则肠穿，则成痔漏痼疾。生于外者，热壅肛门。肛门外翻，秘结不通。若不早治，寒热大作，口渴烦躁，竟有丧生者也。若能预早防范，用药使其壅塞速通，能保内消不溃者，为上工。既溃之后，肛门之肉，有纵有横。行走牵动，大便不时出入，最难收敛。能即填其孔窍，早使肌肉生长完固，亦良工也。若用刀针系线，安能遽长肌肉哉。日久渐虚，致成劳怯而死者多矣。惟愿疡科，始萌之时，辨其阴阳虚实，当攻当补，理气利湿，清热解毒温通等法，俱有群书可考，皆在临证之权宜，非笔能罄述也。今辑四方，粗具规模，治之得法，皆在临证之人变通焉。

【附案】

荆溪张渚镇余君天培

四十未有子，体颇丰，嗜饮食，好厚味。余虽非同族，有三世旧交，后余就孟河为家。同治癸酉，天培余君偕一妾，仆从数人，来孟河就诊于马培之先生处，肛门已有漏卮四五。余因同乡，过其寓，问询其起病之始末。据云：是年八月初旬，天气尚暖，乡人死羊，售肉于酒肆中。余最喜羊肉，饱啖，饮以膏粱火酒。当夜睡后，觉有寒热。明日，觉肛中大痛如刀刺，壅阻秘塞不通，辗转床褥，呼号七日夜，治之罔效。至第八日，有某医曰：湿热壅阻肛中，速宜下之。即与大承气汤下之。下燥粪之后，即下脓血矣。不料脏毒内已成脓，肛已溃穿，后渐穿肛外。未及三月，已成四五漏矣。在孟河调理数月，已收三孔。行坐如常后旋乡，仍嗜酒纵欲，烦劳不节，疮漏渐溃，窜至八九孔。停一年余，再至孟河。余看其肛中穿及肛外，竟能穿至臀，穿至股。滋水淋漓，不能起矣。是年，余在荆溪运茶至苏属，秋仲至孟河，一见其腹硬便溏，四末作肿。余谓其妾曰：即速雇舟回籍，脾气已绝，途中恐不及也。逾二三日，培之先生唤余到彼寓，当夜雇舟送伊回籍，到奔牛镇而殁。所啖羊肉、烧酒一次，竟能殒命。人之饮食起居，岂可不慎欤。故录出。与纵饮火酒，喜食浓厚，贪口腹者戒。

【附腹内痈论】古之医者，无分内外，又学有根柢，故能无病不识。后世内外科既分，则显然为内症者，内科治之；显然为外症者，外科治之；其有病腹中，内外未显然者，则各执一说，各拟一方，历试诸药，皆无效验。轻者变重，重者即殒矣。此等症，不特外科当知之，即内科亦不可不辨明真确。知非己责，即勿施治。毋至临危束手，而委他人也。腹内之痈，有数症。有肺痈，有肝痈，有胃脘痈，有小肠痈，有大肠痈，有膀胱痈。惟肺痈咳吐腥痰，人犹易辨。余者或以为痞结，或以为瘀血，或以为寒痰，或以为食积。医药杂投，及至成脓，治已无及，并有不及成脓而死者。病者医者，始终不知何以致死，比比然也。今先辨明痞结、瘀血、寒痰、食积之状。凡痞结瘀血，必有所因，且由渐而成。寒痰则痛止无定，又必另现痰症。食积则必有受伤之日。且三五日后，大便通即散，惟外症则痈有常所，而迁延益甚。《金匮》云：诸脉浮数，应当发热，而反淅淅恶寒。若有痛处，当发其痈。以手按肿上，热者有脓，不热者无脓。此数句，乃内痈真谛也。（听按：《金匮》之文，简而易明，真金科玉律。惜疡科不留意者多。）又云：肠痈之为病，身甲错，腹皮急，按之濡，如肿状，腹无积聚，身无热是也。若肝痈则胁内隐隐痛，日久亦吐脓血。小肠痈与大肠痈相似，而位略高。膀胱痈则在少腹之下，近毛际，著皮即痛。小便亦艰而痛。胃脘痈有虚实二种，其实者易消。若成脓，必大吐脓血而愈。惟虚症则多不治。先胃中痛胀，久而心下渐高，其坚如石，或有寒热，饮食不进，按之尤痛，形体枯瘦。此乃思虑伤脾之症，不待脓成即死。故凡腹中有一定痛处，恶寒倦卧，不能食者。皆当审察，防成内痈。慎勿因循求治于不明之人，以至久而脓溃，自丧其生也。（徐洄溪）

听按：方书五藏六府俱有痈。然心为人身君主而藏神，心虽有痈，将成即死。心一生痈，即时神昏志乱，故即死。脾为转运水谷之藏。脾一生痈，胃不能克化，亦死。胆为清净之府，不出不纳。外裹脂膜，内藏青汁，不能生痈。况藏在肝叶，胆痈与肝痈治法同例。仲景治肝必治胆。膀胱外所一壳，脂膜不厚，内藏溲溺，时满时虚。虽有其名，从未见过。治法与大小肠痈大同小异。三焦胞络，本无定体。三焦皆属人身躯壳之病，虽有其俞募，不得作内痈。故有其名而无其症。余今辑腹内痈，惟肺痈、胃痈、肝痈、大肠痈、小肠痈、肾俞痈、肛痈而已，其余前辈未曾见过。无临证之方，余亦不敢妄为臆说，故概未录。

发无定处部

疔

王

疔毒，咯血失血。都是暑入阴伤。

竹叶心　元参心　鲜生地　黑穞豆皮　麦冬　知母

疮痍

某

足筋不舒，为湿邪所阻，以致络脉壅滞。今发疮，即是湿邪疏泄处。此方余不欲取，备存一格。

熟地　阿胶　桑叶　当归　甘菊　木瓜　新绛　牛筋　牛酥　血余　丝瓜络　白麻骨　黑芝麻　人乳粉　石决明

猪骨髓、阿胶烊化为丸。

胡　六六

脉右劲，因疥疮，频以热汤沐浴，卫疏易伤冷热。皮毛内应乎肺，咳嗽气塞痰多。久则食不甘，便燥结，胃津日耗，不司供肺。况秋冬天降，燥气上加，渐至老年痰中之象。此清气热以润燥，理势宜然。倘畏虚日投滞补，益就枯燥矣。

桑叶　甜杏仁　白沙参　麦冬　天花粉　玉竹　甘蔗浆　雪梨浆

熬膏。

钱 二十

脉来右弦左垂，阴虚湿热，遗精疮蚀。

黄柏 知母 熟地 萆薢 茯苓 远志

蜜丸。

吴 二四

久疮不愈，已有湿热，知识太早，阴未生成早泄，致阳光易升易降，牙宣龈血，为浊为遗。欲固其阴，先和其阳。仿丹溪大补阴丸，合水陆二仙丹，加牡蛎、金樱膏丸。

汪

肿自下起，胀及心胸，遍身肌肤赤瘰，溺无便滑。湿热积水，横渍经隧，气机闭塞，呻吟喘急。湿本阴邪，下焦先受。医用桂、附、芪、术，邪蕴化热，充斥三焦，以致日加凶危也。

又 湿邪留饮，发红瘰，胸聚浊痰，消渴未已。用木防己汤。

木防己一钱 石膏三钱 杏仁三钱 苡仁二钱 飞滑石一钱五分 寒水石一钱五分

通草煎汤代水。

薛 十九

腹满下至少腹，三阴都已受伤，而周身疥疮数年不断。脉络中必有湿热。就腹痛泄泻，腑阳不通。不独偏热偏寒之治，常用四苓散。

猪苓三钱 茯苓三钱 泽泻一钱五分 生於术一钱 椒目五分

何

烦劳之人，卫气少固。雾露雨湿，伤其流行清肃。疮痍外发，脘胁反痹。乃经脉为病，无关腑脏。

白蒺藜　钩藤　郁金　桑叶　橘红　白蔻仁

复方　气窒热郁，仍治上，可以通痹。

栝蒌皮　郁金　香附　苏梗　杏仁　黑山栀

孙

寒郁化热，营卫气窒，遂发疮痍。食入即吐，胃中热灼。当忌进腥油，先用加味温胆汤。

鲜竹茹一钱五分　半夏一钱五分　金钗石斛三钱　茯苓一钱五分　广皮白一钱五分　枳实一钱

姜汁一匙调。

单

疮毒内攻，所进水谷不化。蒸变湿邪，渍于经隧之间，不能由肠而下。膀胱不利，浊上壅遏。肺气不降，喘满不堪著枕。三焦闭塞，渐不可治。议用中满分消之法，必得小便通利，可以援救。

葶苈　苦杏仁　桑皮　厚朴　茯苓皮　通草　大腹皮　猪苓　泽泻

程

暑风必挟湿，湿必伤于气分。断疟疮发，即湿邪内发之征。湿伏热蕴，致气壅塞咽底脘中。及至进谷无碍，二便通调，中下无病显然。

白通草　西瓜翠衣　鲜芦根　苡米

张

三疟之邪在阴。未经向愈，春季洞利不食。想春雨外湿，水谷内聚亦湿，即湿多成五泄之谓，疮痍仅泄经隧。湿邪未驱，长夏及受暑邪，上蒙清空诸窍，咳嗽耳聋，的系新邪。非得与宿病同日而语。

连翘　杏仁　飞滑石　嫩竹叶　荷叶汁　桑叶　象贝　黑山栀

张

疮家湿疟，忌用表散。

苍术白虎汤加草果。

黄

久泻兼发疮痍，是湿胜热郁。苦寒必佐风药，合乎东垣脾宜或胃宜降之旨。

人参　川连　黄柏　广皮　炙草　於术　羌活　防风　升麻　柴胡　神曲　麦芽

吴　二十

雨湿泛潮外来，水谷聚湿内起，两因相凑，经脉为痹，治病继以疮痍，渐致痿缨筋弛，气隧不用。湿虽阻气，而热蒸烁及筋骨。久延废弃有诸。

大豆黄卷　飞滑石　杏仁　通草　木防己

李

痿躄在下，肝肾居多。但素饮必有湿热，热瘀湿滞，气血不行。筋缩肌肉不仁，体质重著难移，无非湿邪深沈也。若论虚，不该大发疮痍。但久病非速攻，莫计效迟，方可愈疾。

细生地　当归须　牛膝　黄柏　萆薢　咸苁蓉　生刺蒺　川石斛

吴

下焦痿躄。先有遗泄湿疡，频进渗利，阴阳更伤。虽有参、芪、术养脾肺以益气，未能救下，即如畏冷阳微。几日饭后吐食，乃胃阳顿衰，应乎外胃失职。但下焦之病，属精血受伤。两投柔剂，温通之补。以肾脏恶燥，久病宜通。任督通摄兼施，亦与古贤四斤、金刚、健步诸法互参。至于胃药，必须另用。夫胃腑主乎气，气得下行为顺。东垣有升阳益胃之条，似乎相悖。然芩连苦寒，非苦降之味乎。凡吐后一二日，暂停下焦血分药，即用扶阳理胃二日，俾中下两固。《经》旨为阳明之脉，束筋骨以利机关，谅本病必有合矣。

鹿茸　淡苁蓉　当归　杞子　补骨脂　牛膝　柏子仁　茯苓　川斛　巴戟

杨

疮痍四肢偏多。长夏入秋，懒倦欲眠，干咳无痰，颇知味。所纳已少。此阳明胃阴内热致耗，即热伤元气之征。当与甘药养胃阴以供肺，如《金匮》麦门冬汤去半夏，加黄芪皮。

吴

脉不浮大，非关外风。初起右掌二指已不屈伸，头面身半以上常有疮泡之形。此乃阳明脉络内留湿热。若非厉气吸入，定然食物中毒。姑与宣解缓攻。

连翘　犀角　赤芍　酒煨大黄　片姜黄　荆芥

又　能食，二便通调，脏腑无病。初因脓疮，疮愈有泡自面及肢体。至于右肢掌屈伸皆痛，为脉络留邪，以致隧道为壅。前方辛凉入血，先升后降，已得小效。今制清脉络壅热，藉酒力以引导通营卫，亦一法也。

银花　连翘　犀角　荆芥　生大黄　丹皮　黄芩　川芎　当归　羚羊角　泽兰　大豆黄卷

用无灰酒十斤浸。

吴

疮痍之后，湿热未去，壅阻隧道。水谷下咽，亦化为痰，中焦受病，故不知饥。痰气上下，渐至喘闷矣。但服药四十剂，纯是破气消克，胃阳受伤，痰气愈不得去矣。

半夏　茯苓　紫老姜　炒粳米

又　疮痍大发，营卫行动于脉中脉外，可免腹满之累矣。第谷尚未安适，犹是苦劣多进之故。胃阳未复，仍以通调利湿主之。

半夏　苡仁　金钗石斛　茯苓　泽泻

张

初因呕吐，是肝胃不和致病，故辛香刚燥愈剧。然久病必入血络，热则久疮不愈矣。夫木火皆令燥液。易饥易饱，间有呕逆，斯胃病仍在。凡呆滞药味，皆非对症。

冬桑叶　茯苓　杏仁　三角胡麻　佩兰叶　生首乌　苡米　郁金

熬自然膏。

杨

身瘦久疮，血分有热。精通之年，最宜安养。脉象非有病。

生首乌三两　细生地四两　地骨皮二两　金银花二两　生甘草一两　生白芍二两　丹皮二两　三角胡麻一两五钱捣碎水洗

蜜丸。早服。

王

脉来濡浮，久疮变幻未罢。是卫阳疏豁，不耐寒暄。初受客邪不解，混处气血浸淫，仅在阳分肌腠之患。议升举一法，气壮斯风湿尽驱。

人参　川芎　当归　防风　僵蚕　蝉蜕　炙草　生姜　大枣　生黄芪

邹

痰因于湿，久而变热，变现疮疾疥癣。已酿风湿之毒，混在气血之中。邪正混处，搜逐难驱，四肢为甚。姑从阳明升降法。

连翘　防风　白鲜皮　酒浸大黄　赤芍　升麻　白僵蚕　滑石

汪氏

风湿既久未解，化成疮痍。当以和血驱风。

当归　赤芍　川芎　牛膝　牛蒡　夏枯草花　制僵蚕

某氏

两进柔润清补颇投，询知病由乎悲哀烦劳，调理向愈。继因目病，服苦辛寒散太过。随经淋带，年前七八日始净。今则两旬而止。此奇脉内乏，前议非诬。据述周身累现瘾疹痦累，瘙痒不宁。

想脂液入渗，阴不内营，阳气浮越，卫怯少固，客气外乘。凡六淫客邪，无有不从热化。《内经》以疮疡俱病，皆属于火。然内症为急，正不必以肌腠见病为治。刻下两三日间，又值经至之期。议进固脉实下，佐以东垣泻阴火意。经至之先，用此方。

龟甲心　真阿胶　茯神　生白龙骨　旱莲草　桑螵蛸　人参　知母

早上服。

脓窠

某

初病湿热在经，久则瘀热入络。脓疡日多未已，渐而筋骨疼痛。《金匮》云：经热则痹，络热则痿。数年宿病，勿事速攻。

夜服白蒺藜丸。午服：

犀角　连翘心　丹参　野赤豆皮　元参　细生地　姜黄　桑皮

【附论】疮疥者，《证治准绳》有大疥、马疥、湿疥、干疥、水疥五疥之分。《外科心法》有干、湿、虫、沙、脓五种之异，又有心、肺、脾、肝、肾五藏之发，风、热、湿、虚、实五字之辨。如此治疮疥微疾，不胜其繁。就有疮疥专科，治之不易。鄙意治疮痍者，干湿二字定之矣。若肌肤干燥，瘦削痒痛，搔破出血，或无血而起白屑，此乃血燥生风，风郁化热。《经》云：诸痛痒疮，皆属于心。心属火，肝属风。火微则痒，火甚则痛。惟风能消物，火能烁物，故肌肤干瘦痒痛也。治宜养血息风，清血中郁热。若肌肤肿胀，痒痛搔破，滋水淋漓，或酿脓窠。此乃风湿相搏，稽留化热。《经》云：热伤皮毛则痛，湿伤肌肉则肿。汗出见湿，乃生痤痱。劳汗当风，汗出为皶，郁为痤。如在表者，急宜解之。《经》云：汗出则疮已。

湿热盛者，治宜利湿清热。疮有虫者属湿，物湿则朽，朽则虫生，湿热清则虫亦除矣。风湿热邪初来，脉旺正盛，先治其表。疮久正虚，脉弱当固其本。以上皆治疮疡之大概也。惟挟内证，更宜思索。或先治内，或先治外。兼治专治，临证须有把握。药剂误投，为害岂可胜言哉。前案中云，误投桂、附、参、术，邪蕴化热，充斥三焦，日致凶危。多服破气消克，胃阳受伤。疮痍轻症，立方不易。今辑二十九方。条分缕晰。细心玩之。自然治外顾内之法，日有进阶矣。

热毒

尹

环口燥裂而痛，头面身半以上，发出瘾疹赤纹。乃阳明血热，久蕴成毒。瘦人偏热，颇有是症。何谓医人不识？

犀角地黄汤

风疹块

某

风块瘙痒，咳嗽腹痛，邪著表里。当用双和。

牛蒡子　连翘　杏仁　桔梗　桑枝　象贝母

煎药送通圣丸。

陈

脉左数实，血络有热。暑风湿气外加，遂发疹块，壅肿瘙痒。是属暑疡。

晚蚕沙　杏仁　连翘　滑石　防已　寒水石　黄柏　银花

红瘰

某

病湿挟风，身发红瘰。服搜风之剂，外燥里湿。外燥风愈烈，内湿水益聚。肤裂水渍，始觉微痒。岂非湿泄而卫气得行之据乎！此症以治湿为本，而禁风燥之品。

干首乌　石决明　生术　川斛　梨汁　黑芝麻　细生地　桑叶

李

发瘰热肿，独见正面。每遇九十月大发，五六月渐愈，七八年来如是。因思夏令阳气宣越，营卫流行无间。秋冬气凛外薄，气血凝滞。此湿热漫无发泄，乃少阳木火之郁，及阳明蕴蒸之湿，故上焦尤甚耳。法以辛凉，佐以苦寒。俾阳分郁热得疏，庶几发作势缓。

夏枯草　鲜菊叶　苦丁茶　郁金　苡仁　羚羊角　黑栀皮　鲜荷叶边

唐

麻木，忽高肿发瘰。必有风湿袭于皮膜，乃躯壳病。昔人每以宣行通剂。

羚羊角　片姜黄　川桂枝　白芥子　抚芎　姜半夏

白癜风

某

须眉白落，皮毛淖泽，脉来浮涩。此风也，非衰白也。三十六种，同出异名。非浅可之疾。夏月宜食香风蛇，俗名即黑风蛇，与鸡煮食之。此案耳食之学，吃蛇不知要吃几条。

白归身　茺蔚子　白麻　僵蚕　银花　旱莲草　夏枯草　赤芍　生地

【附论】江南地卑湿蒸，厉疫之气最盛，蛇比他省高燥之处更毒。况乌梢蛇罕有，倘误食毒蛇，为害更烈，岂堪同鸡食乎。不若服蕲州白花蛇稳妥。此薛生白先生方也。细考《三家医案》，薛生白徵君、缪宜亭进士二先生，薛吐词高古，笔力简净讥刻，缪用药专以血肉腥臭，炫奇示异。当时文人墨客，重其名者，文也。论治病之法，案语精切，用药遵古，惟叶天士先生为最。喻嘉言先生曰：虽医学通于儒学，实系医儒两不相关。徐灵胎、王孟英二先生论之已详，余不敢质言矣。

产后痈疡

吴

产后十二朝。先寒战，后发热，少腹疠痛，腹膨满，下部腰肢不能转侧伸缩，小溲短少而痛。此败血流入经络，延及变为疡症。议用交加散。

小生地　炒楂肉　生姜　车前　牛膝　五灵脂

调入琥珀末一钱。

又　十六朝。诸症稍减，每黄昏戌亥时冲气自下而上，至胸中即胀闷，肢冷汗出，右腹板实。此厥阴肝脏因惊气逆。今恶露未清，重镇酸敛，均为暂忌。拟和血调血为稳。

归须　炒桃仁　延胡　小茴　川楝　官桂　炒楂肉　香附

又

人参　当归　白芍　炙草　茯神　香附　广皮　桂心

溃疡

姚

溃疡久不瘤，气血耗尽。中宫营液枯涸，气不旋转。得汤饮则痰涎上涌，势如噎膈。久病若是，药饵难挽。勉拟方。

人参　炒麦冬　代赭石

化橘红

某

服疡科寒凝之药，以致气冲作胀，喘急不卧，无非浊阴上攻。议：

来复丹

某

疮疡服凉药，阳伤气阻，脘闷不运，腹膨。最怕疡毒内闭，急宜通阳。

连皮杏仁　广皮　泽泻　大腹皮　茯苓皮　姜皮　厚朴　桂枝木

程

疡毒热症，与参芪不效，即当清解为是，消导亦是非合。今者身热至晡，神识欲昏，便溏溺赤，烦渴。是暑气攻入，内侵肺胃，有痉厥之变。昨用宣肺解毒，虽与暑邪无益，然亦无害。若加黄芪，又属相反。大凡热气蒙闭清窍，都令神昏。当以牛黄清心丸清痰气之阻，使其窍开。况暑门中大有是法，与解毒勿悖矣。

照方看来，疡科治内症，毫无把握，先以参术，后以消导，再以宣肺解毒，又以黄芪补塞，乾隆时已经如是，何况今时之医道日衰也。

胡

纳食主胃，运化主脾。痈疡痛溃，卧床不得舒展。脏腑气机呆钝，何疑外科守定成方，芪、术、归、地不能补托，气血反壅滞于里，出纳之权交失。且是症乃水谷湿气下垂，而致结于足厥阴手阳明之界。若湿不为尽驱，藉补托以冀生机。养贼贻害，焉能济事。

外科守定成方，坚牢难破之疾。故外科方案，至今未传。就薛立斋医案，大半皆有妆饰。陈修园曰：薛氏案说骑墙，不若临症随记方案之晓畅。

金钗石斛　金银花　槐米　茯苓　晚蚕沙　寒水石

顾

脉微小，溃疡半月，余肿未消。浓水清稀，浮肿汗出，呕噁恶食。此胃阳垂败，痈毒内攻欲脱。夫阳失煦，则阴液不承。元气撤则毒愈弥漫。清解苦寒，究竟斫伐生阳。议甘温，胃受培植其本，冀陷者复振。余非疡医（疡医立方，难脱内科范围），按色脉以推其理耳。

加桂理中汤

曹

因疡漏，过进寒凉。遂患腰痛，牵引脊膂。今晨起，周身不得自如。乃经脉络脉之中，气血流行失畅，久病谅非攻逐。议两和方法。

羚羊角　当归　黄芪　桂枝　桑枝　白蒺藜

顾

溃疡不合成漏，脂液渗去，必肠络空隙，内风暗动。攻胃则呕逆吞酸，腹痛泄泻不食，津液不升，舌焦黑，不渴饮。内外兼病，难治之症。

人参一钱同煎　炒乌梅肉五分　生淡姜五分　茯苓三钱　白芍一钱五分　炒黑川椒三分　炒广皮一钱

某

疡溃脓血去多，元真大耗，脉无力。不嗜食，恶心，中州不振，寐则惊惕，神不守也。以养营法。

人参　熟术　广皮　茯神　炙草　归身　白芍　五味　枣仁

顾

久损漏疡，胃减腹痛。议用戊己汤意。

人参　茯神　白芍　甘草　炒菟丝子

某　八岁

疡损能食身热。

六味汤加青蒿节。

徐

营伤心辣，纳食无味。此疡痛大虚，当调其中。

人参　归身　茯神　木瓜　炙草　熟术　广皮　炒白芍

某

脓血去多，痛犹未息。胃伤不嗜谷，口无味。左关尺细弱无力，正虚之著。据理进药，仍宜补托。

人参　熟地　玉竹　丹参　归身　茯神　枣仁　远志　柏子仁

【附论】风热火，其性善行而数变。湿性属阴，善凝涩。外受风热，或雨露之湿中于表分，挟风热混处于气血之中。故热毒、风疹块、红瘰发矣。肌表受病，尚浅。用药看其偏于风、偏于湿、偏于热，择其要而治之，自然易解。不必重药扰其里，反使表邪入里。今辑六方，参酌，可得其深意焉。

白癜风一症，《内经》"风论"简而易明：风气藏于皮肤之间，内不得通，外不得泄（此二语何等明白晓畅）。寒客于脉中不去，名曰厉（一厉字包括在表之风，轻重各症皆在焉）风。五藏五色风，肺风诊在眉上，其色白，肺色白主气。陈实功曰：紫白癜风，乃是一体而两种也。紫因血滞，白因气滞。总因热体风湿所侵，凝滞毛孔，气血不行所致（言分气血之滞，亦宗《内经》脱化）。《金匮》"风论"亦云，风湿袭于营卫，经脉痹而不通之意。皆以理气养血之中，参祛风之品。仲圣有三味黄芪丸、黄芪防风汤、侯氏黑散、越婢等法，及各大家之方，参酌尽善。治风之法有余，多立名目，反致惑乱。《内经》除厉风之外，皆内症。五藏风、五色风、首风、漏风、内风、目风、肠风、泄风、胃风、偏枯等，皆于外科不涉。后人附会，立名更多。在外之风，曰大麻疯、蛇皮疯、邪魅疯、血疯、鹅掌疯、鼓槌疯、血痹疯、饻糕疯、痛疯、癞疯、软瘫疯、截毛疯、历节疯(《金匮·历节痛》并不言风)。紫云疯、干疯、刺疯、痒疯、白癜疯、泥壁疯、疹疯、痖疯、冷疯、漏蹄疯、虾蟆疯、核桃疯、热疯、水疯、雁来疯、鸡爪疯、蝼蛔疯、鐔曳疯、虫疯、疙瘩疯、疾疯、游疯、瞤疯、顽疯、顺疯、瘰疯。尚有内症雷头风、偏正头风、半边风、牵筋风、四柱风、绣球风、脚丫风。牵涉内外，提出许多名目。故病名愈多，治法愈乱。今日市上，另有疯科，专治七十二般疯气。虽云疯科，内外各风症皆能治者，实属寥寥，不过捕影捉风之法耳。孙真人曰：厉风尝治数百人，终于一人不免于死者。盖无一人能守禁忌耳。惟一妇人病愈后，服加减四物汤百余剂，半年之上，方得经行，十分全愈。朱丹溪曰：治五人，亦惟一妇得免。以其贫甚且寡，无物可吃也(照此论之，他事当禁忌，忌口亦是要事)。余皆越二三年，复作而死。以此观之，肌肉毒风，皆是恶疾。徐灵胎曰：更可骇者，疮疡之症，最重忌口。一切鲜毒，毫不可犯，无书不载。乃近人反令病者专服毒物，以为以毒攻毒。夫解毒尚恐无效，岂可反增其毒。种种谬误，不可殚述。治疯之方，不下数百。见牛黄搜风丸，三十八味中，有香蛇一条，去骨酒浸。作丸桐子大。每日服七十丸。服五日。表汗一次，忌牛羊猪鸡鹅等有毒及动风果品，远酒色、戒忧怒、慎寒暑等语。薛公尚然。白癜风之轻症，纵人食蛇食鸡，何况后人效而尤之矣。又恶病论，疾风有四百四种，更不能细言矣。从中一症分数名，重复可厌。如袁太史嘲作诗者云：关门闭户掩柴扉，即此类也。吾幼时看《三家医案》，及此，吾师费蘭泉先生言此一论。吾师已逝十四年矣，今雨牕无事，追忆录出，以志感慨。师曰：治风之法，名目虽多，将一风字放在心上。譬如肌肤之风初起，急宜解表取汗而驱其风。若滞于气，宜理气祛风。若滞于血，宜和血息风。若挟毒厉之气，宜解毒祛风。挟湿者利湿祛风。挟热者清热凉血祛风。气虚者壮其气，气盛则风自行。血虚者补其血，血行风自息。若中风亦要理会风字，或夹痰夹热等，亦不能动辄温补。风为阳邪，风火易于相煽。辛热之品，亦要谨慎。倘温补辛热误投，多致不救。吾师曰：只此数语，治内外诸风，见其大概矣。《经》云：知其要者，一言而终。不知其要者，流散无穷，此之谓也。师又云，治外疯各方，有用大蝮蛇、活虾蟆（与火赤练斗过者食之杀人）、火龙（即死人蛆）、生漆、斑猫等。又枫茄花、人牙齿、蜈蚣、樟脑、铅粉、麝香之类，不可轻用。恐病轻药重，中毒而死。或积毒脏腑，致成痼疾。此等方误者亦多，效者亦广。究属是医学中杨墨之学，非孔孟之道。大枫肉多服，亦能伤目，何况毒物乎。此吾师谆谆训诲之语，质之高明，以为何如。

产后痈疡，本是内症。今录三方，亦备一格。

后录溃疡漏疡等十三方，案中言之已详。或过服寒凉，阳伤气阻。或误投芪术，继则消导。致暑内闭，或多进归地，补塞壅滞气机，此皆疡科误治。欲坏之症，就诊于内科，亦不能推诿。徐灵胎先生批叶氏案云：疮疡愈后，治法合度，方案和平纯正。因非专家，则尚无把握耳。专科一切丸散，外治有一定之法。一有不备，即不能建愈功。内科精明，不知外科，得医术之半。余思内科辨症不明，无醪醴汤液丸散丹针摩浴熨一定治法。外科治法不精，无刀针围贴消散丸散丹一定治法，皆得医术半中之半不及耳。余揣摩半生，尚未得医术半中之半。每临症后，恐有错误。痛惩已过，抱影自惭。今辑斯书，欲内外两科合而为一，得医术之全体，苍生之幸也。此卷中胃痈肠痈门观之，自知医术之难全耳。

外科之有疯科，专治七十二种风气。今有专治伤寒科者，妄立伤寒许多名目，言之解颐，听之喷饭。有漏底伤寒、发斑伤寒、竖头伤寒、湿温伤寒、夹食伤寒、夹经伤寒、夹阴伤寒、发狂伤寒、夹郁伤寒、扣颈伤寒、刖足伤寒、瘟疫伤寒、夹惊伤寒、夹气伤寒、夹痧伤寒。医若不言此等伪名，医不得行。对病家不言此等伪名，病家不信。相沿成习，效而尤之。病家问医曰：病者何病？答曰：伤寒病。是何伤寒？见其稍有下痢者，曰：漏底伤寒。病家得意曰：先生高明，果然漏底伤寒。若初病邪阻于膈不舒，问曰何病，答以夹食伤寒，恐明日要变发狂伤寒。若发热呓语，倘热甚烦躁，起坐不安。曰：发狂伤寒，今又变竖头伤寒矣。诸如此类。余读书不成，商贾无资。藉此小道，为衣食计。或出此言，识者可恕。有高明之士，竟言之于口，书之于方，岂非为识者笑乎。又有小儿病之伪名，有反弓惊、蛇舐惊、老鸦惊等数十种伪名。幼科之外。另立惊科，专治一切急慢惊风。病家问答，以此类推。即为行医之捷径，致富之良箴。惟愿急挽此风，若如三十六疯、数十种惊风等伪名，已刊板行世。倘各伤寒伪名附会成书行世，后日害不胜言矣。

疮疥不可多搽水银硫黄。余幼时见邻孩搽，遍体焮肿，气阻而死。又有药肆伙，身上有蝨，搽水银太多，后齿缝出血，腐烂臭秽不堪。一等解毒清凉罔效，五六日即毙。皮毛内应藏府，外治之药，不可不慎也。（余听鸿志）

附　徐洄溪疡科论

疡科之法，全在外治，其手法必有传授。凡辨形察色，以知吉凶。及先后施治，皆有成法。必读书临症二者皆到，然后无误。其升、降、围、点、去腐、生肌、呼脓、止血、膏、涂、洗、熨等方，皆必纯正和平。屡试屡验者，乃能应手而愈。至于内服之方，护心、托毒、化脓、长肉，亦有真传，非寻常经方所能奏效也。惟煎方则必视其人之强弱阴阳而为加减，此则必通于内科之理，全在学问根柢。然又与内科不同，盖煎方之道相同，而其药则有某毒主某药，某症主某方，非此不效，亦另有传授焉。故外科总以传授为主。徒恃学问宏他气，或因外症重极，内伤脏腑，则不得不兼内科之法治之。此必平日讲于内科之道，而通其理，然后能两全而无失。若不能治其内症，则并外症亦不可救。此则全在学问深博矣。若为外科者不能兼，则当另请名理内科，为之定方。而为外科者参议于其间，使其药与外症无害，而后斟酌施治，则庶几两有所益。若其所现内症，本因外症而生，如痛极而昏晕，脓欲成而生寒热，毒内陷而生胀满。此则内症皆由外症而生，只治其外症而内症已愈，此又不必商之内科也。但其道甚微，其方甚众，亦非浅学所能知也。故外科之道，浅言之，惟记煎方数首，合膏药围药几料，已可以自名一家。若深言之，则经脉脏腑气血骨脉之理，及奇病怪疾千态万状，无不尽识。其方亦无病不全。其珍奇贵重难得之药，亦无所不备。虽遇极奇极险之症，亦了然无疑。此则较之内科为更难。故外科之等级高下悬殊，而人之能识其高下者，亦不易也。

伤寒启蒙集稿

自 序

余家自遭庚申之劫，一门殉难，髫年失学，不克继祖父书香。孟河诸前辈悯其孤苦，导之习医，并假书读之。《灵》《素》《难经》，文辞古奥。《千金》《外台》《经疏》《总录》，卷帙浩繁。金元诸家，疵醇难辨。细绎数载，愧无师承。费兰泉先生曰：南阳《伤寒论》为医家之正宗，乃学者之津逮，万世不出其范围者也。后贤叠为注释删补，数十百家，当择其善者从之。细心研究，极其变化，终身用之而无尽期，此仲圣之书不可不读也。遂专意于伤寒数种，及读柯氏《来苏》，《论注》《附翼》两种，条理疏畅，议论明晰，微有一隙之明。考吾乡曹青岩先生《医学读书志》，柯氏《来苏》有《论翼》二卷，共八卷。而叶香岩先生批《附翼》序，只有《论注》四卷，又疏著《附翼》二卷，止六卷。岂《论翼》两卷乾嘉时坊版已遗佚欤？或叶氏之序是讹耶？然坊本载《论翼》韵伯自序一篇，有序而无书。若作《附翼》之序，与文不合，心窃疑之。吾葆蕖伯祖、麓泉堂伯为阳羡名医，数世遗书甚富，偶检阅之，内有旧抄《伤寒快读》一册，暇辄与儿辈逐句讲解，及门胡筠青茂才随讲随录，未及三月，装订成帙，曰可为此书之浅解矣。庚寅秋，访福山何君子范，闻有《伤寒论翼》抄本，急索观之，乃《太阳病解》至《制方大法》，即《论翼》之下卷也。相沿传抄，鲁鱼多误，乞能静居士更正之。柯氏三书精华荟萃，惜《论翼》一书久已散佚，今将《论翼》原叙录于首,《六经方解论》列于后，附柯氏书例一则、历代伤寒书籍考一则，附入浅注，便于初学。岂敢问世，埽闲居士见而爱之，曰不但为柯氏之功臣，且嘉惠杏林，洵非浅鲜，慨然助资，寿诸梨枣，遂名曰《余注》以别之，都为四卷。刊成，索余弁其端，遂志缘起如此。海内博雅君子，匡以不逮，所深幸焉。

光绪癸巳花朝阳羡余景和听鸿氏书于海虞寄舫

目 录

卷 一

太阳病解第一

伤寒之立六经，各有纲领一条，犹大将立旗鼓，使人知有所向。故必每经各立提纲，使后人审病切脉，不惑于歧途。太阳病，以脉浮、头项强痛、恶寒为提纲。阳明病，以胃家实为提纲。少阳病，以口苦、咽干、目眩为提纲。太阴病，以腹满而吐、食不下、自利益甚、时腹自痛为提纲。少阴病，以脉微细、但欲寐为提纲。厥阴病，以消渴、气上冲心、心中疼热、饥而不欲食、食即吐蛔为提纲六经提纲俱仲景原文。

太阳为表太阳脉，起目内眦，上额巅，环后项，夹脊抵腰中，直至足。人背为一身之表，厥阴为里两阴交尽，故为里病。阳明为阖腑喜宣通，阖则病，太阴为开脏喜固密，开则病。少阳为阳枢太阳在表，布敷阳气，阳明在表之里，收纳阳气，少阳在表里之间，转输阳气，故谓阳枢，属半表半里，寒热往来少阳水火升降之道，行于半表半里之间，少阳风木，相火同气，邪正相争，有入阴之势，故寒热往来。少阴为阴枢太阴布敷阴气，厥阴受纳阴气，少阴肾气不充，开合失常，故为阴枢，属半虚半实肾气本难充足，寒热杂居坎水之中真阳藏焉。此乃六经之大纲领也六经大纲俱柯氏原文。[批]《内经》以太阳为开，阳明为合，少阳为枢；太阴为开，厥阴为合，少阴为枢。然其中微理难测，虽为审证关键，然六经俱有开有合。总之，将见症为凭当有把握。

太阳为三阳之表。太阳之脉，走头巅，过项，从背下行，阳所属也其脉过于一身之表。故见头连项而强痛、脉浮、恶寒为提纲。头为诸阳之会，项为太阳之会。如见脉浮，恶寒，发热，头不痛，项不强，便知非太阳病。如但头痛，不及于项，亦非太阳定局矣。[批]三阳之脉皆走头项前后侧，若头痛项强不能专于太阳，诊时当细辨之。如头项强痛，反不恶寒，脉反沉，不可谓非太阳病。或温邪内发，或吐后内烦，或湿流关节，或病关少阴，法当救里者也反复审详，剖晰分明，与后学读伤寒之书，当从此等处着眼。[批]因脉反沉，须防少阴。因当浮不浮，当恶不恶，故谓之“反”，所谓看出底板法者以此。前辈以一日太阳，二日阳明，七日复传之说拘之伤寒有阳经即传阴经者，有直中阴经者，有阴经传出阳经者，有数日而守一经者。有顺传者，太阳传阳明；有逆传者，太阴传阳明；有对传者，太阳传少阳，太阴传厥阴之类，不堪枚举。[批]伤寒本无对传、逆传之理，皆误治变症为多。以见病治病，治伤寒真谛，何必拟《内经》太深，故至今不识仲景所称之太阳病也。

太阳病有身疼、身重、腰痛、骨节疼痛、鼻鸣、干呕、呕逆、烦躁、胸满、背强、咳渴、汗出、恶风、无汗而喘等症。[批]此等俱属太阳经中桂枝、大小青龙等症。仲景以其或然或否，不可拘定，故散见诸节而不入提纲以上诸症，虽属杂病，皆不离太阳一经，初读伤寒者，潜心契默，自然豁然贯通。

又太阳为巨阳，阳病必发热，提纲亦不言及者，以初受病者，或未发故也，其精细如此寒邪初受，阳气未郁而化热，少阴热郁，沛于营间，仍发热矣，故《伤寒》篇首有“已发热”“未发热”之词。故诊者于头项强痛之时，必须理会此等兼症又不能拘于头痛项强，便为太阳表症，更细审其恶风恶寒之病情，有汗无汗之病机，已发热未发热之病势，以探其表症之虚实，是从旁细看法也如能辨症如此清切，不但伤寒，即杂症无微不见矣。即于此处辨其有汗是桂枝症，无汗是麻黄症，无汗烦躁是大青龙症，干呕发热而咳是小青龙症，项背强几几是葛根症，[批]几，音殳。用之恰当，效如桴鼓此等浅近辨法，初学之士稍有下手处。前辈以桂枝主风伤卫，麻黄主寒伤营，大青龙主伤寒见风，小青龙主中风见寒，分三纲鼎立之说拘之许学士分三纲鼎立之说，然桂枝、麻黄、大小青龙，分浅深表里寒热，未分营卫，岂有营病而卫不病者乎，所以埋没仲景之心法，又败坏仲景之正法也仲圣作书之时，本无此意，后贤割裂颠倒，杂乱如此，以致初学之士，旁门歧路难入。

脉浮只讲脉体之正面伤寒表症脉，一“浮”字最要关键，一切变症兼症俱从“浮”中体察，诊者当于浮中审其脉势之强弱，脉息之迟数，脉气之紧缓，脉象之滑涩弦芤。故太阳一经，有但浮、浮弱、浮缓、浮紧、浮迟、浮数等脉，散见于诸条。或阳浮而阴弱，或阴阳俱紧，或阴阳俱浮，或尺中脉迟，或尺中脉微，或寸缓关浮尺弱，必细细体认，以消息其里之虚实。此又是从中索隐法也。[批]今切脉精细如此者有几人，时医一日数十家，有此技亦不暇及，何况无此技也。言伤寒者寥寥矣。此节脉象详之于前，诊伤寒者，中风，伤寒，温病，风温，湿痹，欲解不欲解，欲汗不欲汗，已发热未发热，或传里或传表，可下不可下，可汗不可汗，或当救表，或当救里，或病发于阳，或病发于阴，或脉症阴阳不合，或里实表虚，或表实里虚，或表里俱虚，或表里俱实，以上各条，无不见之于脉。太阳为六经首领，先将脉象标出首篇，后人慧心明辨，索隐用药，正治、权变、救逆、斡旋等法。预有把握，不致一朝变症蜂起，莫可救治。

若谓脉紧是伤寒，脉缓是中风，脉紧有汗是中风见寒，脉缓无汗是伤寒见风。夫既有伤寒中风之别，更有伤寒中风之浑，使人无处下手矣，岂可为法乎。[批]前辈此等处不该如此拘执，故使《伤寒》文晦，恐后日读《伤寒》者畏难而少矣，仲圣法亦日堕矣。本论脉紧伤寒，脉缓中风，脉沉细湿痹，发热而渴不恶寒温病，身灼热风温。本论眉目极清，欲变其法而反浑乱。

凡见浮迟、浮弱者用桂枝，浮紧、浮数者用麻黄浮脉属表，本是太阳，分虚实定方桂枝、麻黄，眉目极清。不必于风寒之分，但从脉之虚实而施治虚宜和，实宜表，是仲景之活法，亦是仲景之定法也诸法用简，此等习伤寒之简法也。

今伤寒书皆以膀胱为太阳，故有传足不传手之谬。[批]此条发明太阳是心，非膀胱也。人之受邪，不外乎六气。伤寒，太阳寒水之气也，仲景曰太阳病者，寒邪中人。[批]寒邪中人，阳气屈伏，如天之日光蔽掩，无处不寒矣。阳郁则恶寒，阳发则热。风为阳邪，发热多而恶寒少，故曰中风。发热则一身尽热，恶寒则一身尽寒。岂有足经病而手经不病者，余未之信也。况仲景太阳病而刺肺俞。肺者，手太阴也。仲景少阳重在三焦。三焦者，手少阳也。唐宋去古未远，注书立说，已有传足不传手之谬。今时未曾考究伤寒之医，随口乱道，何足怪哉。伤寒传足不传手，温病传手不传足，时医以谓常谈，成千古之疑窦。吾师曰：圣人治病，补偏救弊。寒邪中人则伤阳，先保其阳，而后可御寒，若温热太过，亦能化为热病。热邪中人则伤阴，先保其阴，而后可祛热，若寒凉太过，亦能转为寒病。只有仲景伤寒而分六经，河间温病而分三焦，使后人治法，表里寒热上下虚实，不惑于歧途，伤寒温病归于一例，见病施方，不得被手足两经分之所误。温病中用白虎、三承气、大小陷胸、理中、四逆、白通加人尿、椒梅、黄连阿胶、白头翁、复脉等汤，皆《伤寒》方也。《伤寒》之栀子豆豉、桔梗、麻杏石膏、栀子甘草、三泻心、连轺赤小豆、茵陈蒿、承气、白虎加参、竹叶石膏等汤，皆是温病中所需，不得以伤寒温病分治。伤寒者，温病之类也。割裂仲景之文法，为温病，又不能出仲景之范围，又不能得其神髓。将温病伤寒之分，反使温病伤寒之浑，不如读仲景原文，分桂枝症、麻黄症、葛根症、柴胡症、栀子症、白虎症、泻心症、承气症、五苓症、四逆症、理中症，汗吐下温清补六法俱在其中。一百十三方，方方有法，《内经》七方十剂无所不备，不但伤寒温病，药能中病，何病不治，何病不愈？若拘之伤寒传足不传手，温病传手不传足之说，贻误后学，岂浅鲜哉。不知仲景书只宗阴阳之大法，不拘阴阳之经络也若拘于经络传足不传手之说，本无处下手矣。夫阴阳者，散之可千，推之可万知其要者，一言而终，不知其要者，流散无穷。[批]风为阳邪，夹热而来。春本少阳风木，及厥阴施令，其邪初中，是厥阴、少阳风热，故叶氏之桑菊、银翘皆从少阳、厥阴轻剂，先治其上，防其传里，初以辛凉轻剂开手太阴，以芳香开泄清手厥阴，此等始病之时，与伤寒麻黄、桂枝有异。然时令受邪亦不同，见病施药，不必在伤寒温病传手传足之多辨也。临时变化用药，皆在各人之心灵意巧，生而知之为上，学而知之已在次矣。心为阳中之太阳，故更称巨阳以尊之此处发明心是太阳，非膀胱也。又中身而上名曰广明，太阳之前名曰阳明《经》文：中身以上名曰广明，广明之下名曰太阴，太阴之前名曰阳明。广明亦君主之尊称。广明主阳明之上。故六经分位，首太阳，次阳明。又腰以上为阳，膀胱位列下焦之极底，其经名为足太阳。以手足阴阳论，实阴中之少阳耳；以六腑为阳论，与小肠之太阳同为受盛器耳。[批]腰以上属天，广明心也。腰以下属地，太阴脾也。阳明胃络行脾之前。《内经》受病，本归六气，寒水之气，太阳同气相合，《伤寒》以太阳为首篇。不得混膈膜之上，为父之太阳也《经》云：阳气者，若天与日，失其所，则折寿而不彰，故天运当以日光明。人之有阳犹天有日，故太阳以心为主，而可御寒邪。仲景以心为太阳，故得外统一身之气血，内行五脏六腑之经隧上焦如雾，心肺主之。心主血，肺主气，心肺行一身之营卫，营行脉中，卫行脉外。若膀胱为州都之官，所藏津液，必待上焦之气化而后能出膀胱之津液，尚要上焦之阳气化之而出，何能外司营卫，而为诸阳主气哉心为父阳，肺为母阴，虽主营卫，然营出中焦，卫出下焦，丹田之阳上升为卫气，中焦之谷气下行而为营气，浮气不循经者为卫气，精气之行于经者为营气。营者，水谷之精气，行于阴而为血。卫者，水谷之悍气，行于阳而为汗。卫行肉分，营行经隧也。所以寒伤营卫，赖阳气转舒，御寒外出，不必拘于足太阳一经耳。

岐伯曰：圣人南面而立，前曰广明南方火位，阳气盛大，故曰广明。在人则心脏在南，故谓前，后曰太冲太冲即冲脉，在下在北，故曰后。少阴肾脉与之合而盛大也，太冲之地，名曰少阴。是心肾为一身大表里也手少阴心火，足少阴肾水。膀胱与肾为表里，第足经相络之一义耳。且表里亦何常之有人身之病，“阴阳水火”四字定之，将此四字运化，取之不尽，用之不竭。若云表里，阴于阳为表里，水于火为表里，气于血为表里，脏于腑为表里，营于卫为表里。《内经》配六气为表里者，少阴君火于太阳寒水为表里，厥阴风木于少阳相火为表里，太阴湿土于阳明燥金为表里。伤寒者，太阳寒水之邪而犯少阴君火，不必拘于足太阳也，如太阳与少阳并病，刺肺俞、肝俞，岂非肝居胆外，为少阳之表；肺居心外，为太阳之表耶肺主气，心主血，心于肺为气血之表里，心病而刺肺俞。肝为风木，胆为相火，为表里，故胆病刺肝俞。亦表病治里，里病治表之义。

少阴病，一身手足尽热，以热在膀胱，必便血此是脏移热于腑，言便血，指小便言。[批]寒病伤阳，水克火也，来时先犯君火。温病伤阴，火克金也，来时先犯手太阴肺金。伤寒温热初受之始在上焦，传入中下焦者，皆治之不得法而变症也。夫热在膀胱而仍称少阴病，是知膀胱属腰以下之阴，得为少阴之腑，不得为六经之太阳少阴热郁，移于膀胱，膀胱经热盛，一身尽热也，故不称太阳病。又太阳不解，热结膀胱此太阳经热盛，移热于膀胱太阳之腑，其人如狂膀胱多气多血，热盛则血凝而上干心包，故神如狂；血得热而行，故能下则邪从血出。此桃仁承气症也，与阳明大小承气下法去邪同例。以太阳随经，瘀热在里，热在下焦，下血乃愈此乃仲景抵当汤症也。小便不利者，无血也。小便自利，其人如狂者，血病谛也。漱水不欲咽之症，唇口干燥，少腹硬亦有血。[批]少阴热在膀胱，必便血，是脏移热于腑，里传于表也，轻则猪苓汤，重则黄连阿胶汤。太阳热结膀胱便血，经移热于腑，表传里也，轻则桃仁承气，重则抵当汤也。此二症大有分别。

盖太阳位最高，故太阳病以头痛、项强为提纲太阳脉走头项，寒邪居表，阳气闭郁则痛。《经》云寒伤形则痛。此云热结在下焦，是太阳阳邪下陷之变症也少阴君火与寒水为表里，太阳寒邪失表，化热入里。其云随经在里，是知膀胱属在下焦，为太阳之根底膀胱为太阳之腑，而非主表之太阳；为太阳之经隧仲景言太阳病，寒中太阳之经，而非太阳之都会心为离火，照于当空，阳气盛大，谓太阳都会；为太阳主血之里，非为诸阳主气之太阳也。明矣六腑主气，足太阳膀胱、手太阳小肠主腑，其络在表，虽主气分，而不能御寒外出，若无内阳外敌，寒邪难退。

且伤寒最多心病，以心当太阳之位也。心为君主，寒为贼邪，君火不足，寒气得以伤之心为一身太阳之真阳，一切神明运用赖此。真阳一虚，寒气易袭，形寒伤外，饮寒伤内。今人惟知形寒为外伤寒，而不知饮冷为内伤寒。外寒中表，内寒中脏，所以名为太阳病。[批]心主一身之阳，误汗动阳，故多见心病。阳虚之人，易于伤寒，火不足也。阴虚之人，易于伤热，水不足也。今伤寒家反以太阳寒水之经《经》云：邪气之中于面则下阳明，中于项则下太阳，中于颊则下少阳。寒邪所中始于太阳之经，[批]仲景本文有太阳中风、阳明中风、少阳中风等词，皆邪之直中其经，三阴亦然。是拘于膀胱为水府，因有以寒召寒之说寒邪伤表，阳气闭郁。《经》云：邪中于阳，溜于经。在太阳之表，故恶寒、项背几几，未入于内。仲景伤寒中，则有太阳病、阳明病，并无足太阳膀胱病等文。所谓传足不传手者，皆后人臆说耳，本非仲景本意，而不审寒邪犯心，水来克火之义矣《内经》全部以阴阳为本，皆阐阴阳之奥，寒邪盛则真阳夺。夫人伤于寒，热虽盛不死者，[批]伤寒先伤阳，有阳则生，无阳则死，故热虽盛不死也。以寒之所在，是邪之所留，热之所在，是心之所主也寒之邪留于经，内有真阳外发，而御寒邪。若内伤寒，阴邪上犯于心，心阳被寒邪淹没，厥冷则不能回阳，必死，此乃寒邪直中，不在太阳经例。又云太阳为先天之巨阳，外统营卫而主肌肉，内行脏腑而主心属火，乃一身之主宰，行于周身。凡风寒外感，必恶寒发热，表邪外束，则火郁不能流畅。表邪束于外则恶寒，心火郁于内则发热。若以膀胱为太阳，则恶寒，虽有表邪，其周身之热，从何而致耶。如初服桂枝而反烦，解半日而复烦，大青龙之烦躁，小青龙之水气，十枣、泻心之心下痞硬，白虎、五苓之燥渴心烦，皆心病也。[批]此等皆太阳失汗者为多，寒结热郁水停也。伤寒邪从外束，表从内达，上焦之阳吸下焦之阴液而化汗，下焦水升，上焦阳气不足，不得化汗从皮毛而出，水气、寒热夹而上扰于心肺之间，乃太阳失治症也。若妄治后治不得法，后皆变症，叉手冒心，恍惚心乱，心下逆满，往往关心，是心病为太阳本病也皆是水气、寒热之邪，犯于上焦。[批]此等皆太阳误汗变症。然心为一身之主，六经皆能病及心为君主之官，故阳明有愦愦、怵惕、懊侬等症，少阳有烦悸、支结等症，太阴之暴烦，少阴之心中温温欲吐，厥阴之气上撞心、心中疼热，皆心病也膻中者，臣使之官，心肺主之，心为君主，肺为百脉之宗，六经之邪上感，故先见心病。[批]阳明、少阳两条误治之变，太阴、少阴、厥阴是阳虚入阴之本症。何前辈反有伤足不伤手之说。夫心主营，肺主卫，风寒来伤营卫，即是手经始仲景书只有太阳病、阳明病、厥阴、少阴、太阴病、合病、并病等，本无手经足经之分。且大肠接胃，俱称阳明手阳明大肠、足阳明胃。阳明病，本不分手足。吾师曰：早下则肠虚胃实，致成痞满、结胸。因手阳明大肠未成燥矢。胃于肠更实更虚，所以阳明在里之方，各有其用。如泻心、陷胸、调胃承气等，足阳明方也；桃核承气、抵当、小承气等方，手太阳、足太阳方也；大承气、苦瓜根、猪胆汁、蜜煎等，手阳明方也。仲景下法俱有轻重高下，有形无形，丝毫分寸不能逾。今人不问胃实肠虚，肠实胃虚，恣胆硝、黄，咸苦直下，毫无章程，皆仲景之罪人耳，小肠通膀胱，俱称太阳，伤则俱伤，何分手足小肠，手太阳脉，从手至腹，上面至目眦，其支抵鼻至目内眦。足太阳脉，起于目内眦，上额交巅，直行脊两傍，抵足小指。显然手足太阳，一终于目内眦，一起于目内眦，二脉相通，如环无端。手太阳为病，有不可回顾，肩似拔，臑似折。足太阳为病，有头痛似脱，项似拔，脊痛，髀不可转折，头项强痛。二太阳病亦相仿。古人本无足手之分。如大便硬是大肠病手阳明病，岂专指胃言肠已实，胃已虚；小便不利是小肠病，岂独指膀胱《难经》小肠为赤肠，主泌别清浊，水液入膀胱，渣滓入大肠。《脉经》曰溺血属小肠膀胱病。小便赤涩，前辈有导赤散，通小肠手太阳。少腹满而气癃，有五苓益元散、葵子汤，通膀胱足太阳。且汗为心之液，如汗多亡阳，岂独亡坎中之阳而不涉膻中之阳耶心主血，肾主液，心为君火，离照也。肾藏相火，龙雷也。相火代君火用事，地气上腾，天气降雨。汗为心液，赖肾资助，汗出过多，肾液内竭，阳随阴脱，如釜底火尽，釜中亦冷。坎中阴阳升极于上而尽，膻中之气液，断难独存矣。**因不明仲景之六经，故有传经之妄耳**坎中属肾，位列于下焦，其阳乃肾中之真阳。膻中之阳，中宗之气，故名曰气海。如鼎之炎，如烛之光，如天之日，皆借下焦之助。名曰气海，在两乳之间，故喜乐之所出。所以坎中之阳亡，膻中之阳亦亡矣。伤寒三阳之脉，皆从头至足，其脉最长。三焦俱有表里之分，所以化火、化燥、化寒、化风、化热、化湿。六经之辨，不必拘于传经。[批]**坎中之阳如炉中之炭，膻中之阳是火之热气耳。**

人皆知太阳经络行于背，而不知背为太阳之所主背为阳，寒邪所侵先伤阳。**竟言太阳主营卫，而不究营卫之所自**卫为卫外之阳气，营为养内之血气。寒伤于卫，阳气闭郁则恶寒；寒伤于营，血气凝塞则身痛。所以身痛、恶寒、头痛、项强为伤寒之始，在经表、在营卫、在表。**只知太阳主表**经络主表，**而不知太阳实根于里**脏腑主里。**知膀胱是太阳之里**膀胱是太阳之腑，表中之里也，**而不知心肺为太阳之里**心少阴，太阳之脏，里中之里也。心肺主一身之营卫，心肺是营卫之里也。**因不明《内经》之阴阳，所以不知太阳之地面耳。**[批]**能明得《内经》阴阳变化，六经之病一目了然。**吾师曰：伤寒者，太阳寒水之气也。风热者，厥阴风木、少阳相火之气也。热病、湿病者，少阴君火、太阴湿土之气也。燥病者，阳明燥金之气也。六气之中，人各随六经所化。真阳不足，易病伤寒；真阴不足，易病温热。寒体受热，亦能化寒；热体受寒，亦能化热。所以深冬之伤寒用大青龙、白虎、承气、黄连、泻心等汤，皆伤寒之化热也；夏秋之暑湿霍乱，四逆、理中、白通、五苓等，皆温病之化寒也。若能认定直中、传经、误治变症、阴阳虚实，见症施治，效若鼓桴。六经之病，一见而知，不必拘于太阳一经也。

《内经》背为阳足三阳之脉皆行头项及背至足，腹为阴足三阴之脉从足走腹。[批]足三阳之脉，从头背走足，足三阴之脉，从足走腹。五脏以心肺为阳心为离火，肺为乾金，天象也，在上焦属阳，而属于背诸阳之俞皆在背，故仲景以胸中心下属三阳上焦如雾，其形象天，神明变化，清气所发；肝脾肾为阴，而属于腹诸阴之募皆在腹，故仲景以腹中之症属三阴肝脾肾三阴之脉从足走腹。下焦如渎，水液藏之，其形似海，故属阴。此阴阳内外相输之义也汗从阳化，心之出也。阴津为质，肾之济也。[批]前皆太阳伤寒总论。此节开太阳伤寒之治法。

营卫行于表，而发源于心肺心主营，营行脉中。肺主卫，卫行脉外，故太阳病则营卫病，营卫病则心肺病矣《人镜经》曰：五脏俱等，心肺独在膈上者，何也？然心者血，肺者气，血为营，气为卫，相随上下，谓之营卫，通行筋络，荣周于身，故营卫病心肺亦病矣。心病则恶寒水来克火，阳气屈伏，如云蔽日，故寒，肺病则发热火来克金，阳气蒸郁，欲作汗。心病则烦阳气外发亦烦，阳气内陷亦烦，出表入里，两途当认清切，肺病则喘肺为化水之上源，膀胱为化水下渎，三焦为决渎之官，水道出焉。下焦之水液上升作汗，卫气不通，不得化汗出表，水蓄于肺，则喘。细读麻黄、青龙等，自然晓畅，与虚喘不同。桂枝疗寒，芍药止烦，麻黄散热，杏仁定喘。[批]麻、桂二方。所以和营者，正所以宁心也心主营，营脉和，心阳亦敛；所以调卫者，正所以保肺也肺主卫，卫气通，肺气亦舒。麻、桂二方，便是调和内外、表里两解之剂矣仲圣伤寒六经，太阳为首，寒水之邪外受，伤及营卫，桂枝和营，麻黄调卫，亦为一百十三方之冠。所以桂枝加减立十九方，不但伤寒，一切调理，能玲珑施用，皆能得心应手。将小建中汤、救逆汤、桂枝甘草、桂枝龙骨牡蛎等中思之，自知桂枝之妙。即麻黄加减立六方，二青龙、麻黄附子细辛、麻黄附子甘草等，俱有层次，不但伤寒表里，能化裁施用，杂病中无不应手。

如大青龙用石膏以治烦躁邪深热郁，麻、桂之变法也，桂枝、麻黄、越婢三方去芍药，**小青龙用五味、干姜以除咳嗽**发汗未能透表，寒水之气停蓄肺胃之间，故喘嗽。病属于里，有形之疾，麻、桂又一变法也，［批］**大、小青龙二方。皆于表剂中即兼治里**仲圣之方虽兼治里，然杂病调理，非此难效。吾师曰：四大家得仲圣一偏之见，俱能名世。张子和汗吐下三法，得仲圣麻、桂、柴、葛、瓜蒂、栀豉、承气等悟出。东垣之讲脾胃，温中升阳，得仲圣建中、理中、人参、四逆等汤悟出。河间之治火，利水清热，得仲圣白虎、竹叶石膏、大黄黄连泻心等悟出。丹溪之补阴配阳，得仲圣之复脉、猪肤粉蜜、黄连阿胶等悟出。四家虽宗正派，仲圣德配四时，汗、吐、下、温、清、补治病之法俱备，故曰医圣，而曰全书，四家得其偏，尚未尽得其精髓，所以后之欲登仲圣堂奥者，不易矣。**后人妄谓仲景方治表而不及里，曷不于药性中一思之耶**仲圣一百十三方，用《神农本草》九十一种，入《伤寒论》中，辅相裁成，有合六经之大纲者，有合六经之一目者。盖神农百病兼收，而仲圣则由六经以例百病。所以上古《本经》取裁九十一种，用之不尽，万世而后，星日炳然，圣之又圣者矣。余每以伤寒方治调理杂病中，悟会到黄连汤治关格呕吐，真武汤治肾虚痰升气喘，乌梅丸治肝厥久痢呕逆，桂枝加龙骨牡蛎治久疟寒热往来、盗汗自汗，白虎、竹叶石膏、猪苓汤等而治三消，猪肤汤治久咳音喑下痢，黄连阿胶汤治风热下痢便血，五苓散治湿疝脚气，炙甘草汤治肺痿秋燥，附子理中汤治大便阴结，理中汤治中虚单腹，代赭旋覆汤治嗳噫，以此类推，将《金匮》并参，《伤寒》方即调理杂病之方也。仲圣经方如神龙变化出没，得其寸鳞片甲亦难，若能融会贯通，何病不治。若言伤寒方治表而不及里，不但未究药性，亦未识仲圣之方。今时治病，专以发表、消导、克伐攻下，杂凑一方乱投，毫无章法，另有别派所传，余不敢质辞矣。

太阳主表，为心君之藩篱太阳经络言之，犹京师之有边关也。风寒初感，先入太阳之外界，惟以得汗为急务如暴寇犯边，先击散其众，自汗而解，犹边关之有备也太阳阳气充足。必发汗而解服药即效，是君主之令行也阳能却寒，正能胜邪，如寇即退。[批]伤寒首犯太阳，表分若失汗，如着棋第一子已错，一入于里，手忙脚乱，满盘皆错矣。若发汗而汗不出，与发汗而仍不解真阳虚不能敌寒，正不胜邪，如寇有痼结之势，君主之令不行也。夫汗为心液从上焦气化，本水之气汗出赖水之质助。火到坎户，水至离扃，方能作汗，在伤寒为天时寒水之气冬令在天为寒，在地为水，寒气袭表，三焦水气内停，治以辛温解寒，麻桂等法，在人身为皮肤寒湿之气寒束于表，水气渍于肌肉之中，仲景所云湿痹、湿温之类，五苓散、真武汤、茯苓甘草汤、桂枝去桂加茯苓白术汤等法中求之，在发汗为君主阳和之气。君火之阳内发，寒水之邪外散矣太阳一出，离照当空，阴霾之气皆散，故治太阳伤寒以发汗为第一义寒伤于表，发表不远热也，急宜温散解寒。[批]发汗是治太阳伤寒第一着。

若君火不足真阳也，则肾液输于心下者，不能入心为汗阴液上腾，无阳化汗，又不能下输膀胱膀胱少阳，气不能化，所以心下有水气也水饮蓄于心下，故利水是治太阳伤寒之第二义膀胱脉最长，主一身之表，膀胱一通，周身阳气皆舒。[批]利水是治太阳伤寒第二着。

若君火太盛，有烦躁消渴等症，恐不戢自焚，故清火是太阳伤寒之反治法寒郁化火不能外达，故太阳先设大青龙，石膏清之。[批]清火是治太阳伤寒反治法。

若君火衰微，不足以自守，风寒内侵于脏腑，必扶阳以御之或内伤冷食冷饮，或邪入阴经，或直中三阴，俱属阳微。太阳症，脉沉细者，急当救里，宜四逆辈中求之，故温补是太阳伤寒之从治法。[批]温补是治太阳伤寒之从治法。

如他救弊诸法，种种不同表未解，医反下之；太阳重发汗，反下之；病在阳，应汗解之，反以冷水噀之等类，汗后重汗，不当下误下，不当补而误补，以此类推，皆误治之弊，而大法不外乎此矣大法者，正治法也，非救误之法也。

发汗利水，是治太阳两大法门。发汗分形层之次第，利水定三焦之高下仲圣治太阳伤寒全神只此两句，皆所以化太阳之气也。发汗有五法即形层次第：麻黄汤汗在皮肤，散外感之寒气调和卫气，卫气行于皮肤肉分之间；桂枝汤汗在经络，疏通血脉之精气调和荣气，营行脉中；葛根汤汗在肌肉，升提津液之清气表实里虚，风寒袭于筋络，取葛根之存津液，养筋熄风，或自下利，而化汗发腠理，提邪出表；大青龙汗在胸中，是解散内扰之阳气此合桂枝、麻黄、越婢三方为一方，而无芍药。寒束于表，热化于里，身疼痛，汗不出而烦躁。此汤清里热而解表寒，表里俱实者可用，须邪深热郁，误用恐汗多亡阳；小青龙汗在心下，是驱逐内蓄之水气水气上升，阳微不能化汗，停蓄心下，干呕而咳。此方用干姜、辛、桂治内郁之寒，大青龙用石膏治内郁之热。小青龙加减有五法，细细考之。[批]发汗有五法。

其治水有三法：干呕而咳，水入即吐，是水气在上焦，在上者汗而发之，小青龙、五苓散是也用小青龙，水郁于上，温以散水，酸苦以安肺，培其化源也。用五苓散，水蓄而不行，故大利其水，微发其汗，水郁折之也；心下痞硬，硬满而痛，是水气在中焦，中满者泻之于内，用十枣汤、大陷胸是也水邪留结于中，三焦之气拒格不通，水势泛滥，滔天莫御矣，十枣汤利水之锐剂，直折之。表邪未透而反下之，水邪入于胃中，不得为汗之水气，结而不散，此水因气结，水结心胸，热结肠胃，用大陷胸，开胸中水结，攻肠胃之热；热入膀胱，小便不利，是水在下焦，在下者，引而竭之，桂枝去桂加茯苓白术汤是也膀胱为州都之官，津液藏焉，气化而后能出。妄汗妄下后之症，表邪未达，热入膀胱，经热入腑，膀胱热甚，水蓄如癃矣。故桂枝汤去桂，恐膀胱更增其热，加茯苓之利水泄热，佐白术崇土制水，莫使上泛，助五脏之津液。膀胱之气转舒，借芍、草之酸甘化阴，生姜之横散，其热亦可从表汗出溱溱而解也。吾师曰：膀胱脉最长，主一身之表，开膀胱即是通阳，膀胱之阳气宣通，太阳之表邪亦解矣。少阴篇曰太阳之水属上焦，小青龙汗而发之，上焦阳水当从外散也；少阴之水属下焦，真武汤温而利之，下焦阴水当从内泄也。此条于真武、五苓有异。[批]治水有三法。

太阳之根，即是少阴少阴为太阳之里。紧则为寒，本少阴脉，太阳病脉紧者，必无汗。此虽太阳能卫外而为固，令汗不出，亦赖少阴能藏精而为守阳为阴之使，阴为阳之守，故不得有汗也。[批]脉紧者要在有汗无汗处分别。人但知其为表实，而不知其里亦实，故可用麻黄汤而无患表里俱实，发汗不妨。若脉阴阳俱紧，而反汗出者汗出阳气发越，脉当浮滑而数，如汗出脉反沉弱而涩而迟，正虚邪陷，阳消阴长，阴不守内，阳越于外矣，是阳不固而阴不守，虽亡阳而阴不独存矣此阴阳两脱之症，急当救里，须从芍药甘草附子汤、桂枝去芍药生姜新加人参汤、桂枝去芍加蜀漆龙骨牡蛎救逆汤、桂枝甘草龙骨牡蛎汤、附子汤、四逆汤、白通汤加人尿或猪胆汤等法，细细推求，酌其轻重。治之得法，犹可挽回，一有差错，祸不旋踵矣。[批]虽阴阳两脱，看其虚实轻重而治之。况长夏大气越泄，暑湿之中，三阴症最多，皆多食生冷之内伤寒也。曰此属少阴者，是指太阳转属少阴，而非少阴本症是太阳误治变症、坏症。

太阳阳虚不能主外卫气虚不能捍外，内伤真阴之气，便露出少阴之底板发热有汗，脉沉紧等。少阴阴虚不能主内营气虚不能守内，外伤太阳之气，便假借太阳之面目里寒外热，面赤目红，戴阳假渴，欲饮冷水，烦躁等。所以太阳病而脉反沉表症见里脉，不问有表无表，扶阳为急，用四逆汤以急救其里病发热头痛，脉反沉，若不瘥，身体疼痛，其症未离太阳，当救其里，宜四逆汤；少阴病少阴本病，而表反热少阴病，始得之，反发热，脉沉者，麻黄附子细辛汤主之。少阴脉沉，急宜温经，然兼发热，太阳之邪未尽，急用麻黄，犹可引之外达，用麻辛以微解其表。此表里相应之机也。[批]治伤寒真假，此等处即是大关键，然细心体察，有脉息浮沉，有汗之冷热，有渴能饮不能饮，可辨究属不难。若将热深脉伏误之，殆矣。此处审辨最难，太阳发热脉沉，似少阴格局；少阴发热脉沉，似太阳格局。一急救其里，一微解其表，在假借两字上细详斟酌，或在日之近远上分别之。[批]此等处如作诗作文，众人皆想得到、想不到之处。

伤寒一日，太阳受之，即见躁烦，是阳气外发之机化热外出之象。六七日病已有六七日，乃阴阳自和之际伤寒六七日，无太热，其人当脉静身凉而思食，反躁者，此乃阳入阴故也，里气已虚，反见躁烦，是阳邪内陷之兆六七日，表邪欲尽，反见躁烦，里虚邪陷矣。所云“阳去入阴”者，指阳邪下膈言，非专指阴经也阳邪下膈，传入脏腑，渐离太阳经络。或入太阳之腑而热结膀胱小肠为心之腑，手少阴之表，手太阳也。膀胱为肾之腑，足少阴之表，足太阳也。小肠泌别清浊，热壅于阑门，少腹急结，蓄血症也。小肠于心为表里，其热上干心胞，见烦躁如狂矣，急宜桃核承气汤、抵当汤等下之。小肠壅盛，热入膀胱，蓄血，或小便不利，或小便反利，膀胱见症，亦宜下热去邪，亦从桃核承气、抵当等法。此乃太阳经传于腑，尚未出太阳症也，[批]柯氏云：茎有三窍，血出肝窍，溺出膀胱，精出肾窍。余以少阴症可言之，太阳症不能归于肝，热伤阴络，血热沸腾所致。柯氏谓心是太阳，此处显然太阳经移于腑，膀胱从表传里也。小肠于心为表里，手太阳腑，故热结于下而能上干心胞，其人如狂。少阴亦有热入膀胱，必便血，此足少阴脏传于腑，并无其人如狂之词，用黄连阿胶、猪苓汤专于泄热存阴，所以手太阳小肠蓄血，心移热于腑，而能上干心胞。发狂者，心为太阳，未尝无因也。**或入阳明之腑而胃中干燥**足阳明胃为燥土，赖足太阴脾湿土输津以润之。手阳明大肠为燥金，赖手太阴肺柔金布津以润之。热入阳明，阴津输布不足供其燥烁。若初入阳明，急宜白虎等清热，救其胃液，勿使其坚燥而实。若阳明已实，燥屎已成，病入手阳明矣，急宜承气之类，轻重斟酌下之，泻热存津，不致熇熇而死。仲圣一百十三方，俱存阴为多，今人动手香燥，未病先伤阴耗正，汗之无液，下之无津，热愈深，液愈竭，急则变为痉厥，缓则变成虚劳，**或入少阳之腑而胁下满硬**少阳之脉部位胸胁，热郁少阳，故胁下痞硬善呕，**或入太阴，暴烦下利**暴烦是里阳陡发，下利是脾脏有寒，不能与胃行其津液，故下利，病入太阴本脏矣，**或入少阴而口舌干燥**少阴之脉，绕喉咙，系舌本，此乃少阴阴火上燔，**或入于厥阴而心中疼热**太阴为阴中至阴，气陷则利。厥阴为阴中之阳，气升则呕，心中疼热，与相火为表里所化也，**皆入阴之谓**仲圣以心胸之病属之阳，腹中之病属之阴，皆由上焦胸胁入腹，由经入腑，由腑入脏，皆阳入阴，表入里也。**后人惑于传经之谬**后人每拘于一日太阳，二日阳明，三日少阳，四日太阴，五日少阴，六日厥阴，七日为三阳三阴一周，为一候，三阳三阴复传十四日为两候。[批]**仲圣本无传经之谓，皆误治失治陷入也。**此等皆耳食之学，岂有六日之中六经之病皆见者。《内经》所言一日至六日，得病六经之形象，不使后学执而不化。此等俗言，终身不能摆脱矣。余每见阳虚之人，病始一日，即从寒化而入阴经；阴虚之人，即从火化，数日仍在阳经。或数日而守一经，或一到阳经即化寒而入阴经，皆关乎人之体质虚实寒热也，因不知有入阴转属等义太阳为六经首领，寒邪初中太阳之表，不能飞越太阳，治之得法，仍从太阳而解，所以六经之病，亦不能离太阳。如太阳本症，用麻、桂，是太阳表剂。如葛根症，太阳于阳明合病。柴胡桂枝症，太阳于少阳合病。太阴中风用桂枝汤，厥阴病用当归四逆汤，内中仍不离桂枝汤全方，少阴病用麻黄附子细辛汤。如此看来，三阴皆于太阳合病，六经之邪皆从太阳而入，皆误治、失治，与虚实寒热阴阳，变症入阴参半耳。[批]**入阴转属等义，可谓治伤寒者超以象外，得其寰中，结出后文各经病情，初学之士，读之一目了然矣。**

《内经》一日太阳，二日阳明，至六日传至厥阴。张韶令曰：伤寒六气相传，正传非邪传。然无病之人正传，不知何日始于厥阴，终于太阳。若云伤寒以日数计，今病人得病之始而不治，而病甚而治之，有病之人不知病于何日。若从太阳病象言之，然头痛、项强、身痛、恶寒、无汗，已有数日矣，病人当不知得病之日，医家岂知得病之始。若从得病之日，即从太阳逆传，余莫知其然。究竟微茫难辨，不若遵仲景六经病象，见症是何经病，从何经治之，方为准谛。圣人之书，虽不可废，孟子曰：尽信书不若无书。

卷　二

阳明病解第二

按阳明提纲，以里症为主胃家实。虽有表证见发热表症之象，仲景意不在表，为有诸中病实根于胃，而形诸外也。或兼经病，仲景意不在经为表，在经而根于胃也阳明之表，初得之二日，恶寒发热，太阳之表未尽，与太阳同，二日，便不恶寒，反恶热。仲景曰：伤寒三日，阳明脉大。要知阳明伤寒，只在一日二日，即寒去而热生。三日见阳明之大脉，则全无寒气，便是阳明之病热，而非复前日伤寒之始，虽由于伤寒，今不得再称伤寒，以伤寒之剂治之矣。[批]阳明即热病，不得再称伤寒，若以麻、桂治之，不异负薪救火。夫阳明之症，以里症为重，故提纲独以胃实为主，而不特发热恶寒之表症也。太阴阳明，同处中州足太阴之脉，由足入腹，属脾络胃，上膈。足阳明之脉，其支入缺盆，下膈，属胃络脾。太阴脉由下而上，主升清，输津于胃。阳明脉由上而下，主降浊，化糟粕归下焦。二经之脉，联络相通，二经之病，最易转属，而太阴为开，阳明为合胃为水谷之海，脾为转运之脏，五味所入，赖二经分布。六腑以通为补，胃气一实，如冲繁要道阻塞不通，胃气不能输展，脾气不能输津。胃实则热聚而更燥，腑气不能流行，仲景故以里症为重，里不和。即是阳明合病矣，故阳明必以合病为主。[批]阳明为合，太阴为开。不大便固合也，不小便亦合也。不能食，食难用饱脾不能运，初欲食热结于胃，反不能食胃中虚冷，皆合也《内经》九窍不和，诸属胃病。[批]仲圣以阳明病能食名中风，不能食名中寒。以能食不能食别风寒，更以能食不能食审胃家虚实也。自汗盗汗，表开而里合也热闭结于里，热象现于外，所谓有诸中形诸外也。反无汗，内外皆合也阳明以津液为本，足阳明为燥土，手阳明为燥金。仲景本有禁汗、禁利小便之文，误汗误利，津液受伤，无液化汗，阳明更燥，表里更实。种种合病，或然或否，故提纲独以胃实为主。[批]"胃实"两字何等透澈。胃实不是竟指燥粪坚硬，只对下利言，下利是胃家不实矣胃阳不足，下利传入太阴。故汗出解后，胃中不和，而下利者以胃家不实故也，不称阳明病。如胃中虚而不下利者不下利便见其实，便属阳明。[批]胃实则阳明正面，胃虚则阳明反面，即太阴正面矣。两股对做法。阳明虽以胃实为提纲，然亦不宜轻下，有栀子豉汤、栀子甘草豉汤、栀子生姜汤、栀子厚朴汤、栀子檗皮汤、瓜蒂散、白虎汤、白虎加人参汤、茵陈蒿汤、三承气汤、蜜煎导法、猪胆导法。仲景汗吐下温清补之六法，一有妄施，祸不旋踵，切不以胃实一言，而开妄下之弊。细审仲景治阳明之法，俱有轻重虚实之殊，上中下三焦之辨，何等谨慎小心，所以后条逐一辨之，与初学大有裨益。即初硬后溏，水谷不别，虽死不利者胃气不得下降，总为阳明病也。盖阳明、太阴，同为仓廪之官，而所司各别。胃司纳胃为之市，五味汇聚，故以阳明主实；脾司输脾为之使，故以太阴主利脾为湿土，脉络于胃，居中央，布津于四傍，于胃行津液。太阴脾病，津液不能四布，湿聚溢于胃则利。[批]胃家实则不利，阳明；胃家不实则利，太阴。同一胃腑，而分治如此，是二经所由分也胃脉实则胀，虚则泄。

又按阳明为传化之腑，当更实更虚，食入胃实而肠虚，食下肠实而胃虚，若但实而不虚饮食阻于胃，失于传化，斯为阳明之病根矣。胃实不是阳明病，而阳明之为病，悉从胃实上得来，故以胃家实为阳明一经总纲也。然致实之由，是宜详审，有实于未病之先者或胃阳素盛，脾阴不布。或胃气阻滞，饮食失运，有实于得病之后者邪热入胃，糟粕内结，有风寒外束，热不得越而实者太阳恶寒，入腑变热，经邪不能聚，故传入腑，有妄汗吐下，重亡津液而实者津液外亡，胃中干燥，有从本经热盛而实者阳明为燥土，火必就燥，燥即热也，有他经转属而实者胃为中土，万物所归。邪气离经入腑，故太阳、少阳俱能于阳明为合病。[批]笔如峭峰折天，心似春蚕抽茧。此则举其病根在胃实，而勿得以胃实即为可下之症仲景阳明条中，虽立下法，反复叮咛，不可误下，实中防虚，陷入阴经最易。此节述阳明致病之由，并非胃实，竟可妄下，故此一言包括其中，而开后条阳明各症治法。[批]勿得以胃实为即下之症。

身热汗自出，不恶寒反恶热伤寒在表，恶寒无汗，其反自汗出，津液外亡，反恶热，为阳明入腑之的证，是阳明表证之提纲阳明表证提纲极清。[批]心思细密，致病之由与见病之象合结，初学之士一见而喻矣。故胃中虚冷，亦称阳明病者身见发热有汗，不能食，若寒凉药攻其表热，必哕，因胃中虚冷故也，因其表症如此也。[批]阳明初受表邪，先辨胃家虚实，为诊家提纲。胃阳虚者，虽见有汗、发热、不恶寒，胃寒深虑，不可即投凉药，恐作哕、下利、除中、腹满各变症互见矣。然此为内热达外之表，非中风伤寒之表太阳之表，身疼无汗、恶寒。阳明之表，发热、不恶寒、有汗，或脉反紧。此时表寒已散，故不恶寒；里热闭结，故反恶热。只因有胃家实之病根，即见此身热自汗出之外症，不恶寒反恶热之病情。然此但言病机发见阳明病机初见，非即可下之症也外病未解，不可下，宜轻剂和之，清其里热。阳明病，不宜早下，当过经方可下之，若早下先夺其津气矣。必谵语、烦躁、胀痛诸症兼见，才可下耳谵语烦躁，若非极实，必是极虚，临症若下，亦须谨慎，要胀痛拒按兼见，审切，方可下。[批]诸症兼见，才可下耳。

夫太阳总纲示人以正面，阳明总纲反示人以底板，其正面与太阳之表同病有得之一日，不发热而恶寒者，恶寒将自罢，即自汗而恶热矣，此阳明病也，又当看出阳明之表与太阳不同矣。如阳明病脉迟、汗出多、微恶寒者，是阳明之桂枝症原文：阳明病，脉迟、汗出多、微恶寒者，表未解也，可发汗，桂枝汤主之。阳明病，脉浮、无汗而喘者，是阳明之麻黄症阳明本脉大、自汗，今脉浮、无汗而喘，则为麻黄症矣。［批］二症虽属阳明，尚未离太阳。本论云病得之一日，不发热而恶寒者，即此是已。后人见太阳有此脉症，便道阳明不应有此脉症，故有尚在太阳将入阳明之说恶寒为伤寒在表之的症，恶热为阳明入腑之的症，阳明虽恶寒，不久即止，岂若太阳始终有寒哉。不知仲景书多有本条不见，而他条中发见者治伤寒不能拘于日数，见病治病。有表症，即解之，汗之；有里症，当清之，吐之，温之，下之。各得其宜，自然无讹。譬如仲景本条不见，而他条发见者，如：少阴病，自利清水，色纯青，心下必痛，口干燥者，急下之，宜大承气汤。太阳病，汗吐下伤津，溲数便硬者，宜小承气汤。太阳病三日，发汗不解，蒸蒸发热者，属胃也，宜调胃承气汤。发汗多，亡阳谵语者，此症浑似阳明承气症，下文戒以不可下，与柴胡桂枝汤和其营卫，以通津液，自愈。［批］太阳症用承气，少阴用承气，谵语用柴胡桂枝。医如上马之将，临时却敌，岂能拘于成法耶。仲景见病治病，并不拘于何条，故本条不见而他条发见者，俱如此类。后人分条太清，反浑仲景之活法矣。若“始虽恶寒”，与“反无汗”等句是也。以阳明表症，本自汗出，不恶寒，故加“虽”“反”字耳阳明始虽恶寒，二日自止，不比太阳寒热不止，少阳寒热往来。［批］读仲景书，全在虚字之中着力，若一忽略，难于领会。有本经未宣，他经发见者，若太阳之头项强痛，少阳脉弦细者是也太阳、少阳的症。若头痛而项不强病非太阳，脉大而不弦细病非少阳，便是阳明之表矣。太阳行身之后，阳明行身之前，所受风寒俱在营卫之表《经》云：邪气之中于面，则下阳明。所受之邪，在阳明之表。太阳营卫有虚实，阳明营卫亦有虚实此言邪之初中于表，不必拘于太阳、阳明，先辨其荣卫虚实，解之和之。所以仲景原文：阳明病，脉浮，无汗而喘者，发汗则愈，宜麻黄汤。太阳与阳明合病，喘而胸满者不可下，宜麻黄汤主之。阳明病，脉迟，汗出多，微恶寒者，表未解也，可发汗，宜桂枝汤。病人烦热，汗出则解，又如疟状，日晡所发热者，属阳明也，脉实者，宜下之，脉虚浮者，宜发汗，下之宜承气汤，发汗宜桂枝汤。[批]此处与前有重复，然治阳明之表里转旋处，启蒙初学之书，故不殚烦言琐屑也。虚则桂枝，实则麻黄，是仲景治表邪之定局也。仲景之方，因症而设，非因经而设。[批]仲景全书则此二语，是著书本意。所以桂枝、麻黄，不但阳明表症，太阴、少阴亦有用此者。仲圣原文：太阴病，脉浮者，可发汗，宜桂枝汤。下利腹胀满，先温其里，乃攻其表，温里宜四逆汤，攻表宜桂枝汤。吐利身痛不休，和其外，宜桂枝汤。此两节属厥阴。少阴始得之，反发热，脉沉者，麻黄附子细辛汤。所以仲景之方，不能拘于何经，在表在里，见症而施，所以三阴中，表症未尽，尚用麻、桂，何况三阳病耶。见此症，便与此方，是仲景之活法此二语即仲景神髓。[批]见病治病，是棋之活着；论经论方，如棋谱之呆着矣。后人妄以方分经络因后人以方分六经太清，反晦仲景本意，非惟阳明不敢用二方仲景此二方治表之方，六经俱有麻桂之症，即太阳亦弃之久矣后人以九味羌活、柴葛解肌、芎苏饮等，可代麻、桂之臆说。今一开温病法门，仲圣之法愈说愈远矣。然温病热病，不外乎六气，皆由《内经》、仲景脱化而出。《难经》曰伤寒有五。《内经》曰热病者，伤寒之类也。今人分之太清，言之更远矣。

阳明之表有二：有外邪初伤之表与太阳同，有内热达外之表阳明之表。[批]初伤之表，内热之表，俱在恶寒发热上辨之。外邪之表，只在一日二日间，其症微恶寒，汗多出，或无汗而喘者是也桂枝、麻黄症。内热之表，在一二日后，其症身热，汗自出，不恶寒，反恶热是也栀子豆豉症。表因风寒外来，故仲景亦用麻、桂二汤汗之。表因内热外达肺胃之热，虚窒于上膈不得泄，懊侬，仲景更制栀子豉汤，因其势而吐之。后人认不出阳明表症，一二日邪尚在表，未得化热，既不敢用麻、桂失治，二三日来，又不知用栀豉汤邪既化热，尚在上焦，不用栀豉，又属失治，不识仲景治阳明之初法，所以废弃阳明之吐法古人治病，高者越之，一吐得法，蕴热、胶痰、结气，无不出矣，胃家不致结实，今吐法已废弃，良可叹也。[批]胸中寒痰结气，吐者用瓜蒂散。热聚胸膈，吐者用栀豉汤。栀豉清胸中之热，非专主吐也。必待热深实极热既深入结实，以白虎、承气投之，是养虎遗患也太阳初感风寒，以麻、桂二汤汗之。阳明初感，恶寒发热，与太阳同，其药亦同者，因太阳行身之后，阳明行身之前，所受风寒俱在营卫之表，一二日用麻、桂以汗之。阳明过一二日后，则寒邪尽去，即显阳明之内热，故不恶寒反恶热，此阳明内热之表，非中风伤寒之表，便不得用麻、桂二汤，麻、桂二汤，是营卫之剂也，此时当用栀子豉汤。若胃家热甚，而渴欲饮水者，白虎汤以清之。热极而谵语，舌有胎者，用调胃承气汤和之。若病更热，而不大便七八日或十余日，先用小承气缓下之，或用大承气以下之，皆因失用栀豉故也，其症如此耳。[批]舌有胎黄厚或裂可用承气，若白滑舌胎不能妄下。

夫六经伤寒，惟阳明最轻者，以阳明为水谷之海阳明常多气多血。《经》云：谷入于胃，脉道以通，血气乃行。又云：营气之道，内谷为宝，谷入于胃，乃传之肺，流溢于中，布散于外，精专者，行于经隧。阳明表之里，属燥金，六气俱从燥火而化，借谷气蒸腾，脉道以通，邪气亦能布散于外，其邪自解。最忌伤津液，金燥愈坚，火盛土实，为阳明病根，谷气足以胜邪气谷气胜，邪气不得复传。阳明为十二经脉之长，血气足以御寒气多气多血。阳明居两阳合明之地，阳气足以御阴气也《内经》曰阳明气血盛热，阳明气盛，身以前皆热。所以阳明气盛，可化热御寒。阳明受邪，一日恶寒，于太阳同此以太阳之表未尽传入，以阳明外症言，二日便不恶寒，反恶热恶寒病尚带表，至于腑则恶热矣。故《内经》曰二日阳明受之。以阳明之症在二日见邪中于阳明，二日见者，阳明主肌肉，故比太阳之表深一层，非谓阳明之病自太阳交也风邪中于阳明，亦要二三日见，非竟从太阳传也。仲景曰：伤寒三日，阳明脉大此正阳明脉也，太阳兼浮，少阳兼弦，大脉中亦要别太、少、合病、并病。要知阳明伤寒，只在一日二日，寒去而热生《内经》一日二日者，言传经之次第，非必日数拘也，无寒而热是正阳明症矣。三日见阳明之大脉正阳明脉矣，则全无寒气，便是阳明之病热外邪离表化热，传里入胃矣，非复前日之伤寒表寒已无，始虽由于伤寒虽起于伤寒，今入里已化热，今不得再称伤寒，以伤寒之剂治之矣寒邪化热，麻、桂无所用矣。［批］前节言阳明初受寒邪，麻、桂必当先用。此节言阳明化热，麻、桂当禁。治病不拘何经，总要临证识见高于他人，即为好手。

至阳明之恶寒，二日自止，固与他经不同胃如冶铸之炉，煅炼各物而成糟粕，阳气盛大，为燥热之土，三阳传来之邪，无不从而化热，其恶寒微，不若太阳之甚。［批］太阳、阳明表症，表脉不同。阳明在肌肉中蒸蒸发热，但热无寒，与太阳翕翕发热、寒束于皮毛之上者不同翕翕发热，热炽于中，汗不能出。阳明自汗，亦异于太阳中风之自汗。太阳虽自汗而出之不利，有执持之意皮肤牵掣，如人执持不爽，故其状曰漐漐漐漐者，汗欲出不出，如细雨不收之状。阳明自汗，多有波澜摇动之状，故名之曰濈濈濈濈者，汗出甚速，如水疾行，流湍而出也。太阳脉浮而紧者表寒未散，热必不解阳虽内发，表实不能透汗。阳明病脉浮而紧者此紧入里之谓，必潮热潮热发作有时，阳明里症已具。太阳脉但浮者，必无汗伤寒俱有层次，太阳脉浮，邪尚在表。浮紧无汗者，伤寒也。浮而缓有汗者，中风也。伤寒宜表，中风宜和。阳明脉但浮者，必盗汗出阳明脉浮有汗，太阳之邪未已，传入阳明，肌肉腠理已开，故汗出，即太阳阳明中风，当桂枝葛根汤和解之。二经表症表脉，不同如此也此节辨太阳阳明表症表脉。

今伤寒书以头痛分三阳，阳明之痛在额阳明之脉，行身之前，理固然也。然阳明主里，头痛非其本症阳明里症，胃实为本。《内经》曰：伤寒一日，巨阳受之。以其脉连风府风府在项后中，故头项强痛。七日太阳病衰，头痛少愈也衰者，邪气渐衰，始终在表，未曾入里，其邪自衰耳，正气渐复。《内经》曰：八日阳明病衰，九日少阳病衰，十日太阴病衰，十一日少阴病衰，十二日厥阴病衰。所以邪之入于腑，入于脏，如入室升堂，深进一层，发病亦迟，病衰亦迟。所以少阴病八九日，尚有手足尽热者，七八日复热者。以此类推，不必传经，即三阴本脏受邪，发亦日迟，衰亦日迟也。二日阳明受之传入阳明肌肉，表之里也，故较太阳迟一日，其脉夹鼻络于目，故身热，目疼，鼻干金燥而干，不得卧阳明胃不和，卧不安。《内经》以头痛属太阳，不属阳明矣《内经》阳明无头痛症。仲景有阳明头痛二条：一曰：阳明病，反无汗，而小便利，二三日，呕而咳，手足厥者，必苦头痛；若不咳不呕，手足不厥者，头不痛。此头痛在二三日，而不在得病之一日，且因于呕咳，不因于外邪也此阳明半表半里之虚症，邪中于膺，结在胸中，致咳呕而伤阳，用瓜蒂散吐之。呕咳止，厥痛自除。[批]阳气阻遏于里，阴气上升巅顶，故厥痛，吐则阳升，而厥回痛止。一曰：伤寒不大便六七日，头痛身热者，与承气汤阳明胃家已实，已有六七日，虽有头痛身热，已属阳盛阴虚，汗之动阳则死，下之热去则愈。此头痛反在太阳病衰时，而因于不大便可下之症，即《内经》云腹胀而头痛胃有燥屎，津亏火盛，下之热泄，阳潜痛止，非因于风寒也此二条属里。[批]此症余见常熟东门李府三老太太，年已八十有六，大便十余日未更，头痛作呕，不痛不呕。余总不敢用承气，以羚羊角、钩藤、小陷胸下之，大便解后，呕痛俱止。其中风伤寒诸条，俱不及头痛症，则阳明头痛，又与太阳迥别矣太阳以头痛为提纲，阳明中风、伤寒俱不及头痛。太阳头痛在病之始，阳明头痛在病之将衰；阳明头痛在前巅额，太阳头痛在巅及后项，故不同。

按本论云：阳明病，脉浮而紧，咽燥口苦，腹满而喘，发热汗出，不恶寒，反恶热，身重。此处当直接“栀子豉汤主之”之句此皆阳明本症，非因误治而得者，故直接“栀子豉汤”。“若发汗”三段，因不用此方，而妄治所致，仍当栀子豉汤主之下文“发汗”“烧针”“早下”“谵语”“懊侬”“怵惕”之三段，虽属误治所致，皆失用栀子豉汤，故仍用栀子豉汤可挽。仲景但于结句一见，是省文法也。[批]此节先叙栀豉汤症，恐失用栀豉变症也。后人竟认栀豉汤为汗下后救逆之剂因前用三法，未必合度，而各有现症，仲景以下有“舌上胎者”四字，是着力处。舌上有胎，胸中有物可吐，邪已结于胸中，宜此汤。请问未汗下之前，仲景何法以治之乎？要知咽燥口苦，腹满而喘，是阳明里热；发热汗出，不恶寒，反恶热，是阳明表热。因阳明之热，自内达表，则里症为重，故此条序症，以里症列表症之前，任栀子以清里热而表热亦解，用香豉以泄腹满而身重亦除阳明之热，从里达表。治病先治其里，里热清，表热自解。

后人又不能于仲景书中寻出阳明之表，而远引《内经》热病论之“目疼、鼻干、不得卧”以当之。不得仲景阳明治表之法前辈皆拘一“表”字，知阳明热病不能用麻、桂，故有升麻葛根之误，妄引痘症中葛根升麻汤以主之钱仲阳此汤本在痘科，不在伤寒阳明例。不知《内经》因论热病，而只发明阳明经之一端，仲景立阳明一经，是该内外症治之全法。不知目疼、鼻干热郁阳明之经，循络上行，防其作衄，阳盛阴虚，法当滋阴清火当以甘凉咸寒保肺胃，育阴清火，尚且不及，岂能再误投升葛之动阳耶，而反发阳明之汗发汗必升阳，若上而鼻衄阳气上升，津血内沸，阳络受伤，则血上溢，下而便难津液干燥，大便坚硬，是引贼破家矣一用温散，为害非浅。要知是风寒之表中风、伤寒，太阳之表，则用麻、桂而治，如是内热之表阳明之热，从内外发，即荆芥、薄荷，皆足以亡津液阳明之热，汗已自出，若再发散，重虚津液，而成胃实，在用者何如耳温病热病，本先伤阴。《温病条辨》以桂枝汤为首，即仲景阳明始受寒邪，法接以桑菊、银翘之辛凉，已不敢伤肺胃之津液。天之六气中人，惟寒于湿二气，温燥药尚可，若风火暑三气，断不可用燥热伤津，燥气虽夹新寒，易于化热。所以叶天士先生治温热，谆谆告诫，升柴升竭肾阴，枳朴劫伤胃汁。热病伤津，急则变为痉厥，缓则变为虚劳。不但阳明热病，即治温邪，发散温燥最当谨慎。

治阳明内热之表有三法阳明之表热在里：如热在上焦者热聚在膈，用栀子豉汤吐之，上焦得通，津液得下，胃家不实矣；热在中焦者热聚于胃，用白虎汤清之，胃火得清，胃家不实矣；热陷下焦者热聚膀胱小肠之间，用猪苓汤利之阳明虽有利小便之禁，然猪苓汤用阿胶之咸润，滑石之甘润，合苓、泻之泄热，热去赖胶、石之存阴也，火从下泄，胃家不实矣此三条预防其胃实，包括其中。要知阳明之治表热，即是预治其里预治者，《内经》云不治已病而治未病，预早防其未病之地，三方皆是润剂，所以存津液而不令胃家实也。后人因循升麻葛根之谬，竟不察仲景治阳明表症之法阳明本属燥土燥金，其气盛热，先保津液。重发汗，津液外越；利小便，津液内竭；多吐则胃津受伤；温燥则津液消烁，皆成胃实症也。所以治温热病，当时时顾着津液，发散温燥岂能恣胆。[批]此节言阳明病，急宜泄热存阴，不至胃实，若热邪固结胃实，到承气法，已手忙脚乱矣。

太阳以心胸为里伤寒中风在表，赖胸中真阳敌寒，化热外透，故用辛甘发散之剂，助心胸之阳膻中者，心肺居之，行一身营卫，胸中阳气宣通，营卫自和，而开玄府之表，不得用苦寒之剂，以伤上焦之阳也太阳表症，借胸中阳气蒸汗出表，一投苦寒，阳陷入里，表反无汗，即变呕哕、腹硬、结胸、痞满、发黄、冷汗、肢厥等，余见已多，每以半夏泻心能效，所以宜汗不宜吐胸中无物可吐，误吐反引邪入腑。阳明以心胸为表，当用酸苦涌泄之剂，引胃脘之阳，而开胸中之表阳明在里，邪阻胸中，吐即发表之义，不得用温散之剂，以伤中宫之津液也阳明热病，保津液为第一着，保得一分津液，胃家一分不实，故当吐而不当汗。阳明当吐而反行汗、下、温针等法汗下温针，皆伤津液，动阳，变症最易耳，以致心中愦愦、谵语误汗阳虚、怵惕、烦躁误烧针，以火逼汗，阳亡惊狂之意、懊侬误下则胃中空虚，客气动膈等症因汗、下、温针三法，未能合度，故病不解，各有现症如此，舌上胎者舌上有白胎，胸中有物，可用吐法，仍不出栀豉，仍不离阳明之表仲景仍用栀豉汤救之。[批]舌上胎者，是要诀，不可忽略。太阳当汗而反吐误治，便见自汗出，不恶寒，饥不能食太阳当表，误吐反开阳明之表，引太阳之邪入阳明之表。痰涎停结，邪热在胃，不能杀谷，故饥不能食也，**朝食暮吐**邪聚于胃，**不欲近衣**表寒未解，阳明肌肉之热内发，外虽不热，肌肉中已热甚，**欲食冷食**热聚于胃脘，**此为太阳转属阳明之表，皆是栀子豉症**太阳之邪，转属阳明，先用栀子豉汤救阳明之表，阳明热解，太阳之表自解矣。**盖阳明以胃实为里，不特发热、恶热、汗出、身重、目疼、鼻干，谓之表**此在阳明经络肌肉之表，**一切虚烦虚热，如口苦、咽干、舌胎、喘满、不得卧**热邪痰涎停结上膈，阳邪在上，欲泄不泄，皆阳明本证、**消渴而小便不利**热壅于上，消谷渴饮；热阻于下，小便不利，津液不化。肺为水之上源，胃为水谷之海，膀胱为水之下渎。用栀豉先开上焦肺胃之热，上窍通，下窍亦迎刃而解，久郁恐成斑黄，**凡在胃之外者，悉属阳明之表。但除胃口之热，便解胃家之实，此栀子豉汤为阳明解表和里之圣剂也**此数言，即防胃实之要言。若不先除胃外之热，失用栀豉，待热深胃实，成白虎、承气等症，是养虎遗患。[批]前条言之，此条再叮咛之，不可囫囵读过也。

再按伤寒脉浮，自汗出，微恶寒，是阳明表症病似桂枝症，非桂枝症也，不可温表，**心烦，小便数，脚挛急**显然里有热，非桂枝，**是阳明里之表症，斯时用栀子豉汤吐之**若桂枝误表，得之便厥，咽中干燥、吐逆者，与甘草干姜汤复其阳，厥愈足温者，与芍药甘草汤和其阴，其脚即伸。此用栀豉吐之，亦通上之阳，即和下之阴也，**则胃阳得升，恶寒自罢，心烦得止，汗自不出矣**汗为心液，心阳宁静，烦止则汗亦止矣；**上焦得通，津液得下**上窍通，下窍泄，**小便自利，其脚即伸**矣太阳之脉，从头至足，膀胱通太阳之脉，阳气亦通，其脚可伸，不必拘于甘草干姜、芍药甘草之类。如霍乱阳郁湿阻，转筋肢挛急，仲景以五苓散开太阳，亦此意也。阳明热病，虽不能用桂枝，猪苓与此症亦合法。**反用桂枝攻表**脉浮，微恶寒，似桂枝症，最易误治。“脚挛急”三字着眼，非桂枝症矣，所以亡阳。其咽中干，烦躁，吐逆阳越于上，不得入阴，原文与甘草干姜汤，是栀子生姜豉汤症栀子性能屈曲下行，降其上越之阳；生姜横散，止其吐逆。只以亡阳而厥厥势已见，急当回阳，故改用甘草干姜汤复之复其阳气。后更作厥尚未已，阳气虽复，阴气虚也，尚微有拘急，芍药甘草以和阴倘有谵语，少与调胃承气以和里以涤阳明所结余邪。因先时失用栀豉，如此挽回费力耳阳明病一失用栀豉，即失治病之次序，故挽回如此费力。若挽回不得其法，方法杂乱，治法颠倒，变症更不堪设想矣。

按仲景云，病如桂枝症，则便不得凿定为太阳中风。凡恶风恶寒，发热而汗自出者，无论太阳、阳明，中风、伤寒，皆是桂枝症矣不必拘于何经，是此症，即用此方。伤寒、中风，其邪在荣卫之间，桂枝汤取其调和荣卫也。太阳病，头项强痛太阳的症，而此云头不痛，项不强，便非太阳症。《内经》曰邪中于膺，则入阳明。此云胸中痞硬，气上冲咽喉不得息阳明以肌肉、心胸为表，阳明之邪在心胸、肌肉，是阳明受病无疑也。虽外象桂枝，而病在胸中，不在营卫，便不是桂枝症肌肉、胸中受邪，阳气阻塞不达，亦有恶风、恶寒、身重等症，故立瓜蒂散，所谓在上者，因而越之也寒邪结于胸中，胃阳抑而不升，痞象耳，急吐之。胃阳得升，寒邪亦散。瓜蒂散专于引吐之方，栀子治虚烦，非专引吐也。[批]瓜蒂散吐胸中寒邪，栀豉吐胃口之热邪。此条前辈每集于太阳条下。此与前条本阳明病，仲景不冠以阳明者，以不关于胃实阳明以胃家实为提纲，不关于胃实者，阳明病在表在膈，是胃未实之先，故先开其上焦，而未见不恶寒之病情耳若见不恶寒，反恶热，不能用桂枝，本无疑义。

夫上越、中清、下夺，是治阳明三大法，[批]上越、中清、下夺是治阳明三大法。余谓腑以通为补，即此也。吐以瓜蒂、栀豉，清以白虎、竹叶石膏，下以三承气等。因阳明病在里，治法考核在里。然仲景用方，俱有层次。瓜蒂散治在最高，虚烦治以栀豉等，虚痞泻心等，结胸陷胸等，胃实承气等，病退肠实，下之则伤正，苦瓜根、猪胆、蜜煎等，皆上越、中清、下夺。然猪苓汤亦是下法，泻心汤亦是清法。仲景之方，变化出入，正用借用，从治逆治，操纵俱在临证之人，若层次不清，方法杂乱，治伤寒者，难以哉。发汗、利小便，是阳明两大禁。然风寒初入阳明之表，即用麻黄、桂枝发汗者，急于除热而存津液其邪初中阳明之表，急宜解表，热散于外，使其不能化火，津液不伤，与急下之法同急下其热，亦是存阴。若脉浮烦渴，小便不利，用猪苓汤，利小便者，亦是清火而存津液热结下焦，渗热即是存阴。［批］虽发汗、利小便，仲景阳明两大禁，然发汗、利小便又是泄热存阴。若畏其伤津，失治反燥其液。治病悟到此等处最难。而又曰汗多者，不可用猪苓汤仲景此言，因顾及阳明津液，汗多不可用猪苓汤，恐重伤津液也。要知发汗、利小便，是阳明权巧法门，非正治法也。［批］发汗、利小便，阳明权巧法；温补，阳明从治法；白虎加参，阳明凉补法。

阳明之病在实热，本无温补法矣，而食谷欲呕者，是胃口虚寒寒饮积于胃口，故不主纳也。然胃口虽虚此等误用寒凉过度，变症亦有，胃中犹实，仍不失为阳明病，与吴茱萸汤散胃口之寒，上焦得通，津液得下，胃气因和，则温补又阳明之从治法原文：干呕，吐涎沫，头痛者，吴茱萸汤主之。此胃中有寒饮之症，故属胃实也。又少阴吐利、厥逆、烦躁一条，吴茱萸汤主之。此胃气虚寒之症，虽属少阴，亦是阳明症也。若胃口虚热者，用白虎加参，是阳明又有凉补法也此汤总以表热已尽，留热于胃，津液干枯，故用之生津除热。若更虚羸，即用竹叶石膏汤矣。壮火食气，泻火即可生气，二方皆热病后凉补调理之法也。[批]吴茱萸汤治胃口虚寒，白虎加参治胃口虚热。此二义，又是阳明权巧法门。

按本论云：伤寒三日，三阳为尽，三阴当受邪，其人反能食而不呕三阴不受邪，此一语可概矣，此为三阴不受邪矣阳明一经，阳气甚大，受寒三日，阳气冲和，三阳表症可痊。若阴经虚寒不能支，则从阳明转入阴经矣，与《内经》直中三阴不同。盖阳明为三阴之表，故三阴皆看阳明之转旋胃阳有余，能食不呕，谷气渐充，正气渐旺，能敌寒邪，虽有余邪，不致转入三阴。[批]阳明为三阴之屏藩，又为三阴之枢机门户也。三阴之不受邪者，借胃气之蔽其外也六气俱从火化。胃气和，则能食不呕，故邪自解，而三阴不病胃阳充足。胃阳虚阳微不能化寒。此三字，三阴受病之由也，邪始得入三阴，故太阴受邪，腹满而吐，食不下；少阴受邪，欲吐不吐；厥阴受邪，饥不欲食，食即吐蛔三阴俱有吐症，皆属胃阳式微。若胃阳亡，水浆不入而死伤寒以阳为主，所以热甚不死。要知三阴受邪，关系不在太阳少阳，而全在阳明太阳在表，少阳在半表半里，阳明在里，以胃实为主。胃为中宫，冲衢要道，三阴之屏藩，又三阴之出路。胃阳盛，寒邪化热外透，不传三阴矣。若已入三阴，阴于寒合，亦借胃阳转舒化热，阴经之寒亦从阳明而化热也。所以诸四逆、理中等，急助胃阳之意，三阴亦重阳明也。[批]三阴受邪，关系不在太阳、少阳，而全在阳明。

阳明以太阴为里，是指牝脏言；太阴亦以阳明为里阳明之脉，属胃络脾，是指转属言也阳明之脉，行身之前，出入气街。阳转入阴，阴转出阳，借阳明道路为转枢耳。肾为胃之关，木者土之贼肾为胃关，阳盛则开，为消渴；阴盛则闭，为胀满。况少阴本病，欲吐不吐，饥不欲食，黄疸。肝脉挟胃络胆，肝病，土受木克，无生发之机，饥不欲食，食即吐蛔。二经之病，俱与胃有关系，故二阴亦得以阳明为里。三阴为三阳之里，而三阴反得转属阳明为里三阴之邪，赖阳明转旋而出，故三阴皆得从阳明而下，则阳明又是三阴实邪之出路也阳明脉行气街，《内经·卫气篇》曰：胸气有街，腹气有街，头气有街，胫气有街。街犹路也，三阴在下，其邪从气街而下，亦从气街而出，故三阴之邪转旋独重阳明也，既为三阴之表以御邪，又为三阴之里以逐邪，阳明之关系三阴重矣伤寒入阴转属，所重阳明之阳气盛衰耳。［批］太阳结笔，以阳邪下膈入阴；阳明结笔，以阳明转属入阴。此等俱是金针暗度处，读者当留意焉。

桂枝加芍药，太阴之下药；四逆散，厥阴之下药；大承气，少阴之下药。三阴之邪，假阳明道路而出也。［批］六经之表邪俱假在太阳为出路，六经之里邪俱假阳明为出路，读者自能悟之。

卷 三

少阳病解第三

少阳处半表半里，司三焦相火之游行。[批]起笔直爽，作文老手。少阳者，手少阳三焦，如雾，如沤，如渎；足少阳胆，为清净之腑，有清汁无血，二经少血多气，游行肌肉之中，转舒津气，上下者也。仲景特揭口苦、咽干、目眩为提纲苦、干、眩，皆相火上走空窍，是取病机立法矣少阳提纲，奇而至当。夫口、咽、目三者，脏腑精气之总窍，与天地之气相通者也，[批]与天地之气相通，邪可随之而入里，亦随之而出表。不可谓之表，又不可谓之里，是表之入里，里之出表处，正所谓半表半里也表不在肌肤，里不在脏腑，故谓半表半里。三者能开能阖，开之可见，阖之不见，恰合为枢机之象阳窍开阖，少阳主之，名曰阳枢。阴窍开阖，少阴主之，名曰阴枢。苦、干、眩者，皆相火上走空窍而为病里邪出表，风寒杂症咸有之表邪入里，所以为少阳一经总纲也。[批]六气之病俱有留恋少阳。如目赤，两耳无闻，胸满而烦少阳经络，萦于头目，过耳，循于胸胁，风火上炎所致，只举得中风一症之半表半里；《内经》胸胁痛，耳聋，只举得热病一症之半表半里热病耳聋口干，是阴液内竭；伤寒耳聋口干，是相火上升。热病胁痛，少阳之热相争；伤寒胁痛，邪正相搏胁下，故提纲不与焉热病、伤寒，耳聋、目赤、胸满、胁痛，治法各异。

少阳之表有二：脉弦细，头痛发热，或呕而发热者，少阳伤寒也脉细头痛与太阳相似，发热作呕与少阳有兼。[批]少阳伤寒。耳聋目赤相火上炎，胸满而烦者少阳之位，火邪相争，少阳中风也风热中于少阳。[批]少阳中风。此少阳风寒之表，而非少阳之半表。阳明风寒之表，亦有麻黄、桂枝症阳明与太阳相近，主肌肉，多气多血，故可汗。少阳风寒之表少阳初中之表，既不得用麻黄、桂枝之汗少阳与阳明热互于半表半里，多气少血，汗之伤津热炽，亦不得用瓜蒂、栀豉之吐法其邪不在里，无物可吐。发汗则谵语发汗益伤其津而助热，必谵语，吐下则悸而惊吐则虚其阳而悸，下则虚其阴而惊。是少阳之和解，不特半表而始宜也病至少阳，已属正虚入里之势，惟和解为先，外不伤表，内不伤里，正气不伤，可拒邪不入三阴。少阳虽汗吐下俱在所禁，然仲景亦有柴胡桂枝干姜之表，柴胡加芒硝、大柴胡之下。少阳亦有汗下之法，纵不出和解之范围，临证操纵，亦不可被和解一法拘之，失下失汗也。少阳初感风寒，恶寒发热，与太阳同寒热并不往来回避，太阳未尽，可汗，不得为半表尚非少阳的症。惟寒热不齐，各相回避，一往一来，势若两分方是少阳的症，始得为之半表耳。[批]太阳寒热，寒时而热，热时亦寒。往来者，寒已而热，热已而寒也。

往来寒热有三义：少阳自受寒邪少阳伤寒，阳气尚少，不能发热，至五六日正当少阳发病之期，郁热内发，始得与寒气相争正少阳症也，而往来寒热一也。或太阳伤寒，过五六日太阳病至五六日，亦正传少阳之期，阳气已衰，余邪未尽病衰正虚，转属少阳此传经病也，往来寒热二也。若风为阳邪，少阳为风脏东方在地为木，在天为风，一中于风，便往来寒热少阳中风，不必五六日始见三也此即风温症也。[批]少阳相火，本经中风。风为阳邪，遇火更炽，故不必五六日矣。

太阳之身寒，在未发热时，如已发热，虽恶寒而身不再寒。阳明之身寒，只在初得之一日至二日，则恶寒自罢，便发热而反恶热。惟少阳之寒热，有往而复来之异，寒来时便身寒恶寒，而不恶热，热来时便身热恶热，而不恶寒此节辨三阳寒热，分别清切有条。吾师庭训时，反复叮咛数十遍也，与太阳之如疟发热恶寒而不恶热、阳明之如疟潮热恶热而不恶寒者不侔也太阳阳明如疟，寒热亦有起伏。少阳寒热，起伏分清，来往不同也。[批]三阳皆有寒热往来，惟各不同耳。盖少阳为嫩阳，如日初出以日言，如日初出。以年言，如春初至，寒留于半表者不遽散，热出于半里者未即舒如晓霾未散，日光未盛，故见此象耳。寒为欲去之寒，热为新炽之热，寒固为虚寒寒气欲去，病势已衰，虽寒未必能如太阳之大寒战栗，而热亦非实热热欲渐来之热，正气已虚，虽热未必能如阳明大热、脉洪、气粗、渴饮，故小柴胡汤只治热而不治寒先解其渐来之热，预补其虚，不攻其实也少阳介乎二阳之间，入里出表之枢机也。邪入少阳，正气已虚。仲圣补虚不攻其实，使正可拒邪，不致入里，仍从少阳而解也。

小柴胡为半表设，而且其症皆属于里，盖表症既去其半，则病机偏向于里矣故仲景扶正托邪，不攻其实，即此也，惟往来寒热一症，尚有表邪未去，故独以柴胡一味主之少阳与太阳、阳明相为出入。少阳有一证可据，虽有他症，小柴胡可兼治矣，其他悉属用里药。凡里症属阳者多实热三阳，属阴者多虚寒三阴。二语是譬语。然少阴亦有承气症，而少阳为半里，偏于阳，偏于热，虽有虚有实，不尽属于虚也所以少阳一症，仲圣汗、下、清、温、补，其法皆备，偏热偏寒，属虚属实，入出变化，无不神奇。后文《制方大法》中，读各柴胡法自知，不得拘于少阳，预补其虚，误之也。[批]小柴胡加减七法，四法去人参，况有大柴胡、柴胡加芒硝，故在临证之人虚实之间斟酌耳。仲景又深以里虚为虑，故于半表未解时，便用人参以固里也仲景治病之深意，先虑正虚，少阳实症，不能拘之。

寒热往来，病情见于外。苦、喜、不欲，病情见于内。看“苦满”“喜呕”“不欲饮食”等字，非真呕、真满、不能饮食也。看“往来”二字，即见有不寒热时。寒热往来寒热有停止再至，往来寒热者，寒已而热，热已而寒也，与太阳、阳明迥别，胸胁苦满胸胁少阳之位，邪正相搏于胁，是无形之表。心烦喜呕木气上逆，默默不欲饮食木邪干土，是无形之里。其或胸中烦而不呕，或渴少阳火邪，或腹中痛木克土，或胁下痞硬木气填郁，或心下悸有痰饮，小便不利或不渴，有蓄饮故也，或咳者肺有留饮，此七症，皆偏于里少阳所见之症甚多，小柴胡汤所治之症亦不一，仲圣先将七症加减载小柴胡方末。惟微热为在表太阳未尽，皆属无形；惟胁下痞硬，为有形邪正相搏，亦属无形，皆风寒通症。惟胁下痞硬，属少阳即此与他经有别，总是气分为病，非有实热可据，故皆从半表半里之治法此节言俱是少阳的证。

按少阳为游部，其气游行三焦，循两胁，输腠理，是先天真元之气，所以谓之正气。正气虚，不足以固腠理，邪因腠理之开不密疏豁也，得入少阳之部。少阳主胆手少阳三焦，足少阳胆，为中正之官，正气虽虚，不容邪气内犯，必与之相搏，搏而不胜，所以邪结胁下也。往来寒热，即正邪相争之象。正实邪虚，所以休作有时；邪实正虚，所以默默不欲饮食此节申明往来寒热，默默不欲饮食，正衰邪入，脏腑相牵所致之义。仲景于表症中用人参，此因正邪分争，正不胜邪，故用之扶元气，强主以逐寇也此节论仲圣用人参之义，立方之意可推而知矣。若外有微热，而不往来寒热太阳未尽，有微恶寒，是风寒之表未解，不可谓之半表邪留太阳，当小发汗，故小柴胡去人参加桂枝。心烦与咳，虽逆气有余，而正气未虚，不可益气，故去人参正不虚用人参，反固结其邪。如太阳汗后身痛外症未去者，而脉沉迟沉为在里，与下后不当下而下协热痢气已虚，热下陷，心下硬邪结于上，是太阳之半表半里症也。表虽不解身尚痛，里气已虚痞阻自利，脉沉迟，故参、桂兼用，是知仲景用参，皆是预保元气耳此节如太阳半表半里，即桂枝加芍药生姜新加人参汤。若兼热痢、痞硬，又在泻心、黄连等求之矣。

更有脉症不合柴胡者，仍是柴胡症。仲景本论云：伤寒五六日，头汗出，微恶寒，手足冷，心下满，口不欲食，大便硬，脉细者，此谓阳微结阳气不能在经而散，故郁不舒，非药误，即迁延所致，亦坏症之轻者，半在表半在里也以上诸症，有表有里，柴胡汤兼治表里。脉虽沉紧细即有紧象，似弦脉，不得为少阴病者。阴不得有汗此为辨症要诀，今头汗出非少阴也，故可与小柴胡汤。此条是少阳阳明并病，而脉症俱是少阴，五六日又少阴发病之期。[批]少阳咽不痛可辨。若谓阴不得有汗，则少阴亡阳，亦有反出汗者原文：少阴脉阴阳俱紧，反汗出者，亡阳也。此与少阳柴胡症相似，然少阴法当咽痛而复吐利。然亡阳与阴结，其别在大便不解，柴胡加芒硝、大柴胡等法，亡阳则咽痛，吐利少阴亡阳汗出，虚阳不归，少阴不藏，上焦火化，咽痛呕吐；下焦阴虚，下利不止，宜八味肾气主之。此症少阴虚损中最多，仲圣原文有汗出不解，呕吐下利者，大柴胡汤主之。此条最易混入；阴结不能食，大便反硬脉必沉迟。亡阳与阳结，其别在汗。[批]亡阳与阴结，其辨在大便；亡阳与阳结，其别在汗。亡阳者，卫气不固，汗出必遍身少阴亡阳，汗出，面红，脉沉，汗出必冷，阴极似阳也；阳结者，热邪闭郁，汗止在头也阳结汗出止在头，与少阴亡阳汗出遍体不同。阳结脉虽沉紧，汗出微温，不比少阴汗冷如水，阳症似阴。此两症，辨之最难，实辨之最易耳。阳结、阳微结之别在食。阳明阳盛，故能食而大便硬，此为纯阳结阳结能食者，但硬尔。能食，非真能食也，不过粥饮犹可入口耳。阳明热结，但硬可下，三承气中着其轻重下之；少阳阳微，故不能食，而大便硬，此为阳微结邪在少阳，阳微则气不行，郁结不舒，若作纯阳结，用承气苦寒直下，更伤其阳，则结胸、下利等坏症叠出矣，故与小柴胡汤。若不大便，柴胡加芒硝汤，或大柴胡汤，得屎而解，即停服。[批]阳结在阳明，阳微结在少阳。故欲与柴胡汤，必究其病在半表故与柴胡汤，亦要反复审详。然微恶寒阳邪未罢，亦可属少阴少阴亦有微恶寒，与三阳疑似处，但头汗出阳邪郁结，不外通于肢体，故独头汗出也。阳气郁结，不通于肢体，故脉亦沉细，阳症似阴也，始可属少阳，故反复讲明头汗之义，可与小柴胡而勿疑也病在半表半里，里症已多，徒汗无益，表邪内结，温里无益，故与小柴胡，提出其邪于表里之半。所以然者，少阳为枢，少阴亦为枢，故见症症多相似，必于阴阳表里辨之真，而审之确，始可一剂而瘳，此少阴、少阳之疑似症，又柴胡症之变局也此节言少阴少阳疑似症。

少阳主人身之半，胁居一身之半，故胁为少阳之枢阳气转输，皆由胁转，而小柴胡为枢机之剂也。岐伯曰：中于胁，则入少阳。此指少阳自病直中少阳。然太阳之邪欲转属少阳传经入少阳，少阳之邪欲归并阳明少阳介乎二阳之间。阳明属燥土，少阳化热，热必就燥。阳明者，少阳之出路也，皆从胁转太阳之入，少阳之出，皆从胁转。伤寒四五日，身热恶风，颈项强此是太阳所同，胁下满者此则少阳所独，是太阳少阳并病，将转属少阳之机也，以小柴胡汤与之，所以断太阳之来路柴胡提之，参、草扶之，正盛拒邪，以免入里。如阳明之病，发潮热此似阳明，大便溏，小便自可大便溏，小便自可，里症未具，胸胁满不去者邪留少阳也，是少阳阳明并病，此转属阳明之始也，小柴胡与之，所以开阳明之出路虽潮热而大便溏，本属少阳之邪，不得作阳明误下，故仍从小柴胡解之，或加葛根亦可。微利者，木克土也，稍加芍药。若据次第传经之说，必阳明始传少阳，则当大便硬，而不当溏非阳明确症；当曰胸胁始满，不当曰满不去矣邪留少阳无疑。又阳明病，胁下硬满，不大便此似阳明之象，或可下也而呕少阳症已具，舌上白胎者邪未结于阳明，故舌苔白，虽不大便，不可下，此要诀也，［批］舌上白胎，虽胁满不大便，亦不可妄下。此虽已属阳明，而少阳之症未罢也。盖少阳之气游行三焦，因胁下之阻隔阻隔升降转舒之气，令上焦之气化不行肺气不宣，不能化精微，津液不得布散于中外，水精不能四布，故舌上有白胎而呕邪在上焦，阻遏胃阳不升。与小柴胡转少阳之枢，则上焦气化始通，津液得下，胃家不实，而大便自输矣。身濈然而自汗解者，是上焦津液所化，故能开发腠理，熏肤，充身，泽毛，若雾露之溉，与胃中邪热熏蒸，而自汗不解者不同此是津液自输之功，非比发散攻里之汗下也。故此节申明小柴胡之功效如此，所以诸症得之，皆可转旋而愈。少阳介乎二阳之间，表太阳，里阳明，故少阳症有兼太阳，或兼阳明，小柴胡必能两顾，转旋得效，仲景所以独重此方也。

东垣云：少阳有不可汗、吐、下、利小便四禁东垣此四禁，非不可用，戒后学勿妄施耳。然柴胡症中口不渴津液自足，稍汗不妨、身有微热者邪尚在太阳表分，去人参，加桂枝以取汗加桂枝兼太阳之表，故去参，恐固表而汗不能透也。下后不当下误下，胸胁满病系少阳，故不出柴胡法、微结胸胁气结，痞硬，非大便结也，故用牡蛎以软坚、小便不利、渴下后下焦津液不足，故溲少而渴，故用栝蒌根以润之。津液不升，虽渴不引饮，太阳余邪不解，少阳症可用桂枝、干姜而不呕故去半夏、生姜、头汗出热郁阳越于上，阳气不达肢体，故头汗出、寒热往来者半表半里之邪未解，故仍用柴、芩也，用柴胡桂枝干姜汤汗之此即少阳汗法。［批］此一节讲桂枝柴胡干姜症用药法。下后邪陷入里胸满邪留少阳，故用柴、芩，烦惊木邪犯心，故用龙骨、牡蛎、铅丹镇之，小便不利，谵语热邪入胃，阳明合病，故用茯苓、大黄，开阳明之合，身重者湿痹，茯苓，柴胡龙骨牡蛎汤中用大黄、茯苓，以利二便即少阳利法。[批]此节言柴胡龙骨牡蛎之用药法。柴胡症具病已入里，已属少阳，而反下之误下，心下满而硬痛者误下引热入里，邪结上焦，正气已虚，而为结胸。下虚上实，与承气症迥别，大陷胸汤下之下法亦与承气不同。医以丸药下之，而不得利少阳不因下，亦误下也，已而微利丸药结于下焦，反利，非其治也，胸胁满而呕虽下后少阳症仍在，日晡潮热者实热未去，小柴胡加芒硝汤下之和解少阳之邪，而下阳明之热，通因通用法也。伤寒发热，汗出不解，心中痞硬，呕吐邪仍在少阳而下利者热邪内陷；伤寒十余日，热结在里过经，里症已具，复寒热往来者少阳之邪未尽，大柴胡汤下之即少阳之下法。是仲景于少阳经中，已备汗、下、利小便法也虽云汗、下、利，不出少阳柴胡和解法。

若吐法，本为阳明初病，胸中实、不得息、不得食、不得吐而设。少阴病，饮食入口即吐，心下温温欲吐温温，当是嗢嗢。嗢嗢者，恶心不已，[批]少阳喜呕于少阴温温欲吐不同，最易混治，一属热阻，一属寒阻，须辨清切。复不能吐，亦是胸中实，当吐之胸中阳气被寒饮所阻，不能达于肢体，可吐之，通其阳。若水饮蓄于胸中，虽是有形，不可为实，故不可吐此少阴肾邪上逆，虚寒上犯，哕呃等情，非真呕也，不可吐，急宜四逆、吴茱萸等温之。何则少阳之喜呕，呕而发热，便见中气之虚此即不可吐之明征，但热而不实中气虚，木气上逆，与实呕不同，故用人参以调中气，上焦得通，津液得下，胃气因和再申少阳小柴胡之功效。少阳之呕与谵语不并见呕者，少阳小柴胡本症。谵语，谵语或热入血室，或汗多亡阳，与阳明胃实谵语不同，勿误作燥屎而轻下，故特摘入小柴胡条，所以呕者是少阳本症，谵语是少阳坏症误治变症。然本渴而饮水呕渴而呕，热传少阳，猪苓汤症，与但欲呕、胸中痛热邪内陷、微溏者，又非柴胡症此误吐气逆而呕，误下气陷而利。此乃少阳误治之坏症也，不可见呕疑是小柴胡症，无寒热往来可据，伤寒集于调胃承气条内，鄙见与泻心症有相似处，是呕中又当深辨也呕与谵语，俱有虚实阴阳可辨，不可见呕而作少阳，见谵语而作阳明。［批］如温病中谵语，余每见有复脉汤症者，亦误汗亡阴症也。

再按呕渴虽六经俱有之症，而少阳阳明之病机在呕渴中分，渴则转属阳明，呕则仍在少阳。如伤寒呕多，虽有阳明症，不可攻之，因三焦之不通，病未离少阳也呕多气已上逆，邪气偏侵上脘，未能结实于胃，或兼少阳，虽有阳明症，不可攻也。服柴胡汤已渴者少阳症，服柴胡汤后已渴者，转属阳明矣，属阳明也。此两火并合，病已过少阳矣已过少阳，故服小柴胡生津之品反渴者，已属阳明，胃有实热，津液不足，和胃也，当以白虎、承气，轻重斟酌和之，仍用小柴胡，非其治矣。夫少阳始病，便见口苦、咽干、目眩相火上炎，先以津液告竭矣仲景小柴胡颇多生津药。故少阳之病，最易转属阳明火必就燥，故易转属，所以发汗即胃实而谵语津液外竭，胃燥易实。［批］前节言少阳汗、下、利小便有权巧法门，此节言少阳之病属火，先伤津液，戒妄汗、妄下、妄利小便，恐伤津液，易于转属阳明。故小柴胡中已具或渴之症，方中用参、甘、芩、枣，皆生津之品，以预防其渴。服之反渴，是相火炽盛故小柴胡去半夏之耗津液，加人参、栝蒌根之生津液，先防其胃实，津液不足以和胃，即转属阳明之机也大柴胡、柴胡加芒硝，亦是先泻少阳之热，预防转属阳明也。

少阳妄下后有二变少阳误下变症，实则心下满而硬痛，为结胸，用大陷胸汤下之下后津伤里虚，热邪内陷，水食互结胸腹，与承气下燥屎不同；虚则但满而不痛，为痞，用半夏泻心汤和之实为结胸，虚则为痞，痛为实，不痛为虚。以上两条，原文具有柴胡汤症具，而以他药下之等文，皆同，惟心下满而硬痛者，大陷胸汤症也；心下满而不痛者，半夏泻心汤症也。仲景两扇文字中，一“硬”字，一“不”字，其症大相悬殊，所以读仲景之文，须一字一字，细咀其味。此两条皆少阳误下变症。此二症皆从呕变原文：伤寒五六日，呕而发热者，柴胡汤症已具，因不用柴胡，令上焦不通，津液不下耳多呕，气已上逆，不用柴胡疏通少阳，反误下，引热邪内陷，痞满结胸，中宫阻塞，上焦不通，津液不下，失用柴胡之过。［批］见呕而不用柴胡，反治阳明之误。

按本论云仲景少阳本论：伤寒中风，有柴胡症，但见一症便是，不必悉具者少阳于太阳、阳明相为出入。少阳一症可据，虽有他症，柴胡可兼治矣，言往来寒热，是柴胡主症少阳主症，此外兼胸胁满硬，心烦喜呕少阳兼症，及或为诸症中，凡有一症者，即是半表半里。故曰呕而发热者，小柴胡主之。因柴胡为枢机之剂，风寒不全在表，未全在里者，皆可用小柴胡，故症不必悉具小柴胡转舒出入，有一症兼见，如柴胡桂枝、柴胡芒硝二汤，俱可兼治矣，而方有加减法也小柴胡方，汗、下、利小便、温、清、补，俱有加减法也。然柴胡有疑似症，不可不审倘有少阳相似症，当细辨。［批］辨症用药，如此清切。若能如是，真百步穿杨，无不中之症矣。如胁下满痛少阳胁下苦满，胁下满痛，水食结于胸胁，症属少阳，不在柴胡例，当在陷胸、十枣门求之，本渴而饮水呕者呕虽似少阳，渴而饮水呕者，水气夹热上升，气逆于上，当在五苓散、猪苓汤门求之，亦不在小柴胡例，柴胡不中与也。又但欲呕、胸中痛、微溏者，此非柴胡症误吐气逆，但欲呕，吐极则胸中痛，非胁痛也。微溏者，误下伤阳，是太阳误治，转属阳明，不在少阳小柴胡例，当在调胃承气门求之。[批]此条是误吐、下极之坏症。正已伤，邪未尽，仍用承气也。如此详明，所云但见一症便是者不可拘于但见一症便是，不必悉具，妄用小柴胡汤，又当为细辨矣少阳界于二阳之间，或并太阳，或并阳明，然以表为轻，以里为重，故少阳治法重在阳明。因火能就燥，误治则邪易内陷，所以诸柴胡之外，立诸泻心等法，亦少阳之余文耳。仲景《伤寒》一书，叮咛审详，反复细辨，若非以天下苍生为己任者，岂能到此。大匠诲人，能与人规矩，不能使人巧。然此不但规矩，尽是与人巧耳。仲景为医中之圣而又圣，即此也。柯氏亦不愧为仲圣功臣。

卷　四

太阴病解第四

按《热病论》云夫热病者，皆伤寒之类也：太阴脉布胃中属脾络胃，相为表里，络于嗌挟咽连舌本，故腹满、嗌干中宫阳气阻滞则腹满，不得输津于上则嗌干，与脏寒腹满不同。此热伤太阴之标热伤太阴之经，其邪在表。仲景以伤寒为主，以里病为重。仲景曰太阴中风，以桂枝汤主之。后学可悟到太阴之表病矣，［批］温病热病先伤手太阴。余看仲景并无手足之分。《温病条辨》之上焦风温，即太阴之表病也；中焦寒湿霍乱，即太阴之里病也。所谓温病能为伤寒羽翼，异派同源耳。此亦二书之羽翼耳。自阳部注经之症此太阴经病，非脏病也，非太阴本病也。仲景立本病为提纲仲景著《伤寒》不重经病，故立脏病寒湿为提纲，因太阴主内太阴病重于里，故不及中风四肢烦疼之表太阴中风，风为阳邪，脾主四肢，四肢为诸阳之本，阳邪未尽，两阳相搏，四肢烦疼，中风未愈也；又为阴中至阴太阴以寒湿病为重，故不及热病嗌干之症脾主湿，仲景以寒湿为纲领，不重于太阴表之热矣。太阴为开，又阴道虚阴道虚则赖阳道回护，若阳气不实，邪陷阴脏，脏气不固，开则病矣，太阴主脾所生病，脾主湿伤于湿，脾先受之，又主输通行水谷，灌溉脏腑，为输布津液之脏。故提纲主腹满时痛，而吐利胃中寒湿，故吐利交作。《内经》太阴病，食则呕，胃脘痛，腹胀，心下急痛，溏，瘕泄，故将本脏之病为提纲，皆是里虚不固，湿胜外溢之症也太阴主湿，脉布胃中，寒湿之邪犯胃，脘痛吐利，太阴邪从寒化，太阴之湿外溢于胃也。脾虚则胃亦虚脾胃阳虚，寒湿内阻，食不下者寒格胃口，胃不主纳也即阳明条胃口寒阻，吴茱萸症等类也。要知胃家不实，便是太阴病胃阳虚，湿溢于胃，传太阴，则化寒湿，为太阴病。[批]胃家不实便是太阴病。

脾胃同处腹中，故腹满为太阴阳明俱有之症，在阳明是热实为患，在太阴是寒湿为眚。阳明腹满不敢轻下者，恐胃家不实胃家不实，寒药伤阳，即转太阴吐利等症，即转属太阴耳。世拘阳明传少阳之谬拘《内经》二日阳明，三日少阳等说，反昧传太阴之义胃家实即是阳明病，胃家不实即是太阴病。[批]此言太阴、阳明传病之由，是治太阴之大关键。热病腹满《内经·热病论》：太阴脉布胃中，络于嗌，故腹满而嗌干。此以阳极而阴受也，太阴经之热病，是热郁太阴之经，有嗌干可证，病在标也；寒湿腹满，是寒生至阴之脏食寒饮冷，内发亦能致此，有自利可证寒湿腹满，亦有不自利者，大便阴结，或便溏兼有之，病在本也。[批]此节言太阴表里寒热之辨。脾经有热，阴精不上输于肺手太阴经道热，津液不得上布，故嗌干脾主涎唾，廉泉属脾。脾经热，廉泉干涩，故嗌干；脾脏有寒，脾不能为胃行其津液脾受寒湿，清阳不升，不能化津，布输于外，湿溢于胃，故利，故下利。夫阳明之当下，因本病胃实当下；太阴之下症，反在标病太阴下症，是太阳误下，邪气结于太阴。可以见阴阳异位之故阳邪陷阴，阴出于阳等，又见阴从阳转之义也热陷太阴，亦假途阳明而出也。参中阴溜腑之义邪虽中于阴，必仍归腑出，知热邪不遽入至阴，虽热在太阴之经，而实仍在阳明之胃太阳误下，寒凉凝结，邪陷太阴，伤太阴之气，臭腐秽物，仍在阳明。可知下症则在阳明，太阴本无下法桂枝加芍药、桂枝加大黄，虽下太阴之脏，仍由腑道而出。[批]六经之邪皆假途阳明而出，不独太阴。腹满亦太阴、阳明两经之症：不大便胃家实而满痛结胸状，满痛在脘，或绕脐痛者正在燥屎之位，为实热，属阳明可下之症，陷胸、承气等法；下利胃家不实而腹满腹满已在太阴之位时痛时痛属虚可辨，为虚寒，属太阴太阳邪尚未罢，邪陷太阴，仍用桂枝汤加芍药一倍，以泻太阴气分热邪臭秽腐为患；若大实痛者，桂枝加大黄法，又兼阳明矣。[批]看里症全在此等处用心。寒湿太阴本症，湿热是伤寒所致变症也湿热是伤寒误治所变。其机关在小便，小便不利湿热不去，湿热外见而身黄汗出热越，本不发黄。无汗，小便不利，瘀热在里，湿热熏蒸，必发黄。阳黄属阳明，湿热；阴黄属太阴，寒湿；小便自利阳气宣通，热泄，虽暴烦下利而自愈腹中阳气周护则不寒，不寒则脾家实也。因脉浮缓，肢温，小便自利，脾有阳气与邪争，故暴烦下利，不容腐秽臭久留也，[批]此太阴实症下利。即大便硬而不便胃家实，属阳明。所以然者，脾胃相连，此脾家实，则腐秽自去，而成太阴之开脾家实，脾阳盛，邪不能容于太阴。太阴阳气充足，拒邪，仍归于阳明。故暴烦下利。邪与正争，推逐而出，腐秽臭自去，三阳之邪，自此可解矣。此乃脾家实下利，与理中、四逆等不同，临症以脉症参之，勿投温补自误。若胃家实，则地道不通，而转阳明之阖矣腑以通为补，满而不可实也。叔和但知三阳阳明症，不知有太阴阳明症阳明燥土，热必就燥；太阴湿土，寒必就湿。同气相求，易于转属。[批]后人善喜言叔和集《伤寒》之弊，喻氏言之更甚。然后贤若无叔和所集之书，亦不知伤寒为何物，依样葫芦，更改数条，前后辨驳，究竟不能起仲景于地下，指示明白是耶非耶。诸名家之书，余实不得知也。

《序例》谓太阴受病，脉当沉细。不知沉细是太阴本病之脉，不是热病嗌干之脉太阴表病，热病，不当沉细。盖脉从病见，如太阴中风则脉浮太阴脉浮，无汗，邪在表也，宜桂枝汤，可发汗，不从脏之阴而从风之阳也寒从湿化，脏病；风从阳化，表病。太阴表里当辨。浮为麻黄汤脉，而用桂枝者，以太阴是里之表症，桂枝汤是里之表药。因脾主肌肉，是宜解肌耳太阴里之表，故用麻黄虽脉浮而不中病。桂枝汤本是营分药，太阴统血之脏，太阴之寒，非辛甘不能散。若太阴虚寒，桂枝汤加饴糖，为小建中，助太阴矣。太阴伤寒，脉浮而缓者，亦非太阴本病伤寒脉浮而缓，手足热者，系在太阳；手足温者，系在太阴。然温者，不大热，不厥逆，不热不冷之谓。盖浮为阳脉表脉也，缓为胃脉胃气也。太阴伤寒，脉不沉细非太阴寒症，而反浮缓阴中有阳护，故脉见浮缓，是阴中有阳脉，有胃气胃阳盛，而能行阳于四末，所以手足自温胃阳尚旺，脾家素实，虽伤于寒，有阳可御，不致厥逆，而显脾家之实，或发黄太阴湿甚，有阳化热，瘀蓄于中，小便不利，则发黄；小便利，瘀热去，不能发黄，便硬热甚，化燥伤津，而转属阳明。此脉证在太阴、阳明之间此节是阳邪欲陷入阴，正气实，不容内陷，争之外出之势。所以服药亦不易，误服凉药，即成太阴寒症；误服热药，即转阳明热症。仲圣不列方于条下，遗后人临症斟酌施治，故曰系在系在者，可入可出之势也。[批]病在此等处，临症最难。初学之士读至此，不可囫囵吞过。若太阴自受寒邪，不应如是矣自受寒邪，当脉细、腹痛、吐利矣。太阴脉浮为在表但浮无缓，当见四肢烦疼等症中风表症也；脉沉为在里沉细无缓，当见腹满吐利等症中寒里症也。表有风热脉浮身痛，可发汗，宜桂枝汤；里有寒邪，当温之，宜四逆辈脾主肌肉，治法和荣卫，于太阳同例。此两节从脉不从症，随机应变，治病真诀。太阳而脉沉者沉必兼紧，因于寒，寒为阴邪，沉为阴脉也太阴脉沉，当温其里，宜四逆辈；太阴脉浮者，因于风浮必兼数而微弦，风为阳邪，浮为阳脉也太阴中风脉浮，当攻其表，宜桂枝汤。[批]此等皆从脉不从症之义。当知脉从病变或从症，或从脉，不拘于经此等是仲圣之心法、活法，故阳经有阴脉太阳有脉沉紧，必呕，结胸热实，脉沉而紧，大陷胸主之。少阳有脉虽沉紧，不得为少阴症，小柴胡主之。少阳伤寒后脉沉，沉者内实也，大柴胡主之。阳明脉迟，不恶寒，腹满而喘，潮热者，可攻里，大承气主之。此等皆是阳症见阴脉，不可枚举，略忆数条书之，以此可类推矣，阴经有阳脉太阴脉浮者，桂枝汤主之。少阴中风，脉得阳微阴浮者，为欲愈。厥阴脉大者，为未止；脉数而渴者，为令自愈；寸脉反浮数，尺中自涩者，必圊脓血。三阴中皆有阳脉。大都仲圣治病，从脉者，先书脉，后书症；从症者，但书症，而不书脉，当在临症权衡。阳症见阴脉，阴症见阳脉，最易误治。世谓脉在三阴则俱沉不能拘执。有热深厥深，脉反沉者；有亡阳于外，脉反浮者，阴经不当发汗者，未审此耳太阴有桂枝症，少阴有麻黄附子细辛症，厥阴有当归四逆症，俱是发散表邪之义。[批]此等处以活法示人，初学之士恐有拘执之弊。

太阴中风，阳微阴涩而长者弦脉也，为欲愈。要知涩与长，不是并见。涩本病脉，涩而转长，病始愈耳。风脉本浮太阴中风，今浮已微浮势渐平，知风邪当去。涩则少气少血气血不充，故中风，今长则气治，故愈涩脉转长，阴转阳脉，邪去，气血通畅，故愈。[批]此节言太阴阳气通畅，阴脉转阳，愈兆也。

太阴中风，四肢烦疼；太阴伤寒，手足自温，此指表热言也皆言太阴表邪、经病。热在四肢亦不甚大热，则身体不热可知身体亦不甚冷。盖太阴主内，表当无热热在肌肉之中，惟四肢为诸阳之本，脾为胃行津液，以灌四旁，故得主四肢，则四肢之温热，仍是阳明之阳也脾主四肢，胃行阳于四肢。太阴表症，胃阳充足，散于四肢。若胃阳虚，不能敌寒，犯太阴本脏，则见吐利厥逆矣。且"且"字当着眼曰自温，便见有时不温，有时四逆矣四肢皆禀于胃。胃阳虚不能敌寒，即化寒入里矣。

《内经》云《逆调论》：人有四肢热，逢风而炙如火者，是阴气虚，阳气盛。风者阳也燥热生风，四肢亦阳也四肢皆禀气于阳明胃，两阳相搏，人当肉烁风火相扇，肌肉消烁，此即太阴中风症。要知太阴中风，与三阳不同。太阴之阴，名曰关蛰周密也，中风化热，外不得越，内不得泄，蕴于腠理，消津烁肉，故阳邪不得深入，惟病在四关四肢烦热，久而不愈，津液不足以充肌肉，故肉烁。世人最多此症。其有手足心热者，亦中风之轻者耳。然太阴中风，因阴虚而阳凑之阴虚生内热，阳盛生外热，外风为内热所致上焦不通利，皮肤致密，腠理闭塞，玄府不通，卫气不得泄越，故外热。此言外感伤寒之症，即太阴中风意也。上焦不行，下脘不通，胃气热，热气熏胸中，故内热。此言阴虚不能制火，阳明燥热不能生津。二症俱能消津烁肉，但当滋阴以和阳，不得驱风而增热也叶天士先生有甘凉养胃熄风法，即此意也。此症究竟在水亏土燥，胃热能食而瘦，为食㑊。余每用大剂六味，酸甘化阴。或甘凉生阴养胃，颇有效。[批]脾阴虚胃阳旺。吾见费晋卿先生，讳伯雄，每治阴虚，不重在肾而重在胃，用大剂甘凉存阴养胃，亦从此间悟出。然此节不在太阴伤寒、中风之例。手足自温句，暗对不发热言，非言太阴伤寒必当手足温也。夫病在三阳，尚有手足冷者寒邪中表，阳气屈伏，何况太阴。陶氏《节庵先生全生集》分太阴手足温、少阴手足寒、厥阴手足厥冷厥阴内藏火，化热症甚多，是大背太阴手足烦疼、少阴一身尽热之义矣此等疑窦，必当辨明。凡伤于寒，则为病热热病者，伤寒之类也。伤寒热甚者不死。寒为阴邪，太阴为至阴，两阴相合，无热可发少阴内藏龙火，寒热杂居。厥阴内藏相火，易于化热。惟太阴为寒湿之脏，故曰至阴，全赖阳明之胃热护之也，惟四肢为阴阳之会太阴主四肢，阳明禀气于四肢，故当温耳。惟手足自温表阳犹在，中宫不遽受邪胃阳充足，脾气亦实，故成发黄太阴受湿，胃热熏蒸，不能外越，瘀热发黄，又属阳明，或暴烦里阳陡发，下利自止脾阳充足，邪不胜正，争之腐秽者出，暴烦下利能自止，亦在手足温处辨，脾家实也。若肢厥，吐利不烦，又属脾家虚寒，湿症矣，即手足自温处，因见脾家实也太阴篇，此二句最宜着眼。[批]暴烦下利当先辨手足，若手足温，不可即投四逆、理中辈。

发黄是阳明病，太阴身当发黄，非言太阴本有发黄症太阴湿郁，阳明热蒸，阳黄为湿热，阴黄为寒湿，所以大黄栀子、附子干姜不可不辨也。以手足自温处，是阳明之阳盛若无阳明之阳回护，寒中太阴之脏，寒邪不得中太阴之脏如寒中太阴之脏，即见吐利、厥逆、腹痛，手足岂能自温，脏无寒，而身有湿，故当发黄湿郁有热，不得外泄，发黄。若湿从溺泄小便利，则阳明热不能瘀。仲景茵陈蒿者，欲黄从下解也；麻黄连轺赤小豆者，欲黄从汗解也。有表无表，当分之。热在表分，专利无益，暴烦下利，仍是脾主转输暴烦，下利虽日十余行，不须治之。脾家秽腐臭，积塞于中，尽则自止。脾阳转输，小便自通，利自止，不须温，亦不须下也。余每见此症，温补克伐，误治甚多，故不失为太阴病因下利也。[批]此节辨太阴之虚实，有阳无阳，最为清切。若烦而不利内有热，则烦而不利，胃家实，属阳明矣，即胃家之热实，非太阴之湿热矣。此太阴伤寒阴脏受寒，全借阳明之阳为之根赖胃阳周护，故有转属之症也胃为燥土，热必就燥；脾为湿土，寒必就湿。胃阳虚，湿溢于胃，即成太阴症；胃阳盛，两阳相搏，胃液涸，则成阳明症。二经转属最易，早服承气，晚投理中，每有之。人知伤寒以阳为主，不知太阴伤寒以阳明为主太阴症中，理中、四逆俱助胃阳而温湿土也。

东垣以有声无声分呕吐东垣《此事难知》论，非也。呕吐皆有声有物，惟干呕是有声无物。呕以水胜，属上焦也；吐以物胜，属中焦也。六经皆有呕吐，而呕属少阳，以喜呕故，吐属太阴寒邪结于胃口，非阳明实症，胃阳阻郁之寒症，故属太阴，而不属阳明，亦主输主纳之分阳明以合为病，若见吐，又非阳明病矣，即吴茱萸症，虽属阳明，亦太阴也。太阳以阴为根，而太阴以阳为本太阳以少阴为济，太阴以阳明为护。太阳不敢妄汗，恐亡少阴之津也阴津内竭，孤阳不得独存，阳脱者，汗出不止也；太阴不敢轻下，恐伤阳明之气也苦寒伤胃，阳气内夺，清气下陷，若痢不止，阴气下脱。太阴本无下症，因太阳妄下，而阳邪下陷于太阴，因而有桂枝汤加芍药等法太阳太阴并病，故仍不离桂枝法。加倍芍药者，因脾气实，泄木疏土之气，而除满痛。若加大黄，又属太阳阳明并病，去其大实痛矣。徐洄溪先生云：加芍药，敛太阴。太阴既实，岂能再敛。此加大黄，下太阴之实邪。因阳道实则满痛，桂枝汤加芍药一倍，加大黄一两，是脾胃皆实，不得转使，桂、姜、甘、枣，辛甘助脾通阳。加芍药疏脾之气，加大黄下阳道之实，借脾之气而通腑之实矣。太阴脉弱脉少胃气，知胃气易动恐多下伤胃，转属太阴，便当少加参矣稍扶正气，助其推逐之力，制其骤下之速。［批］桂枝加芍药新加人参汤法。此因里急后重者，不可不用气弱则少转输之力，又不可多用多用则气滞更不能行，腐秽臭物，塞窒难下矣，故如此叮咛耳仲景太阴，列脏病为提纲，经病立说，太阴中风，不必尽入于脏，而亦留恋于经，故有表症、有里症，有温法、有下法、有利法。此篇以太阴之脏，赖阳明之腑回护。胃阳盛则脾气亦实，阳气虚脾气亦虚。阳明、太阴转属最易，故以脾阳、脾阴为太阴之全局，恐初学之士执一太阴宜温补之弊，从中反不多及理中、四逆也。［批］脾与胃为表里，胃阳盛则为阳明，胃阳虚即是太阴，卓见也。

卷　五

少阴病解第五

少阴一经，兼水火二气，寒热杂居肾水内藏相火，故病有不可捉摹或从水化，以为寒；或从火化，以为热。其寒也，症类太阴水化为阴寒之邪，是其本也。其脉沉细而微，但欲寐，身无热，背恶寒，口中和，咽痛不肿，腹痛，下利清谷，面赤，里寒外热，大便利，小便白，故症类太阴；其热也，症类太阳火化为阳热之邪，是其表也。虽欲寐而多心烦，口燥，咽痛则肿，下利清水，或便脓血，或血从口出鼻出，或热结膀胱，必便血，大便秘，小便赤，故症类太阳。[批]太阴为少阴之本，太阳为少阴之表。故仲景以微细之病脉，但欲寐之病情为提纲少阴受邪则阳微，故脉微细。《内经》少阴所生病，嗜卧。阳出于阴则寤，阳入于阴则寐。仲景指少阴本脏脉症为提纲。然少阴为病，非此二端，仲景特举此者，从阳入阴之见症也。立法于象外，使人求法于病中少阴之病，假寒假热为多。内有真寒，外显实热；阳邪化热，外显虚寒，当细细推求。用药一反，变端立见。凡症之寒热与寒热真假，仿此义以推之，真阴之虚实见矣所谓超以象外，得其寰中。

五经提纲，皆以邪气盛则实，惟少阴提纲，是指正气夺则虚者肾经封蛰之脏，少阴受邪，真阳正气先夺，故脉微细，但欲寐之见症，以少阴为人身之本也肾为性命之根。然邪气之盛，亦因正气之虚，故五经皆有可温、可补之症邪正相争，或当去邪安正，或补正却邪，临症时随机应变。俗谓三阳无补法，皆庸庸之言。如太阳之桂枝加附子、桂枝新加人参、小建中等汤。如阳明之温补吴茱萸汤，凉补之白虎加人参汤、竹叶石膏汤。如少阳之小柴胡去半夏加人参汤、柴胡桂枝干姜汤。皆三阳之正虚，补托即是攻邪。［批］徐洄溪曰：仲景以补为攻，后人不知，反将一味蛮补，固邪遗祸而不解，祖方之一恨耳。正气之夺，亦因邪气之盛正不胜邪，乘虚内入，故少阴亦有汗、吐、下症虽属阴脏有邪，当先去邪。少阴汗法，麻黄附子细辛汤、麻黄附子甘草汤。少阴病吐法，心中温温欲吐，复不能吐，始得之，手足寒，脉迟者，胸中实，不可下也，当瓜蒂散吐之，开其胸中之阳。少阴下法，得之二三日，口燥舌干者，急下之；自利清水，色纯青，心下必痛，口燥舌干者，急下之；六七日，腹胀不大便者，急下之，俱大承气汤。少阴汗、吐、下法，去邪即是安正也。要知邪气盛，而正气已虚者，固本即以逐邪即少阴之温补意；正不甚虚，而邪气实者，逐邪则所以护正即少阴之汗、吐、下意，此大法也六经皆如此。［批］丹溪曰：邪七正三，先补正逐邪；正七邪三，先逐邪安正。《内经》大毒、小毒、无毒治病，皆不肯逐尽其邪，稍留余邪，待其正安自退。

少阳为阳枢，少阴为阴枢。弦为木象，弦而细者，是阳之少也；微为水象，微而细者，阴之少也。此脉气之相似。卫气行阳则寤，行阴则寐少阴之脉独下行。其行阴二十五度，常从足少阴之分阳行二十五度，阳尽于阴，阴受气矣。其始入阴，先从足少阴肾，次心，次肺，次肝，次脾，复注于肾，为一周。如阳行之二十五度，周而复合于目也，间行脏腑。少阴病，则枢机不利，故欲寐也少阴病，阳陷入阴为多，阴阳枢机不利，故欲寐，与少阳喜呕者同少阳阳升于上，邪正相争，故喜呕，口苦，咽干，目眩，皆阳不易入阴也。呕者主出，阳主外也；寐者主入，阴主内也。喜呕是不得呕干呕无物，非真呕也，欲寐是不得寐欲寐心烦，非真寐也，皆在病人意中，得枢机之象如此口苦，咽干，目眩，喜呕，升之象也；脉微细，但欲寐，小便白，下利清谷，俱陷之象也。[批]将阳枢阴枢升降相比，临症最为清切。

少阴脉微，不可发汗，亡阳故也脉微为亡阳，脉弱涩亡阴。汗则伤阳，下则伤阴。少阴正夺邪陷，先谨慎汗下，故先言亡阳亡阴也。脉细沉数，病为在里，不可发汗脉细沉数，邪从热化，欲转属阳明病。即有发热之象，若再发汗伤津，即转土厚水涸，大承气症矣。[批]看书能解到此处，心如嵌空玲珑水晶珠矣。然可汗之机，亦见于此此承上文。然麻黄附子细辛症亦是脉沉，惟不数可辨。夫微为无阳邪从寒化，数则有伏阳矣内阳被寒邪闭伏，而从热化，须审其病为在里而禁汗，不得拘沉为在里，而不发汗也阴中有阳，沉亦可汗；阳中有阴，浮亦当温。不得拘沉为在里而不汗，浮为在表误汗也。少阴症，辨得真假，方为真诀。[批]此发明上两节。发热脉沉者，是病为在表，以无里症，故可汗少阴症当不发热，反发热者，太阳表热，脉沉者，少阴里寒，故麻黄散其表热，细辛、附子温其里寒也。[批]太阳是少阴之面目，少阴是太阳之底板。若脉浮而迟浮为表热，迟为脏寒，表热里寒，下利清谷未经妄下，而利清谷，内之真寒已见，迟为无阳，病为在里，又不得拘浮为在表，而发汗矣里有真寒，阳越于外。若误发汗动阳，亡阳于外，元气内脱，温补其里，尚且不及，岂可再汗更亡其阳。仲景急温其里，以四逆辈。要知阴中有阳外寒内热，沉亦可汗脉沉亦可汗；阳中有阴外热内寒，浮亦当温脉浮亦当温。此二语治三阴伤寒之大关键，不独少阴。[批]沉脉重按有力内数，可汗；浮脉空大，重按无力，可温。亦临症细察为要，一有错误，生死立判。若八九日一身手足尽热，是自里达表肾气素充，少阴内阳被寒邪闭郁，留连八九日，阳从内发，阴寒得解，复传太阳之表，故一身尽热，阳盛阴虚，法当滋阴八九日，一身尽热，里已出表，阳气已盛，不得再温其脏，而劫其阴也，［批］此少阴之邪复化热，出太阳之表。又与二三日无里症者不侔少阴始得之，脉沉，反发热；少阴得之二三日，无里症，俱少阴外入之邪，故用麻黄、附子，温少阴之经，而发太阳之表。一用细辛，一用甘草，各有其异。少阴八九日，一身手足尽热，自少阴肾脏，移热于膀胱之腑，内出之邪，恐热在膀胱，动血，急宜猪苓汤，重则黄连阿胶，滋阴泄热，从太阳之腑而出，不致热蓄停瘀，便血尿血也。［批］此少阴之邪化热，移于太阳之腑。少阴得之二三日，心烦不得卧，此亦内发之热，肾火上攻于心则烦，黄连阿胶，滋阴凉心肾。此皆温凉对言，一从表解，一从里泄，两条治法不得相侔。

太阴是阳明之里，阳明不恶寒，太阴虽吐利、腹满而无恶寒症辨太阴；少阴是太阳之里，太阳恶寒，少阴吐利必恶寒，皆阴从阳也里从表也。太阴手足温者，必暴烦下利而自愈解见太阴，是太阴借胃脘之阳阴从阳化。少阴吐利，亦必手足温者，可治；手足厥者，不治利而手足温，阳回故也，可治；若利不止，手足厥冷，是纯阴无阳，腑气绝于外，脏气绝于内，不治矣。余见手足厥逆，利不止者，用大剂四逆辈救活者，当看其全神，暴病阳气骤脱，尚可挽回，若久痢见此，百无一活矣。［批］若暴吐利，而阳骤脱，手足厥者，急宜温之，可愈。有受热吐利，阳气暴脱，脉伏，手微寒，又不可温，温之则下血矣。是下焦之虚寒，既侵迫于中宫，而胃脘之阳，仍得布敷于四末寒气侵迫于中，胃阳盛，能布敷四末，故手足可不厥。斯知先天之元阳坎中真阳，仍赖后天之胃气培植也真阳虽微，有胃气冲和则生，胃阳虚，真阳更弱。太阳膀胱是少阴之标，太阴湿土是少阴寒水之本。少阴阴虚热甚，则移热于膀胱脏病传腑，阴乘阳而化热，故一身手足尽热而便血，从标也太阳经热甚血行，故一身手足尽热而尿血也，急宜猪苓汤、黄连阿胶汤等，滋阴化热。便血者，以小便言。[批]少阴移热于太阳之腑。少阴阳虚，则移寒于脾，而吐利寒必就湿，从本也当温中散寒，四逆、理中辈。[批]少阴移寒于太阴之脏。

少阴传阳症有二：六七日，腹胀不大便者少阴本吐利者多，今不便而胀，况为日又久，显然胃实，当下之，是传阳明，脏气实则还之腑也此土燥水涸，大承气症也。[批]少阴传阳明之腑。八九日，一身手足尽热者，是传太阳脏邪传表，阴出之阳，下行极而上也太阳脉最长，上行头巅，下至足指。少阴热传太阳之经，一身头足尽热，所谓下行极而上，此太阳经病也。[批]少阴传太阳之经。

热在膀胱而便血便血指小便言，亦脏病传腑，此阴乘阳也。[批]少阴传太阳之腑。然气病而伤血气有余则是火，热甚血沸，膀胱腑病、络病，[批]膀胱多气多血。又阳乘阴也乘者，如乘舟车而出入界限，亦见少阴中枢机之象少阳、少阴为枢机转轴，故邪之出入，比他脏更易。此是自阴转阳自脏邪转腑，与太阳寒邪化热，经传腑，热结膀胱不同，与太阳热结膀胱血自下者言下血，不言便血，见症同而病异太阳经热传腑，桃核承气、抵当症也，使其热从大便而下也；少阴脏热传腑，猪苓汤、黄连阿胶汤症也，使热从小便而泄也。如伤寒妇人热入血室，呓语瞀乱，小柴胡汤症也；温病热入血室，又将生地、丹皮、丹参等，凉其血矣。症同而用药大异者，临症当着眼细思。[批]此是自阴转阳。

少阴病，脉紧脉紧为寒，亡阳脉，至七八日自下利，脉暴微阳气渐舒，而见少阴本脉矣，手足反温胃阳渐能敷布四肢，脉紧反去者阳气已回，紧脉徐而和矣，为欲解也阴从阳化，故欲解，虽烦阳返于中，下利下已积之阴寒未尽必自愈阴平阳秘，烦利可止。太阴下腐秽者，是太阳误下，陷入太阴、阳明。此是少阴传出太阴、阳明，故症同治异也。此亦是脾家实，露出太阴底板此承上文，少阴之邪，从本而化，亦赖脾胃阳气充实，故得与太阴七八日，暴烦下利自止同。盖少阴来复之阳微，则转属太阴，而秽腐自去烦为阳回，利即寒去。然此症最易误治，或用温补，或用消导，俱不宜；阳盛阳复太过则转属阳明，而糟粕不传。[批]胃为阳明燥土，大肠为阳明燥金，火必就燥，阳明易实。郁则内实，而入阳明太府广肠之区少阴之热，入阳明，土实则消肾水，金枯不能生水，津液更竭，急下存阴，不可缓也；横则外达，而遍太阳内外气血之部肾阳归太阳，在外在气者，一身手足尽热；在内在血者，热在膀胱，必便血之类。要知紧脉转微，是复少阴本脉寒邪化热，本脉渐见，故转太阴而自解化火不盛，故转太阴而解；脉沉细数沉细中藏数脉，阴有伏阳，是兼阳脉，故入阳经而为患。虽热甚不死，亦阴得阳则解之变局也。[批]精微奥妙，市医难哉。伤寒扶阳为急，温病保阴为先。阴症转阳则生，温病加热则危。[批]温热自外受之热，伤寒是内化之热。伤寒化热，寒邪退，可生；温病加热，热邪增，故危也。

六经皆有烦躁，而少阴更甚者，以真阴之虚也。盖阳盛则烦，阴极则躁假烦为躁，烦属气，躁属形。烦发于内内阳陡发，躁见于外虚阳外脱。先烦后燥，是形从气动也；先躁后烦，是气为形役也。不躁而时自烦，是阳和渐回阴从阳解，故可治；不烦而躁，是五脏之阳已竭无根孤阳外越，惟魄独居魄为阴气，惟阴独居，故死阳气一分不尽不死。故少阴以烦为生机，躁为死兆阳回则生，阴竭则死。伤寒以阳为生，不特阴症见阳脉者生，亦阴病见阳症者可治也伤寒热甚不死，六经皆然，温热不在此例。凡踡卧四逆，吐利交作，纯阴无阳之症，全赖一阳来复阴极转阳则生，故反烦者可治，反发热者不死，手足反温者可治少阴病，虽阴病转阳为顺，然渐渐而转，脉和手足温，为自解。若内阳陡发，反大烦，大发热，恐其阳盛阴竭，阴不胜阳，或胃燥土实烁阴，或尿血，下利脓血，或口鼻出血，或发痈脓，阳化过盛，急当救阴，恐阴竭，阳不能独存，尤为难治。[批]读此节方知治伤寒难处。

太阳、少阴皆有身疼骨节痛之表，水气为患之里表里水气疑似处。[批]此二症相似，却有脉之浮沉可辨，从脉不能拘于症也。太阳则脉浮紧表有寒邪而身发热寒郁化热，在表，用麻黄发汗去表邪而透热，热透阴气自和，是振营卫之阳以和阴也寒伤营则痛，热透寒化身痛止。少阴则脉沉沉为里寒而手足寒寒入于里，阳气不能布于四肢，用附子汤温补原文有身体疼、骨节痛等症，阳气虚，寒邪难以化火，故温里托邪，此方所治寒邪之轻者也，[批]阴寒外束，内阳凝聚成阴，温补内阳而散外寒。以扶坎宫之阳以配阴也扶阳御寒，伤寒从治。太阳之水属上焦，小青龙汗而发之，阳水从外散也邪汗未尽，水气停于肺胃之间，故仍汗而发之，从外解也。少阴之水属下焦，真武汤温而利之，阴水当从下泄也误汗动阳，上焦津液枯槁，下焦肾水上升。救上焦津液，故真武汤镇肾气而泄水，收摄阳气。阴阳俱紧，与太阳伤寒脉相似亦似太阳、少阴疑似之脉。夫紧脉为寒，当属少阴太阳脉紧，必兼浮，然病发于阴，不当有汗但紧为阴脉，故汗不易出，反汗出者紧脉有汗，脉症不合矣，阴极似阳，阴虚不能藏精所致也，亡阳之前，已先亡阴矣虚阳不归，少阴不能藏津，故汗出不温，脉紧神静，身无热可辨，阴津外泄也。阳无所依因亡阴故也，故咽痛呕吐阴不敛阳，上焦先从火化，见虚阳之不归。阴不能藏，故下利不止阴虚不能收藏，见真阴之欲脱也阳脱于上，汗不止；阴脱于下，利不休。[批]虚损症见下利，并非脾败，亦阴不能藏，真阴之脱也。则附子汤用三白白术、白芍、白茯苓以滋阴，参、附以回阳，为少阴返本还原之剂或用八味肾气汤，或大剂参附加童便亦可。[批]徐灵胎曰：回阳当兼阴药，救阴药中当兼阳药。孤阳不生，独阴不长。仲景四逆加参童便、复脉汤等，自知救阴救阳之真谛。

肾主五液，入心为汗水火既济。少阴受病，液不上升寒邪入肾，阳气屈伏，不得升腾津液为汗，所以阴不得有汗阳虚不能作汗。仲景治少阴之表，于麻黄、细辛中加附子，是升肾液而为汗也朱子曰：大雨雪之前，必先微温，使地气温，则可上腾为云为雨。若真阴为热邪所逼，则水随火越，故反汗出。仲景治少阴之里，附子汤中任人参，是补肾液而止汗也。[批]少阴真阴为热邪所逼，汗多，脉必细，神静。阳明之真阴为热邪所逼，汗多，脉必洪。一用石膏，一用附子，倘一差失，生死立判。真阴为热邪所逼之症，用滋阴者多，今反用附子汤，颇不易解。余思热邪内逼，阳气凝聚而成阴，真阳掩没，阴霾上腾，故身无热，而反汗出，是阴虚不得敛阳，皆由少阴不藏所致，虚阳不归，水随火越矣。用附子者，取其力之锐，任之重，壮少火之阳；人参扶正救阴；白芍之敛阴潜阳固表；白术培土，制肾水之上越；茯苓泄肾水，使少阴内郁之热从腑而出。太阳一开，遍体阳气来复，阴霾尽散，虚阳渐回窟宅，少阴津液复藏，阳回则汗亦可止。此症阳回之后，急宜存阴，若再服回阳，恐其胜复太过，燎原莫及也。此等症，每用八味肾气汤、回阳救急汤，不及此汤之妙。余管窥医话中曹鲁峰一案，神静脉濡，发热，大汗不止，一日竟能服熟地四两、党参四两、人参二两、紫河车一具、肉桂三钱、附子三钱。服后汗止，即能安寐，明日即用滋阴矣。[批]此症是吾习药肆中，业师曹焕树先生治之，鲁峰即其弟也。

“脉阴阳俱紧，口中气出”条，是少阴经之文。王氏叔和集之《脉法》中因上无“少阴”二字，误集《脉法》中，故诸家议论不一。

夫少阴脉络肺少阴脉，其直者，从肾上贯肝膈，入肺中，肺主鼻，故鼻中涕出寒气入肺，阳虚涕出，故老人阳气已虚，稚孩真阳未充，至天寒多流清涕；少阴脉络舌本，故舌上胎滑；少阴大络注诸络，以温足胫，故足冷少阴之脉，从足心上会于巅，引上之阳，而下温于足。太阳为表里，其脉最长，故曰大络。此症不名亡阳者，外不汗出，内不吐利也阳伏于中，故外不汗出，内不吐利。阳未外泄，故阳不亡也。口中气出，唇口干躁，鼻中涕出，此为内热寒郁从火化之象。阴阳脉紧紧则为寒，舌上胎滑口中和也，踡卧阳陷入阴，足冷阳不外布，又是内寒欲从寒化之象。此少阴为枢易于转属，故见寒热相持之症或从水化，或从火化，相持未定耳，而口、鼻、唇、舌之半表半里，恰与少阳之口苦、咽干、目眩相应也少阴为阴枢，介乎太阴、厥阴之间。少阴之症，从太阴化为湿，从厥阴化为火。少阳为阳枢，介乎太阳、阳明之间。少阳之症，从太阳化寒，从阳明化热。故少阳之剂，有寒有热；少阴之剂，亦有寒有热。勿妄治者，恐阴阳相持之时化火化湿，病势未定，清火温补等法用之不当病势不定，无处施药，宁静以待之如少阳早用凉药，转太阴吐泻；用温，转阳明内热。少阴用药亦然，恐凉而转吐利、肢厥；用温补而转咽痛、身热、便脓血、尿血、口鼻出血，故宁静待之，勿妄治。[批]此症余初诊，诊之时，已误数症，见他人而误者亦多。所谓勿药而为中医，不诬也。然阴阳相持之症，医皆看不到。至七八日来待至七八日复微发热，手足温，是阴得阳则解也阴解阳复，阳布于肢体，脉紧自和。少阴此条解者最顺。八日以上，反大发热微发热，阳气舒和。大发热，蓄热有余，胜复太过，再加吐利阳从外泄，即是亡阳亡阳脉与阳胜复之脉最易辨。若其人反加恶寒阳虚寒象已见，寒甚于表，上焦应之，必欲呕矣表寒宜温而散之。若加腹痛寒反据于里，是寒甚于里，中焦受之，必欲利矣里寒温而补之，虽大热身痛，见下利清谷等，急当救里，治以四逆辈。或从症，或从脉，当细辨之。急当扶阳，庶不为假热所惑而妄治少阴下利，脉微，白通汤症。厥逆，干呕，烦者，白通加猪胆汁症。少阴里寒外热，下利清谷，手足厥，面色赤，身反不恶寒，或咽痛，或里寒外热，面少赤，身有微热，必郁冒汗出，其面戴阳，此等假热，最易误治。有脉沉、脉微可辨，须从通脉四逆等求之，一投寒凉立毙。[批]此节言少阴寒热相持之际，化火化寒，宁静待之。至七八日，使其症有定见，扶阳存阴，可有把握矣。然今时病至七八日，更医已数人，杂药乱投，已不堪设想矣。

但欲寐，即是不得眠邪入少阴，则目不瞑者，转而为但欲寐，实不能寐也。然但欲寐是病情，乃问而知之；不得眠是病形，可望而知之。[批]辨症如此处为之工。欲寐是阴虚，不眠即烦躁烦为内热，躁为内寒，故治法不同但欲寐，阳渐入阴。不得眠，阳从内发。烦属阳回，躁属阳竭，故治法不同。

三阳惟少阳无承气症，三阴惟少阴有承气症。少阳为阳枢，阳稍虚，便入于阴邪易内陷，故不得妄下，以虚其元阳少阳误下即痞满、结胸，而成泻心等症。少阴为阴枢，阳有余，便伤其阴，故当急下，以存其真阴。且少阳属木，畏其克土，故无下症少阳误下，土虚木乘，阳虚而转寒症，下利，腹痛，呕吐。[批]少阳大柴胡、柴胡加芒硝等下法，于承气不同，亦不得拘少阳无下法也。少阴主水，更畏土制，故当急下下则热去而阴不伤，土虚则水不受制。盖真阴不可虚，强阳不可纵也治少阴水火寒热杂居之经，此二语为真谛。如少阴阴虚失下，而转热症，一身尽热，便脓血，尿血，咽痛，口燥舌干等症，最难治。

少阴病用大承气急下者，有三症此承上文：[批]少阴病可下症三条。得病二三日，热淫于内阳邪初陷入阴，肾水不支肾水欲涸，因转属阳明水涸土燥，胃火上炎火炎土焦，故口燥咽干也原文“舌干”，急下之急去热邪，以救其阴，谷气下流胃土濡润，津液得升矣胃中和润，少阴津液上升，口燥舌干亦润矣。得病六七日，当解不解，津液枯涸燥屎烁液，因转属阳明，故腹胀不大便致成阳明之症，此所谓已入于腑者少阴热邪已入于腑，下之则胀已，宜于急下者恐土实消肾，腑阳更甚，脏阴更虚，故急下之。腑气通，热去胀消，真阴可保，六七日来，［批］六七日，谓日久未解。阴虚已极，恐土实于中，心肾不交耳土实于中，心火不降，肾水不得上升济火耳。若自利纯清水原文曰：少阴病，自利清水，色纯青。则非寒邪矣，乃肝邪入肾也。《难经》曰：从前来者，为实邪，［批］余每见小儿大便色青如菜汁，亦食滞夹热，肝克脾也。余又见大河镇一人泄泻溏粪，其色青，已有二年，余治以乌梅丸法，未效，谅亦肝邪入脾，不知如何治法，质之高明。心下痛中脘穴胃实也，口燥舌干者下利清水，色纯青，人皆疑为寒邪，见口燥舌干，知非寒邪矣，是土燥火炎，脾气不濡，胃气反厚火生土，土燥则反厚，水去先下清水，燥结傍流而谷不去水去则糟粕、燥屎更坚硬难下，故宜于急下以上三条，俱少阴大承气症。泰西以胆汁为消食之液，属火而能化五金，下水色青，胆汁浑入耳。

少阴为性命之根，少阴病是生死之关，故六经中独于少阴中历言死症。然少阴中风始得时，尚有发热、脉沉可证发热当脉浮，今反沉者，是太阳表热、少阴里寒，麻黄附子细辛症也。若少阴初受伤寒，其机甚微，脉微细，但欲寐，口中和渴而不燥，背恶寒诸阳之俞皆在背，阴寒乘之，阳气凝聚而成阴，人已病皆不觉其为病也当灸之通阳，附子汤主之。［批］此节言少阴初受邪之时，未曾入里，急治之。若失治，一入于里，生死之关系非小。

若身体痛阴寒切肤。《内经》云：寒伤营则痛，手足寒阳气不得禀于四肢，**骨节痛**虽骨节痛，寒入于里，无发热等文，**脉沉者**脉沉不发热，纯阴无阳，与麻黄附子细辛症不同，**此表中阳虚症**急宜附子汤温之，不可疑身疼、肢寒，误汗则亡阳矣。[批]表中阳虚症。**若欲吐不吐**枢病则开合不利，**心烦欲寐，自利而渴，小便色白者**烦症不尽，属少阴，故指出但欲寐来。渴症不尽，属少阴，故指出小便白来。心烦，但欲寐，是假烦。小便白而渴，是假渴。烦而欲寐，渴而不能饮，显然真阳下虚，虚阳上格，火不得降，水不得升，急宜温下焦，引火归原。下焦温则津液上升，心烦、口渴自止。若见心烦、口渴，疑是热症，误进寒凉、渗利，下焦真阳更竭，**此里之阳虚症**和按仲景原文，"自利"两字，以小便言；热在膀胱，必便血，亦以小便言也。此节小便色白，火不制水，小便自利而渴饮，肾阳虚，下消意也。余每以八味肾气法，暖肾脏，固小便，少阴津液上升，渴可止，小便自利可缓。管窥之见，留质高明教正。**心中烦，不得卧，此里之阴虚症也**黄连阿胶汤症也。[批]心烦欲卧，此里之阳虚；心烦不得卧，此里之阴虚。

若下利咽痛，胸满心烦利后下焦阴虚，肾火上炎，以猪肤汤，除上焦浮阳，以滋下焦之阴，**与口中气出，唇口干燥，鼻中涕出，踡卧足冷，舌上胎滑者，此少阴半表半里，阴阳驳杂之症也**此节阴阳相持不定，静待不妄治症。[批]阴阳驳杂症。

脉阴阳俱紧脉似太阳当无汗，反汗出表虚亡阳，少阴症矣，**而咽痛吐利者**少阴虚火飞越，循经而至喉咙，故咽痛；阴寒凝聚于中，而复吐利矣，**此阴极似阳，肾阳不归，为亡阳症也**宜八味肾气汤或丸主之，或四逆加参、人尿等，引阳入坎。[批]亡阳症。

若至八九日，一身手足尽热者，是寒极生热，肾阳郁极，而胜复太过也热传少阴，还复太阳之症。因少阴先受热灼阴伤，胜复之阳太甚，故阴不能胜也。

其腹痛下利，小便不利者，有水火之分。若四肢沉重疼痛，为有水气，是阳虚而不胜阴也下焦阳虚，不能制水，真武汤主之；水气下利，真武汤去芍药加干姜。[批]若下焦虚而不能制水，心烦、下利、热渴，以猪苓汤滋阴利水矣。若便脓血与泄利下重者，此为火郁，是阳邪陷入阴中也此二条便脓血，以桃花汤培土，土得令，火退位，水归其职，小便利矣。少阴泄利不止者，唾脓血，伤寒阳邪内陷之坏症，虽立少阴麻黄升麻汤，亦难治之症。下利清谷，里寒外热，手足厥逆，脉微欲绝，身反不恶寒，其人面赤者，是下虚而格阳也通脉四逆汤主之。[批]此症治之得法，尚可挽回十中四五。

吐利兼作，手足厥冷，烦躁欲死者，是阴极而发躁也吴茱萸汤主之。[批]此症最不易治，死者多。若有真阳，正气完固，尚可十救二三。

岐伯曰：阴病治阳，阳病治阴，定其中外，各守其乡从阴引阳，从阳引阴，导实济虚，济所不胜之义。此即仲景治少阴之大法也。同是恶寒踡卧，利止手足温者，可治阳气渐回，阴寒渐散，故可治；利不止五脏气绝于内，下利不禁，手足厥冷者，不治纯阴无阳，六腑气绝于外，阳气绝，故不治。时自烦，欲去衣被者，可治阳气内发，阴邪将退，去衣被，内有热可证，故可治；不烦而躁，四逆而脉不至者，死烦而兼躁，阳怒而与阴争，期在必胜则生。不烦而躁者，阳不能战，复不能安，四逆，脉不至，阳欲散去不回矣，故死。同是吐利，手足不厥冷，反发热者，不死阳气已复，阴气已退，厥回，发热，故不死；烦躁，四逆者，死阳气散亡，阴邪无退舍之期，欲不死，乌可得耶。同是呕吐，汗出，大便数少者，可治下焦之阳尚存，急灸百会穴，复其阳，尤可治；自利烦躁，不得卧者，死自利，阴绝于里，烦躁不得卧，阳散于外，阴阳离散，邪气独存，无生理矣，盖阴阳互为其根，阴中有阳则生，无阳则死，独阴不生故也总之，传经之病，以阴气存亡为生死，存阴为先；直中之病，以阳气消长为生死，扶阳为急。少阴水火之脏，寒热杂居，则此二语，治少阴之全局在焉。[批]少阴性命之根，生死之关，故以生死之病为结笔。

卷　六

厥阴病解第六

太阴、厥阴，皆以里症为提纲。[批]治厥阴病，初来之时，以散寒通阳为急；化热，以保阴泄热为先。治厥阴之法，全局在矣。太阴为阴中之阴，而主寒，故不渴寒必就湿。厥阴为阴中之阳风木内藏相火，而主热，故消渴也风热皆就燥。太阴主湿土，土病则气陷下，湿邪入胃太阴从本病为提纲。脾布络于胃，湿溢于胃，胃中阳虚，而转阳明不实，故腹痛而自利注见太阴篇。厥阴主相火胆藏肝内，火病则气上逆火性炎上，火邪入心肝气热，则在厥阴经脉，上贯膈，撞心，心属火，二火相合，热更甚，[批]此亦谓肝乘心也。故心中疼热也心气有余，即是火也。太阴腹满而吐，食不下太阴满，为寒胀，吐为寒格。厥阴饥不欲食，食即吐蛔饥不欲食，下焦热郁知饥；水饮之邪积于胃口，不欲食。肝热犯胃，胃热甚，蛔不安，木气旺，则胃气上逆不能降，食则引动其吐，其热上升，蛔亦随之而出。同是食不下，太阴则满寒湿阻格，厥阴则饥相火上犯。同是一吐，太阴则吐食寒邪犯胃，厥阴则吐蛔肝热犯胃。又属土属木之别也太阴与厥阴相似处，必有分别处。太阴为开，本自利而下之，则开折，胸中结硬者，开折反合也太阴虚寒满痛，下之虚寒相搏，必变脏结、脾约、痞硬等。厥阴为合，气上逆而下之，则合折，利不止者，合折反开也厥阴胸中满，气上逆是热邪、水气阻于胃口，非阳明之实。误下之，阳明更虚，则利下不止矣。[批]此节先将太阴、厥阴相似之处标出，以便初学之士临症豁然。

两阴交尽，名曰厥阴厥阴主十月，为阴极则阳复；厥阴主丑时，亦阴尽阳复之时，名曰阴之绝阴。三阳三阴至此经为尽处，又名阴之绝阳冬至一阳来复，绝阴之中，已有生阳内伏，是厥阴宜无热矣。然厥阴主肝，而胆藏肝内木能生火，所以深冬极寒之时，井泉温，葭灰飞，纸鸢起，内伏之阳暗动矣，［批］胆为相火，藏于肝内。则厥阴热症，皆少阳之相火内发也厥阴从阳化热易。要知少阳厥阴，同一相火少阳相火，是本病，厥阴相火是化热，胜复也。相火入于内，是厥阴病厥阴本病，或有从少阳传入厥阴；相火出于表，是少阳病此非言少阳本病，是厥阴化热，传出少阳。［批］少阳、厥阴皆属木，木先犯胃，故多见胃病，木克土之明征也。少阳咽干，即厥阴消渴之机；胸中苦满，即气上撞心之兆；心烦，即疼热之初；不欲饮食，是饥不欲食之根；喜呕，即吐蛔之渐。故少阳不解，转属厥阴而病危由经、腑传脏；厥阴病衰，转属少阳而欲愈从脏出腑，从里出表。［批］得汗热退思食，温病亦然。得汗热不退，烦躁不食，即阴阳交，交者死。如伤寒热少厥微身无大热，手足稍冷，指头寒尚有微热、微厥，不欲食其症在少阳，欲入厥阴之势，至数日热除少阳之热，未得深入，欲得食热除思食，三阴不受邪矣，其病自愈者是也。［批］太阴有系在，少阴有相持，此等亦少阳、厥阴系在、相持之际。

太阴提纲是内伤寒，不是外感饮食生冷，积于中宫，内发吐利、霍乱、腹痛。厥阴提纲是温病，而非伤寒厥阴之温病，皆从相火化令，即伤寒而化温病，即冬伤于寒，春化温病之意，于春天随受随发之风温不同。然桑菊饮、银翘散，亦厥阴少阳经药也。要知六经各有主症六经各有主方，细详《制方大法》中，是仲景伤寒杂病合论之旨也仲景杂病《金匮要略》中，伤寒方大半收入，所以治伤寒、治杂病，皆不出汗、吐、下、温、清、和六法之外。

诸经伤寒无渴症是诸经提纲俱无渴症，惟厥阴以消渴入于提纲，并非六经俱无渴症。如麻黄石膏之发汗饮水多者；小青龙之或咳或渴者；大陷胸之太阳重发汗，舌上燥而渴者；五苓散之微热，消渴，脉浮数，烦渴，汗出而渴者；小柴胡之若渴者去半夏加人参，服柴胡汤已渴者；白虎加人参之大烦，口燥心烦，渴欲饮水者；猪苓汤之渴欲饮水，小便不利，渴而呕，心烦不得眠者；文蛤汤之欲饮水不渴者；理中丸之呕欲饮水者；茵陈蒿汤渴欲饮水，小便不利者。各经俱有渴症，皆不入提纲，惟厥阴以消渴善饥而入提纲者，因厥阴之内藏相火，易于化热，先将“消渴”二字入于提纲，使后人治厥阴病，勿妄施辛热，化热化火莫制也。故少阳、厥阴两经，用药皆挟苦寒泄热，防其胜复太过耳，**太阳不恶寒**寒邪已去，非伤寒矣而渴内已化热，**是温病矣，杂病矣**《内经》曰：热病者，伤寒之类也。《难经》曰：伤寒有五。**惟厥阴伤寒**风木内藏相火，虽寒，必不甚，**肝木郁而不得出**相火内郁，**热甚于内**消铄津液，**欲窃母气以克火，**［批］欲窃母气者，求制火而可涵木，木不自焚。**故渴欲饮水**寒气渐解，阳气欲回，求水自滋，少少与之，其病自解。若多饮水，反停渍于胃，反成厥利矣。若饮水不能胜其燥烈，随饮随消，相火内郁，热邪深入，而成消渴，未愈之兆，当细辨之。虽内燥而求外水救者，亦有多少之分别。**若不恶寒，当作温病治之。**［批］春温风热，每项肿、胁满、作呕、不得食、口苦、咽痛、舌干、目眩、渴饮、微寒、发热。渴饮亦与少阳、厥阴、阳明同意。究属风温、温热，亦厥阴、少阳之类。因其邪初受，用药亦轻。叶天士桑菊、丹皮皆厥阴、少阳，栀豉亦阳明，诸经之脱化也。所以传足不传手，不可拘执。治病宗于伤寒为根柢，能玲珑变化，自然活泼矣。**要知温乃风木之邪，是厥阴本病**风为阳邪，故不恶寒，**消渴是温病之本**肝邪化火，上犯肺胃，不能布敷津液而成消渴，故温邪先犯肺胃者，金畏火刑耳，厥利是温病之变厥阴病，亦寒火皆化。从火化，变热厥、蛔厥，下痢脓血；从寒化，变寒厥、脏厥，下利不止，皆厥阴变症也。《内经》所谓热病皆伤寒之类，此正其类矣此热病于风热、暑热不同，譬如冬伤于寒，春必病温，先伤寒，伏而化热病也。

厥阴消渴此承上章，阳气将复，即以水饮之，所以顺其欲顺病人之欲。然少与之，可以平亢火水能制火，又能生木，木有水涵，火不上炎，故厥阴消渴最宜；多与之，反以益阴邪微阳将复，若恣饮太多，阳反被遏，水寒渍胃，停蓄为饮，必致呕吐、痞结、心悸、厥利等。当量其消与不消本论云：少少与之，不可过，恐其水渍入胃耳厥阴全赖阳气来复，不得不慎重。若多与之，转寒病，更难疗治。此亦生死关头也。

渴欲饮水与饥不欲食对看，始尽厥阴病情饥不欲食，则吐蛔。尚未化火，虽消渴，心中热，未必能饮，为厥阴病之始；内热已甚，火化而成消渴，能饮水，阴从阳化，欲愈之机，为厥阴病将尽。然从中变症多端，倘一失治，前功反弃。

手足厥冷寒邪表分未罢，阳气不得达于四肢，脉微欲绝寒邪在表，脉当弦紧。脉微欲绝，阳气已虚，是厥阴伤寒之外症其邪尚在厥阴之表。厥阴最怕化火，故不入提纲。又畏化寒，故将此症先在此节提出，是厥阴表症提纲也。当归四逆，是厥阴伤寒之表药肝为藏血之脏，肝喜柔，取桂枝汤为君，调和荣卫，先解外寒；借当归养血；佐细辛、通草直达三阴。外温经，内温脏，内外之寒皆散。以当归立名者，治肝以温血分为主。[批]手足厥冷是表症也，脉微欲绝是里症也，当归四逆是厥阴表里之合剂也。夫阴寒如此已见手足厥、脉微欲绝，最易与四逆、通脉浑治，而不用姜、附者，[批]厥阴之厥逆最易浑入姜、附，然有寒厥、热厥。以相火寄于肝经，虽寒而脏不寒厥阴经脉虽寒，厥阴本脏不寒。故先厥者，后必发热因肝之本脏不寒，相火内伏，一用姜、附，相火内燔，而见下文便脓血，口伤烂赤，吐脓血，发痈脓。恐化火胜复太过，变症遗患耳。手足愈冷，肝胆愈热内火郁结，不能外达，经愈寒，脏愈热也，故厥深热亦深厥阴之厥，有寒厥，有热厥，临证认清。寒厥者，可温散。若热深厥深，四逆散，重则白虎汤，下其无形之热，误投姜、附，祸不旋踵矣。[批]此节言厥阴之厥逆，有寒有热，用药一误，生死立判。所以伤寒初起一二日，脉症如此者，不得遽认为虚寒手足厥冷，脉微欲绝，妄投姜、附以遗患也妄投姜、附，化热胜复太过，燎原莫制。

厥者必发热阴经受邪，无热可发，先厥而热者，阴脏实，不容寒邪内入，还之于腑。阴中有阳，故能化热于表，发热则厥止矣，热与厥相应观其厥热之多寡。厥多则阳虚不能支，则成阴厥，而无热矣，其症危；厥少热多者，其病顺，然亦不能胜复太过，厥深热亦深，厥微热亦微厥之久者，郁热亦久；厥之轻者，郁热亦轻，此四症，是厥阴伤寒之定局。先热后厥，厥热往来，厥多热少，热多厥少，此四症是厥阴伤寒之变局此四条，随人之本质，偏阳，偏阴，或从寒化，或从热化也。[批]此节言厥阴伤寒之定局、变局。皆因其人阳气多寡而然，如太阳伤寒，亦有已发热、未发热之互辞伤寒六经，皆看其人阳气多寡，从热化，从寒化，治伤寒之大关键也。

《内经》之寒热二厥，因于内伤《内经》曰：阳气衰于下，则为寒厥；阴气衰于下，则为热厥。俱房室醉饱，而伤下焦阴阳之气，而为寒厥、热厥。就《内经》六经之厥，亦与厥阴外感之厥不同，皆从内伤而成，与本论因外邪者不同。《内经》热厥，只在足心，是肾火起涌泉之下也《内经》热厥，肾气日衰，阳气独胜，故手足为之热，与厥阴之外感脉细而厥者不同。**本论热厥，因热在肝脏，而手足反寒脏热而表寒，故曰厥深热亦深**重热必寒。**《内经》之寒厥，有寒无热**《内经》寒厥，阳气日损，阴气独在，故手足为之寒，与厥阴之外感先厥后热不同。**本论之寒厥，先厥者后必发热**重寒必热，寒气伤表，先厥后热，阴中有阳，御寒外出，与《内经》之阳衰于下不同。**热胜则生，寒胜则死，此内伤外感之别**外感寒邪，中脏而厥，内有真阳，敌寒化热，阳胜于阴，邪负正胜，可生；内无阳敌，正负邪胜，厥必不回，不死何待。[批]《内经》热厥、寒厥是内伤，与外感治法霄壤之殊。

厥阴有晦朔具合之理厥阴名曰阴之绝阴，又曰阴之绝阳，绝阴为晦，生阳为朔，绝阴之中，而藏少阳生气，[批]病不犯手足两厥阴，而不能见厥；若见厥者，皆犯厥阴耳。**阴极阳生**如冬令而得春气，**故厥阴伤寒，反以阳为主**阴逢阳则生。**厥少热多**寒邪轻，阳气甚，**是为生阳，故病当愈。厥多热少**寒邪甚，阳气微，**是为死阴，故病为进**阳退阴进，邪胜正负则进。**其热气有余者，或便脓血，或发痈脓**伤寒以阳为主，热复则阴寒解散，则愈。然胜复太过，热气有余，留热不散，则伤阴络。阳邪下注阴窍，尿血、便脓血。阳邪外溢于形，身发痈脓，即伤寒留毒也。惟少阴、厥阴，见其热甚之时，先滋其阴，善其后，勿致胜复太过而贻患也，**亦与《内经》热厥不同**《内经》热厥，但热不寒而无变症。

阴气起于五指之里，阳气起于五指之表手阳明之脉，起子大指次指之端。足阳明之脉，入大指间，出其端。手太阴之脉，出大指之端。足太阴之脉，起于大指之端。手少阴之脉，循小指之内，出其端。足少阴之脉，起于小指之下。以此类推，手足三阴三阳，尽在于指也，[批]手之三阴三阳，相接于手之十指。足之三阴三阳，相接于足之十指。阳气内陷，不与阴接，故厥。**气血和调，营卫以**

行，则阴阳相贯，如环之无端也阴阳相接，本无厥症。厥阴无阳阴之绝阳，厥阴病则阴阳不相顺接，故手足厥冷阴阳离位，阳不与阴接，故肢厥。[批]癸未年，吐泻大行，霍乱、转筋、肢厥、汗出，皆四逆、理中、通脉，俱应手而愈。经治者百余，未有一死。丙戌又起，吐泻、肢厥冷而无汗、脉伏，服四逆、理中即毙，服五苓散合藿香正气等皆愈。经治百余，活者十中八九。戊子年又起，霍乱、吐泻、肢厥、脉伏、无汗，服温剂，厥回脉起，惟水浆不入，胸膈阻塞，停五六日或三四日，起呃忒而死，后服大青叶、人中黄等解毒芳香，皆愈。癸未是寒湿霍乱，丙戌伏暑夹湿霍乱，戊子久旱干燥，温毒秽气受热霍乱。余业此七年，已遇三次，皆不同也。所以厥症者，即气闭也，用药温凉清燥，大有出入，不可见厥投温，贻误非小。辛卯吐泻、汗出、肢厥、霍乱，大渴不能饮，欲食求饮冷，皆胃苓汤加干姜、桂枝而愈。辛卯此症，七八九月江苏省死者以万计。若热少厥微，而指头寒寒邪尚浅，知病可愈阳能胜阴，厥亦即止；手足反温者，虽下痢，必自愈厥阴病，厥多为进，热多为退。手足反温，喜其阴尽阳复，虽下利，能发热，阳进阴退，知其利必止矣。若见厥而复利者，阴进阳退，利必作矣，此阴阳自和，而顺接也伤寒为阴邪，先伤其阳。温病为阳邪，先伤其阴。伤寒以通阳为急，温病以救阴为先。伤寒不但厥阴通阳为急，六经皆然。《内经》曰：人之伤于寒也，则为热病，虽热甚不死。是伤寒以热为贵也。然白虎、承气等，皆制其化热太过，并非不欲其热也，究属阳症易愈，若阴寒甚，阳气虚，四逆、理中不易救耳。若脉微烦躁，灸厥阴，厥不还者，死。是阴阳之气绝矣原文：伤寒六七日，脉微，手足厥冷，烦躁，灸厥阴，厥不还者，死。脉微，厥阴本脉，微而兼浮，阳渐回也；微而兼紧，阴渐进也。烦为阳生，躁为阳竭。然“脉微烦躁”四字，其病在两歧眩惑之时，热厥、寒厥难于把握，故灸厥阴五俞，通其阳。内有真阳，厥可回；内无真阳，厥不回，死无疑矣。此先哲治病疑难之处，故立诸灸法，探试之，不致误投药饵为祸。然今方脉家，不能针灸，如之奈何。三阴篇中，太阴有系在，少阴有相持，厥阴此条即系在、相持等，当留意焉。

本论云：**诸四逆者，不可下**仲景诸四逆，不欲下，欲其阴寒还表，使从阳解也。**又曰：厥应下之，而反发汗出者，必口伤烂赤**厥虽应下，有寒厥、热厥。有后文之四逆散、白虎等汤，下其无形之热。若粗工误投辛温发汗，引热上升，发汗出，厥阴之脉，循颊里环唇，故口伤烂赤也。若误投硝、黄，直攻其肠腑，无形之热邪不去，反伤其真阳，又变厥利不回。为医者，寒厥、热厥不得不辨也。**二义不同**厥者不可下，又曰厥应下之，故不同也，**当理会上下文。盖诸四逆，是指虚寒症言，故曰虚家亦然**虚家寒厥，不可下，下之厥利更甚。**厥应下之，单指热厥言，故曰厥深热亦深。若发汗，只能引火上升，不能逐热外散，故令口伤**热深厥深，应下之。热厥若作寒厥，温散发汗，反引火上升。若以硝、黄误下，更伤真阳，反成寒厥。**若手足厥冷，脉微欲绝，此外寒迫切**寒邪初中，**内热未起**阳气虽郁，未及化热，**又当发汗**此条是厥阴伤寒之表症，急宜散寒邪，而通营卫之阳气，当归四逆中症也。

厥而脉微欲绝，是伤寒初起之脉伤寒初起，脉不紧而微，且厥已见，里虚阳弱，故不可下也，**所谓不可下者是矣。脉滑而厥，是内热闭郁之脉**脉微而厥，脉促而厥，里有寒，格阳于外；脉滑而厥，里有热，格阴于外，故用白虎汤，清解里热，而厥可止，**所谓厥应下之是已**热厥，应下之厥。三承气切不可用。［批］**此节言热厥当下无形之热，寒厥不可下之。下之是下其热**故用白虎，**非下其实**但热无脉实大、胸满、腹痛、胀硬、小便秘、大便硬等症，故不可用承气。泄利下重者已见下痢，本无下法，四逆散少阴热邪传经，无脉微、恶寒、下利清谷等寒症，故不用温热，当四逆散，散四逆之热邪。欲饮水数升者里热已甚，显据矣，白虎汤阳气格阴于外，防其阴气上泄，即用石膏以收之，亡阴、亡阳大有分别。此厥阴之下药，所以下无形之邪也下其热邪，非下燥屎。若以承气下之，利不止矣虚热厥，当下其无形之热。若脉实大，小便秘，腹满硬痛而厥者，实厥也，倘有燥矢，又非承气不可。

诊厥阴脉，以阳为主厥阴病，能见脉浮数、浮弱、浮滑，皆阴症见阳脉，欲愈之兆。若见浮而虚大，或浮大而汗出如珠者，又属不宜，而治厥阴病，以阴为主厥阴内藏相火，若用温热，化火太过，燎原莫制，当先预防其阴竭也。[批]厥阴表症，通阳为急；厥阴里症，救阴为先。故当归四逆不去芍药，白头翁汤重用连柏，乌梅丸用黄连至一斤，又佐黄柏六两，复脉汤用地黄至一斤，又佐麦冬八两肝为厥阴，胆为相火。过温则恐相火上亢，阴液立消。过凉则恐阴气凝结，真阳绝减。所以仲景温凉并进，使阴阳之气和平。少阴、厥阴、少阳三经，护阳和阴之方，较他经为多。[批]仲景复脉、泻心等，阴阳并顾，能操纵在权，临症施治者，非深知仲景书者，不易用耳。要知脉微欲绝，手足厥冷者，虽是阴盛，亦不阳虚此当归四逆症，故即可表散外邪先去外之阴寒，而阳自复，而不可固里虽见手足四逆，此太阳传经之邪，表症未罢，因阳气已虚，故用当归四逆者，以桂枝汤全方，仍去太阳之邪，合当归和血，细辛温散，以和里之阳，而用通草开太阳之腑，不使其寒邪深入，仍从表而达。所云不可固里者，因俱四逆皆温里，恐里气化热，不能外透，反致热深厥深，故而当归四逆汤散四肢之寒厥，四逆散散四肢之热厥，二方有通阳和阴、疏邪解表之妙。[批]若见四肢厥逆，而无吐利、大汗、小便不利，内中阳气未虚，临症姜、附不可误投，

固其里也。脉结代、心动悸者，似乎阳虚与茯苓甘草心悸不同，实**为阴弱此复脉汤症，只可大剂滋阴，而不可温补**脉来缓而时一止，曰结。脉来动而中止，不能自还，因而复动，曰代。皆厥阴相火内郁，肝气不舒，血脉干涩，不能流利而见此脉，非阳虚之脉。心主脉，脉之止息而结代者，心气不宁也，非阳虚之痰饮、水气而悸动也。心主血，又主脉，血脉干涩，故用复脉汤。人参、阿胶、生地、麦冬、麻仁，养血滑利之品，大剂滋阴，取甘草、大枣之甘，载药入心而生血，补离中之虚，取酒之通利血脉，生姜之横散，桂枝通阳，领群阴之药，周行经隧、络脉之中，脉道滞涩流通，心血生，结代之脉可复，心悸可宁矣。**所以然者，肝之相火，本少阳之生气，而少阳实出坎宫之真阴**厥阴司令在冬之寒水，冬至一阳来复，少阳之生气已藏于木，待初春发生蕃茂，木欣欣而向荣者，少阳之生气，即水底之真阳。人之少阳生气，赖命门真火。《经》曰：**阳予之正，阴为之主**阴阳平秘，精神乃治，一有偏倚，重阴必阳，重阳必阴，阳胜则阴病，阴胜则阳病，阳极似阴，阴极似阳。故寒厥、热厥，阴阳不顺接之症，惟厥阴为多。［批］**阳气不偏，阴气亦静。又曰：阴虚则无气**阴虚，孤阳断难独存。**又曰：少火生气**《经》曰：阳气者，精则养神，柔则养筋。人生赖此火而生，亦因此火而病。水火平匀，则能生长元气，**壮火食气**火壮亢盛，则能耗散元气。**审此，则知治厥阴之理矣**人之阴阳平匀，本无疾病，六经皆然。惟厥阴一经，为三阴三阳之尽处，阴阳不能顺接，更宜慎重。

中州四肢，皆脾所主脾行阳于四末，布津液于四傍，而主升清阳之气。**厥阴伤寒，手足厥冷，而又下利，是木克土也**脾受木克，阳气不能行于四末，则厥。清阳下陷不升，则利。**后发热者，下利必自止，火生土也**阳进阴退，阳能胜阴，渐布四末，厥可回，利亦可止。**若肝火上行逼心，故反汗出，气上冲心**此肝乘心也，**心不受**

邪，因而越之，故咽中痛而喉为痹耳厥阴之症，本喜阳复。然厥回利止，而反汗出，咽中痛，喉为痹者，是阳复太过，阴不胜阳，阳反上升。厥阴之脉，循喉咙之后，络于舌本，故见汗出、喉痹、咽痛也。[批]此亦曰肝乘心也。若发热而下利，汗出不止者死发热汗出不止，阳从外亡也；下利不止，阴从内脱也。阴阳离脱，其死必矣，是阳虚外亡，为有阴无阳，与少阴亡阳同义里寒内盛，表阳外绝，真阳顷刻无存。惟仁人之用心施治，当从四逆门中求法，或可挽回造化。若肝火内行而入脾，火土合德，必无汗而利自止太阴湿土，内寒甚则自利，外阳亡则自汗。阳气复则脾土温，内寒解，阳有归则汗止，阴能守则利止矣。[批]吾师曰：痢疾能见化火皆顺，即此谓也。若发热而利不止，此肝火内陷，血室不宁，故便脓血发热，利不止，而便脓血，阳复太过，热邪下陷，迫伤厥阴经脉之血。厥阴之脉，绕二阴之间，故见便血，而下脓血也。热迫于经，散于表，而一身尽热。[批]少阴一身尽热；太阴一身尽热，烦躁下利；厥阴发热，便脓血，俱阳复太过。三阴症见之，能脉见阳脉有神，皆顺候也。若发热下利至甚，厥不止者死，是土败木贼，诸阳之本绝也发热阳复，下利当愈。然发热，下利，肢厥，显然阳亡于外，六腑气绝于外，手足寒；五脏气绝于内，下利不禁。脏腑气绝，故死。然脉非空大，即沉伏也。

厥阴伤寒，有乘脾乘肺二症，疑似难明，最当详辨。一曰：伤寒腹满谵语似阳明，寸口脉浮而紧似太阳，此肝乘脾也，名曰纵，刺期门期门穴，足厥阴肝经穴也，在天容傍一寸五分，直乳上第二肋端。[批]此节论厥阴刺法。夫腹满谵语，似胃家实，然脉浮紧而不潮热，非阳明脉也故脉症不合，即疑似难明。《脉法》曰：浮而紧者，名曰弦。此弦即为肝脉矣。《内经》曰：诸腹胀大，皆属于热。又曰：肝气盛则多言。是腹满，由肝火，而谵语乃肝气盛所发也。

木旺则侮其所胜，直犯脾土，故名纵纵与横皆刺期门，肝穴，泄肝之气，免致克土铄金。

一曰：伤寒发热，啬啬恶寒寒在表，疑似太阳，大渴欲饮水似内有里热，疑阳明，其腹必满饮水多，不能消泄，故腹满，[批]腹满疑似太阴。此肝乘肺也，名曰横，刺期门。夫发热恶寒，似太阳之表，未经大汗津液未伤，而大渴，非转属阳明；未经妄下阳气未伤，而腹满，非转属太阴。且头不痛非太阳，胃不实非阳明，不下利非太阴，断非三经症矣。要知发热恶寒是肺病，肺虚而肝火乘之金虚不能伐木，肝火反来刑金。脾畏木邪，水精不上归于肺土被木制，脾不能传精于肺，故大渴脾不能布精于肺，肺被肝邪挟火来刑，金燥则求水自滋，非厥阴之消渴也。肺不能通调水道，故腹满肺为化水之上源，肺热，饮水不能布散中外，积蓄腹中，故腹满。是侮所不胜，寡于畏也，故名横肝为将军之官，善斗，木气旺则克土，以上克下，曰纵。金本克木，木火反来刑金，以下犯上，曰横。二症皆肝气太旺所致。[批]木乘脾者，肝之寒邪；木乘肺者，肝之热邪也。

一纵而乘脾，一横而乘肺，总是肝有亢火，当泻无补，必刺期门，随其实而泻之此承上二节言之也。募原清，则三气皆顺肺、脾、肝，表里尽解矣刺期门，泻肝之实。肺气宣通，皮毛开得自汗，恶寒、发热俱解。肺气清肃，水有化源，小便利，腹满自除，表里俱解。恨今时内科不习刺法，此等症亦不易辨。此非汗、吐、下、清利俱法所可治，故宜针庶不犯厥阴汗、下禁。[批]厥阴用针之处，不能不遵。若以汤治，亦不能效。

伤寒阳脉涩，阴脉弦中宫阳虚，木来乘土，故阳脉涩，阴脉弦也，腹中急痛者，此亦肝乘脾也亦是木克土。故先与小建中安脾肝苦急，食甘以缓之。胶饴大甘，以安中宫，继与小柴胡疏木治太阴不愈，变而治少阳，所以疏土中之木也。要知小建中是桂枝倍加白芍以平肝，加饴糖以缓急，为厥阴伤寒驱邪发表、和中止痛之神剂也肝喜条达，以辛散之，用辛补之，以散为补也；以酸泻之，收为泻也。［批］木喜条达，以散为补，以收为泻。肝苦急，食甘以缓之。小建中，生姜、桂枝之辛，甘草、大枣之甘，倍芍药之酸，加饴糖之甘，而和中，此乃厥阴发表、驱寒、平肝、和中之先着也。［批］发奋当思临症时。不瘥者服小建中不应，中气虚而不振中宫阳气弱，服建中之温，不能逐寒外出，邪尚留连寒邪相火不能御，还入厥阴，腹中急痛。其病本险，建中一剂，痛尚不止者，继以小柴胡汤，补中发表，令寒邪直走少阳，使有出路欲其里邪出表，阴病转阳经，所谓阴出之阳则愈也。［批］此等夹二夹三变化用方，非深明先圣之法，断难到此。仲景有一症而用两方者：在太阳，先麻黄继桂枝，是先外后内法寒邪在表，用麻黄轻剂，不犯其里。汗后复烦，寒邪已入肌肉荣分，继桂枝和荣解肌，更汗之，一法也。在厥阴，先建中继柴胡，是先内后外法，亦是厥阴转属少阳之机寒入厥阴，先以小建中甘温散寒，芍药以止痛，痛尚未尽，继以小柴胡，补中达邪。仲景按小柴胡加减法，腹中痛者，去黄芩加芍药，其功倍于建中。

伤寒厥而心下悸者，此亦肝乘肺也。虽不发热恶寒，亦木实金虚，水气不利所致肝热犯肺，金失化源，水停于上，犯心则悸，故亦云肝乘肺也。彼腹满者以上节言，是水在中焦肺不能调水道，蓄于中焦，而腹满，故刺期门，以泻其实水在中焦，故刺之，随其实而泻之，得汗得溲，腹胀可除矣。［批］期门在胁乳上，刺之，开上即可定下矣。此水在上焦水停心肺之间，故用茯苓甘草汤，以发其汗。此方是化水为汗，发散内邪之剂，即厥阴治厥之剂也。［批］茯苓甘草汤，即桂枝生姜汤加茯苓、甘草也。仲景太阳篇，汗出表未和，小便不利，此条伤寒表未解，厥而心下悸，先治其水，以茯苓甘草汤，却治其厥，不而水渍入胃，必作利也。二证皆用此汤，二者见症虽不同，取桂枝、甘草补阳虚，佐生姜散外寒，则厥可回，君以茯苓，内输水道，则悸可安矣，其治法一也。[批]与复脉汤之心悸不同。

厥阴中风之脉，与他经不同。凡脉浮为风，此云不浮为未愈，是厥阴中风，脉反沉矣凡风脉当浮，以厥阴中风，误伤寒而言也。本微缓不浮，若能见浮者，邪已还表，为欲愈；不浮者，寒邪深入，变症尚多，故云未愈。此木犹阴处寒邪入里，风入地中阳伏不升，木郁不舒故脉不浮，故未愈。微浮是风行地上，草木发陈阳出于表，寒散，脉见微浮，复厥阴风木之常，故愈也厥阴春气，寒水冬气，春回寒谷，草木萌芽，木气舒，地底之伏阳外达，而复厥阴风木之常，故厥阴之病可愈矣。[批]肝主络于筋，如木之根在地底，故受寒在络，其气相通，易入其脏。

凡脉浮为在表，沉为在里。厥阴中风，其脉既沉，其症亦为在里。此热利下重，是厥阴中风也。太阳中风，下利呕逆，是有水气太阳汗不透，表邪不已，此乃水渍入胃，而转阳明不实，传太阴也，为寒呕寒利，故太阳有救表救里之文。厥阴中风，热利下重，是有火气少阳胆气不升，火邪下陷，风郁木中也。[批]太阳与寒水同气，厥阴与相火同气所化也。故以白头翁为主以治风白头翁临风偏静，长于驱风，连、柏为辅以清火，佐秦皮以升亢地中之风，则肝木欣欣向荣矣秦皮，出秦中，其地气极高，又木小而高，得清阳之气亦盛，故能升亢地中之气；佐白头翁之驱风，木可舒；取连、柏寒能胜热，苦以燥湿，而能坚下，热去则渴可止，风静利亦减矣。下利而渴欲饮水以有热故也，是厥阴之消渴，亦中风之烦所致也利而渴欲饮水，亦白头翁汤症也。

下利脉沉弦，是沉为在里下利脉沉为里，气滞后重也。弦为肝之本脉，木克土也。气滞木郁，土无生发之机，故下重也，弦为风脉厥阴风木本脉。[批]此节言厥阴下利，欲愈不愈之脉。弦而大风遇火脉更大，是风因火动，故利未止如炉底之风大，炉上之火更燃，热邪更甚，津液内沸，肠胃热气壅滞，利下难止。[批]此亦言厥阴化复之热，非外受之热邪也。微弱数者，是风少火微微者，弦脉已去；弱者，大脉已平；细数者，阳气渐回，邪气渐衰，故为自止。虽发热不死者，阴出之阳也下利脉微弱，身发热不甚，可愈；滞下脉大，身发热太甚者，必死。下利有微热，汗出，见中风本症，里症出表，则风从外散，故令自愈有微热汗出，阳气得通利，必自愈；设脉复紧，寒邪犹盛，故未解也。[批]喻氏逆流挽舟，亦从此处悟出。然提邪出表法，不能执一人参败毒散，则呆滞不化矣。欲愈之脉，当微浮微浮者，热去寒解，阳气已通，阴症见阳脉，为顺。若寸脉反浮数浮则表邪将解，数则内热未除，风去而热不去，尺中自涩者下焦热阻，血瘀在络，故尺中自涩也，热伤阴络阴络伤则血下溢，下溢则便血，肝血不藏，必便脓血也此乃热邪下陷入里，伤及阴络，便血，血不得归，肝不藏血也。汪琥因无治法，将仲景黄芩汤代之，余思亦是白头翁汤症也。

厥阴中风之热利，是里有热。伤寒亦有热利，是里有寒，[批]此节言厥阴之寒利、热利。厥阴中风，协热下利，欲饮水，以有热故也。又热利下重者，皆白头翁汤症也。下利后更烦，按之心下濡者，虚烦也，热邪不从下解，上解也，以栀子豉汤，引热上出，吐之可解。伤寒六七日，大下后，寸脉沉而迟，手足厥逆，下部脉不至，咽喉不利，吐脓血，泄利不止者，此乃阴气虚，阳气陷，阴阳上下并受其病，虚实冷热，浑淆不清，此伤寒之坏症也，故曰难治，以麻黄升麻汤主之。下利呓语，有燥屎也，宜小承气汤。此等皆厥阴条下，里有热之下利也。[批]厥阴里有热之下利症。若大汗出，热不去，内拘急，四肢疼，又下利，厥逆而恶寒；若大汗、大下利而厥逆，此二条四逆汤症。下利清谷，里寒外热，汗出而厥者，通脉四逆汤症也。此等厥阴条下，里有寒之厥利也。[批]厥阴里有寒之厥利症。又与厥利不同热利虽利不厥。厥利见发热则利止阴邪内陷，肢厥而利，见发热者，阳气已通，厥回则痢亦止矣。伤寒六七日不厥已有六七日不厥者，阴邪不盛，正气已虚，阳气未败，犹能与邪气支吾也，便发热而利若发热下利并见，显然阴盛于内，格阳于外矣，[批]发热，脉不回而沉伏者，防其阴极是阳也。汗出不止若发热下利，汗出不止，阴从下脱，阳从上脱，[批]此寒利，与厥利不同。是外热内寒，故谓之有阴无阳发热而利，骤然而至，加之汗出，阳气顷刻而尽，故谓有阴无阳，其死可知。此等症若用大剂四逆加参、通脉四逆，或加人尿、猪胆，斟酌出入，可挽回二三。若疑而不决，见其面红，假渴饮冷，不但误进凉剂，即用轻剂辛温，多致不救，此乃厥阴亡阳症也，与太阴、少阴亡阳同例。[批]治真病、实病易，治假病、虚病难。若遇此等格阳、戴阳之假热，当细审脉息之虚、大、沉、细，渴之能饮不能饮，痢之新久，元气之盛衰。合而详之，自有把握。要知《内经》之舌卷囊缩厥阴之脉，绕喉咙，系舌本，下过阴器，故热盛阴伤，舌卷囊缩也，是有阳无阴此厥阴之亡阴症也，故热虽盛而可治伤寒以阳为重，有阳可生。此等非大剂滋阴救液，不能挽回十中一二。若临症不决，一进表散，香燥辛温，顷刻而死，余见温病中最多。余每以三才、复脉等加减救之，能战汗，阴回热退。所以伤寒传足不传手，温病传手不传足，断不可拘矣。温病中，阳明之白虎、承气，少阴之复脉、黄连阿胶，厥阴之椒梅、白头翁等汤，皆从足经治。古人治法，并不拘于足经手经，以见病治病，方无遗憾。[批]此有阴无阳，有阳无阴之症，治活者不易。

阴阳易之为病病将愈，而夫妇交接，则感其余热而生病。男子病后，其病传与女者，为阳易；女子病瘥，其病传与男者，为阴易。热毒藏于骨髓之中，无繇发泄，交感之后，气脉两虚，故易于传不病之人，故病名谓阴阳易，即交易之义也，[批]此节言阴阳易病。本于厥阴之欲火始也肝主疏泄，因肝火之动，致伤少阴之精继也。[批]余每见温病热藏骨髓，大剂滋阴，战汗数日而出者。少阴之精不藏肝主疏泄，肾主秘藏，肝火内动，肾精不藏，厥阴之火不羁。[批]精泄则水不能养木，肝火更不能静矣。所以少腹里急，阴中拘挛淫情相火一动，百脉驰纵，病人之余邪，得以乘虚投隙而入，故见少腹里急，阴中拘挛，热毒之气内攻也，热上冲胸，眼中生花虚阳生热而上蒸也，身重少气真元亏而困倦也，头重不欲举气少不能运躯，故身体皆重，皆厥阴相火为眚，顿令无病之人，筋脉形气为之一变。此即瘟疫传染，遗祸他人之一症也不病伤寒，而病传易，此所谓遗祸他人。病后不但房劳复，即传易阴阳，亦当谨慎。康子馈药，孔子拜受，不敢饮，圣人慎疾之道，概在其中矣。今人医不择方，饮食不节，起居失常，纵饮恣欲，喜怒不定，皆将有用之材，销摩名利、药石、粉黛之中。所以往往病后房劳复、食复、劳复、阴阳易等，戒之严，犯之多也。慎疾之道，无须言矣。阴阳易，肝火为病，故集于厥阴条下。

卷　七

制方大法第七

凡病，有名有证，有机有情。[批]症者，证也。以此为证。如中风、伤寒、温、暑、湿、痉等类，此为名也。外有头痛、身热、腰痛，内有喘咳、烦渴、吐利、胀满，所谓证也。其间在表在里，有汗无汗，脉沉脉浮，有力无力，是其机也。[批]脉之有力无力。此时恶寒恶热，苦满喜呕，能食不欲食，欲寐不得卧，或饮水数升，或漱水不欲咽，皆病情也医之四诊，皆不可疏忽。然“喜”、“苦”等字，欲寐不得寐，能食不得食，皆病中之情，又在四诊之外。临诊时，细心审察，伤寒之阴阳虚实，正反真假，如指南之针，毫无眩惑矣。因名立方者，粗工也以方凑病。据症定方者，中工也认症立方，尚有定见。于症中审病机，察病情者，良工也能在症中随机应变，体察情由，活泼泼地，目到心到，笔到意到，勿愧良工。仲景制方，不拘病之命名仲景一方治病多条，若以方凑病，仲景之方本无处着笔矣，惟求症之切当，知其机，得其情，凡中风、伤寒、杂病，宜主某方，随手拈来，无不合法，此谓医不执方也仲圣立方，本不拘病，外感六气，内伤七情，一切杂症，细读《金匮》，自知《伤寒》方大半收入理中，自能化裁。奈近时不喜读汉唐等书，反读浅近之书，仲圣之法渐废。余今释此者，欲为初学之士，定伤寒之规模，不堕仲圣之法，病家幸甚，医家幸甚，虽明家责余僭妄，余不敢辞其罪矣。

今谈仲景方者，皆曰桂枝汤治中风不治伤寒，麻黄汤治伤寒不治中风，不审仲景此方主何等症，又不察仲景何等症，用何等药，只在中风、伤寒二症中相较，青龙、白虎命名上敷衍，将仲景活方活法为死方死法矣仲景自序曰：勤求古训，博采众方，为伤寒杂病一十六卷。可见昔日伤寒杂病异轨同辕，而著书之时，因救误为多，变症错杂，必无循经现症之理，随症立方，本无一定次序。方虽有一定之章程，病无一定之治法，方之治病有定，病之变迁无定，知其一定之治法，随其病之千变万化。解肌，发汗，攻邪，散痞，逐水，驱寒，温中，除热，虽各有主方，加减轻重，各有条理法度，见病施方，自然信手拈来，无不合法。所谓圣人能与人规矩，不能使人巧，若胸无把握，仲圣诸法亦属徒然。[批]吾师曰：《内》《难》等经，即六经《语》《孟》也。仲圣等方，即昔时之《公》《谷》《国语》也。今之症者，即文字之题也。临症所云方案者，即今时之时艺八股也。岂有不读六经《语》《孟》，而能解题者；岂有不识题情，而能作文者。近时读浅近医书数种为医者，即如今人不读古书，专攻时艺，儌幸功名一般。

仲景立方精而不杂，其中以六方为主汗、吐、下、和、寒、温，诸方从而加减焉。凡汗剂皆本桂枝麻黄、青龙、葛根等附焉，吐剂皆本栀豉栀子诸汤、瓜蒂等附焉，攻剂皆本承气抵当、陷胸、十枣、白散等附焉，和剂皆本柴胡大柴胡、柴胡加芒硝，虽云攻剂，亦和剂也，寒剂皆本泻心白虎、黄连阿胶、茵陈蒿等附焉，温剂皆本四逆理中、真武、附子等附焉。浑而数之，为一百十三方者，未之审也此六剂为方之纲领，是一定章程。

六经各有主治之方如太阳之桂枝、麻黄、青龙等，阳明之栀豉、白虎、承气等，少阳之小柴、大柴胡等，太阴之理中、四逆等，少阴之麻黄附子细辛等，厥阴之乌梅丸等，皆六经正面之主方。然而其中变化，精思妙用，后文条分缕悉，初学之士须细参之，而他经有互相通用之妙。[批]他经互相通用，俱仲景用方之活法。如桂枝、麻黄二汤，为太阳营卫设，而阳明之病在营卫者，亦宜之太阳、阳明经虽有二，营卫则一也。原文：阳明病，脉迟汗多，微恶寒者，表未解也，可发汗，宜桂枝汤。阳明病，脉实者，宜下，大承气汤；脉虚浮者，宜发汗，桂枝汤。太阴病，脉浮者，宜发汗，桂枝汤。阳明病，脉浮，无汗而喘者，发汗则愈，宜麻黄汤。太阳与阳明合病，喘而胸满者，不可下，病在上焦，宜麻黄汤。此等处皆从脉浮，或浮紧，或虚浮，其邪尚在表分，肌肉荣卫之间，虽属阳明、太阴，桂枝、麻黄皆可斟酌用之。此所谓从脉不从症也。真武汤为少阴水气设，而太阳之汗后亡阳者，亦用之太阳病，发汗出不解，其人仍发热，心下悸，头眩，身瞤动，振振欲擗地者，真武汤主之。此方镇伏肾水，挽回阳气，不言脉者，从症不从脉也。四逆汤为太阴下利清谷设，太阳之脉反沉者，亦宜之病发热头痛，脉反沉，若不瘥，身体疼痛，当救其里，宜四逆汤。此等发热头痛，身体疼痛，全是太阳表症，因脉反沉，见里寒外热矣，故用四逆救里，皆从脉不从症也。如见下利清谷，四肢厥逆者，本是四逆之正面矣。[批]从脉不从症，从症不从脉，俱是仲景治病活法。五苓散为太阳消渴水逆而设，阳明之饮水多者，亦宜之小便数者，大便必硬，不更衣十日，无所苦也。渴欲饮水，少少与之，但以法救之。[批]不更衣，十余日无所苦，此乃上焦不能化津液与下，金燥不能生水，故少少与之水，待其津液布敷于下，自然更衣。渴者，五苓散主之。此属阳明之饮水多者。如霍乱头痛发热，身疼痛，热多欲饮水者，五苓散主之。此乃表里同治法也。所以仲景之不拘病立方也。抵当汤为太阳瘀热在里设，阳明蓄血者，亦用之阳明症，其人喜忘者，必有蓄血，所以然，屎虽硬，大便反易，色必黑，宜抵当汤下之。此乃旧病，非伤寒所得之病。血蓄于中，血随便下，用此汤者，借用法也。足见仲景用方之活泼也。**猪苓汤为少阴下利设，阳明病小便不利者，亦宜之**阳明病，若脉浮发热，渴欲饮水，小便不利者，猪苓汤主之。此症与阳明之饮水多仿佛，何不用五苓之桂、术，反用猪苓之阿胶、滑石，因胃中燥甚，不敢桂、术伤津，而用胶、石之滋润，佐以苓、泻之泄热，小便利则阴液不伤。仲景用方，如神龙变化，不测之妙。**瓜蒂散为阳明胸中痞硬设，少阴之温温欲吐者，亦用之**少阴症，饮食入口则吐，心中温温欲吐，复不能吐，始得之，手足寒，脉弦迟者，此胸中实，不可下也，当吐之。此等症，察病情，切脉息，欲吐不欲吐，显然无物可吐，脉弦迟者，显然阳气闭郁，脉弦硬而迟也。寒饮停胸，阳不外达，借其一吐而通阳，寒邪立解。所以《本草》瓜蒂治病在胸腹中，皆可吐之。此等皆借用法。**合是症，便用是方**此所谓何等症用何等方药，不可拘执也。**方各有经**方虽分六经主方，**而用可不拘**若拘于六经，倘并病、合病、杂病何如，**是仲景法也**见病立方，是仲景活法也。**仲景立方，只有表里、寒热、虚实之不同**为医者，能将此六字分清亦非易事，［批］**六字之中，虚实两字更不易辨。若能虚实两字分明，六字皆豁然矣。并无伤寒、中风、杂病之分别。且风寒有两方迭用之妙**桂枝麻黄各半汤、桂枝二麻黄一汤、桂枝柴胡汤等法是也，**表里有二方更换之奇**急当救里，宜四逆汤；急当救表，宜桂枝汤。表里二方，更换之速，足见治病不得拘执是也。其余桂枝大黄汤、柴胡加芒硝汤等，又是表里兼治法矣。**或以全方取胜**譬如麻黄、桂枝、葛根、白虎、理中、四逆等，皆主方不加减者，即用全方也，**或以加减凑功**病有变端驳杂，方亦不能不加减而治之。仲景本方条下加减法：如小青龙汤，若微利者，去麻黄加荛花；若渴者，去半夏加栝蒌；若噎者，去麻黄加附子；若小便不利，少腹满，去麻黄加茯苓；若喘者，去麻黄加杏仁。如小柴胡汤，若胸中烦不呕，去半夏、人参加栝蒌实；若渴者，去半夏加人参、栝蒌根，治消渴；若腹中痛，去黄芩加芍药；若胁中痞硬，去大枣加牡蛎；若小便不利，去黄芩加茯苓；若不渴，外有微热，去人参加桂枝，温覆取汗；若咳者，去人参、大枣、生姜，加五味、干姜。如通脉四逆汤，面赤者加葱九茎；腹中痛，去葱加芍药；呕者加生姜；咽痛者去芍药加桔梗；利止脉不出者，去桔梗加人参。如四逆散，咳者加五味子、干姜，并主下利；悸者加桂枝；小便不利加茯苓；腹中痛者加附子；如泄利下重者，先以水五升，煮薤白。如理中汤，若脐上筑者，肾气动也，去术加桂；吐多者，去术加生姜；下多者，还用术；腹中痛者，加人参；寒者加干姜；腹满者，去术加附子。如真武汤，若咳，加五味、细辛、干姜；若小便利者，去茯苓；若下利者，去芍药加干姜；若呕者，去附子加生姜。仲景原方加减法，出入殊有精义，一味不得苟且。如桂枝附子去桂加白术汤，大便硬，小便利，去桂；大便不硬，小便不利，加桂、附子。此一方二法也。［批］**仲景一症，因用何方，有何病，当加减何药，在何经，当加入何品，丝丝入扣，无一毫苟且。况读后条，一一论明。**此皆本方条下之加减法也。［批］**此谓方内之方。**其余从本方脱化，另立方名者，徐洄溪所集《伤寒类方》，桂枝汤类一十九方，麻黄汤类六方，葛根汤类三方，柴胡汤类六方，栀子汤类七方，承气汤类十二方，泻心汤类十一方，白虎汤类三方，理中汤类九方，四逆汤类十一方，五苓散类四方，皆从主方脱化，亦加减法也。［批］**此谓方外之方。**又杂类二十二方，从中俱有法度。仲景一百十三方，用药不过九十余味，变化出入，如盘走珠，千古之病，无所不治。今人动笔云某方加减，毫无法度，徒乱先圣章程，所以古方加减，不可轻言也。后

人论方不论症虽论方，不识症，如能读文，而不能解题。虽识症，而不能立方，如能解题，不能作文。论方论症，胸无把握，徒然无

益，故反以仲景方为难用耳然诸先哲之方，治病皆可，若遇危险之际，非仲圣之法，不能挽回。余屡试验，皆收入祖方得效中，观之，初学自然晓畅。[批]用药如用兵，不在多而在精；选方如选将，不在猛而在稳。治病如见机行阵，若非知己知彼，断不可用药冒险而偾事也。

桂枝汗剂中第一品也桂枝色赤，通心，温经，味甘能益气生血，辛能扶阳，解散外寒，内辅君主，化心液而为汗，故麻黄、葛根、青龙等，凡发汗御寒者，咸用之。惟桂枝汤，可不用麻黄；麻黄、葛根、青龙等剂，不可无桂枝，故谓发汗第一品也。麻黄之性，直透皮毛，生姜之性，横散肌肉，故桂枝佐麻黄，则开玄府麻黄透汗，亦借桂枝之佐，而逐卫分之邪麻黄中空外直，气猛，中孔细如毛窍，形如骨节，体轻，故取其直达皮毛，逐卫分之邪，得汗，皮毛骨节之邪尽解，令无汗者有汗而解，故曰发汗。桂枝率生姜，则开腠理，而驱营分之邪，令有汗者复汗而解，名曰解肌。解肌者，解肌肉之邪也。正在营分麻黄性猛，邪在初至，一汗可解，若汗后仍不解，不可再汗。邪渐入里，表气已虚，故取桂枝汤，调和营卫肌肉之间，再得微汗而解。如表已虚，邪尚甚，仲景桂枝麻黄各斗汤、桂枝二麻黄一汤，从中临症加减，各有妙理。如热郁汗出而喘，麻杏石膏甘草汤；汗不出、烦躁之大青龙汤；发汗未透、心下有水气之小青龙汤；少阴脉沉、发热之麻黄附子细辛汤；少阴无里症、欲微发汗之麻黄附子甘草汤；伤寒瘀热在里、发黄之麻黄连轺赤小豆汤；上热下寒、咽喉不利、唾脓血、下利之麻黄升麻汤。解表，温里，泄水，定喘，各有妙用，皆假麻黄之性，引导之速。今人将麻黄不用，如一猛将，置之闲地。当用之症，不得不用之，一战成功。若不当用而妄用，又浪战而取败矣，何立三纲者，反云麻黄主营、桂枝主卫耶麻黄，气厚者，阳中之阳。桂枝，气味兼有，阳中之阴。麻黄之发表，桂枝之解肌调和营卫，不言而喻矣，何必颠倒多辨。麻黄汤不言解肌，而肌未尝不解发汗即是解肌。桂枝汤之解肌，正所以发汗无汗肌肉之邪何解。要知桂枝、麻黄，发汗分深浅之法，不得以发汗独归麻黄所以后文之麻黄发表中急剂，桂枝即发表之缓剂也，在深浅轻重之间，不得以解肌与发汗对讲解肌即是发汗，发汗即是解肌，皆有深浅不同，不得解肌、发汗分讲。后人论方不论药，只以二方为谈柄，而置之不用也若不将逐味药性研究用法，徒知二方之名，无起用之日，如贤才遭弃，良可叹也。[批]自温病一行，吾吴中医家病家畏麻黄、桂枝如虎。有某年之病非麻黄不愈，吴中名医陆某，不能挽回此风，故将麻黄煎水浸渍大豆卷中，可使病家不畏麻黄之性猛，实讳药治病之苦衷也。今吾吴诸医又云大豆卷为发汗药，实麻黄水，已年久不用。何不读《药性》《神农本草》。有此谈柄，皆耳食之学。若云豆卷能发汗，吾吴所食黄豆芽作羹，岂不要大汗亡阳也。可发一笑，往往不解药性如此。见于《吴医汇讲》中。

凡风寒中人，不在荣卫，即在腠理风寒初中，躯壳先受，故不离营卫、肌肉之间。仲景制桂枝汤，调和营卫先调营卫，使寒邪得汗而解；制柴胡汤，调和腠理邪若再深一层，不得发汗而解，当以扶正托邪，使其外解，可不传于里。观六经症外，仲景独出桂枝症、柴胡症之称，见二方任重此二方，先保城垣，而御逐初至之寇。不致入里内乱。若失此二法，邪陷入里，则手忙脚乱矣，不可拘于经也《内经》治法，只有正者正治，反者反治。用热远热，用寒远寒，用凉远凉，用温远温。发散不远热，攻里不远寒。不远热则热病至，不远寒则寒病至。治热以寒，温而行之；治寒以热，凉而行之；治温以清，冷而行之；治清以温，热而行之。木郁达之，火郁发之，土郁夺之，金郁泄之，水郁折之。气之胜者，微者随之，甚者制之。气之复者，和者平之，暴者夺之。高者抑之，下者举之，有余折之，不足补之，坚者削之，客者除之，劳者温之，结者散之，留者行之，燥者濡之，急者缓之，散者收之，损者益之，逸者行之，惊者平之。汗之，吐之，下之，补之，泻之，久新同法。逆者正治，从者反治。反治者，热因热用，寒因寒用，通因通用，塞因塞用，必伏其所主，而先其所因，其始则同，其终则异，可使破积，可使溃坚，可使气和，可使必已。诸寒之而热，取之阴；诸热之而寒，取之阳，所谓求其属而衰之也。[批]**反治者，如热深厥深、格阳、戴阳之类。诸寒之而热，热之而寒，化热化寒症也。**以此推之，先圣治病，为见病治病为真谛，不必过于拘方、拘经太过也。**惟太阳统诸阳之气，六经表症咸属于太阳，故柴胡汤得与桂枝汤对待于太阳之部。桂枝本为太阳风寒设，凡六经初感之邪，未离营卫者，悉宜之。柴胡本为少阳半表设，凡三阳半表之邪，逗留腠理者，悉宜之**太阳行身之背，少阳行身之侧，为一身之屏藩。外邪初至，不伤营卫，即伤腠理。所以仲景太阳症，麻黄汗之不已，以桂枝和之，再汗而解。若逗留腠理，即以柴胡扶正却邪，和解之，使其由少阳而解，恐其入里。此仲景治病汗后表虚正弱，不得再汗之苦衷也。**仲景一书，最重二方，所以自为桂枝注释，又为小柴胡注释**仲圣桂枝中，服药须臾，啜热稀粥一升余，以助药力。温覆令一时许，遍身漐漐微似有汗者益佳，不可令如水流漓，病必不除。所啜热稀粥者，取谷气入胃生津，助正化汗，托邪出表也。漐漐微似有汗者，使其营卫和，其邪自解也。若汗如水流漓，则动营气，卫邪仍在，正气渐虚，邪气渐陷。[批]**微似有汗者，阳气已舒，寒邪渐散，阴液、正气不伤。如水流离，正虚，液伤，邪乘隙入里矣。**照仲圣治法，伤寒不禁米粥，而禁妄汗矣。然吾吴中，今时皆与仲圣相反，一见寒热，先禁饮食，连进发汗，再厚覆絮被，使病人大汗不止，津液告竭，胃气空虚，邪从内陷。误汗禁食，变症百出，岂读仲圣之书哉？仲圣桂枝与小柴胡汤二方，用处极多，加减治法亦多，能深求其注释之义，则变化生心矣。桂枝有疑似症，柴胡亦有疑似症伤寒六七日，发热微恶寒，支节疼痛，此似太阳症。微呕、心下支结，此似少阳症。外症未除，少阳症已见，太阳未罢，仲圣以柴胡桂枝汤主之。以此类推，少阳太阳疑似处极多，临证加意焉。桂枝亦有坏症，柴胡亦有坏症。桂枝症罢，桂枝不中与矣，而随症治法，仍不离桂枝方加减。柴胡症罢，柴胡不中与矣，设法救逆，仍不出柴胡方加减桂枝、柴胡中坏症极多，皆误治之坏症为多。如随症施治，设法救逆，虽桂枝、柴胡原方不中与矣，然病未出此二经，亦不能出此二方之范围。如桂枝甘草龙骨牡蛎汤，桂枝去芍药加蜀漆龙骨牡蛎救逆汤，柴胡亦有柴胡加龙骨牡蛎汤；桂枝有加大黄汤，柴胡有加芒硝汤。以此类推，仲景之方，救误者为多。

麻黄汤症，热全在表寒伤在表化热，故急宜汗解。桂枝之自汗，大青龙之烦躁，皆兼里热邪深热郁。［批］麻黄急解表热之方，桂枝、大青龙解表兼清里热之方。［批］麻黄治表热，桂枝治里热之浅者，大青龙治里热之深者。仲景于表剂中，便用寒药以清里。自汗是烦之兆热在营卫尚浅，躁是烦之征热郁在里已深。汗出则烦得外泄，故不躁有汗出，热尚有泄处，虽烦不躁，宜用微寒酸苦之味以和之自汗，表分已疏，恐汗漏不止，阳亡而阴竭，故用芍药酸苦存阴固表也。汗不出则烦不得泄，故躁无汗，表密化热不得外泄，故躁，宜用大寒坚重之品以清之汗不出，烦躁者，表密热深，邪郁不及从表而达，急当清热，不致变斑黄狂乱症也。夫芍药、石膏是里药救里之药，今人见入表药中，不审表中有里，因生疑畏，当用不用当用凉药清里，而不用者，至热并阳明，而斑黄狂乱，是不任大青龙之过也若不早除里热，热不得从汗泄，瘀热在里则发黄，医再不任茵陈栀子大黄、麻黄连轺赤小豆等，热结阳明，斑黄狂乱立见矣。仲景于太阳经中，用石膏以清胃火，是保阳明之先着；加姜、枣以培中气，又虑夫转太阴矣先哲治病，先保未受邪之地。如治温病之桑菊饮中，加生地、麦冬、丹皮，先防其气分之热陷入血分也；白虎汤之加生地、玄参者，防其阳明之热陷入少阴也。治病先保未受邪之地，无论何病，千古一例，诸病皆然，不得以言喻也，圣人不治已病而治未病，须临症时慧心自悟耳。

青龙、柴胡，俱两解表里之剂。小青龙重在里症，小柴胡重在表症，故小青龙加减，麻黄可去；小柴胡加减，柴胡独存小青龙加减五法，四法皆去麻黄；小柴胡加减七法，皆不去柴胡也。二方加减，已录于前。盖小青龙重在半里之水小青龙专治水气。盖汗为水类，肺为水源，邪汗未尽，必停水于肺胃之间，病属有形，非一味发散而能除。仲景之加减而去麻黄者，不欲动阳，引水上升，使水下泄也，小柴胡重在半表之热也小柴胡重在半表之热，因其邪陷正虚，易于入里，故清热中助以扶正托邪外出，故不去柴胡者，欲其邪仍从少阳表分解也。

小青龙治伤寒未解之水气，故用温剂，汗而发之水气蓄于心下，尚未固结，水邪射肺，肺合皮毛，故作喘咳，当发汗、宣通肺气，汗出则水邪亦解。[批]小青龙治胸中内郁之寒，大青龙治胸中内郁之热；小青龙治胸中寒水，大青龙泄胸中热水也。十枣汤治中风已解之水气，故用寒剂，引而竭之小青龙治水，水在将停未停之际，尤可从表解也。十枣汤症，不恶寒，汗出表已解，而蓄水泛滥，横溢上下，上走咽喉呕逆，下走肠胃而下利，若不峻剂直折之，中气不支矣。此寒水、风水之异治也。小青龙之水，动而不居因发汗未透，所停之水，即未出之汗，可聚可散，故动而不居也。**五苓散之水，留而不行**邪水凝结于内，水饮拒绝于外，内不得下泄，外不得化汗，故为留而不行。故使桂枝温开玄府，微发其汗；苓、泻之淡渗，逐水下行，留而可去也。**十枣汤之水，纵横不羁**水气上攻于脑，下攻肠胃，浩浩莫御，非锐剂直折不可矣。**大陷胸之水，痞硬坚满**太阳之热内陷，于水相结为结胸，故用甘遂、葶苈下其水，硝、黄下其热，使其热化水泄，痞硬坚满自消矣。**真武汤之水，四肢沉重**肾中真阳不足，膀胱寒水之府无阳能化，不能行水，水积于皮肤、四肢。水为阴邪，此汤加减虽多，皆不出温肾蒸动肾阳之妙。**水气为患不同，所以治法各异**太阳为寒水之府，积水治法，不出太阳一经，然上中下三焦当分治。肺为水之上源，膀胱为水之下渎。在高者，散而行之；在下利而行之。各有理法，妄施则难效。［批］**肺为化水之上源，膀胱为水之下渎，三焦为决渎之官。治水之法，皆不出宣肺气、渗膀胱，兼发汗而通三焦。《内经》开鬼门、洁净府，两言尽之矣。**

林亿云宋光禄卿，朝散大夫：**泻心本名理中黄连人参汤。盖泻心疗痞，正是理中处。当知仲景用理中，有寒热两法，一以扶阳，一以益阴也**仲景黄连汤一方，兼乎泻心理中、少阳太阴之间，苦以泄热，辛可通阳。少阳防其热邪入里，甘药中必兼苦寒；太阴防其真寒内发，甘药中必兼辛热。惟甘之一味而不更者，理其中也。细读仲景泻心、理中、黄连、旋覆代赭等汤，理中焦之法，见其大概矣。每见今人泻心、黄连等方，用者难得其巧耳。［批］**理中有寒热两法。**

邪在营卫之间，惟汗是其出路，故立麻黄、桂枝二方。邪在胸腹之间，惟吐是其出路，故立瓜蒂、栀豉二方。瓜蒂散主胸中痞硬，治在上焦。栀豉汤主腹满而喘，治兼中焦瓜蒂散治寒邪痰饮，结在胸中，手足厥冷，痞硬气冲，咽喉不得息，急宜吐之，通其阳。栀豉汤治余邪内陷，懊侬虚烦，余热痰涎，留连胸腹肺胃之间，借此一吐，而余热留邪皆去。**犹麻黄汤之主皮肤，桂枝汤之主肌肉也。瓜蒂散，峻剂也**瓜蒂散专于引吐，若误吐则伤肺胃津液，**犹麻黄之不可轻用**麻黄汤专于发汗，误汗伤津邪陷。［批］**若吐之不当，恐气逆而变他症。误汗变症极多，故二方不能轻用。栀豉汤，轻剂也**栀豉治虚烦，非专于引吐，**犹桂枝汤可更用也**无妨桂枝汤调和荣卫，非专于发汗也。**故太阳表剂，多从桂枝方加减；阳明表剂，多从栀子汤加减**发表不远热，桂枝发表御寒之缓剂也。攻里不远寒，栀子攻里泄热之轻剂也。**阳明用栀子，犹太阳之用桂枝，既可用之以驱邪，即可用之以救逆**桂枝加减救逆之症，误汗者为多；栀子加减救逆者，误下者为多；一太阳表邪未尽，不能离乎桂枝。一阳明热邪未尽，仍不能离栀子。细读仲景原文，自然晓畅。**今人但知汗为解表，而不知吐亦为解表，知吐中便能发散之说，不知所以当吐之义。故于仲景大法中，取其汗下，遗其吐法耳**观此条仲景治病，表里深浅，无厘毫之失，即胸腹上下，分寸不得逾耳。观此用麻黄、桂枝、瓜蒂、栀豉，仲景一百十三方之用法，亦能见其大概矣。今时见用吐法者极少，惜哉。

少阳为枢，不全在里，不全在表半表半里，可出可入。**仲景本意重里**邪陷则重，邪出则轻。仲景重里者，恐邪入三阴耳，**故柴胡所主，又在半表，故必见半表病情，乃得从柴胡加减**仲圣见少阳症不尽，不肯离柴胡者，欲留邪少阳，仍从少阳出表也。**如悉入在里，则柴胡非其任矣**如邪已过少阳，则入里，则用小柴胡无益矣，宜治其里，宜泻心辈，**故柴胡汤称解表之方**柴胡汤虽有参、草之里药，仲圣重在里，然表症已尽，柴胡不中与矣。所以生姜泻心、半夏泻心，即小柴胡汤去柴胡加黄连、干姜是也。黄连汤即小柴胡汤去柴胡、黄芩，加干姜、黄连、桂枝是也。旋覆代赭汤，即小柴胡汤去柴胡、黄芩，加旋覆、代赭是也。仲景柴胡汤虽重于里，实重于半表。邪离少阳，悉入在里，急去柴胡，而用泻心诸法，急防少阳邪陷，痞满结胸。然甘草、生姜、半夏三泻心，皆不出小柴胡之范围。足见仲圣治病，表里上下，不逾厘毫分寸也。仲景泻心诸法，攻补兼施，寒热互用，或一药治两症，或两药治一症，错综变化，无不神奇，皆本《内经》立方之法，诸药性又与《神农本草》所载皆合。学者能于此等方中讲求理法，而推广之，则操纵在我矣。[批]如悉入在里，即治其里。仲景泻心虽治里，尚不欲其入里也。

小柴胡虽治在半表半里，实以理三焦之气，称枢机之剂三焦为枢机，是水火游行之道，为决渎之官，转运失常，即有痞塞之象，阴阳阻格，难以流通。枢机者，如车之转轴，易于出表入里也。**如胸中苦满，胸中烦，心烦**少阳火邪，郁于上焦，**心下悸**有痰饮，**喜呕**木郁气逆，**渴**少阳火邪，**咳**肺有留饮，**是上焦无开发之机也**肺属乾金，为天。肺为化水上源。水气停蓄在上，为痰饮；相火不能降，为热，皆天气痞塞之象也；**腹痛**木克土，**胁下痞硬**木气填郁，**不欲饮食**木邪克土，**是中焦废转运之职也**以上三条，俱是木克土位，即地气否塞也；**小便不利，不渴**水蓄于下，**是下焦失决渎之任也**上焦不行，下焦不通，水气痞塞之象。**皆因邪气与正气相搏而然**正虚邪入，脏腑相牵，以致正气不能运行，三焦成痞塞之象，**用人参扶三焦之正气，壮其枢耳**所以解表药中，用人参、甘草之甘，预补其正气。里气壮，则外邪不得入里，正旺邪怯，三焦之正气流通，不致否塞矣。[批]三焦者，皆空旷之所。《内经》曰如雾、如沤、如渎，为决渎之官。如天地作雨之时，地气上腾，天地否塞。壮气者，气行则如风至，雨气散，天地清宁矣。

四逆为太阴主方，而诸经可以互用。在太阴本经，固本以逐邪也太阴为至阴，湿土之脏，脾阳一虚，寒邪即入，阴阳不得顺接，不能行于肢末，立见肢厥吐利。若不辛甘通阳，寒邪不能退舍，所以理中之用参、术，守中也；四逆不用参、术，专于挽回阳气为急务耳；用于少阴，温土以制水也；用于厥阴，和土以生木也；用于太阳，益火以扶元阳也四逆辛甘通阳去寒，一法也。太阴、少阴、厥阴三脏，有阳则生，皆属虚寒，助其中阳，却内之寒。太阳为寒水之府，仲景太阳症，急当救里，宜四逆辈。然寒邪入里，非温不行。**惟阳明胃实、少阳相火，非其宜耳**阳明燥土，少阳相火，非四逆所宜。阳明亦有寒症，用吴萸汤者，其本亦在太阴；少阳亦有柴胡桂枝干姜者，其症亦合在太阳；厥阴亦有热症，白头翁汤者，其症本合少阳；少阴亦有黄连阿胶者，其症本在相火。所以不能拘于三阴三阳，当见是病，即用是方。如作文搭截等题，上下文题情看准，为真谛。

少阴病，四五日，腹痛，小便不利，下利不止，若四肢沉重疼痛者以上湿邪之症，**为下焦水郁**因发汗不得法，水逆于上，郁而为病，**用真武汤，是引水归元法**肾水上救上焦之津液，肾阳水气升而不潜。不专为汗多亡阳而设，以此汤镇伏肾气，使逆水下行，阳回于内，大汗止，小便行，而水气去，四肢沉重身痛可减，利亦止矣；[批]补火泄水助土。**若便脓血者，为下焦火郁**寒热杂居不调，其阳屈伏于内，大肠庚金，火郁为腐，而成脓血，与四逆下利清谷寒症不同，**用桃花汤**石脂、干姜、粳米。《本草》石脂疗下赤白利，**是升阳散火法**火郁发之。[批]升火助土。**此因坎中阳虚**不能发热于腰之上，仅发热于腰之下，**不得以小便不利作热**治火郁于下，则克庚金，金被火熔，故便脓血。火炎于上，则生戊土，用干姜之温苦发之，用石脂以土助土，涩其肠，金得土而有生气，使火性上炎，使粳米甘淡助胃生津，斡旋胃土，则土得其令，则火退位矣，下郁之火上升，上郁之水自降也。按此两节，皆是下利、小便不利，一是下焦水郁，一是下焦火郁；一用附子温肾阳，一用干姜升肾阳，治法各异。[批]此等小便不利、下利，就用苦温香燥，淡以利湿亦不宜。仲景之书，不易读也。若见下利、小便不利，疑黄芩汤、甘草泻心等下利，误进寒凉，下焦水火更郁，利不休矣。

少阴病，二三日，心中烦，不得卧者此少阴传经之热邪，扰动少阴之气，故曰二三日，病本在心其火在上，法当滋离中之真水黄连阿胶汤症也，[批]火炎在上，专于滋水降火。随其势之润下肾火上攻于心，此亦下法也，故君黄连以苦寒泄之君以连、芩苦寒，泄心经之热；臣以芍药之酸，入心敛神；佐阿胶、鸡子黄之咸润，滋肾水而制君火。四五日，小便不利，下利脓血者，病本在肾其火在下，法当升坎中之少火桃花汤症也，[批]火伏在下，专于升阳散火。顺其性之炎上使坎中之火上济于离，故佐干姜，苦温以发之注于前桃花汤条下。此伏明之火，与升明之火不得同治火之不及，阳气屈伏，谓之伏明；火之有余，阳气上炎，谓之升明。二症，伏明之火，宜升宜发，升明之火，宜降宜泄，使水火平匀，坎离既济。不但少阴一经，无论何症，皆不出于水火阴阳也。

少阴心烦少阴之脉出络心，故心烦，欲寐阳入于阴，故欲寐而不得，五六日少阴发病之期，欲吐不吐枢病开合不利，自利而渴坎中阳虚。不能引水上交，少阴火化，自利而渴；太阴湿化，自利而不渴，小便色白者肾为水火之脏，寒热验其小便，热则黄赤，寒则清白。如黄赤不能与真武汤，是下焦虚寒，不能制水，宜真武汤，以温下焦之肾水若见心烦而渴，不验其小便，专治其上焦实热，不顾下焦虚寒，热不能除，寒症立见，此乃升火降水法也。下利六七日病已传少阴矣，咳而呕渴，心烦不得眠，是上焦虚热，水精不布此热邪初传少阴，渴、咳、呕、心烦，热邪在上，宜猪苓汤，以通上焦之津液病止心烦、渴、呕，热邪尚轻，故用二苓、泽泻之淡渗，使热从小便而出，其路尤近也；恐其过渗伤津，土燥金干，用滑石之甘淡色白，润胃通肺，滋阳明燥金，金润则水有化源，加阿胶之味咸色黑，滋坎水而济离火。此乃升水降火之法也。[批]此两节病情仿佛，用药大异。

厥阴下利，用白头翁汤升阳散火，是火郁达之也厥阴下利，口渴，便脓血，是少阳胆气不升，火邪下陷。**制乌梅丸以收火，是曲直作酸之义**风木为患，相火上攻，故苦以降之，酸以收之，**佐苦寒以和阴**少阳相火，**主温补以存阳**厥阴风木，**是肝家调气之法也**厥阴风木与少阳相火连叶同居，苦寒而泄少阳之热，辛温而散厥阴之寒，佐甘以缓之，酸以收之，是调肝经阴阳之气法也。**乌梅丸治伤寒之厥利**厥阴下利，切不可疑是少阴四逆辈症。**与久利**久痢脾土虚，必受木侮，故服乌梅丸之酸苦辛甘四味，扶土抑木，和中泄热，如下利久不止，能木平土旺，寒散阳升，久利可止矣。此方重于厥阴也，**故半兼温补。白头翁汤主中风之热利与下重，故专于凉散**少阴下利便脓血，是肾火屈伏于中，故用桃花汤之石脂、粳米培土，干姜之苦辛升阳，是火郁发之也。厥阴下利便脓血是木火下陷，故用白头翁汎之白头翁、秦皮升清驱风，疏土中之木；连、柏之苦寒化湿泄热，是木郁达之也。火郁者，口中和；木郁者，口中渴。此二症相仿，用药大异，慎之。

小柴胡为少阳主方，乌梅丸为厥阴主方风木脏腑表里，各有主方。**二方虽不同，而寒温互用、攻补兼施之法相合者，以脏腑相连**胆连在肝叶内，**经络相贯，风木合气，同司相火也**胆为甲木，肝为乙木，木本乎风，而藏相火。**其中皆用人参**惟人参一味，二方相同，**补中益气，固本逐邪，而他味俱不相袭者**二方除去人参一味，虽然寒热互用，攻补兼施，他味一味不同，**因阴阳异位。阳宜升散，故主以柴胡**重于表；**阴宜收降，故主以乌梅**重于里。**阳主热，**

故重在寒凉少阳相火；阴主寒，故重用辛热厥阴风木。阳以动为用，故汤以荡之柴胡汤者，取其轻浮易散，而出表也，其症变幻不常少阳为枢机之剂，或出于表，或入于里，变迁不定，故柴胡汤有加减法随其变而加减；阴以静为体，故丸以缓之太阴、厥阴，以里症为重，太阴有理中丸，厥阴有乌梅丸，取其直入其里，治其本脏。少阴何以无丸？少阴为枢机之剂，变幻不常，故通脉四逆汤、四逆散，亦有加减法，或从寒化，或从热化也，其症有定局，故乌梅无加减法。[批]汤者荡也，丸者缓也。

手足厥逆之症，有寒有热，有表有里不能见四肢厥冷，误投温热。四逆散解少阴之里热此乃少阴传经之邪，原文并无寒症，疏邪通气，同名四逆者，诸四逆法迥殊，[批]四逆散症，热利下重，阳陷入阴，阳内而阴反在外，阴阳气脉不得相顺接，手足厥冷，此热厥也，故不用汤而用散，取其热邪仍从外散也。当归四逆解厥阴之表寒外寒入于厥阴之表，故手足厥冷，脉细欲绝者，阳气已虚，表症未罢，故用桂枝汤散外之寒，归、芍和肝之血，细辛之温散，通草之通经续脉，以和表里之阳。方名四逆，不用姜、附者，因其寒尚在表，不须温其里也。厥阴内藏相火，恐其胜复太过伤阴。后文有久寒加吴茱萸、生姜者，吴茱萸温中散寒，肝经正药，其性更烈，直入肝经，[批]吴萸，肝经正药，虽一般温热用法，于姜、附不同。通脉四逆挽少阴之真阳将亡少阴之阳外格，面赤戴阳，不恶寒反恶热，肢厥脉微，或脉不出，非此汤不能挽回。少阴之真阳而归窟宅也，茯苓四逆留太阳之真阴欲脱太阳病发汗，若下之后，正气已虚，邪气未尽，邪正相争，恐其正不胜邪，或汗不止，或利不已，用参、草之扶正祛邪，姜、附之通阳散寒，引阳入里，此方所君一味茯苓之泄肾水，水气下泄，汗可止矣，水源分清，利可止矣，此乃太阳真阴欲脱之救逆法也。四方更有轻重浅深之别也四逆名虽同，治法各异。

按发表攻里，乃御邪之长技治外邪症，俱以此二法为宗，然各各不同。[批]表药有凉表，有温表，所以《内经》伤寒有五，《难经》伤寒有五，另设《热病论》，《金匮》另设中暍、中暑、伤寒、温热。六气之病，治法虽异，用方无不可随手拈来，实同辕异轨也。若能见何病施何方，不愧良工。若拘于发表不远热，攻里不远寒，治伤寒则可，治温病则大误矣。盖表症皆因风寒此以伤寒言之，温病、热病治法又殊矣，如表药误用寒凉，则表热未退，而中寒又起外受寒邪，若用凉剂解之，或以寒药下之，寒凉阻遏，热闭于中，轻则痞满，甚则结胸，余见多矣。寒湿症亦然，若误用寒凉，腹膨泄泻矣，所以表药必用桂枝，发表不远热也热则可以散寒，然此为太阳之表热言耳太阳寒水之邪表剂也，如阳明、少阳之发热，又当栀豉、柴芩之类主之矣阳明燥土，少阳相火受邪，化热甚速，表法又与太阳寒水不同矣。在临症权衡变化，不得以发表不远热一言拘之也。里症皆因热郁，如下药不用苦寒，则里热不除热郁在里，必用苦寒，若是寒郁，又当温下，而邪无出路热邪，所以攻剂必用大黄，攻里不远寒也，然此为阳明胃实言耳此言阳明实热，如恶寒痞硬寒实结胸，水气寒冷，痰饮痞结，阳虚阴结者，又当以姜、附、巴豆之类兼之矣仲景亦有三物白散、备急丸、桂枝大黄等温下之法，各症各下，亦不能执于攻里必用寒也。下法极难。余治沙头镇陈厚卿阴结四十余日，二十日不食，四十余日不大便，脉见结代。余以大剂附子理中，加鹿茸、苁蓉、枸杞、归、芍、菟丝、半硫丸等，下之而愈。又治常熟虹桥下塘叶姓妇，血崩后大便四十余日未更，肛中痛如刀割，日夜呼号。他医以谓肠脏生疮。余曰非也，此燥屎结于肛中，不能出，气往下坠，其痛更甚。用大剂补中益气汤提之，加淡苁蓉、枸杞、郁李、蒌仁，三剂三下，燥粪甚多，而愈。后塍镇俞姓小姐，温病后一月余未能大解，他医均与小承气加沉香等，不效。余以大剂增液汤，加石斛、白苏子、五仁等，一剂而下。［批］增液汤：生地、元参、麦冬也。常熟南泾村王姓，风秘六十余日，未大便，他医俱服枳、朴等，攻克两月不效，元气已伤，症已棘手。余以蜜煎导之，不效，以猪胆汁导之，下燥粪如梨大者十余枚，肛中大痛，已乎，惜病久正伤，大便后气促痰升，数十日而逝。又常熟陆姓女，呕吐一年余，食入即吐，大便秘结二十余日。余以《金匮》大半夏汤加淡苁蓉、怀牛膝、生蜜煎之，过肾气丸下之，呕吐、便秘皆愈。又王姓妇，呕吐、便秘匝月。余以进退黄连汤，过金匮肾气丸三剂，呕吐、便秘皆愈。小东门顾姓妇，大热，气粗，昏愦，结胸，便秘十余日。余以小陷胸、小承气，加牛黄丸、犀角等，下之而愈。又潘姓小东门卖煨鸡者，跌挫，伤科多服热药，腹痛便秘，甚危。余以桃核承气汤，加红花、怀牛膝等，下之而愈。常熟县南街朱益大火肉店一童，从高坠下，裴姓医进豆豉、牛蒡、栀翘等，腹胀，冷汗，气促，肢冷，脉伏，奄奄欲绝。余以桃仁承气汤，重用桂枝、炮姜，下之而愈。所以伤寒下法，在寒温两法。惟风秘、气秘、血秘、虚秘、燥秘、阴结、阳结，俱各从其症而治之，又在两法之外矣。今两窗无事，略忆数条，以示初学之士，不可以见便秘，而误用硝、黄、巴豆，伤正也。

麻黄、桂枝，太阳、阳明表之表药；瓜蒂、栀豉，阳明里之表药；小柴胡，少阳半表之表药；太阴表药，桂枝汤太阴病，脉浮者，可发汗，宜桂枝汤。太阴本无汗法，此乃风邪中于太阴之经，或阳经传入。因其脉浮，温经解表是从脉不从症也。所以太阴表症未尽而兼里症者，有桂枝加芍药、桂枝加大黄二汤，故曰桂枝汤，太阴表药也；**少阴表药，麻黄附子细辛汤；厥阴表药，当归四逆汤。六**

经之用表药，为六经风寒之出路也六经表药，各有主方，然寒热深浅轻重，各有不同。

膀胱主水，为太阳之里，十枣、五苓，为太阳水道之下药二方皆下停水、蓄饮、留饮之类也；胃腑主谷，为阳明之里，三承气为阳明谷道之下药三方下热结燥屎有形之物也；胆腑主气，为少阳之里，大柴胡为少阳气分之下药大柴胡汤即小柴胡汤去人参、甘草之甘温，加芍药、枳实，即四逆散、小柴胡合法。少阳于厥阴为表里，恐少阳热结在里，传入厥阴，少阳症仍在，故去参、草之甘温，加芍药之酸苦，而先泄厥阴之热，以解少阳，其热仍从气分而解，防气分热郁，而传少阴、厥阴，先防未受邪之地。少阳本属三焦于胆，皆属无形之热，若用大黄泻其有形之物，未确，故本方无大黄。或者王叔和因热结在里而加者，此乃无形之热，误下陷入也。脉沉者内实也，伤寒病后，脉沉内实，病渐愈，未更衣，有枳、芍可矣，可无用大黄直下也。此三阳之下药，三阳实邪之出路也。[批]仲景六经，各有表药，各有下药，即温病上中下，各有表里法度，不可紊乱。今时吴属名家，无论风、寒、暑、湿六气，动则豆豉、牛蒡、枳、朴、柴、葛，发表攻里，升阳烁液，并不以仲圣伤寒、河间热病讲求理法。然为医者，岂能四时、长幼、强弱用此通套之方。人命相关，戒之慎之！当辨症清切，用药的当。照此节观之，规矩法度，不可轻移。司命苍生者，不得以名重当时，求治者众，弃书不读耶！恐治者多，而误者广，切不可以耳食之学，即售误人。虽目前为致富之券，恐后日之果报难逃耳。

大小肠俱属于胃，胃家实，二肠俱实矣胃为水谷之海，仓廪之官，容受谷物。小肠承奉胃司，受盛糟粕，受已复化，传入大肠。大肠为传道之官，传不洁之道，变化出焉。谓变化谷物之形而出也，推陈致新赖此二肠。胃气一实，二肠失变化传送之权，故而地道不通，胃实则二肠俱实矣。**若三分之胃于大小肠各分治之，则调胃承气，是胃家之下药**调胃气，二肠之气亦通矣；**小承气，小肠之下药**小肠变化有权，气通，大肠亦能传送矣；**大承气，大肠之下药**汗后下后，津液已伤，热邪入里，防其胃实，故以调胃承气之甘草和胃，大黄泄热，重用芒硝之咸润，以软其结燥。不用气药者，欲甘草之缓，不欲速下，使其徐下其将结之热邪也，故曰胃家之下药。小承气故轻用气药，取其辗输轻便，轻下小肠之热结，令糟粕推入大肠，此调和胃于小肠，理气通腑之剂也。曰见更衣勿服，显然不欲其大下，通其中道，则胃于大肠俱和，故曰小肠之下药也。大承气重用枳、朴气药，而减芒硝，取大黄性猛，领枳、朴直下其已结之热邪燥屎。故曰大肠之下药也。仲圣立方用药，上下煎法，一味不能苟且。调胃承气先煮大黄、甘草，其味甘苦已和，后纳芒硝，更上微火令沸，少少温服。小承气大黄与枳、朴同煮，不用芒硝，分二服，一服更衣，后勿服，取枳、朴与大黄同煮，理气而缓下也。大承气重用枳、朴，先煮汁，后纳大黄，煎后入芒硝，更上微火一两沸，分温服，再服得下，余勿服，此乃取枳、朴性专行气，芒硝先化燥屎，大黄继通地道，取其直下已矣。**戊为燥土胃，庚为燥金大肠，故加芒硝以润之也**调胃承气不用枳、朴，而用芒硝，胃为燥土，预防其胃实，恐成燥矢也。大承气重用枳、朴，而用芒硝者，先软其已成之燥矢也，芒硝咸能软坚，又能润燥。小承气不用芒硝者，取其行气和胃，而不取其软坚润燥也。

桂枝加大黄，太阳转属阳明之下药；桂枝加芍药，太阳转属太阴之下药太阳病误下，阳邪陷入阳明，两阳相搏，胃液燥涸，则胃实，而邪仍未离太阳，故桂枝汤方中加大黄，润燥和里也。倘有太阳误下，药中必用苦寒，伤及胃阳，阳邪袭阴，太阴不能升清，浊气秽臭充溢，脾之气实腹痛，故桂枝汤中加芍药滋脾阴，泄土中之郁，除满痛，借桂枝汤桂、姜升阳，草、枣之缓痛，加芍药之酸泄，浊气降则清气可升，脾气辗舒，臭秽下，胀痛可止。**凡下剂兼表者，以未离于表也**仲景之方最易明白，加减清楚，一毫不失。**柴胡加芒硝汤，少阳转属阳明之下药**小柴胡原方加芒硝，分两各不同。此乃柴胡症，医以丸药下之，少阳热陷入里，阳明于少阳，二阳相搏，胃实潮热，本不应下利，今反利者，热结也，故加芒硝软坚润下，泄阳明之热，仍用小柴胡从表分少阳而解也。**大柴胡下少阳无形之邪**小柴胡方去人参、甘草，加枳实、芍药，酸苦涌泄，下气分郁热，**小柴胡加芒硝，下少阳有形之邪**假道于阳明，下少阳之热。**桂枝加芍药下太阴无形之邪**注前节，**三物白散下太阴有形之邪**桔梗、贝母、巴豆三味。治病在太阳之表，误用寒凉，寒邪、寒药、水气、痰饮相结，为寒实结胸。虽云下有形之邪，亦是假途于阳明，下其寒积痰饮，散其寒结，非燥屎也。**四逆散下少阴、厥阴无形之邪**少阳、少阴、厥阴热郁，皆可酌用，与大柴胡仿佛，亦泄热之剂也，**承气下诸经有形之邪**无形者，热陷、热郁、气滞也；有形者，痰饮、蓄水、食积、燥屎也。下法名各不同，承气下诸经有形之邪者，诸经有形之邪，皆假阳明之路而出也，故曰承气，不曰某承气汤，概而言之也。**下剂之轻者，只用气分药；下剂之重者，兼用血分药。酸苦涌泄，下剂之轻者，故芍药酸、枳实苦为轻剂**气分药；**咸苦涌泄，下剂之重者，故芒硝咸、大黄苦为重剂**血分药。

［批］仲景之下法一条，分条晰缕，有水道之下药，谷道之下药，气分之下药。三阳分辨清切，有胃之下药，小肠之下药，大肠之下药三层。再太阳、阳明之下药，太阳、太阴之下药，少阳、阳明之下药。下少阳、太阴无形之邪，下少阳、太阴有形之邪，下少阴、厥阴无形之邪，下诸经有形之邪。可谓表里、虚实、轻重、上下、缓急、兼表、兼里、有形、无形等法，丝毫不敢紊乱，见症施治，用

药何等谨慎斟酌，所谓药必中病。余在孟河时，诸前辈谨守成法，千斟万酌，至善至妥，方能一下。余于壬午到琴，见温邪、伏暑、暑湿、湿温为多。某前辈名躁一时，专喜硝、黄、枳、朴、槟榔，苦寒攻伐，或另加凉膈散两许，或再加芒硝三、四钱，蒌仁七、八钱，打和，不问虚实、上下、表里、有形无形，动手便下，遇夹湿、伏暑、湿温、受寒之症，每致痞满、结胸、便溏、泄泻，变症百出。余因见识浅狭，人微言轻，不敢傍质一言。况吾道中皆羡慕其为伤寒好手，用药恣胆，不知治伤寒、温病尚在梦中耳。余每与支塘邵聿修先生言之，曰某前辈已逝，后人蹈其风者接踵而起，不摹其法，以为不知医耳。聿修先生曰:《内经》云东南之气当温之。况地卑湿重，水多土少，中宫脾土本弱，何堪受此苦咸克伐，又兼城市之中，纨绔膏粱者多，脾胃柔脆者众，可下之症甚少。当下之症，不能不下，然误下变病亦多，尔谨慎之，无多言。其中各有师承，非我等庸陋之见能窥测也。谨志之，以俟高明。去者不可追也。

仲景攻下二字，不专指大便。凡与桂枝汤，欲攻其表，此指发汗言原文：先温其里，乃攻其表，温里宜四逆汤，攻表宜桂枝汤。此谓攻表分之寒也；表解者乃可攻之，此指利水言太阳中风，下利呕逆，皆水蓄之见症。言表解者，表邪已解，可专治其里，乃可攻之，用十枣汤，攻其水也；有热属脏者攻之，指清火言也有热属脏者攻之，指心肺间有热也，不可汗，不可利小便，防其津伤胃实，此攻其热非攻其实也，故黄芩汤彻其热。仲景治阳明不患胃实，患脏有热耳，急攻其热，缓下其实。又云表解可攻痞，所以仲景云表解者，方能专治其里，攻里宜大黄黄连泻心汤，此亦攻其热也。为医者，不读仲景之书，其邪尚在表，动手即下者，仲景罪人也。寒湿在里不可下，指利水言身目为黄，症似茵陈栀子大黄汤症，以寒湿在里，不可下。仲景另列一条，恐后人用茵陈栀子大黄误下，故将寒湿在里不可下提出，要悟到利湿矣，当从真武、五苓等温利其寒湿也；**以有热故也，当以汤下之，指清火**言也伤寒十三日不解，过经谵语者，以有热故也，当以汤下之。仲景不名何汤者，因临症之时，热有多寡，调胃、大、小承气等汤，量其轻重而下其余热也。所以仲景攻下二字亦不能执一耳。启蒙读伤寒者，全在此等虚言文字中着力。

仲景下剂，只重在汤，故曰医以丸药下之，非其治也。观陷胸、抵当二丸，仍当用水煮，是丸复为汤，重两许，化而连滓服，则其势力更猛于汤、散矣汤者荡也，荡涤邪秽，欲使其净尽也。丸者缓也，和理脏腑，不欲其速下也。大陷胸丸，逐其有形之水，水邪结在胸中，非峻药不能逐之，又不能以急剂一下而尽。抵当丸，逐有形之血结，血结在少腹，不可不攻，又不可以峻剂一攻而下。仲景以丸药，取其药之有形，专攻逐其有形之邪，使其急剂、峻剂，缓缓而逐之、攻之，是峻剂缓下之法也。今能知仲圣用药之苦心者几希矣。[批]**理中丸亦治内寒久积，汤轻丸重，亦取其滓，留于中暖其藏也。治法虽易，理则同。当知仲景方以分、两、铢计数者，非外感方**如五苓散、四逆散、白散等，以分、两、铢计数者，皆治里之法，与外感正方治法迥别；**丸药如桐子大，每服十丸者，不是治外感法**如麻仁丸、乌梅丸等，皆若桐子大，服十丸或添之二十丸，与抵当、陷胸等丸，煎化连滓服，治法不同。仲圣用药表里、深浅、上下、缓急，无一不到，反言仲景方难用，夫子墙高千仞，入其门不易，况登其堂，入其室，难哉。

仲景制方疗病，随立方禁于后，使人受其功，不蹈其弊也。如用发表药，一服汗者停后服如桂枝汤，全料一剂，煮取三升，先服一升，为一服。如麻黄汤，煮二升半，先服八合，为一服。如葛根汤，煮三升，先服一升。诸如此类。得汗后，停后二服。如不中病，再服二服，中病停三服。若不中病，再服三服，为尽剂。尚未中病，观一周，再服后剂。如大承气，得下，余勿服。小承气，服初服，若更衣，勿服后服。若抵当丸，服晬时，当下血，不下更服。若大陷胸，煮二升，先服一升，得快利，止后服。仲景百十三方，皆有煎法、服法，何等谨慎小心。警戒后学，倘服药过剂，病去则正伤；药不及病，留邪不去。故曰药必中病而止。所以用药如翦上鹄，必中红心，一有偏倚，气血反伤，变症蜂起。今时用药，煎法、服法。方法皆失矣。**若脉浮紧，发热汗不出者，不可与桂枝**照此脉此症，是太阳麻黄症也，若服桂枝，必致汗不出，热郁于中，变致烦躁、斑黄、狂乱矣。**[批]此言药轻不及病。若脉微弱，汗出恶风者，不可服大青龙**脉微弱者，正虚邪少，汗出恶风者，表虚不实，若误服大青龙，虚以实治，汗多亡阳，必致厥逆。**[批]此言正虚病轻药重也。脉浮，发热，无汗，表不解者，不可与白虎**脉浮无汗，虽发热，表邪未解，若误投白虎，留邪于表，寒药反伤胃阳。**[批]此言表症误治其里。诸亡血虚家，不可用瓜蒂**水谷入胃，中焦变化津液，色赤而为血，血即阴也。《内经》曰：夺血者无汗。亡血虚家，津液已伤，若误吐，胃阴更竭，胃不得布津于膻中，孤阳无依，以致内烦，胃逆，灼热不休，若不当时变症，久则虚损不免矣。**[批]此言重伤其阴。病人旧微溏者，不可与栀子汤**阳明、太阴同处中州，旧微溏者，病人素昔里气虚寒在下也。栀子涌泄胸中客热之剂，里气虚寒，恐其寒凉乘虚下泄，而转太阴，胃气不实，则下利矣。仲景用栀子，胃气不实尚在禁例，用承气者，可不慎之欤。**[批]此言恐寒凉伤阳也。阳明病汗多出者，不可与猪苓汤**阳明戊为燥土，庚为燥金，发热汗多而渴，津液已烁，阳明已燥，再服猪苓汤，燥而益燥矣。照此症，即五苓散、文蛤散、茯苓甘草等，淡渗伤津，皆所禁也。[批]言勿重伤津液。外未解，其热不潮者，未可与承气外未解，邪尚在表；其热不潮者，里未实也；未可者，不可早用承气，引邪入里，欲邪仍由表而解也。[批]此乃表邪尚在，误下则痞满、结胸、下利等变症，不可设想矣。呕家不可用建中以甘故也。伤寒呕家者，胸中聚热，辛甘化阳，助热则更呕矣。酒客忌桂枝汤者，因酒客不喜甘，恐其呕也。此呕家不可服建中，恐更助其呕也。两条其义不同。观种种方禁，当知仲景立方慎重之心也吾兰泉师曰：如此等处，启蒙读《伤寒》书，较庭训指授而言，清切精细多矣。

仲景加减中有深意。如腹中痛者，少阳加芍药小柴胡汤，若腹痛者，去黄芩加芍药，[批]木乘土腹痛，小柴胡去黄芩加白芍，胜建中，止痛更效。少阴加附子四逆散，腹中痛者，加附子，太阴加人参理中汤，腹中痛者，加人参，足前成四两半。若心下悸者，少阴加桂枝四逆散，悸者，加桂枝，少阳加茯苓小柴胡方，若心下悸、小便不利，去黄芩加茯苓。若渴者，少阳加栝蒌根、人参小柴胡方，若渴，去半夏加人参、栝蒌根，太阴加白术理中汤方，渴欲饮水者，加白术。仲景于加减中，分阴阳表里如此少阳木郁，气滞腹痛，以芍药泄之；少阴阴寒腹痛，以附子温之；太阴气虚腹痛，以人参充之。少阴水气上升之心悸，以桂枝温而泄之；少阳小便不利，水饮上停之心悸，以茯苓淡以泄之。少阳热郁津伤之消渴，以人参生津，佐栝蒌根以润之；太阴津液不能上布而渴，以白术通阳，消饮生津。此节指出加减，免得启蒙之士，见腹痛即投温热，遇悸即用补用镇，见渴即用凉润之弊。[批]此症心悸、腹痛、渴症，皆在伤寒之中，却与调理中稍异。故细审仲景方，知随症立方之妙；理会仲景加减法，知其用药取舍之精所以用药如用兵，取其势而用之，当取当舍，皆在临机应变。

小青龙设或然五证，加减法内即备五方。小柴胡或然七证，即具加减七方此承上文以续下节。要知仲景有主治之方，如桂枝、麻黄等是也；有方外之方，桂枝汤加附子、加大黄等是也桂枝类十九方，麻黄类八方，葛根类三方，柴胡类六方，栀子类五方，承气类四方，泻心类十一方，白虎类三方，五苓类三方，四逆类十一方，理中类十一方。此等皆与本方异，而不脱本方格局，另立方名者，即方外之方也；有方内之方，如青龙、真武辈有加减法也小青龙加减五法，小柴胡加减七法，通脉四逆汤加减五法，四逆散加减五法，理中汤加减八法，真武汤加减四法，桂枝附子去桂加白术汤一方二法。此等内有加减，不另立方名者，即方内之方也。仲景之书，法中有法，方外有方，何得以三百九十七法、一百一十三方拘之耶仲景之书，千变万化，伤寒杂病，若能融会贯通，无所不治矣。[批]仲景之方，治何病即加何药，当去何药，一定章程，不敢稍存己见，以示后学加减之慎重。某经用何方，兼何病，加某药，当去何药。合病用合病之方，兼病、并病有兼病、并病之方。时医动笔曰仲景方加减，然加减之法皆与仲景不合。余虽拟仲景意，不敢言仲景方加减者，恐遗笑大方也。

昔岐伯创七方以制病岐伯七方，大、小、缓、急、奇、偶、复是也，俱从脏腑之证而施，药之品味，皆分七方之制也。奇、偶、复三方，大、小、缓、急四制之法也，诸在临症斟酌用之。故《内经》曰：病有缓急，方有大小等语，仲景更穷其病之变幻，而尽其精微。如发表攻里，乃逐邪之大法发表、攻里俱有层次，而发表、攻里之方，各有大小，如青龙、柴胡、陷胸、承气是也。夫发表既有麻黄、桂枝方矣。然有里邪夹表而见者，治表不及里，非法也读下文自明。而里邪又有夹寒、夹热之不同，故制小青龙以治表热里寒，制大青龙以治表寒里热，是表中便兼解里，不必如坏病之先表后里、先里后表之再计也。然大、小青龙，即麻、桂二方之变，只足以解营卫之表大、小青龙，虽与麻、桂二方异，实与二方同意，所兼治之里寒、里热，其邪尚未离太阳营卫之表，若入于阳明、少阳腠理、肌肉之间，又非二方可治矣，不足以驱腠理之邪。且邪留腠理之间，半表之往来寒热虽同，半里又有夹虚夹实之悬殊，因制小柴胡以防半里之虚，大柴胡以除半里之实仲景小柴胡防半里之虚，将人参、甘草易芍药、枳实，即除半里之实。方之加减，心似燃犀，法如盘珠，非医圣岂能如此，不必如后人先攻后补、先补后攻之斟酌也。攻里既有调胃承气矣只能治中焦。然里邪在上焦者，有夹水痰之异；在中焦者，有初硬后溏之异，有胃实未成，燥屎已硬，大便反溏之分，非调胃一剂所能平也。因制小陷胸下胸膈之痰黄涎也。水尚未能蓄结而成实，故心下按之虽痛，不似大结胸之石硬而拒按也，大陷胸下胸膈之水水气与寒热互结不通，按之石硬而痛，非此汤、丸不可，小承气以试其胃家之实胃实未成燥屎，胃实肠虚，以小承气，推而下之，大承气下其已结之燥屎肠实胃虚，阳明之热更甚，故以大承气推荡，急下其热而存阴。方有分寸，邪去而元气无伤。当凭脉辨症，得其真实，分轻重而下之，方可保无遗患也仲景下剂，最为慎重，千斟万酌，方能一下。柯韵伯曰：阳明病，以棋喻之，发汗是先着，涌吐是要着，清火是稳着，利水是闲着，温补是忿着，攻下是末着。病至攻下，无别着。故汗之得法，他着都不必用，其用吐法，虽是奇着，已是第二手矣。他着都非正着，惟攻下为煞着，亦因从前之失着也。伤寒至攻下者，亦不得已耳。今人动手喜下者，余实不解。［批］治阳明者，以清热为正着，栀子为首方。余读原文旧微溏者，不可与栀子汤中悟出。诸症能使其热先清，阳明断无承气症矣。

按发表攻里之方，各有缓急之分。［批］论缓、急、奇、偶、复用法。如麻黄汤即发表中之急剂也，桂枝即发表之缓剂也。其用桂枝诸法，是缓剂中更有轻重矣。大承气汤即攻下之急剂，小承气即攻下之缓剂也，曰少与之，令小安，曰微和胃气，曰不转矢气者，勿更与之。其调胃承气，则下剂之尤缓者也，曰少少温服之，且不用气分药，而更加甘草，是缓下中亦有差别矣仲圣小承气、调胃承气，缓下之法，如此叮咛慎重。今人凭脉辨症，不得真实，以硝、黄、枳、朴妄下者，真仲景之罪人也。若奇偶之法奇乃古之单方，偶乃古之复方，诸方既已备见，而更有麻黄、桂枝二方各半之偶，桂枝二麻黄一之奇，是奇偶中之各有深浅也。服桂枝汤已须臾，啜稀热粥，为复方矣，而更有取小柴胡后加芒硝一升之复，是复方中又分汗、下二法矣。若白散之用复方更异，不利，进热粥一杯，利不止，进冷粥一杯，是一粥中又寓热泻冷补之二法也巴豆性热，利不止，以冷粥止之；大黄性寒，下不止，以热粥止之。此等皆上古复方之妙。

仲景方备十剂之法，皆遵《内经》：[批]十剂。轻可散实，麻黄、葛根等汤是已；宣可决壅，瓜蒂、栀子等汤是已；通可行滞，五苓、十枣之属是已；泄可去闭，陷胸、抵当、承气等汤是已；重可去怯，禹余粮、代赭石等类是已；滑可去着，猪胆汁、蜜煎等法是已；补可扶弱，理中、附子等汤是已；涩可固脱，龙骨、牡蛎、桃花等汤是已；燥可去湿，茵陈蒿、麻黄连轺赤小豆等汤是已；润可滋枯，猪肤、炙甘草等汤是已；寒可去热，白虎汤是已；热可去寒，通脉四逆汤是已。以七方十剂而论之，知立方之时，非仲景之方，是上古之经方也。仲景著书之时，是伤寒杂病、救误、临症变化施治之书，非拘于六经、三百九十七法、一百一十三方之书也仲景原序曰：勤求古训，博采众方，撰用《素问》《九卷》《八十一难经》《阴阳大论》《胎胪药录》，并平脉辨症，为《伤寒杂病论》合一十六卷，虽未能尽愈诸病，庶可见症知源，若能寻余所集，思过半矣。[批]仲景著书之时，伤寒杂病合治之书，后王氏一翻之后，成千古疑案矣。仲圣当时亦从汉前之书采辑而成，非拘于三百九十七法、一百一十三方也。吾葆渠伯祖、麓泉堂伯云：读书当在唐宋前，文法虽古，学有本源。能在《伤寒》《金匮》中深求研究、变化之，天下何病不愈也。后人愈更愈晦，愈驳愈杂，注解家愈多，去古法愈远，使仲景精义弗彰。是以读之者鲜，而旁门歧路，莫知适从，使初学之士视如畏途，弃而不读，甚为斯道忧之仲圣之书，医学之大成、方书之正宗，不读伤寒而为医者，如儒者不讲四子六经，专攻时艺作文，而希冀功名者，根柢全无矣。

跋

此即柯氏即《伤寒论翼》所，吾师讲书之时，逐句细解，今忆而注之，可与初读伤寒者为敲门砖耳。因坊间无行本，《四库提要》中有之无注释。

余注伤寒论翼

例　言

此书系昆山马氏初刻，原板久失坊间，翻刻来苏集止论注附、翼两种，至论翼一书，坊板亦阙余。

从旧书中得一钞本，仅太阳病解篇至制方大法七篇，且经蠹蚀破碎不堪，今特补缀完正，其有阙字处，以己意补之恐与原文微有不合，阅者谅之。

全论大法至平脉准绳七篇，系在何君子范处假来钞本，然传钞已久，讹字颇多，虽经能静居士评阅，扫闲居士重校，究难免鲁鱼亥豕之误，祈识者更正。

注解本，暇时随讲随录，其中或仲圣原文，或先哲旧说辄举，所记标其姓字，其未能记忆者，未尽标出非有意剽窃也，阅者恕之。

伤寒之方，诸家注释已多，柯氏尤为明晰，全书具在阅者自知，故此书不再录附。

目 录

余注伤寒论翼

韵伯先生以心为阳中之阳，故称太阳，非不有见，但按心为脏腑之大主，其脏坚固，邪不能容，容之则心伤神去而死，恐风寒之邪未易中伤，不可为太阳之表，更考足太阳膀胱之脉，起于目内眦，上额交巅，其直者，从巅入络脑，还出别下项，循肩髆内，挟脊抵腰中，络肾，动则病头项痛。项背腰尻腘腨脚俱痛，与本论太阳经之见症适相符合，则传足不传手之说，诚昔贤之谬，以膀胱为太阳，非昔贤之谬也，不过为邪之所凑，其气必虚，故风寒之邪，往往乘肾气素亏之人，而袭伤之第肾有阴阳两气，若其人肾之阴阳两亏，则直入其脏，而成直阴直中，设其人肾阴虽亏，肾阳犹得以御邪，则邪不能容而还之腑，膀胱是其腑也，此岐伯中阴溜腑之义。

肾气实者，亦有病伤寒者。操劳之人，阳气不藏，腠理不密，最易中邪，并非归肾气一端也。

经又云，中于项则下太阳，是言其邪之中于经也。然邪从外入，岂能飞渡，必动营卫，而营卫实心腑，主之所谓太阳。统气血者，非太阳经之得以统也。以邪及营卫，心腑受病，故一身之气血有伤实，非统也。是以仲景太阳经之用麻杏，肺家药也，即卫分药也；用桂枝，心家药也，即营分药也。麻杏甘膏、麻翘豆汤等方，因其病关肺也；诸泻心汤，因其病关心也。韵伯先生辟麻桂二方，分主营卫。及三纲鼎立之悮真，识超于古，惟心为太阳之说，似有可议，姑识之，以备参考。

经亦有，中于颊则下少阳，中于面则下阳明，虽然如是，太阳为最外之表，桂麻二方，初中亦必需之剂。

伤寒六经彪炳，今以太阳属心，则六经阙一矣。此类所谓求之过深者是也。

能静居士读志

卷 一

阳湖能静居士评阅
慈溪柯韵伯先生著　荆溪余景和听鸿重订
古越埽闲居士校刊

全论大法第一

按仲景自序言，作伤寒杂病论，合十六卷，则伤寒杂病未尝分为两书也，凡条中不贯伤寒者，即与杂病同义。如太阳之头项强痛，阳明之胃实，少阳之口苦咽干目眩，太阴之腹满吐利，少阴之欲寐，厥阴之消渴气上冲心等症，是六经之为病，不是六经之伤寒，乃六经分司诸病之提纲，非专为伤寒一症立法也。

旨哉言乎，惩治病不讲本原之谬。

观五经提纲，皆指内症，惟太阳提纲，为寒邪伤表立，因太阳主表，其提纲为外感立法，故叔和将仲景之合论全属伤寒，不知仲景已自明其书不独为伤寒设，所以太阳篇中先将诸病线索逐条提清，比他经更详也。其曰太阳病或已发热，未发热必恶寒，体痛，呕逆，脉阴阳俱紧者，名曰伤寒。是伤寒另有提纲矣，此不特为太阳伤寒之提纲，即六经总纲。观仲景独于太阳篇别其名，曰伤寒，曰中风，曰中暑，曰温病，曰湿痹，而他经不复分者，则一隅之中，可以寻其一贯之理也，其他结胸、脏结、阳结、阴结、瘀热、发黄、热入血室、谵语如狂等症，或因伤寒，或非伤寒，纷纭杂沓之中，正可思伤寒杂病合论之旨矣，盖阳寒之外皆杂病，病不脱六经，故立六经而分司之。

既知太阳为寒邪伤表之首，而又云心为太阳作者，似亦举棋不定矣。

伤寒之中最多杂病，内外夹杂，虚实互呈，故将伤寒杂病而合参之，此扼要法也。叔和不知此旨，谓痉、湿、暍三种宜应别论，则中风、温病何得与之合论耶？以三症为伤寒所致，与伤寒相似故此见之。则中风非伤寒所致，温病与伤寒不相似者，何不为之另立耶？霍乱属肝木为患阴阳，易差后劳复，皆伤筋动骨所致，咸当属于厥阴，何得另立篇目？叔和分太阳三症于前，分厥阴诸症于后。岂知仲景约法皆合百病，兼赅于六经，而不能逃六经之外，只在六经上求根本，不在诸症名目上求枝叶。叔和以私意紊乱仲景之原集，于劳复后重集可发汗不可发汗诸篇，如弱反在关，濡反在巅，微反在下，不知如何名反，岂濡微弱濇等脉有定位乎？

春夏气升，秋冬气降，春病在上，冬病在下。吾师每曰春夏宜少汗吐，非不欲其汗吐，恐过剂，其阳从上脱也。秋冬宜少下，非有病不能下，防其过剂，气从下陷脱也。

其云大法，春夏宜发汗，春宜吐，秋宜下，设未值其时，当汗不汗，当下不下，必待其时耶？而且利水、清火、温补、和解等法，概不言及，所以今人称仲景只有汗吐下三法，实由于是。夫四时者，众人所同，受病者，因人而异，汗、吐、下者，因病而施也。立法所以治病，非以治时。自有此大法之谬，后人因有随时用药之道，论麻黄桂枝汤者，谓宜于冬月严寒，而三时禁用，论白虎汤者，谓宜于夏，而大禁于秋分后与立夏之前。夫寒热温凉之逆用，此必先岁气，独不曰有假者反之，有是症因有是方。仲景因症立方，岂随时定剂哉？当知仲景治法，悉本内经。按岐伯曰："调治之方，必别阴阳。阳病治阴，阴病治阳。定其中外，各守其鄉。外者外治，内者内治。从外之内者，治其外。从内之外者，调其内。从内之外而盛于外者，先调其内，后治其外；从外之内而盛于内者，先治其外，后调其内。中外不相及，则治主病。微者调之，其次平之，盛者夺之，寒热温凉，衰之以属，随其攸利。"此大法也。

仲景论所称，发热恶寒发于阳，无热恶寒发于阴者，是阴阳之别也。阳病用白虎、承气以存阴，阴病用附子、吴萸以扶阳。外者用麻、桂以治表，内者用硝、黄以治里。其于表里虚实，表热里寒，发表和表，攻里救里，病有浅深，治有次第，方有轻重，是以定其中外，各守其乡也。太阳阳明并病，小发汗，太阳阳明合病用麻黄汤，是从外之内者，治其外也。阳明病，发热汗出，不恶寒，反恶热，用栀子豉汤，是从内之外者，调其内也。发汗不解，蒸蒸发热者，从内之外而盛于外，调胃承气，先调其内也。表未解而心下痞者，从外之内而盛于内，当先解表，乃可攻里，是先治其外，后调其内也。中外不相及，是病在半表半里，大小柴胡汤，治主病也，此即所谓微者调之。其次平之，用白虎、栀豉、小承气之类。盛者夺之，大承气、陷胸、抵当之类矣。所云观其脉症，知犯何逆，以法治之，则寒热温凉，衰之以属，随其攸利之谓也。若分四时以拘法，限三法以治病，遇病之变迁，则束手待毙矣。且汗、吐、下出于岐伯，而利水、清火、调补等法悉具，其曰有邪者，渍形以为汗，在皮者，汗而发之，实者，散而泻之，此汗家三法。中满者，泻之于内；血实者决之，是下之二法。高者因而越之谓吐，下者引而竭之为利小便。慓悍者，按而收之，是清火法，气虚宜掣引之，是调补法也。夫邪在皮毛犹未伤形，故制麻黄汤，急汗以发之。邪入肌肉，已伤其形，故制桂枝汤，啜稀粥以解肌，是渍形以为汗。若邪正交争，内外皆实，寒热互呈，故制大青龙加石膏以泻火，是散以泻之也。吐剂有栀豉、瓜蒂，分胸中虚实之相殊；下剂有大小承气、调胃、抵当，分气血浅深之不同。利水有猪苓、真武辈，寒热之悬绝。清火有石膏、芩、连辈，轻重之差等。阳气虚，加人参于附子、吴萸中以引阳。阴气虚，加人参于白虎、泻心中以引阴。诸法井然，质之岐伯，先圣后圣，其揆一也。愚更有议焉，仲景言“平脉辨症为《伤寒杂病论》”，是脉与症未尝两分也，夫因病而平脉，则平脉即在辨症中，脉有阴阳，发热恶寒发于阳，无热恶寒发于阴，是病之阴阳也，当列前论之首。浮、大、动、滑、数名阳，沉、濇、弱、弦、微名阴，是脉之阴阳也，此条当为之继。叔和既采仲景旧论，录其症候诊脉，是知叔和另立脉法，从此搜采耳。试观太阳篇云：“脉浮者，病在表。脉浮紧者，法当身疼痛。脉浮数者，法当汗出愈。”诸条脉法，不入辨脉平脉篇，是叔和搜采未尽，犹遗仲景旧格也。由此推之，知寸口脉浮为在表，及寸口脉浮而紧、脉浮而数诸条，皆从此等处采出，脉有阴结、阳结条，未始不在阳明中风、中寒之间，洒淅恶寒而复发热者，未始不在少阳寒热往来之部。脉阴阳俱紧者，未必非少阴之交；阴阳相搏条，未必不在伤寒脉结代之际。设仲景另集脉法，或有上下之分，决无辨平之别矣。名平名辨，皆叔和搜采诸说，仲景所云各承家伎者是也。叔和既改换仲景原文，独为伤寒立论，十六卷中不知遗弃几何，而今六经之文夹杂者亦不少，岂犹然仲景旧集哉。世以金匮要略为仲景杂病论，共经魔魅之后乎。

六经正义第二

仲景于诸病之表里阴阳，分为六经。清理脉症之异同，寒热之虚实，使治病只在六经，夫一身之病，俱受六经范围者，犹《周礼》分六官以总百职，四时分六气以纪生成也。若伤寒不过是六经中一症，叔和不知仲景之六经，是经界之经，而非经络之经，妄引《内经·热病论》作序例，以冠仲景之书，而混其六经之症治，六经之理因不明，而仲景之平脉辨症，岂能尽合诸病之权衡废矣。夫热病之六经，专主经脉为病，但有表里之实热，并无表里之虚寒。虽因于伤寒，已变成热病，故竟称热病，而云伤寒之类。要知《内经》热病，即温病之互名，故无恶热症，但有可汗可泄之法，并无可温可补之例。观温病名篇，亦称评热病论，其义可知矣。

六经分治，前人言之甚明，无可变易。此篇以六经为经界而非经络，而下文所指六经地面，仍循各经起止经过之处，以为说然，则徒好新奇而已，按之并无实理，是纵言兵法以为譬喻，似乎明切。其实陈陈相因久已，为牙沉唾余之类，毫无足取，径可删去之，勿为本书之玷。

静注

夫仲景之六经，是分区地面，所该者广，虽以脉为经纪，凡风寒湿热内伤外感，自表及里，寒热虚实，无乎不包。而总名伤寒杂病论，所以六经提纲，各立一局，不为经络所拘，勿为风寒书定也。仲景既云撰用《素问》，乃《素问皮部论》云："皮有分部，脉有经纪。其生病各异，别其部分，左右上下，阴阳所在，诸经始终。"此仲景创立六经部位之源。又曰："阳主外，阴主内。"故仲景以三阳主外，三阴主内。又曰："在阳者主内，在阴者反外，立出于渗于内。"故仲景又以阳明主内，少阴亦有反发热者，故仲景于表剂中用附子，是固其渗也。又曰："少阴之阴，名曰枢。其入于经也，从阳部注于经，其出者，从阴内注于骨。"故仲景制麻黄附子汤，治发热脉沉无里症者，是从阳部注经之义也。制附子汤，治身体骨节痛、手足寒、背恶寒、脉沉者，是从阴内注于骨之义也。又《阴阳离合论》"太阳为开"。故仲景以之主表，而以脉浮、恶寒、头项强痛为提纲，立言与热病颇同，而立意自别。阳明为阖，故以之主里，而以胃实为提纲，虽有目痛鼻干等症，而所主不在是。少阳为枢，少阴亦为枢，故皆有半表半里症。少阳为阳枢，归重在半表，故以口苦、咽干、目眩为提纲，而不及胸胁痛硬。少阴为阴枢，故其欲寐不寐，欲吐不吐，亦半表半里症，难有咽干、口燥等症，而不入提纲，归重在半里也。岂惟阳明主里，三阴亦皆主里，而阴阳异位，故所主各不同。阳明主里症之阳，阳道实，故以胃实属阳明。太阴主里症之阴，阴道虚，故以自利属太阴。太阴为开，又为阴中之至阴，故主里寒而自利。厥阴为阖，又为阴中之阳，故主里热而气逆。少阴为阴中之枢，故所主或寒或热之不同，或表或里之无定，与少阳相似也。请以地理喻，六经犹列国也，腰以上为三阳地面，三阳主外而本乎里。心者三阳夹界之地也，内由心胸，外自巅顶，前至额颅，后至肩背，下及乎足，内合膀胱，是太阳地面。此经统理营卫，主一身之表症，犹近边御敌之国也。内自心胸至胃及肠，外自头颅，由面及腹，下及于足，是阳明地面。由心至咽，出口颊，上耳目，斜至巅，外至胁，内属胆，是少阳地面。比太阳差近阳明，犹京畿矣。腰以下为三阴地面，三阴主里，而不及外。腹者三阳夹界之地也。自腹由脾及二肠魄门，为太阴地面。自腹至两肾及膀胱溺道，为少阴地面。自腹由肝上膈至心，从胁肋下及于小肠宗筋，为厥阴地面。此经通三焦，主一身之里症，犹近京夹辅之国矣。太阴阳明，同居异治，犹周、召分政之义。四经部位，有内外出入，上下牵引之不同，犹定地犬牙相制之理也。若经络之经是六经道路，非六经地面矣。六经之有正邪客邪、合病并病、属脾属胃者，犹寇盗充斥，或在本境，或及邻国，或入京师之义也。太阳地面最大，内邻少阴，外邻阳明，故病有相关。如小便不利，本膀胱病，少阴病而小便不利者，邪入太阳之界也。腰痛本肾病，太阳病而腰痛者，是邪及少阴之界也。六七日不大便，反头痛身热者，是阳明热邪，侵入太阳之界也。头项强痛兼鼻鸣干呕者，是太阳风邪，侵入阳明之界也。心胸是阳明地面，而为太阳之通衢。因太阳主营卫，心胸是营卫之本，营卫环周不休，犹边邑之吏民士卒，会于京畿，往来不绝也。如喘胸满者，是太阳外邪入阳明地面而骚扰，故称为太阳阳明合病。若头不痛，项不强，胸中痞硬，气冲咽喉，不得息者，此邪不自太阳来，乃阳明热邪结于胸中，犹乱民聚本境为患也。心为六经之主，故六经皆有心烦之症。如不头项强痛，则烦不属太阳；不往来寒热，则烦不属少阳；不见三阴症者，则烦不属三阴矣。故心愦愦，心惕惕，心中懊侬，一切虚烦，皆属阳明，以心居阳明地面也。阳明犹京师，故心腹皆居其地。邪在心为虚烦，在腹为实热，心为阳而属无形，腹为阴而属有形也。夫人身之病，动关心腹。阳邪聚于心，阴邪聚于腹。肝为阴中之阳，故能使阴邪之气撞于心。阳明主在里之阳，故能使阳邪入聚于肠耳。更请以兵法喻，兵法之要，在明地形。必先明六经之路，才知贼寇所从来，知某方是某腑来路，某方是某腑去路。来路犹边关，三阳是也；去路是内境，三阴是也。六经来路各不同，太阳走大路，少阳是僻路，阳明走直路，太阴近路也，少阴后路也，厥阴邪路也。客邪多由三阳来，正邪多由三阴起，犹外寇自边关至，乱民自内地生也。明六经之地形，始得握百病之枢机；详六经之来路，乃能操治病之规则。如以证论，伤寒大寇也，病从外来；中风流寇也，病因旁及；杂病乱民也，病由中起。既认为何等之贼，又知为何地所起，发于其境，便御之本境，移祸邻郡，即两路夹攻。如邪入太阳地面，即汗而散之，犹陈利兵于要害，乘其未定而击之也。邪之轻者在卫，重者在营，尤重者在胸膈，犹寇之浅者在关外，深者在关上，尤深者在关内也。麻黄为关外之师，桂枝、葛根为关上之师，大青龙为关内之师。凡外寇不靖，内地盗贼必起而应之,因立两解法，故有大小青龙及桂枝、麻黄加减诸方。如前军无纪，致内乱蜂起，当重内轻外，因有五苓、十枣、陷胸、泻心、抵当等汤。邪入少阳地位，宜杂用表里寒热攻补之品，为防御解和之法。如偏僻小路，利于短兵，不利于予戟，利于守备，不利于战争也。邪之轻者入腠理，重者入募原，尤重者入脾胃。小紫胡腠理之剂也，大柴胡募原之剂也，小建中、半夏泻心、黄芩、黄连四物，少阳之脾剂也；柴胡加芒硝加牡蛎二方，少阳之胃剂也。如太阳少阳有合并病，是一军犯太阳，一军犯少阳矣。用柴胡桂枝汤，是两路分击之师也。甚至三阳合病，是三面受敌矣，法在独取阳明。阳明之地面清肃，则太、少两路之阳邪不攻自解。但得内寇宁而外患自息，此白虎所由奏捷耳。若阳邪不戢于内地，用大承气以急下之，是攻邪以护主。若阴邪直入于中宫，用四逆汤以急救其里，是强主以逐寇也。阳明为内地，阳明界上，即太阳少阳地面。邪入阳明之界，虽不犯太阳，太阳之师不得坐视而不救。故阳明之营卫病，即假麻黄等方以汗之。邪入少阳地面，少阳之师，不得高垒而与战。故阳明之腠理病，即假柴胡以解之。是知阳明之失守，非太阳不固，即少阳无备，所以每每两阳相合而为病也。若邪已在阳明地面，必出师奋击，以大逐其邪，不使稍留，故用瓜蒂栀豉之吐法以迅扫之。若深入内地，不可复驱，则当清野千里，使无所剽掠，是又白虎得力处也。若邪在内廷，又当清宫除道，此三承气所由取胜。如茵陈、猪苓辈，又为失纪之师立法矣。太阴亦内地，少阴厥阴为夹界。太阴为中州，虽外通三阳，而阴阳既以殊途，心腹更有膈膜之藩蔽。故寒水之邪，从太阳外属者轻，由少阴内授者重；风木之邪，自少阳来侵者轻，因厥阴上袭者甚。如本经正邪转属阳明而为实，犹师老势穷，可下之而愈。如阳明实邪转属本经而成虚，则邪盛正虚，温补挽回者甚难。盖太阴阳明，地面虽分，并无阻隔。元气有余，则邪入阳明；元气不足，则邪入太阴。但在阳明，则陈师鞠旅，可背城一战，取胜须臾。在太阴，则焚劫积蓄，仓廪空虚，无能御敌耳。厥阴之地，相火游行之区也，其本气则为少火。若风寒燥湿之邪，一入其境，悉化为热，即是壮火。其少火为一身之生机，而壮火为心腹之大患。且其地面通三焦，邪犯上焦，则气上撞心，心中疼热，消渴口烂，咽痛喉痹。逼于中焦，即手足厥冷，脉微欲绝，饥不欲食，食即吐蛔。移祸下焦，则热利下重，或便脓血，为害匪浅，犹跋扈之师矣。仲景制乌梅丸，寒热并用，攻补兼施，通理气血，调和三焦，为平治厥阴之主方，犹总督内地之太师也。其与之水以治消渴，茯苓甘草汤以治水，炙甘草汤以复脉，当归四逆以治厥，是间出锐师，分头以救上焦之心主，而安神明也，用白虎承气辈，清胃而平中焦之实热，白头翁、四逆散，清胃而止下焦之热利，是分头以救腹中之阴，而扶胃脘之元气耳。肾为一腑，而分阴阳二经，少阴一经，而兼阴阳两脏者，皆为根本之地故也。邪有阴阳两途，脏分阴阳二气。如阳邪犯少阴之阳，反发热心烦，咳渴咽痛；阳邪犯少阴之阴，则腹痛自利，或便脓血；阴邪犯少阴之阳，则身体骨节痛，手足逆冷，背恶寒，而身踡卧；阴邪犯少阴之阴，则恶寒呕吐，下利清谷，烦燥欲死。仲景制麻黄附子细辛、黄连阿胶、甘草桔梗、猪肤、半夏、苦酒等汤，御阳邪犯少阴之阳也；其制桃花、猪苓等汤，御阳邪入少阴之阴也；附子、吴萸、四逆等汤，御阴邪犯少阴之阳也；通脉四逆、茯苓四逆、干姜附子等汤，御阴邪入少阴之阴也。少阴为六经之根本，而外通太阳，内接阳明。故初得之而反发热，与八九日而一身手足尽热者，是少阴阳邪侵及太阳地面也；自利纯清水，心下痛，口燥舌干者，少阴阳邪侵及阳明地面也。出太阳则用麻黄为锐师，而督以附子，入阳明则全大承气，而不设监制，是犹用向道与本部不同法也。其阴邪侵入太阴，则用理中、四逆加人尿猪胆，亦犹是矣。嗟乎！不思仲景所集，安能见病知源哉？

合并启微第三

病有定体，故立六经而分司之；病有变迁，更求合病并病而互参之。此仲景立法之尽善也。夫阴阳互根，气虽分而神自合。三阳之里，便是三阴；三阴之表，即是三阳。如太阳病，而脉反沉，便合少阴。少阴病而发热，便合太阳。阳明脉迟即合太阴。太阴脉缓即合阳明。少阴脉小是合厥阴。厥阴脉浮是合少阳。虽无并合之名，而有并合之实。或阳得阴而解，阴得阳而解；或阳入阴而危，阴亡阳而逆。种种脉症不一，学者当于阴阳两症中，察病势之合不合，更于三阳三阴中，审其症之并不并。阴病治阳、阳病治阴、扶阳抑阴、泻阳补阴等法，用之恰当矣。三阳皆有发热症。三阴皆有下利症。如发热而下利，是阴阳合病也。阴阳合病，阳盛者属阳经，则下利为实热，如太阳阳明合病，阳明少阳合病，太阳少阳合病，必自下利，用葛根黄芩等汤是也。阴盛者属阴经，则下利为虚寒，如少阴病吐利，反发热不死，少阴病，下利清谷，里寒外热，不恶寒而面色赤，用通脉四逆者是也。若阳与阳合，不合于阴，即是三阳合病，则不下利，而自汗出，为白虎症也。阴与阴合，不合于阳，即是三阴合病，不发热，而吐利厥逆，为四逆病也。并病与合病稍异，合则一时并见，并则以次相乘。如太阳之头项强痛未罢，递见脉弦眩冒、心下痞硬，是与少阳并病；更见谵语，即三阳并病矣。太阳与阳明并病，太阳症未罢者，从太阳而小发汗；太阳症已罢者，从阳明而下之。其机在恶寒发热而分也，然阳明之病在胃家实。太阳阳明合病，喘而胸满者不可下，恐胃家未实耳。若阳明与太少合病，必自下利，何以得称阳明？要知协热下利，即胃之实。《内经》所云："暴注下迫，皆属于热。"其脉必浮大弦大，故得属之阳明，而不系太阴也。若下利清谷，里寒外热，脉浮而迟者，则浮不得属之表，而迟则为在脏。若见脉微欲绝，即身不恶寒而面色赤者，又当属之少阴。盖太阴阳明下利之辨，在清谷不清谷，而太阴少阴之清谷，又在脉之迟与微为辨也。夫阳明主胃实，而有协热利。太阴主下利清谷，又因脉微细，而属少阴。脉微下利，反见阳明之不恶寒，而面色赤。若不于合并参之，安知病情之变迁若是，而为之施治哉？

风寒辨惑第四

风寒二气，有阴阳之分，又相因为患。盖风中无寒，即是和风，一夹寒邪，中人而病。故得与伤寒相类，亦得以伤寒名之。所以四时皆有风寒，而冬月为重，伤寒中风，各有轻重，不在命名，而在见症。《太阳篇》言中风症者二，一曰"太阳中风，阳浮而阴弱，阳浮者热自发，阴弱者汗自出。啬啬恶寒，淅淅恶风，翕翕发热，鼻鸣干呕者，桂枝汤主之。”一曰“太阳中风，脉浮紧，发热恶寒，身疼痛，不汗出而烦躁者，大青龙汤主之。”以二症相较，阳浮见寒之轻，浮紧见寒之重；汗出见寒之轻，不汗见寒之重；啬啬淅淅见风寒之轻，翕翕见发热之轻；发热恶寒，见寒热之俱重；鼻鸣见风之轻，身疼见风之重；自汗干呕，见烦之轻，不汗烦躁，见烦之重也。言伤寒脉症有二,一曰“太阳病，或未发热，或已发热，必恶寒体痛呕逆，脉阴阳俱紧者，名曰伤寒。”一曰“伤寒脉浮，自汗出，小便数，心烦，微恶寒，脚挛急。”以二症相较，微恶寒，见必恶寒之重；体痛，觉脚挛急之轻；自汗出，小便数，心烦，见伤寒之轻；或未发热，见发热之难；必先呕逆，见伤寒之重；脉浮，见寒之轻；阴阳俱紧，见寒之重。中风伤寒，各有轻重若此。今人但知分风寒之中伤，而不知分风寒之轻重。于是有伤寒见风，中风见寒之遁辞矣。夫风为阳邪，寒为阴邪，各不失其阴阳之性，故伤寒轻者，全似中风，独脚挛急不似。盖腰以上为阳，而风伤于上也。中风重者，全似伤寒，而烦躁不似，盖寒邪呕而不烦，逆而不躁也。然阴阳互根，烦为阳邪，烦极致躁，躁为阴邪，躁极致烦。故中风轻者烦轻，中风重者烦躁；伤寒重者烦躁，伤寒轻者微烦。微烦，故脉不浮紧。如本论所云，凡欲自解者，必当先烦，乃有汗而解。以脉不紧，知汗出解也。凡伤寒见烦，则寒气欲解。烦躁则阳为寒郁，而邪转盛。故伤寒一日，若烦躁者为欲传；六七日烦躁者，为阳去入阴也。因病人所禀之阳气不同，而受邪之部位阴阳更不类。故阳有多少，热有微盛，如太阳为先天之巨阳，其发热于营卫，故一身手足壮热。阳明乃太少两阳相合之阳，其热发于肌肉，故蒸蒸发热。少阳为半表之阳，其热发于腠理，时开时阖，故往来寒热。此三阳发热之差别也。太阴为至阴，无热可发，而为胃行其津液，以贯四旁，故得主四肢发热于手足，所以太阴伤寒手足自温，太阴中风四肢烦疼耳。少阴为封蛰之本，若少阴不藏，则坎阳蔽，故有始受风寒，而脉浮发热者；或始无表热，八九日来，热入膀胱，致一身手足尽热者。厥阴当两阴交尽，一阳之初生，其伤寒也，有从阴而先厥后热者，有从阳而先热后厥者，或阳进而热多厥少，或阳退而热少厥多，或阴阳停而厥与热相应者，是三阴发热之差别也。太阳为父，多阳盛之病，如初服桂枝而反烦解，半日许而复烦；下之而脉仍浮，气上冲；与不汗出而躁烦；服药微除而烦瞑发衄者，皆阳气重故也。少阴为雌，多亡阳之病，如下利清谷，手足厥逆，脉微欲绝，恶寒蜷卧，吐利汗出，里寒外热，不烦而躁，皆亡阳也。

少阴之躁，与太阳之烦迥殊。太阳烦则阳生，少阴躁则阳亡矣。

又《内经·病形篇》云："邪中于项，则下太阳。中于面，则下阳明。中于颊，则下少阳。其中膺背两胁，亦中其经。"故本论太阳实邪，有中项、中背之别，中项则头项强痛，中背则肩背几几也。阳明有中面、中膺之别，中面则目疼鼻干，中膺则胸中痞硬也。少阳有中颊、中胁之别，中颊则口苦咽干，中胁则胁下痞硬也。此岐伯中阳溜经之义。又云"邪中于阴，从臂胻始，自经及脏，脏气实而不能容，则邪还于腑。"故本论三阴，皆有自利症，是寒邪还腑也。三阴皆有可下症，是热邪还腑也。此岐伯中阴溜腑之义。本论传经传腑之义，各各不同。伤寒一日，太阳受之，脉若静者为不传。是指热传本经，阳明无所复传。始虽恶寒，二日自止。是指寒传本经。太阳自七日已上自愈者，以行其经尽故也。言七日当来复之晨，太阳一经之病当尽，非日传一经，七日复传太阳之谓。若复传不当曰尽，若日传一经，不当曰行其经矣。若欲再作经，是太阳不罢，而并病阳明，使经不传，是使阳明之经，不传太阳之热，非再传少阳之谓也。以上已非七日传经之义矣。

太阳与阳明少阳地位相近，故太阳阳盛而不罢，便转属阳明。阳已衰而不罢，便转係少阳。若阳陷便转係太阴，阳虚则转入少阴，阳逆则转属厥阴矣。阳明万物所归，故六经皆得转属。而阳明无所复传，是知阳明无转属少阳之症矣。阳明太阴，俱属于胃，胃实则太阴转属阳明，胃虚则阳明转属太阴矣。少阴与二阴地位相近，受太阴之寒，则吐利清谷。受厥阴之热，则咽痛便血也。厥阴为阴之尽，亦如阳明之无所复传，然阴出之阳，则热多厥少；阴极亡阳，则热少厥多。此即少阳往来寒热之变局也。按本论云“太阳病发热汗出恶风，脉缓者，为中风。”又云“太阳中风，脉浮紧，不汗出而烦躁。”又云“阳明中风，脉弦浮大不得汗。”合观之，不得以无汗为非中风矣。本论云“太阳病，或未发热，或已发热，必恶寒、体痛、呕逆，脉阴阳俱紧者，名曰伤寒。”而未尝言无汗。又云“头痛发热，身疼腰痛，骨节疼痛，恶风无汗而喘者，麻黄汤主之。”此不冠以伤寒，又不言恶寒。又云“伤寒脉浮，自汗出，微恶寒。”合观之，不得以有汗为非伤寒矣。今人但据桂枝条之中风自汗，而不究伤寒亦有自汗出者。但以麻黄症之无汗为伤寒，而不究中风最多无汗者。谓伤寒脉浮紧，中风脉浮缓，而不知伤寒亦有浮缓，中风亦有浮紧者。知三阳脉浮，三阴脉沉，不知三阴亦有脉浮，三阳亦有沉脉者。总是据一条之说，不理会全书耳。当知麻黄、大青龙，治中风之重剂；桂枝、葛根汤，治中风之轻剂。伤寒可通用之，非主治伤寒之剂也。世皆推桂枝为中风主剂，而不敢以大青龙为中风之剂者，是惑于中风见寒脉，伤寒见风脉之谬也。不敢以麻黄为中风之剂者，是疑于有汗为中风，无汗为伤寒之谬也。风为阳邪，因四时之气，八方之来，而为变迁，且一日亦具有四时之气，气运更有淫郁胜复之不同。故有麻黄桂枝葛根青龙等法，当知四时俱有中风，俱有伤寒，不得拘春伤于风，冬伤于寒之一说矣。

四时之气，冬当寒而温，夏当暑而凉，春日之气，有早反热而午反寒，早有雨而晡反风，俱是变迁之气，即能中病耳。

太阳经多中风方，麻黄桂枝葛根大青龙是也。少阴经多伤寒方，如麻黄附子细辛真武附子茱萸白通四逆通脉等汤是也。中风诸方可移治伤寒，伤寒诸方不可移治中风。寒可温，而风不可以热治。风为阳邪，故中风虽在少阴，每多阳症。寒为阴邪，故伤寒虽在太阳，每多阴症。太阳经多中风症，阳从阳也。少阴经多伤寒症，阴从阴也。

豁然开朗，使初学去茅塞，一洗拘时拘经之弊。

夫风者善行而数变，故脉症皆不可拘。自变者观之，其症或自汗鼻鸣，或无汗而喘，或不汗出而烦躁，或下利呕逆，或渴欲饮水，或往来寒热，或口苦咽干，或短气腹满，鼻鸣嗜卧，或目赤耳聋，胸满而烦，或四肢烦疼，种种不同。其脉或浮缓，或浮紧，或弦而浮大，或阳微阴涩，或阳微阴浮，亦种种不同。自不变者而观之，惟浮是中风之主脉，恶风是中风之定症。盖风脉变态不常，而浮为真体；风症变幻多端，而恶风其真情也。仲景广设诸方，以曲尽其变耳。盖寒之伤人也有三，雾露风雨，冬春霜雪，此天之寒气也。幽居旷室，砖地石阶，大江深泽，邃谷高山地之寒气也。口食寒物，脏冰瓜果，人之寒气也。此义最浅，诸书莫之或及。

风热中上,寒湿中下,饮食中脏腑,所以有风寒外凑,真寒内起。岂可拘时令拘经，将仲景活法皆变呆法乎。

而以冬寒、春温、时疫之三症掩之，何不求诸病之因，而归时令之变耶？夫寒固为冬气，三时岂必无寒，第寒有轻重，伤亦有轻重，不拘定于冬。温固为春风，而三时亦有病温，且温随时，其因冬月伤寒热气者少，而冬时病温，亦因其人阴虚而发，岂冬时之暖气，即有毒以病人乎。若时行疫气，正天地温热之毒、凉风一起，疫邪自散，岂遇寒而反重耶？疫与寒，如风马牛之不相及，何得以寒冠时行之疫者。为暴寒所折而病，即是三时之伤寒，勿得妄以疫名。谓三四月阳气尚弱，为寒折而病热轻；五六月阳气已盛，为寒折而病热重；八九月阳气已衰，为寒折而病热微。此叔和无稽之说也。

疫病虽有寒疫，热疫六气，诸能为疫，如一乡一邑传染者，此皆天之厉气，人之病气，随风而来，犯于口鼻，而入此瘟疫也。三时多而冬时少耳。

夫病寒病热，当审其人阴阳盛衰，不得拘天气之寒热。天气之寒热伤人，必因其人阴阳之多少，元气为轻重。不全凭时令之阴阳为转移也。仲景制方，以平脉辨症为急，务不拘受病之因，不拘发病之时为施治。今谓麻桂二汤，只宜于冬月之正伤寒，而三时不可轻用，其失岂不多乎？伤寒二字，顾名思义。寒伤于表，法当温散；寒伤于里，法当温补。仲景治伤寒，止有温散温补二法，其清火凉解吐下等剂，正谓温暑时疫而设。所以治热，非以治寒，治热淫于内，非治寒伤于表也。今伤寒家皆曰，仲景治温暑，必另有方。伤寒只有汗吐下三法，将温补正法，置之勿用。反曰伤寒无补法，于是人伤于天地之寒者轻，伤于医师之法者重矣。

清辩滔滔，读之不啻，坐匡庐文殊台，观西马尾水也。然学者仍当取原害，一一勘验，不得轻易放过。至云病势，由于其人之阴阳盛衰，不得拘天地之寒热，洵为至论，第其中亦有语病。盖六淫之疾，生于天令，而变于人身，天主其三，人主其七，医者知此，庶进乎道矣。（能静居士读志）

温暑指归第五

内经论伤寒，而反发热者有三义。有当时即发者，曰人伤于寒，则为病热也。有过时发热者，曰冬伤于寒，春必病温也。有随时易名者，曰凡病伤寒而成温者，先夏至日为病温，后夏至日为病暑也。夫病温暑，当时即病者不必论。凡病伤寒而成者，虽由于冬时之伤寒，而根实种于其人之郁火。《内经》曰："冬藏于精，春不病温。"此特冬伤于寒，春必病温之源。先夏至为病温，后夏至为病暑。申明冬不藏精，夏亦病温之故。夫人伤于寒，则为病热，其恒耳。此至春夏而病者，以其人肾阳有余，好行淫欲，不避寒冷尔。时虽外伤于寒，而阳气足御，但知身着寒，而不为寒所病，表寒虽不得内侵，而虚阳亦不得外散，仍下陷入阴中，故身不知热，而亦不发热。

吴鞠通曰："不藏精三字须活看，不专指房劳说，一切人事之能摇动其精者皆是。即冬日天气应寒而阳不潜藏，如春日之发泄，桃李反花之类。"

析理精微

所云阳病者，上行极而下也。冬时收藏之令，阳不遽发，寒愈久而阳愈匿，阳日盛而阴愈虚。若寒日少而蓄热浅，则阳火应春气而病温。寒日多而郁热深，则阳火应夏气而病暑。此阴消阳炽，从内而达于外也。

温病热病，亦有随受发者，所谓时邪外伤，非化热也。

叔和不知此义，谓寒毒藏于肌肤，至春变为温病，至夏变为暑病，夫寒伤于表，得热则散，何以能藏？设无热以御之，必深入脏腑，何以止藏于肌肤？但能藏者不能变，何以时换而变其所藏乎？不知原其人之自伤，而但咎其时之外伤，只知伤寒之因，不究热伤其本，妄擬寒毒之能变热，不知内陷之阳邪，发见其本来面目也。又谓辛苦之人，春夏多温热病，皆因冬时触寒所致，而非时行之气。不知辛苦，动摇筋骨，凡动则阳生，往往触寒即散，或因饥寒而病者有之，或因劳倦而发热者有之。故春夏因虚而感时行之气者，不少矣。

阴虚之人，邪从阳化，多病温热。阳虚之人，邪从阴化，多病寒湿。屡试之已，邪从人化，大有至理。

温病提纲

若夫春夏温热，由冬时触寒所致者，偏在饱暖淫欲之人，不知持满，竭津耗真，阳强不能密，精失守而阴虚，故遗祸至春夏也。内经论之脉症治法甚详，学者多不得其要领，仲景独挈发热而渴不恶寒为提纲，洞悉温病之底蕴，合《内经》“冬不藏精”之指，热论以口燥舌干而渴属少阴。少阴者，封蛰之本，精之处也。少阴之上，名曰太阳，太阳根起于至阴，名曰阴中之阳，故太阳病，当恶寒，此发热而不恶寒，是阳中无阴矣。而即见少阴之渴，太阳之根本悉露矣，于此见逆冬气，则少阴不藏，肾气独沉，孤阳无附，而发为温病也。温病症治，散见六经。如伤寒发热不渴，服汤已渴者，是伤寒温病之关，寒去而热罢，即伤寒欲解症，寒去而热不解，是温病发见矣。如服桂枝汤，大汗出后，大烦渴不解，脉洪大者，即是温势猖獗，用白虎加人参预保原气于清火之时，是凡病伤寒而成温者之正法也。

伤寒伤津而变热病者，皆误治之弊。

因所伤之寒邪，随大汗而解，所成之温邪，随大汗而发，焉得无虚设，不加参，则热邪因白虎而解，安保寒邪不因白虎而来耶？是伤寒而成温者，当治病必求其本耳，如服柴胡汤，已渴者，属阳明也，以法治之。夫柴胡汤，有参甘苓枣，皆生津之品，服已反渴，是微寒之剂不足，以解温邪，少阳相火，直走阳明也。是当用白虎加人参法，若柴胡加人参法，非其治矣。

药必中病，太过不及，皆能变症。

夫相火寄甲乙之间，故肝胆为发温病之原，肠胃为市，故阳明为成温之薮。若夫温热不因伤寒而致者，只须扶阴抑阳，不必补中益气矣。

温病之正，非是伤寒化热。

且温邪有浅深，治法有轻重，如阳明病，脉浮发热，渴欲饮水，小便不利者，猪苓汤主之。瘀热在里不得越，身体发黄，渴欲饮水，小便不利者，茵陈汤主之。少阴病，得之二三日，口燥咽干者，大承气汤急下之。厥阴病，下利，欲饮水者，白头翁汤主之。此仲景治温之大略也。

此数条，即伤寒而化温热，然治温法，亦难出此数条。

夫温与暑，偶感天气而病者轻，因不藏精者其病重，此为自伤，若再感风土之异气，此三气相合而成温疫也，温热利害，只在一人，温疫移害，祸延邻里。今人不分温热、温疫，浑名温病，令人恶闻，以辞害义矣。吴又可温疫论，程郊倩热病注，俱有至理，愚不复赘。

瘟疫温病，大相径庭，逐年之疫，亦各有异，当在随时立法也。

冬不藏精，是因寒化热而成温，由内而发也。因时气而感，而发温病，由外而入也。伤寒欲其化热，自阴转阳也。温病由热而来，当扶阴清热，欲其热退而阴复，病虽两途，治法不出仲景六法之外。惟温疫一症，因时而起，病气尸气，水中之毒，天地厉毒，此乃传染而来。热毒充塞，治法有其香芳辟秽，清凉解毒为多，其余酌病人之身体虚实，热之微盛，按部就班，亦难出六法之外。寒凉必备，温补亦有，若药不中病，误者亦多。所以河间、余师愚、叶香岩、吴又可，皆时感温热名家，当考究之罗谦甫、李东垣，所遇瘟疫，又从补中益气矣。所以病因时起，随时随人而变方，乃古时所定，古人能与人规矩，巧当自己所化，岂笔能罄述哉。（余听鸿读志）

痉湿异同第六

六气为病，皆能发热。然寒与热相因，暑与湿相从，独燥与湿相反。湿病多得之地气，燥病多得之内因，此病因之异同也。病机十九条，燥症独无，若诸痉项强，皆属于湿，愚窃疑之。今本论有痉湿之分，又曰太阳病，发汗太多因致痉。则痉属燥无疑也。夫痉以状名，名因血虚而筋急耳，六气为患，皆足以痉。然不热则不燥，不燥则不成痉矣。

痉病属津液受伤而成，此真至理。

六经皆有痉病，须审部位以别之，身以后者属太阳，则头项强急，项背几几，脊强反张，腰似折髀，不可以曲，腘如结，皆其症也。身之前者属阳明，头面动摇，口禁齿齘，缺盆纽痛，脚挛急，皆其症也。身之侧者属少阳，口眼㖞斜，手足牵引，两胁拘急，半身不遂，皆其症也。若腹内拘急，因吐利而四肢拘急，是太阴痉也。恶寒蜷卧，尻以代踵，脊以代头，俯而不能仰者，是少阴之痉也。睾丸上升，宗筋下注，少腹里急，阴中拘挛，膝胫拘急者，厥阴痉也。若痉之挟风寒者，其症发热无汗而恶寒，气上冲胸，而小便少，其脉必坚紧，其状必强直而口噤，此得之天气。《内经》所云，诸暴强直，皆属于风者是也。其势勇猛，故曰刚痉。病因外来，当逐邪而解外痉。有挟本邪而为患者，其邪从内出，故发热汗出而不恶寒，其脉则沉迟，其状则项背强几几，此得之地气。

《内经》云，诸痉项强，皆属于湿者是也。其势弱耎，故名柔痉，病因于内，当滋阴以和内，要知属风之痉，不因风而因热。属湿之痉，不因湿而因燥。治风君葛根，治湿君括蒌根者，非以治风，实以生津。非以治湿，实以润燥耳。

病属于湿，恐未可滋合。

夫痉之始也，本非正病，必夹杂于他症之中。人之病此者，世医但指为风，所以不明其理。善医者，必于他症中审察而预防之，如项强痛，即痉之一端，是太阳之血虚，故筋急也。治风寒不惜津液，所以发汗太多，因致痉者多矣。

此讲病之将萌，粗心者最易误过，待痉势甚，更难为力矣。

夫痉本有由来，一经妄治，即奇形毕现，项背强几几，是痉之微兆，故用葛根，身体强是痉之已着，故用括蒌根。卧不着席，脚挛急，口噤齿断，是痉之剧甚，故用大黄芒硝，无非取多津液之品，以滋养阴血，不得与当汗不汗者同例。

热攻阳明，胃中更燥而痉，急下热存阴，非滋阴也。

观伤寒脉浮，自汗心烦，恶寒而见脚挛急，是痉之势成，便当滋阴存液，而不得仍作伤寒主治，故与桂枝汤则厥，与芍药甘草汤，其脚即伸，此明验矣。第以表症未除，不得用承气。若谵语者少与调胃承气，是又与不着席者与大承气汤，同此机彀也。

凡痉之为病，因外邪伤筋者少，因血虚筋急者多，误作风治，则辛散助阳，真阴愈虚，燥剂驱风，血液愈涸，故痉得之暴起者少，妄治而致者多，虚而不补，不死何待，非调治营卫，未易奏捷也。

此节致痉之由，是大关键，不可囫囵读过，细咀其味，为治痉之要领。

《内经》曰，“诸湿肿满，皆属于脾”。又曰“湿胜则濡泻。”此指湿伤于内者言也。又曰“地之湿气，感则害人皮肉筋骨。”又曰“因于湿，首如裹。”此指湿伤于外者言也。若湿而兼执，则大筋软短，小筋弛长，即柔痉之变见矣。

小筋弛长，即痿症也，当服清热祛湿之剂。

《阳明篇》有湿热发黄之症，叔和不为别论，独取太阳之风湿相搏者，亦搜探之疏失也。《内经》曰“阳受风气，阴受湿气。”故伤风上先受之，伤湿下先受之。皆风湿对言。本论则风湿合言也，风湿相合，则阴阳相搏，上下内外皆病矣。所以身体烦疼，不能转侧，骨节掣痛，不能屈伸，小便不利，大便反快也。《内经》曰“风湿之伤人也，血气与邪并，客于分腠之间，其脉坚大，故曰实。寒湿之中人也，皮肤不收，肌肉坚固，营血濇，卫气去，故曰虚。”此又以湿家虚实，因风寒而分也。

本论伤寒发汗，寒湿在里不解，身目为黄，与阳明之热不得越，瘀热在里，身体发黄者，当下不当下，亦以寒湿湿热分虚实矣。《内经》以风寒湿三气合而成痹。本论又合风寒湿热四气，而名湿痹，当知痹与痓，皆由湿变，夫同一湿也。湿去燥极则为痓，久留而著则为痹，痹为实，痓为虚，痓湿异形，虚实殊因，不得妄以痓属风，亦不得以因于湿，而竟视痓为湿矣。

风寒湿三气，合而为痹，然行痛着三痹论之，与痓症迥殊。

痓症即痉症也，议论纷纭，不出表里虚实。痉从表者多实，风寒湿热火，客忤气闭，未伤津液者，皆闭症也。表散祛风，芳香开泄，清热驱寒化湿，犹为易治。从里者多虚，或吐泻之后，产后亡血，误汗误下伤津，或温热病久，津伤液涸，皆因虚致湿。保津液不暇，断无再用汗下等法，速之死也。痉之一症，虚与实皆不出一风字。外邪来者，风有夹寒夹热。夹寒者在太阳，而项强背反折。夹热者在阳明少阳，而面赤摇头断齿。寒主收引，刚痉为多热，主上炎，夹肝风不致，刚痉之角弓反张，背起离席之，其表里虚实寒热，治法断不可伤津液，燥则风甚，痉势更剧矣。《内经》云“诸暴强直，皆属于风。”风胜则动，风痉身反折，风能胜湿，若专泥于“诸痉项强，皆属于湿。”然湿胜则肿，湿胜则濡泻。风至而湿去，痉症若云属湿，而风至病瘥矣。《内经》诸痉项强，皆属于湿者，即太阳伤寒夹湿症也，不得以一湿字包括诸痉耳。（余听鸿读志）

平脉准绳第七

上古以三部九候决死生，是遍求法，以人迎寸口趺阳辨吉凶，是扼要法。自《难经》独取寸口之说行，人迎趺阳不参矣。气口成寸，为脉之大会，死生吉凶系焉，是亦可取。然自有寸口以来，诸家继起，各以脉名取胜，泛而不切，在诊法取其约，于脉名取其繁，此仲景所云“驰竞浮华”者是也，仲景立脉法，只在脉之体用上推求，不在脉之名目上分踈。

遍求见古之人诚，单取见今人之率天下事，无不日起苟简，岂独一脉法哉。

故以阴阳为体，则以浮大动滑数为阳之用，沈濇弱弦迟为阴之用。以表里为体，则以浮为表用，沉为里用。以脏腑为体，则以数为腑用，迟为脏用。如以浮沉为体，则以浮中沉，各有迟数为用。以浮为体，则大动滑数为用之常，濇弱弦迟为用之变。体用之间，见脉之变化，而致病之因，与病情之虚实，病机之轻重转移，亦随之而见，全在诊脉之巧，看法之细耳。

吾师每曰脉之一事，只可意会不可言传，指下了了，口不能言，当考平日功夫悟出，不得在脉诀上作据。今日思之，是有至理。

脉理大纲，不外名阳名阴之十种，阴阳配偶，惟见五端，浮沉是脉体，大弱是脉势，滑濇是脉气，动弦是脉形，数迟是脉息，不得概以脉象视之。脉有对看法，有正看法，有反看法，有平看法，有变看法，有彻底看法。如有浮即有沉，有大即有弱，与滑濇动弦迟数，合之于病，则浮为在表，沉为在里，大为有余，弱为不足，滑为血多，濇为气少，动为转阳，弦为搏阴，数为在腑，迟为在脏，此对看法也。如浮大滑动数，脉气之有余者名阳，沉弱濇弦迟，脉气之不足者名阴。此正看法也。当知其中有阴阳胜复之病机，夫阴阳之转旋也。有余而往，不足随之。不足而往，有余从之，故其始也。为浮，为大，为数，为动，为滑，其继也。反沉，反弱，反濇，反迟，此是阳消阴长之机，其始也。为沉，为弱，为弦，为濇，为迟，其继也。微浮，微大，微数，微动，微滑，此是阳进阴退之机，皆病为欲愈，此反看法也。浮而更兼大动滑数之阳脉，是为纯阳，必阳盛阴虚之病矣，沉而更兼弱濇弦迟之阴脉，是为重阴，必阴盛阳虚之病矣，此为平看法也。如浮弱，浮濇，浮弦，浮迟，此阳中有阴，其人阳虚，而阴气伏于阳中也，将有亡阳之变，当以扶阳为急务矣。如沉大，沉滑，沉数，此阴中有阳，其人阴虚，而阳邪下陷于阴中也，将有阴竭之患，当以存阴为深虑矣，此为变看法。如五阳之脉，体虽不变，始之有力，终之无力而微，知阳将绝矣。五阴之脉，喜变为阳，若忽见五阳之状，是阴极似阳，此反照不长，余烬易灭也，是为彻底看法。更有真阴真阳看法，凡阴病见阳者生，阳病见阴者死也。成注只据伤寒说，观凡字知脉法不专为伤寒说，此见仲景活法矣。脉以胃气为本，名阳名阴，本非阴阳之实因，胃气稍虚，则阴阳偏重，较之平脉有余名阳，不足名阴耳。如阳病兼外伤六气，阴病兼内伤精气，若专指伤寒之阴症阳症则浅矣。阳脉指胃脘之真阳，经所谓二十五阳者是也。阴病见阳脉，是胃气未伤，故主生。《内经》所云，别于阳者，知病起时也。阴脉见五脏之真阴，因胃脘之阳不至于手太阳，五脏之真阴来见，是脉无胃气，故见阴主死。《内经》所谓，别于阴者，知死生之期也。要见沉濇弱弦迟，是病脉，不是死脉。其见于阳病最多，阳病见浮大动数滑之不休，即是死脉。阴病见浮大动数滑之脉，每见阴极似阳，未必即可生之机也。若真脏脉至，如肝脉之中外急，心脉坚而搏，肺脉浮而大，肾脉弹而石，脾脉如距喙，皆反见有余之象，岂可以阳名之。经曰“邪气来也紧而疾，谷气来也徐而和。”则又不得以迟数论阴阳矣。凡脉之不浮不沉而在中，不迟不数而五至者，谓之平脉，是有胃气，可以神求，不可以象求也。

脉不拘何象，以和缓有神为妙。

若一见浮沉迟数之象，斯为病脉矣。浮沉迟数，本不可以脏腑分，既有阴阳之可名，即以阳表阴里，腑阳脏阴定之，以为病所在耳。试观脉之浮为在表，应病亦为在外，然脉浮亦有里症，或表邪初陷，或里邪欲出，究竟不离于表，故主表其大纲也。沉为在里，应病亦为在里，然亦有表症，或阳病见阴而危，或阴出之阳而愈，究竟病根于里，故主里其大纲也。数阳主热，而数有浮沉，浮数主表热，沉数主里热，有病在脏者，然其由必自腑，以阳脉营其腑，故主腑也。迟阴主寒，而迟亦有浮沉，浮迟应表寒，沉迟应里寒，有病在腑者，然其根必自脏，以阴脉营其脏，故主脏也。脉象种种，总括于四者之中，又以独见为准，则独见何部，即以其部定表里脏腑之所在，病无遁情矣。然阴阳之十脉，表里脏腑之四诊，皆指脉之体用，言若诊法之体用，则又以病为体，脉为用。请以浮脉言之，其他可类推，如脉浮者病在表，则必有发热恶寒之表症，必有三部皆同，无迟数动滑大小，此太阳之脉体。因风寒在表，而巨阳之阳御之，然脉不但浮，必有兼见，发热有发热之脉象，恶寒有恶寒之脉象，如寸口脉浮而紧，是浮为风象，紧为寒象也。此为阳中有阴，乃阳之变见，然寒不协风，则寒在皮毛，元腑不开，风不夹寒，但能鼓动卫气，不能深入于营，而发热恶寒，头项骨节俱痛，惟风挟寒邪，其势始猛，此风则伤卫，寒则伤营，初非有二义也。卫气不能卫外，内扰营气而为烦，营气不得交通，内迫于骨节而作痛，营卫俱病，发热所由来矣。如脉浮而数，为阳中见阳，是阳脉之正局，然不得即认阳为有余，实因阳气不足，反见有余之象也。夫脉为血府，实由气行，长则气治，短则气病，弦脉象长，数脉象短，数脉因于风气之不足，则数为虚，可知风为阳邪，风则为热，虚为寒邪，虚则为寒，虚寒相搏于营卫，营卫之气不足以御之，此恶寒所由来也。上条阳中有阴，而反征其发热。此条阳中见阳，而反征其恶寒，是互文见义。此脉皆当发汗，而但浮有不同，又云脉浮紧者，法当身疼痛，宜以汗解之。假令尺中迟，不可发汗，以营气不足，血少故也。可知用麻黄汤，不专治寒伤营者，皆仲景法矣。又云“脉浮数者，法当汗出愈。”若尺中脉微，此里虚不可发汗，则又见脉浮数者，不可概用麻黄。又云伤塞解半日许，复烦，脉浮数者，可更发汗，宜桂枝汤。则所云须表里实，津液自和，便自汗出愈者，啜稀粥示法耳。

知乎此，自无妄用升散之祸矣。

夫人之尺脉，如树之有根，不拘浮数浮紧，皆据尺脉以审虚实，此又仲景为浮为在表之注疏矣。十脉中无紧脉，紧即弦之转旋，按之不移，是静为阴之体。转旋无常，是动为阳之用。故浮中见紧，系在中风，与伤寒之阴阳俱紧者殊矣。紧与数相似，紧以气来之长，为阴中有阳之实脉，数以气来之短，为阳中有阴之虚脉也。若脉浮而大，是阳中见阳，此两阳合明之脉，然脉不遽入，必至三四日乃大，是阳明内热外见之脉。此浮不得仍为在表，当知大为病进，故见心下反硬，即攻之不令发汗耳。若脉浮而迟，面色赤而战栗者，是阳中见阴，故面见假热，而脉见真寒，此因迟为在脏，故无阳不能作汗。而浮为在表，则又当渍形以为汗之法矣。迟因浮而从表，浮因大而从里，浮兼数而为虚，紧入浮而成实，则表里脏腑阴阳虚实之间，悉属定法矣。

脉分体用，似不甚明切，其正看对看，各则作者，自有心得，然亦非初学所能索解，此篇殊不易读。（静记）

卷　二

阳湖能静居士评阅
慈溪柯韵伯先生著　荆溪余景和听鸿纂
古越埽閒居士校刊

太阳病解第一

伤寒之立六经，各有纲领一条，犹大将立旗鼓，使人知有所向。故必每经各立提纲，使后人审病切脉不惑于岐途。太阳病，以脉浮头项强痛恶寒为提纲。阳明病，以胃家实为提纲。少阳病，以口苦咽干目眩为提纲。太阴病，以腹满而吐，食不下，自利益甚，时腹自痛为提纲。少阴病，以脉微细，但欲寐为提纲。厥阴病，以消渴，气上冲心，心疼热，饥而不欲食，食即吐蛔为提纲。（六经提纲俱仲景原文）

仲景百病以六经立法，非独伤寒也。

太阳为表（太阳脉起目内眥，上额巅，环后项，夹背抵腰中，直至足，人背为一身之表。）

厥阴为里（两阴交尽，故为里病。）

阳明为阖（腑喜宣通，阖则病。）

太阴为开（脏喜固密，开则病。少阴、厥阴俱有吐利，皆脏病之开也，不独太阴。）

少阳为阳枢（太阳在表，布敷阳气，阳明在表之里，收纳阳气，少阳在表里之间，转输阳气，故为阳枢。）

属半表半里寒热往来（少阳水火升降之道，行于半表半里之间。少阳风木相火同气，邪正相争有入阴之势，故寒热往来。）

少阴为阴枢（太阴布敷阴气，厥阴受纳阴气，少阴肾气不充，开合失常，故为阴枢。）

属半虚半实（肾气本难充足。）

寒热杂居（坎水之中，真阳藏焉。）

此乃六经之大纲领也（六经大纲俱柯氏原文。）

内经太阴为開，厥阴为闔，少阴为枢。

太阳为三阳之表，太阳之脉，走头巅，过项，从背下行，阳所属也（其脉过于一身之表）。故见头连项而强痛，脉浮恶寒为提纲。头为诸阳之会，项为太阳之会，如见脉浮，恶寒发热，头不痛，项不强，便知非太阳病。

三阳之脉皆走头项前后侧，若头痛项强，不能专责太阳，诊时当细辨之。

如但头痛，不及于项，亦非太阳定局矣。如头项强痛，反不恶寒，脉反沉，不可谓非太阳病。或温邪内发，或吐后内烦，或湿流关节，或病关少阴，法当救里者也。（反复审详，剖晰分明，后学读伤寒之书，当从此等处着眼。）

因脉反沉，须防少阴。

因当浮不浮，当恶不恶，故谓之反。所谓看出底板法者以此，前辈以一日太阳，二日阳明，七日复传之说拘之，（伤寒有阳经即传阴经者，有直中阴经者，有阴经传出阳经者，有数日而守一经者，有顺传者，太阳传阳明，有逆传者，太阴传阳明。有对传者，太阳传少阳，太阴传厥阴之类，不堪枚举，以见病治病，为治伤寒真谛，何必拟内经太深。）故至今不识仲景所称之太阳病也。

一日七日是内经言之，非使后人拘之。

伤寒本无对传逆传之理，皆误治变症为多。

太阳病，有身疼，身重，腰痛，骨节疼痛，鼻鸣，干呕，呕逆，烦躁，胸满，背强，咳渴，汗出，恶风，无汗而喘等症，仲景以其或然或否，不可拘定，故散见诸节，而不入提纲。（以上诸症虽属杂病，皆不离太阳一经，初读伤寒者潜心契默，自然豁然贯通。）

此等俱属太阳经中桂枝、大小青龙等症。

又太阳为巨阳，阳病必发热，提纲亦不言及者，以初受病者，或未发故也。其精细如此，（寒邪初受，阳气未郁而化热，少阴热郁，沛于营间，仍发热矣。故伤寒篇首，有已发热未发热之词。）故诊者于头项强痛之时，必须理会此等兼症，（又不能拘于头痛项强，便为太阳表症。）更细审其恶风恶寒之病情，有汗无汗之病机，已发热未发热之病势，以探其表症之虚实，是从旁细看法也。（如能辨症如此清切，不但伤寒即杂症，无微不见矣）即于此处辨其有汗是桂枝症，无汗是麻黄症，无汗烦躁，是大青龙症，干呕发热而咳，是小青龙症，项背强几几，是葛根症。用之恰当，效如桴鼓。（此等浅近辨法，初学之士稍有下手处。）前辈以桂枝主风伤卫，麻黄主风伤营，大青龙主伤寒见风，小青龙主中风见寒，分三纲鼎立之说拘之。（许学士分三纲鼎立之说，然桂枝、麻黄、大小青龙，分浅深表里寒热，未分营卫，岂有营病，而卫不病者乎？）所以埋没仲景之心法，又败坏仲景之正法也。（仲圣作书之时本无此意，后贤割裂颠倒，杂乱如此，以致初学之士惑乱无主。）

脉浮，只讲脉体之正面。（伤寒表症脉，一浮字最要关键，一切变症兼症，俱从浮中体察。）诊者当于浮中审其脉势之强弱，脉息之迟数，脉气之紧缓，脉象之滑濇弦芤，故太阳一经有但浮，浮弱，浮缓，浮紧，浮迟，浮数等脉，散见于诸条，或阳浮而阴弱，或阴阳俱紧，或阴阳俱浮，或尺中脉迟，或尺中脉微，或寸缓关浮尺弱，必细细体认，以消息其里之虚实，此是从中索隐法也。（此节脉象详之于前诊伤寒者。中风、伤寒、温病、风温、湿痹，欲解不欲解，欲汗不欲汗，已发热未发热，或传里，或传表，可下不可下，可汗不可汗，或当救表，或当救里，或病发于阳，或病发于阴，或脉症阴阳不合，或里实表虚，或表实里虚，或表里俱虚，或表里俱实，以上各条，无不见之于脉，太阳为六经首领，先将脉象标出首篇，后人慧心明辨，索隐用药，正治权变，救逆斡旋等法，预有把握，不致一朝变症蠭起，莫可救治。）

今切脉精细如此者，有几人哉？时医一日数十家，有此技亦不暇及，况无此技乎。故能言伤寒者寥寥矣。

若谓脉紧是伤寒，脉缓是中风，脉紧有汗是中风见寒，脉缓无汗是伤寒见风，夫既有伤寒中风之别，更有伤寒中风之浑，使人无处下手矣，岂可为法乎？（本论脉紧伤寒，脉缓中风，脉沉细湿痹。发热而渴，不恶寒温病。身灼热风温。本论眉目极清，欲变其法而反浑乱。）

前辈此等处，不该如此拘执，故使伤寒文晦，恐后日读伤寒者畏难而少矣。仲圣法亦日堕矣。

凡见浮迟浮弱者，用桂枝。如若浮紧浮数者，用麻黄。（浮脉属表，本是太阳，分虚实定方，桂枝麻黄，眉目极清。）不必于风寒之分，但从脉之虚实而施治。（虚宜和，实宜表。）是仲景之活法，亦是仲景之定法也。（诸法用简，此等习伤寒之简法也。）

今伤寒书，皆以膀胱为太阳，故有传足不传手之谬。

此条发明太阳是心，非膀胱也。

人之受邪不外乎六气。伤寒，太阳寒水之气也。仲景曰太阳病者，寒邪中人，阳郁则恶寒，阳发则热风，为阳邪发热多而恶寒少，故曰中风发热则一身尽热，恶寒则一身尽寒。

寒邪中人伤气，屈伏如天之日光蔽掩，无处不寒矣。

岂有足经病而手经不病者，余未之信也，况仲景太阳病而刺肺俞，肺者手太阴也。少阳重在三焦，三焦者手少阳也。岂但治足三经乎。唐宋去古未远，注书立说已有传足不传手之谬，今时未曾考究伤寒之医随口乱道，何足怪哉。伤寒传足不传手，温病传手不传足，时医以为常谈，成千古之疑窦。吾师曰，圣人治病，补偏救弊。寒邪中人则伤阳，当先保其阳而后可御寒。若温热太过，亦能化为热病，热邪中人则伤阴，当先保其阴而后可祛热。若寒凉太过，亦能传为寒病，故仲景治伤寒分六经。河间治温病分三焦，使后人临症表里寒热上下虚实，不惑于歧途。伤寒温病归于一例，见病施方，庶不为手足分经之所误，温病中用白虎、三承气、大小陷胸、里中、四逆、白通加人尿、椒梅、黄连阿胶、白头翁、复脉等汤，皆伤寒方也。伤寒之栀子、豆豉桔梗、麻杏石膏、栀子甘草、三泻心、连翘赤小豆、茵陈蒿、承气、白虎加参、竹叶石膏等汤，皆是温病中所需。以此言之伤寒温病不必分治，岂不了然。夫伤寒温病，各居六淫之一，人之感受者，各视其本体之虚实、寒热变成诸症。医家惟当察其所感何气，所见何病，如法治之。安用割裂仲景之文，指为温病，仍不能出仲景之范围，愈分愈浑乎。不如读仲景原文，分桂枝症、麻黄症、葛根症、柴胡症、栀子症、白虎症、泻心症、承气症、五苓症、四逆症、里中症。汗吐下温清补六法，俱在其中，一百十三方，方方有法，内经七方十剂，无所不备，即杂病亦岂外此，不但伤寒温病。药能中病，何病不治，若拘之伤寒传足不传手，温病传手不传足之说，贻误后学，岂浅鲜哉。

风为阳邪，夹热而来，春本少阳风木及厥阴施令，其邪初中是厥阴少阳风热，故叶氏之桑菊银翘，皆从少阳厥阴轻剂先治其上，防其传里，初以辛凉轻剂开手太阴，以芳香开泄清手厥阴，此等始病之时，与伤寒麻黄桂枝有异。然时令受邪亦不同，见病施药，不必在伤寒温病传手传足之多辨也。临时变化用药，皆在各人之心灵意巧，生而知之，为上学而知之已在次矣。

不知仲景书只宗阴阳之大法，不拘阴阳之经络也。（若拘于经络传足不传手之说，本无处下手矣。）夫阴阳者，散之可千，推之可万。（知其要者，一言而终，不知其要者，流散无穷。）心为阳中之太阳，故更称巨阳以尊之。（此处发明心是太阳，非膀胱也。）又中身而上，名曰广明。太阴之前，名曰阳明。（经文中身以上，名曰广明，广明之下，名曰太阴，太阴之前，名曰阳明。）广明亦君主之尊称，广明主阳明之上，故六经分位，首太阳，次阳明，又腰以上为阳，膀胱位列下焦之极底，其经名为足太阳，以手足阴阳论，实阴中之少阳耳，以六腑为阳论，与小肠之太阳，同为受盛器耳。（内经受病，本归六气，寒水之气，太阳同气相合，伤寒以太阳为首篇。）不得混膈膜之上，为父之太阳也。（经云阳气者，若天与日，失其所则折寿而不彰，故天运当以日光明，人之有阳，犹天之日，故太阳以心为主，而可御寒邪。）

腰以上属天，广明心也。腰以下属地，太阴脾也。阳明胃络，行脾之前。

仲景以心为太阳，故得外统一身之气血，内行五脏六腑之经隧。（上焦如雾心肺主之心主血肺主气心肺行一身之营卫营行脉中卫行脉外。）若膀胱为州都之官，所藏津液，必待上焦之气化，而后能出。（膀胱之津液，尚要上焦之阳气，化之而出。）何能外司营卫，而为诸阳主气哉。（心为父阳，肺为母阴，虽主营卫，然营出中焦，卫出下焦，丹田之阳，上升为卫气。中焦之谷气下行而为营气。浮气不循经者为卫气，精气之行于经者为营气。营者水谷之精气，行于阴而为血，卫者水谷之悍气，行于阳而为汗。卫行肉分，营行经隧也。所以寒伤营卫，赖阳气转舒，御寒外出，不必拘于足太阳一经耳。）

岐伯曰："圣人南面而立，前曰广明，（南方火位，阳气盛大，故曰广明，在人则心，脏在南，故谓前。）后曰太冲，（太冲即冲脉，在下在北，故曰后，少阴肾脉，与之合而盛大也。）太冲之地，名曰少阴。"是心肾为一身大表里也。（手少阴心火，足少阴肾水。）膀胱与肾为表里，第足经相络之一义耳，且表里亦何常之有。（人身之病，阴阳水火，四字定之，将此四字运化，取之不尽，用之不竭。若云表里，阴与阳为表里，水与火为表里，气与血为表里，脏与腑为表里，营与卫为表里，内经配六气为表里者，少阴君火与太阳寒水为表里，厥阴风木与少阳相火为表里，太阴湿土与阳明燥金为表里。伤寒者，太阳寒水之邪，而犯少阴君火，不必拘于足太阳也。）如太阳与少阳并病，刺肺俞肝俞，岂非肝居胆外，为少阳之表，肺居心外，为太阳之表耶？（肺主气，心主血，心与肺为气血之表里，心病而刺肺俞，肝为风木，胆为相火，为表里，故胆病刺肝俞，亦表病治里，里病治表之义。）

寒病伤阳，水克火也，来时先犯君火。温病伤阴，火克金也，来时先犯手太阴肺金。伤寒温热初受之始，在上焦传入中下焦者，皆治之不得法，而变症也。

少阴病，一身手足尽热，以热在膀胱，必便血。（此是脏移热于腑言，便血指小便言。）夫热在膀胱，而仍称少阴病，是知膀胱属腰以下之阴，得为少阴之腑，不得为六经之太阳。（少阴热郁，移于膀胱，膀胱经热盛，一身尽热也。）故不称太阳病。

少阴热在膀胱，必便血，是脏移热于腑，里传于表也。轻则猪苓汤，重则黄连阿胶汤。

又太阳不解，热结膀胱，（此太阳经热盛，移热于膀胱，太阳之腑。）其人如狂（膀胱多气多血，热盛则血凝，而上干心包，故神如狂，血得热而行，故能下，则邪从血出，此桃核承气症也。与阳明大小承气，下法去邪同例。）以太阳随经，瘀热在里，热在下焦，下血乃愈。（此乃仲景抵当汤症也，小便不利者，无血也。小便自利，其人如狂者，血病谛也。漱水不欲咽之症，唇口干燥，少腹硬，亦有血。）

太阳热结膀胱便血，经移热于腑，表传里也。轻则桃仁承气，重则抵当汤也。此二症大有分别。

盖太阳位居最高，故太阳病，以头痛项强为提纲。（太阳脉，走头项寒邪，居表阳，气闭郁则痛，经云寒伤形则痛。）此云热结在下焦，是太阳阳邪下陷之变症也。（少阴君火与寒水为表里，太阳寒邪，失表化热入里。）其云随经，云在里，是知膀胱属在下焦，为太阳之根底，（膀胱为太阳之腑。）而非主表之太阳，为太阳之经隧，（仲景言太阳病，寒中太阳之经。）而非太阳之都会。（心为离火，照于当空，阳气盛大，谓太阳都会。）为太阳主血之里，非为诸阳主气之太阳也，明矣。（六腑主气，足太阳膀胱，手太阳小肠主腑，其络在表，虽主气分，而不能御寒外出，若无内阳，外敌寒邪难退。）

且伤寒最多心病，以心当太阳之位也，心为君主，寒为贼邪，君火不足，寒气得以伤之。（心为一身太阳之真阳，一切神明运用赖此，真阳一虚，寒气易袭，形寒伤外，饮寒伤内，今人惟知形寒为外伤寒，而不知饮冷为内伤寒，外寒中表，内寒中脏。）所以名为太阳病，今伤寒家，反以太阳寒水之经。（经云邪气之中于面，则下阳明，中于项则下太阳，中于颊则下少阳，寒邪所中，始于太阳之经。）是拘于膀胱为水腑，因有以寒召寒之说。（寒邪伤表，阳气闭郁，经云邪中于阳，溜于经，在太阳之表，故恶寒，项背几几，未入于内，仲景伤寒中则有太阳病、阳明病，并无足太阳膀胱病等文，所谓传足不传手者，皆后人臆说耳，本非仲景本意。）而不审寒邪犯心，水来克火之义矣。（内经全部以阴阳为本，皆阐阴阳之奥，寒邪盛则真阳夺。）

心主一身之阳，误汗动阳，故多见心病，阳虚之人，易于伤寒，火不足也。阴虚之人，易于伤热，水不足也。

仲景本文有太阳中风，阳明中风，少阳中风等词，皆邪之直中其经，三阴亦然。

夫人伤于寒，热虽盛不死者，以寒之所在是邪之所留，热之所在是心之所主也。（寒之邪留于经，内有真阳，外发而御寒邪，若内伤寒，阴邪上犯于心，心阳被寒邪淹没，厥冷则不能回阳，必死。此乃寒邪直中，不在太阳经例。又云太阳为先天之巨阳，外统营卫，而主肌肉，内行脏腑，而主心属火，乃一身之主宰，行于周身。凡风寒外感，必恶寒发热，表邪外束，则火郁不能流畅，表邪束于外，则恶寒，心火郁于内，则发热，若以膀胱为太阳，则恶寒虽有表邪，其周身之热，从何而致耶？）

伤寒先伤阳，有阳则生，无阳则死，故热虽盛，不死也。

如初服桂枝而反烦解，半日而复烦，大青龙之烦躁，小青龙之水气，十枣泻心之心下痞硬，白虎五苓之燥渴心烦，皆心病也。（伤寒，邪从外束表，从内达上焦之阳，吸下焦之阴液而化汗，下焦水升，上焦阳气不足，不得化汗，从皮毛而出，水气寒热夹而上犹于心肺之间乃太阳失治症也。）

此等皆太阳失汗者为多，寒结热郁水停也。

若妄治后，（治不得法后皆变症。）叉手冒心，恍惚心乱，心下逆满，往往关心，是心病为太阳本病也。（皆是水气，寒热之邪犯于上焦。）

此等皆太阳误汗变症。

然心为一身之主，六经皆能病及。（心为君主之官。）故阳明有愦愦、怵惕、懊侬等症，少阳有烦悸、支结等症，太阴之暴烦，少阴之心中温温欲吐，厥阴之气上撞心，心中疼热，皆心病也。（膻中者，臣使之官，心肺主之。心为君主，肺为百脉之宗，六经之邪上感，故先见心病。）何前辈反有伤足不伤手之说，夫心主营，肺主卫，风寒来伤营卫，即是手经始。（仲景书只有太阳病、阳明病，厥阴少阴太阴病，合病并病等，本无手经足经之分。）

阳明、少阳两条误治之变太阴、少阴、厥阴，是阳虚入阴之本症。

且大肠接胃，俱称阳明。（手阳明大肠，足阳明胃，阳明病本不分手足。吾师曰，早下则肠虚胃实，致成痞满结胸，因手阳明大肠未成燥矢，胃与肠更实更虚，所以盖下文兼及太阳之方，非止阳明一经也，在里之方，各有其用，如泻心、陷胸、调胃承气等，足阳明方也，桃核承气、抵当、小承气等方，手太阳、足太阳方也，大承气、苦瓜根、猪胆汁蜜煎等，手阳明方也，仲景下法俱有轻重高下，有形无形，丝毫分寸不能逾，今人不问胃实肠虚，肠实胃虚，恣胆硝黄，咸苦直下，毫无章程，皆仲景之罪人耳。）

小肠通膀胱，俱称太阳，伤则俱伤，何分手足。（小肠手太阳脉，从手至腹上，面至目眥，其之抵鼻，至目内眥。足太阳脉，起于目内眥，上额交巅，直行脊两傍，抵足小指。显然手足太阳一终于目内眥，一起于目内眥，二脉相通，如环无端，手太阳为病，有不可回顾，肩似拔，臑似折，足太阳为病，有头痛似脱，项似拔，脊痛，髀不可转折，头项强痛。二太阳病亦相仿，古人本无手足之分。）如大便硬是大肠病，（手阳明病，）岂专指胃言。（肠已实，胃已虚。）小便不利是小肠病，岂独指膀胱。（难经小肠为赤肠，主泌别清浊，水液入膀胱，渣滓入大肠，脉经曰，弱血属小肠，膀胱病小便赤涩，前辈有导赤散，通小肠手太阳。少腹满而气癃，有五苓、益元散、葵子汤，通膀胱足太阳。）且汗为心之液，如汗多亡阳，岂独亡坎中之阳，而不涉膻中之阳耶。（心主血，肾主液，心为君火离照也，肾藏相火龙雷也，相火代君火用事，地气上腾，天气降雨，汗为心液，赖肾资助，汗出过多，肾液内竭，阳随阴脱，如釜底火尽，釜中亦冷，坎中阴阳升极于上，而尽膻中之气，液断难独存矣。）因不明仲景之六经，故有传经之妄耳。（坎中属肾，位列于下焦，其阳乃肾中之真阳，膻中之阳，中宗之气，故名曰气海，如鼎之炎，如烛之光，如天之日，皆借下焦之助，名曰气海，在两乳之间，故喜乐之所出，所以坎中之阳亡，膻中之阳亦亡矣，伤寒三阳之脉，皆从头至足，其脉最长，三焦俱有表里之分，所以化火、化燥、化寒、化风、化热、化湿，六经之辨，不必拘于传经。）

坎中之阳如炉中之炭，膻中之阳是火之热气耳。

人皆知太阳经络行于背，而不知背为太阳之所主。（背为阳，寒邪所侵先伤阳。）竟言太阳主营卫，而不究营卫之所自（卫为卫外之阳气，营为养内之血气，寒伤于卫阳，气闭郁则恶寒，寒伤于营血，气凝塞则身痛，所以身痛、恶寒、头痛项强，为伤寒之始在经、在营卫、在表。）只知太阳主表，（经络主表。）而不知太阳实根于里，（脏腑主里。）知膀胱是太阳之里，（膀胱是太阳之腑，表中之里也。）而不知心肺为太阳之里，（心少阴，太阳之脏，里中之里也，心肺主一身之营卫，心肺是营卫之里也。）因不明内经之阴阳，所以不知太阳之地面耳。（吾师曰，伤寒者，太阳寒水之气也，风热者，厥阴风木少阳相火之气也，热病湿病者，少阴君火太阴湿土之气也，燥病者，阳明燥金之气也，六气之中人，各随六经所化，真阳不足，易病伤寒，真阴不足，易病温热。寒体受热亦能化寒，热体受寒亦能化热。所以深冬之伤寒，用大青龙、白虎、承气、黄连泻心等汤，皆伤寒之化热也。夏秋之暑湿、霍乱，用四逆、理中、白通、五苓等方，皆温病之化寒也。若能认定直中、传经、误治变症，阴阳虚实，见症施治，效若鼓桴，六经之病一见而知，不必拘于太阳一经也。）

能明得内经阴阳变化，六经之病一目了然。

内经背为阳，（足三阳之脉，皆行头项及背至足。）腹为阴，（足三阴之脉，从足走腹。）五脏以心肺为阳，（心为离火，肺为干金，天象也。在上焦属阳。）而属于背，（诸阳之俞皆在背。）故仲景以胸中、心下，属三阳，（上焦如雾，其形象天，神明变化，靖气所发。）

肝脾肾为阴而属于腹，（诸阴之募，皆在腹。）故仲景以腹中之症属三阴，（肝脾肾三阴之脉，从足走腹，下焦如渎，水液藏之，其形似海，故属阴。）此阴阳内外相输之义也。（汗从阳化，心之出也，阴津为资，肾之济也。）

足三阳之脉，从头背走足，足三阴之脉，从足走腹。

营卫行于表，而发源于心肺，（心主营，营行脉中，肺主卫，卫行脉外。）故太阳病则营卫病，营卫病则心肺病矣，（人镜经曰，五脏俱等，心肺独在膈上者何也？然心者血，肺者气，血为营，气为卫，相随上下，谓之营卫通行，筋络萦周于身，故营卫病，心肺亦病矣。）心病则恶寒，（水来克火，阳气屈伏，如云蔽日，故寒。）肺病则发热，（火来克金，阳气蒸郁，欲作汗。）心病则烦，（阳气外发亦烦，阳气内陷亦烦，出表入里，两途当认清切。）肺病则喘，（肺为化水之上源，膀胱为化水下渎，三焦为决渎之官，水道出焉，下焦之水液，上升作汗，卫气不通，不得化汗出表，水蓄于肺则喘，细读麻黄、青龙等，自然晓畅，与虚喘不同。）

前皆太阳伤寒总论，此节开太阳伤寒之治法。

桂枝疗寒，芍药止烦，麻黄散热，杏仁定喘，所以和营者，正所以宁心也。（心主营，营脉和，心阳亦敛。）所以调卫者正，所以保肺也。（肺主卫，卫气通，肺气亦舒。）麻桂二方便是调和内外，表里两解之剂矣，（仲圣伤寒六经太阳为首，寒水之邪外受，伤及营卫，桂枝和营，麻黄调卫，亦为一百十三方之冠，所以桂枝加减立十九方，不但伤寒，一切调理能玲珑施用，皆能得心应手，将小建中汤、救逆汤、桂枝甘草、桂枝龙骨牡蛎等中，思之自知桂枝之妙，即麻黄加减立六方，二青龙、麻黄附子细辛、麻黄附子甘草等，俱有层次，不但伤寒表里，能化裁施用，杂病中无不应手。）

麻桂二方。

如大青龙，用石膏以治烦躁，（邪深热郁，麻桂之变法也，桂枝、麻黄、越婢三方去芍药。）小青龙，用五味干姜以除咳嗽。（发汗未能透表，寒水之气停蓄肺胃之间，故喘嗽病属于里，有形之疾，麻桂又一变法也。）皆于表剂中即兼治里。

大小青龙二方。

（仲圣之方虽兼治里，然杂病调理，非此难效，吾师曰，四大家得仲圣一偏之见，俱能名世。张子和汗吐下三法，从仲圣麻、桂、柴、葛、瓜蒂、栀豉、承气等悟出。东垣之讲脾胃，温中升阳，从仲圣建中、理中、人参四逆等汤悟出。河间之治火利水清热，从仲圣白虎、竹叶石膏、大黄、黄连泻心等悟出。丹溪之补阴配阳，从仲圣之复脉、猪肤、粉蜜、黄连阿胶等悟出。四家道分一体，仲圣则德配四时，汗吐下温清补，治病之法俱备，故曰医圣，而曰全书，四家得其偏，尚未尽精髓，所以后之欲登仲圣堂奥者，不易矣。）后人妄谓仲景方治表而不及里，曷不于药性中一思之耶。（仲圣一百十三方，用神农本草九十一种，入伤寒论中，辅相裁成，有合六经之大纲者，有合六经之一目者。盖神农百病兼收，而仲圣则由六经以例百病，所以上古本经，取裁止九十一种，已用之不尽，万世而后，星日炳然，圣之又圣者矣，余每以伤寒方，用之调理襟病，如以黄连汤治关格呕吐；真武汤治肾虚，痰升气喘；乌梅丸治肝厥，久痢呕逆，桂枝加龙骨牡蛎治久虐，寒热往来，盗汗自汗；白虎、竹叶石膏、猪苓汤等，治三消；猪肤汤治久咳，音瘖下痢；黄连阿胶汤治风热下痢，便血；五苓散治湿疝脚气；炙甘草汤治肺痿秋燥；附子理中汤治大便阴结；理中汤治中虚单腹；代赭旋覆汤治噫嗳之类。曲悟旁通，金匮伤寒，理无二致，是知仲景经方，如神龙变化出没，下方窥测，欲得其寸鳞片甲亦难，苟能融会贯通，人间何病不治，若言伤寒方治表而不及里，是不但未识仲景立方之旨，药性亦不能明矣，今时治病，往往发表、消导、克伐、攻下，杂凑一方，毫无章法，此另有别派所传，余不敢质辞矣。）

太阳主表，为心君之藩篱，（太阳经络言之。）犹京师之有边关也，风寒初感，先入太阳之外界，惟以得汗为急务。（如暴寇犯边，先击散其众。）自汗而解，犹边关之有备也。（太阳阳气充足。）必发汗而解，（服药极效。）是君主之令行也。（阳能却寒，正能胜邪，如寇即退。）若发汗而汗不出，与发汗而仍不解，（真阳虚不能敌寒，正不胜邪，如寇有痼结之势。）君主之令不行也。夫汗为心液，（从上焦气化。）本水之气。（汗出赖水之资助，火到坎户，水至离局，方能作汗。）

伤寒首犯太阳，表分若失汗，如著棋第一子已错，一入于里，手忙脚乱，满盘皆错矣。

在伤寒，为天时寒水之气，（冬令在天为寒，在地为水，寒气袭表，三焦水气内停，治以辛温解寒，麻桂等法。）在人身，为皮肤寒湿之气，（寒束于表，水气渍于肌肉之中，仲景所云，湿痹湿温之类，五苓散、真武汤、茯苓甘草汤、桂枝去枝加茯苓白术汤等法中求之。）在发汗，为君主阳和之气，君火之阳，内发寒水之邪外散矣。（太阳一出，离照当空，阴霾之气皆散。）故治太阳伤寒，以发汗为第一义。（寒伤于表，发表不远热也，急宜温散解寒。）

发汗是治太阳伤寒第一著。

若君火不足，（真阳也。）则肾液舒于心下者，不能入心为汗，（阴液上腾，无阳化汗。）又不能下输膀胱，（膀胱少阳，气不能化。）所以心下有水气也。（水饮蓄于心下。）故利水，是治太阳伤寒之第二义。（膀胱脉最长，主一身之表，膀胱一通，周身阳气皆舒。）

利水是治太阳伤寒第二著。

若君火太盛，有烦躁消渴等症，恐不戢自焚，故清火是太阳伤寒之反治法。（寒郁化火，不能外達，故太阳先设大青龙石膏清之。）

清火是治太阳伤寒反治法。

若君火衰微，不足以自守，风寒内侵于脏腑，必扶阳以御之。（或内伤冷食冷饮，或邪入阴经，或直中三阴，俱属阳微。太阳症，脉沉细者，急当救里，宜四逆辈中求之也。）故温补是太阳伤寒之从治法。

温补是治太阳伤寒之从治法。

如他救弊诸法，种种不同。（表未解，医反下之，太阳重发汗，反下之，病在阳，应汗解之，反以冷水潠之等类，汗后重汗，不当下误下，不当补而误补，以此类推，皆误治之弊。）而大法不外乎此矣。（大法者，正治法也，非救误之法也。）

发汗利水，是治太阳两大法门，发汗分形层之次第，利水定三焦之高下，（仲圣治太阳伤寒，全神只此二句。）皆所以化太阳之气也，发汗有五法。（即形层次第。）麻黄汤，汗在皮肤，散外感之寒气。（调和卫气，卫气行于皮肤肉分之间。）桂枝汤，汗在经络，疏通血脉之精气。（调和营气，营行脉中。）葛根汤，汗在肌肉，升提津液之清气。（表实里虚，风寒袭于筋络，取葛根之存津液，养筋熄风，或自下利，而化汗发腠理，提邪出表。）大青龙，汗在胸中，是解散内扰之阳气。（此合桂枝、麻黄、越婢三方为一方，而无芍药，寒束于表，热化于里，身疼痛，汗不出而烦躁，此汤清里热而解表寒，表里俱实者可用，须邪深热郁，误用恐汗多亡阳。）小青龙，汗在心下，是驱逐内蓄之水气。（水气上升，阳微不能化汗，停蓄心下，干吐而咳，此方用干姜辛桂治内郁之寒，大青龙用石膏治内郁之热，小青龙加减有五法，细细考之。）

发汗有五法。

其治水有三法，干呕而咳，水入即吐，是水气在上焦，在上者，汗而发之，小青龙、五苓散是也。（用小青龙，水郁于上，温以散水，酸苦以安肺，培其化源也，用五苓散，水蓄而不行，故大利其水，微发其汗，水郁折之也。）心下痞硬，硬满而痛，是水气在中焦，中满者泻之于内，用十枣汤、大陷胸是也。（水邪留结于胸中，三焦之气拒格不通，水势泛滥滔天，莫御矣。十枣汤利水之锐剂，直折之表邪未透而反下之水，邪入于胃中，不得为汗之水气，结而不散，此水因气结，水结心胸，热结肠胃，用大陷胸，开胸中水结，攻肠胃之热）热入膀胱，小便不利，是水在下焦，在下者，引而竭之，桂技去桂加茯苓白术汤是也。（膀胱为州都之官，津液藏焉，气化而后能出，妄汗妄下后之症，表邪未达，热入膀胱，经热入腑，膀胱热甚，水蓄如癃矣。故桂枝汤去桂恐膀胱更增其热，加茯苓之利水泄热，佐白术崇土制水，莫使上泛，助五脏之津液，膀胱之气转舒，借芍草之酸甘化阴，生姜之横散其热，亦可从表汗出腠，腠而解也，吾师曰，膀胱脉最长，主一身之表，开膀胱即是通肠，膀胱之阳气，宣通太阳之表，邪亦解矣。少阴篇曰，太阳之水属上焦，小青龙汗而发之，上焦阳水当从外散也，少阴之水属下焦，真武汤温而利之，下焦阴水当从内泄也，此条于真武、五苓有异。）

治水有三法。

太阳之根，即是少阴，（少阴为太阳之里。）紧则为寒，本少阴脉。太阳病，脉紧者必无汗，此虽太阳能卫外而为固，令汗不出，亦赖少阴能藏精而为守。（阳为阴之使，阴为阳之守。）故不得有汗也。人但知其为表实，而不知其里亦实，故可用麻黄汤而无患。（表里俱实，发汗不妨。）

脉紧者，要在有汗无汗处分别。

若脉阴阳俱紧而反汗出者，（汗出阳气发越，脉当浮滑而数，如汗出脉反沉弱而涩、而迟，正虚邪陷，阳消阴长，阴不守内，阳越于外矣。）是阳不固而阴不守，虽亡阳而阴不独存矣。（此阴阳两脱之症，急当救里，须从芍药干草附子汤、桂枝去芍药生姜新加人参汤、桂枝去芍药加蜀膝龙骨牡蛎救逆汤、桂枝甘草龙骨牡蛎汤、附子汤、四逆汤、白通汤加人尿、或猪胆汤等法，细细推求，酌其轻重治之，得法犹可挽回，一有差错，祸不旋踵矣。）曰此属少阴者，是指太阳转属少阴，而非少阴本症。（是太阳误治，变症坏症。）

虽阴阳两脱，看其虚实轻重而治之，况长夏大气越泄暑湿之中，三阴症最多，皆多食生冷之内伤寒也。

太阳阳虚，不能主外，（卫气虚，不能捍外。）内伤真阴之气，便露出少阴之底板，（发热有汗，脉沉紧等。）少阴阴虚，不能主内，（营气虚，不能守内。）外伤太阳之气，假借太阳之面目。（里寒外热，面赤目红，戴阳假渴，欲饮冷水，烦躁等。）所以太阳病，而脉反沉。（表症见里脉，不问有表无表，抚阳为急。）用四逆汤，以急救其里。（病发热头痛，脉反沉，若不差，身体疼痛，其症未离太阳，当救其里，宜四逆汤。）少阴病，（少阴本病。）而表反热，（少阴病始得之，反发热脉沉者，麻黄附子细辛汤主之。少阴脉沉，急宜温经，然兼发热，太阳之邪未尽，急用麻黄，犹可引之外达。）用麻辛以微解其表，此表里相应之机也。（此处审辨最难，太阳发热脉沉，似少阴格局，少阴发热脉沉，似太阳格局，一急救其里，一微解其表。在假借两字上细详斟酌，或在日之远近上分别之。）

治伤寒真假，此等处即是大关键，然细心体察，有脉息浮沉，有汗之冷热，有渴之能饮不能饮，可辨究属不难，若将热深脉伏误之殆矣。

此等处如作诗作文，众人皆想得到、想不到之处。

伤寒一日太阳受之，即见烦躁，是阳气外发之机。（化热外出之象。）六七日（病已有六七日）乃阴阳自和之际。（伤寒六七日无大热，其人当脉静身凉而思食，反躁者，此乃阳入阴故也，里气已虚。）反见躁烦，是阳邪内陷之兆。（六七日表邪欲尽，反见躁烦，里虚邪陷矣。）所云阳去入阴者，指阳邪下膈言，非专指阴经也。（阳邪下膈，传入脏腑，渐离太阳经络。）或入太阳之腑，而热结膀胱，（小肠为心之腑，手少阴之表，手太阳也。膀胱为肾之腑，足少阴之表，足太阳也。小肠泌别清浊，热壅于阑门，少腹急结，蓄血症也，小肠于心为表里，其热上干心胞，见烦躁如狂矣，急宜桃核承气汤、抵当汤等下之。小肠壅盛，热入膀胱，蓄血，或小便不利，或小便反利，膀胱见症，亦宜下热去邪，亦从桃核承气、抵当等法，此乃太阳经传于腑，尚未出太阳症也。）或入阳明之腑，而胃中干燥，（足阳明胃为躁土，赖足太阴脾湿土，输津以润之。手阳明大肠为躁金，赖手太阴肺柔金，布津以润之。热入阳明，阴津输布不足供其躁烁。若初入阳明，急宜白虎等清热救其胃液，勿使其坚燥而实，若阳明已实，燥屎已成，病入手阳明矣，急宜承气之类，轻重斟酌下之，泻热存津不致熇，熇而死，故仲圣立方，阳邪入腑之症，俱必以存阴为急。今人动手，香燥未病，先伤阴耗正，汗之无液，下之无津，热愈深，液愈竭，急则变为痉厥，缓则变成虚劳。）或入少阳之腑，而胁下满硬。（少阳之脉，部位胸胁，热郁少阳，故胁下痞硬，善呕。）或入太阴，暴烦下利。（暴烦是里阳徒发，下利是脾脏有寒，不能与胃行其津液，故下利，病入太阴本脏矣。）或入少阴，而口舌干燥。（少阴之脉，绕喉咙，系舌本，此乃少阴阴火上燔。）或入于厥阴，而心中疼热。（太阴为阴中至阴，气陷则利，厥阴为阴中之阳，气升则呕，心中疼热，与相火为表里所化也。）皆入阴之谓。（仲圣以心胸之病属之阳，腹中之病属之阴，凡由上焦胸胁入腹，由经入腑，由腑入脏，皆阳入阴，表入里也。）

柯氏云，茎有三窍，血出肝窍，溺出膀胱，精出肾窍，余以少阴症可言之。太阳症，不能归于肝热伤阴络，血热沸腾所致。柯氏谓心是太阳，此处显然太阳经移于腑，膀胱从表传里也，小肠于心为表里，手太阳腑，故热结于下，而能上干心胞。其人如狂，少阴亦有热，入膀胱必便血，此足少阴脏传于腑，并无其人如狂之词，用黄连阿胶、猪苓汤，专于泄热存阴，所以手太阳小肠蓄血，心移热于腑，而能上干心胞。发狂者，心为太阳，未尝无因也。

后人惑于传经之谬，（后人每拘于一日太阳，二日阳明，三日少阳，四日太阴，五日少阴，六日厥阴，七日为三阳，三阴一周为一候，三阳三阴复传，十四日为两候，此等皆耳食之学，岂有六日之中，六经之病皆见者。内经所言，一日至六日，为六经得病之形象，后学执而不化，此等俗言，一入于耳，终身不能摆脱矣。余每见阳虚之人，病始一日即从寒化，而入阴经，阴虚之人，数日仍在阳经，或化或否，关乎人之体质寒热也。）

仲圣本无传经之谓，皆误治失治陷入著。

因不知有入阴转属等义。（太阳为六经首领，寒邪初中太阳之表，不能飞越太阳，治之得法，仍从太阳而解，所以六经之病亦不能离太阳，如太阳本症用麻桂，是太阳表剂，如葛根症，太阳与阳明合病，柴胡桂枝症，太阳与少阳合病。太阴中风用桂枝汤，厥阴病用当归四逆汤，内中仍不离桂枝汤全方，少阴病用麻黄附子细辛汤。如此看来三阴皆与太阳合病，六经之邪皆从太阳而入，盖误治失治，与虚实寒热，阴阳变症，入阴者参半耳。）

入阴转属等义，可谓治伤寒者，超以象外，得其寰中，结出后文各经病情，初学之士读之，一目了然矣。

阳明病解第二

按阳明提纲，以里症为主，（胃家实。）虽有表证，（见发热表症之象。）仲景意不在表，为有诸中（病实根于胃）而形诸外也。或兼经病，仲景意不在经，为表在经而根于胃也。（阳明之表，初得之二日，恶寒发热，太阳之表未尽，与太阳同，二日便不恶寒反恶热，仲景曰伤寒，三日阳明脉大，要知阳明伤寒，只在一日二日，即寒去而热生，三日见阳明之大脉，则全无寒气，便是阳明之病热，而非复太阳之病，伤寒之始，虽由于伤寒，今不得再称伤寒，以伤寒之剂治之矣。夫阳明之症，以里症为重，故提纲独以胃实为主，而不特发热恶寒之表症也。）

阳明即热病，不得再称伤寒，若以麻桂治之，不异负薪救火。

太阴阳明同处中州，（足太阴之脉，由足入腹，属脾络胃，上膈。足阳明之脉，其支入缺盆，下膈，属胃络脾。太阴脉由下而上，主升清，输津于胃。阳明脉由上而下，主降浊，化糟粕归下焦。二经之脉联络相通，二经之病最易转属。）而太阴为开，阳明为阖。（胃为水谷之海，脾为转运之脏，五味所入，二经分布，六腑以通为补。胃气一实，如冲繁要道阻塞不通，胃气不能舒展，脾气不能输津，胃实则热聚而更燥，腑气不能流行。仲景故以里症为重，里不和即是阳明合病矣。）

阳明为阖，太阴为开。

故阳明必以阖病为主，不大便固阖也，不小便亦阖也，不能食，食难用饱，（脾不能运）初欲食，（热结于胃。）反不能食，（胃中虚冷。）皆阖也。（内经九窍不和，诸属胃病。）

仲圣以阳明病能食名中风，不能食名中寒，以能食不能食别风寒，更以能食不能食，审胃家虚实也。

自汗盗汗，表开而里阖也，（热闭结于里，热象现于外，所谓有诸中，形诸外也。）反无汗，内外皆阖也。（阳明以津液为本，足阳明为燥土，手阳明为燥金，仲景本有禁汗、禁利小便之文，误汗误利，津液受伤，无液化汗，阳明更燥，表里更实。）种种阖病，或然或否，故提纲独以胃实为主。

胃实两字，何等透澈。

胃实不是竟指燥粪坚硬，只对下利言，下利是胃家不实矣。（胃阳不足，下利传入太阴。）

故汗出解后，胃中不和，而下利者，（以胃家不实故也。）不称阳明病。如胃中虚而不下利者，（不下利便见其实。）便属阳明。（阳明虽以胃实为提纲，然亦不宜轻下，有栀子豉汤、栀子甘草豉汤、栀子生姜汤、栀子厚朴汤、栀子柏皮汤、瓜蒂散、白虎汤、白虎加人参汤、茵陈蒿汤、三承气汤、蜜煎导法、猪胆导法，仲景汗吐下温清补之六法，一有妄施，祸不旋踵，切不可以胃实一言，而开妄下之弊，细审仲景治阳明之法，俱有轻重虚实之殊，上中下三焦之辨，何等谨慎小心，所以后条逐一辨之，与初学大有裨益。）即初硬后溏，水谷不别，虽死不利者，（胃气不得下降。）总为阳明病也。

胃实则阳明正面，胃虚则阳明反面，即太阴正面矣，两股对做法。

盖阳明太阴，同为仓廪之官，而所司各别。胃司纳（胃为之市，五味汇聚。）故以阳明主实。脾司输，（脾为之使。）故以太阴主利。（脾为湿土，脉络于胃，居中央，布津于四傍，于胃行津液。太阴脾病，津液不能四布，湿聚溢于胃，则利。）同一胃腑而分治如此，是二经所由分也。（胃脉实则胀，虚则泄。）

胃家实则不利，阳明症。胃家不实则利，太阴症。

又按阳明为传化之腑，当更实更虚，食入胃实而肠虚，食下肠实而胃虚，若但实而不虚，（饮食阻于胃，失于传化。）斯为阳明之病根矣。胃实不是阳明病，而阳明之为病，悉从胃实上得来，故以胃家实为阳明一经总纲也。然致实之由，是宜详审，有实于未病之先者，（或胃阳素盛，脾阴不布，或胃气阻滞，饮食失运。）有实于得病之后者，（邪热入胃，糟粕内结。）有风寒外束，热不得越而实者，（太阳恶寒，入腑变热，经邪不能聚，故传入腑。）有妄汗吐下，重亡津液而实者，（津液外亡，胃中干燥。）有从本经热盛而实者，（阳明为燥土，火必就燥，燥即热也。）有他经转属而实者，（胃为中土，万物所归，邪气离经入腑，故太阳、少阳俱能与阳明为合病。）此则举其病根在胃实，而勿得以胃实即为可下之症。（仲景阳明条中虽立下法，反覆丁宁，不可误下，实中有虚，陷入阴经最易，此节述阳明致病之由，并非胃实，竟可妄下，故以一言启其端，而后条详举阳明各症治法。）

笔如峭峰折天，心似春蚕抽茧。

身热汗自出，不恶寒，反恶热，（伤寒在表，恶寒无汗，其反自汗出，津液外亡，反恶热，为阳明入腑之的证。）是阳明表症之提纲，（阳明表证提纲极清。）

心思细密，致病之由与见病之象合结，初学之士一见而喻矣。

故胃中虚冷，亦称阳明病者，（身见发热有汗，不能食，若寒凉药攻其表热必哕，因胃中虚冷故也。）因其表症如此也，然此为内热达外之表，非中风伤寒之表，（太阳之表，身疼无汗恶寒，阳明之表，发热不恶寒有汗，或脉反紧。）此时表寒已散，故不恶寒，里热闭结，故反恶热，只因有胃家实之病根，即见此身热自汗出之外症，不恶寒反恶热之病情，然此但言病机发见，（阳明病机初见。）非即可下之症也。（外病未解不可下，宜轻剂和之，清其里热，阳明病不宜早下，当过经，方可下之，若早下，先夺其津气矣。）

阳明初受表邪，先辨胃家虚实，为诊家提纲，胃阳虚者，虽见有汗发热不恶寒，惟其胃中虚冷者，率投凉药，恐作哕下利，除中腹满，各变症互见矣。

必谵语烦躁胀痛，诸症兼见，才可下耳。（谵语烦躁，若非极实，必是极虚，临症欲下，亦须谨慎，要胀痛拒按兼见，审切方可下。）

诸症兼见才可下耳。

夫太阳总纲，示人以正面，阳明总纲反示人以底板，其正面与太阳之表同。（病有得之一日，不发热而恶寒者，恶寒将自罢，即自汗而恶热矣，此阳明病也。）又当看出阳明之表，与太阳不同矣。如阳明病，脉迟汗出多，微恶寒者，是阳明之桂枝症。（原文阳明病，脉迟汗出多，微恶寒者，表未解也，可发汗，桂枝汤主之。）阳明病，脉浮无汗而喘者，是阳明之麻黄症。（阳明本脉大自汗，今脉浮无汗而喘，则为麻黄症矣。）本论云，病得之一日，不发热而恶寒者，即此是已，后人见太阳有此脉症，便道阳明不应有此脉症，故有尚在太阳，将入阳明之说。（恶寒为伤寒在表之的症，恶热为阳明入腑之的症，阳明虽恶寒，不久即止，岂若太阳，始终有寒哉。）

二症虽属阳明，尚未离太阳。

不知仲景书，多有本条不见，而他条中发见者。（治伤寒不能拘于日数，见病治病，有表症即解之、汗之，有里症当清之、吐之、温之、下之，各得其宜，自然无讹。譬如仲景本条不见，而他条发见者，如少阴病，自利清水，色纯青，心下必痛，口干燥者，急下之，宜大承气汤。太阳病，汗吐下伤津，溲数便硬者，宜小承气汤。太阳病三日，发汗不解，蒸蒸发热者，属胃也，宜调胃承气汤。发汗多，亡阳谵语者，此症浑似阳明承气症，下文戒以不可下，与柴胡桂枝汤，和其营卫，以通津液自愈。仲景见病治病，并不拘于何条，故本条不见，而他条发见者，俱如此类，后人分条太清，反浑仲景之活法矣。）

太阳症用承气，少阴用承气，谵语用柴胡桂枝，医如上马之将，临时却敌，岂能拘于成法耶？

若始虽恶寒，与反无汗等句是也，以阳明表症，本自汗出不恶寒，故加反字耳。（阳明始虽恶寒，二日自止，不比太阳寒热不止，少阳寒热往来。）有本经未宣，而他经发见者，若太阳之头项强痛，少阳脉弦细者是也，（太阳少阳的症。）若头痛而项不强，（病非太阳。）脉大而不弦细，（病非少阳。）便是阳明之表矣。太阳行身之后，阳明行身之前，所受风寒，俱在营卫之表。（经云，邪气之中于面，则下阳明，所受之邪在阳明之表。）

读仲景书，全在虚字之中着力，若一忽略，难于领会。

太阳营卫有虚实，阳明营卫亦有虚实。（此言邪之初中于表，不必拘于太阳、阳明，先辨其营卫虚实，解之和之，所以仲景原文，阳明病，脉浮无汗而喘者，发汗则愈，宜麻黄汤，太阳与阳明合病，喘而胸满者，不可下，宜麻黄汤主之。阳明病，脉迟汗出多，微恶寒者，表未解也，可发汗，宜桂枝汤。病人烦热，汗出则解，又如疟症，日晡所发热者，属阳明也。脉实者宜下之，脉虚浮者宜发汗，下之宜承气汤，发汗宜桂枝汤。）

此处与前有重复，然治阳明之表里转旋处，启蒙初学之书，故不殚烦言琐屑也。

虚则桂枝，实则麻黄，是仲景治表邪之定局也，仲景之方，因症而设，非因经而设（所以桂枝麻黄不但阳明表症，太阴、少阴亦有用此者，仲圣原文太阴病、脉浮者可发汗，宜桂枝汤。下利腹胀满，先温其里乃攻其表，温里宜四逆汤，攻表宜桂枝汤。吐利身痛不休，和其外，宜桂枝汤。此两节属厥阴、少阴始得之，反发热脉沉者，麻黄附子细辛汤。所以仲景之方不能拘于何经在表、在里见症而施，所以三阴中表症未尽尚用麻桂，何况三阳病耶。）

仲景全书，只此二语，是著书本意。

见此症，便与此方，是仲景之活法。（此二语即仲景神髓。）后人妄以方分经络，（因后人以方分六经太清，反晦仲景本意。）非惟阳明不敢用二方，（仲景此二方治表之方，六经俱有麻桂之症。）即太阳亦弃之久矣。（后人以九味羌活、柴葛解肌、芎苏饮等，可代麻桂之臆说，今一开温病法门，仲圣之法，愈说愈远矣。然温病热病，不外乎六气，皆由内经仲景脱化而出，难经曰，伤寒有五，内经曰，热病者，伤寒之类也，今人分之太清，言之更远矣。）

见病治病，是棋之活着，论经论方，是棋谱之呆著矣。

阳明之表有二，有外邪初伤之表，（与太阳同。）有内热外达之表，（阳明之表。）外邪之表，只在一日二日间，其症微恶寒，汗多出，或无汗而喘者是也。（桂枝麻黄症。）内热之表，在一日二日后，其症身热汗自出，不恶寒，反恶热是也，（栀子豆豉症。）

初伤之表，内热之表，俱在恶寒发热上辨之。

表因风寒外来，故仲景亦用麻桂二汤汗之。表因内热外达（肺胃之热，虚窒于上膈，不得泄，懊恼。）仲景更制栀子豉汤，因其势而吐之。后人认不出阳明表症，一二日（邪尚在表，未得化热。）既不敢用麻桂（失治），二三日来又不知用栀豉汤，（邪既化热，尚在上焦，不用栀豉，又属失治。）不识仲景治阳明之初法，所以废弃阳明之吐法。（古人治病高者，越之一吐得法，蕴热、胶痰、结气无不出矣，胃家不致结实，今吐法废弃，良可叹也。）

胸中寒痰结气吐者，用瓜蒂散，热聚胸膈吐者，用栀豉汤。栀豉清胸中之热，非专主吐也。

必待热深实极，（热既深入结实。）以白虎承气投之，是养虎遗患也。（太阳初感风寒，以麻桂二汤汗之，阳明初感恶寒发热，与太阳同，其药亦同者。因太阳行身之后，阳明行身之前，所受风寒，俱在营卫之表。一二日用麻桂以汗之，阳明过一二日后，则寒邪尽去，即显阳明之内热，故不恶寒反恶热，此阳明内热之表，非中风伤寒之表，便不得用麻桂二汤，麻桂二汤是营卫之剂也。此时当用栀子豆豉汤，若胃家热甚，而渴欲饮水者，白虎汤以清之。热极而谵语，舌有胎者，用调胃承气汤和之。若病更热，而不大便七八日，或十余日，先用小承气缓下之，或用大承气以下之，皆因失用栀豉故也，其症如此耳。）

舌有胎黄厚或裂，可用承气，若白滑舌胎，不能妄下。

夫六经伤寒，惟阳明最轻者，以阳明为水谷之海，（阳明常多气多血，经云，谷入于胃，脉道以通，血气乃行。又云，营气之道，内谷为宝，谷入于胃，乃传于肺，流溢于中，布散于外，精专者，行于经隧。阳明表之里属燥金，六气俱从燥火而化，借谷气蒸腾，脉道以通，邪气亦能布散于外，其邪自解，最忌伤津液，金燥愈坚，火盛土实，为阳明病根。）谷气足以胜邪气。（谷气胜邪气，不得复传。）

今人伤寒禁谷食，皆未悉仲景之法。

阳明为十二经脉之长，血气足以御寒气，（多气多血。）阳明居两阳合明之地，阳气足以御阴气也。（内经曰，阳明气血盛热，阳明气盛，身以前皆热，所以阳明气盛，可化热御寒。）阳明受邪一日，恶寒与太阳同，（以阳明外症言。）二日便不恶寒，反恶热，（恶寒，病尚带表，至腑则恶热矣）故内经曰，二日阳明受之，以阳明之症，在二日见。（邪中于阳明，二日见者，阳明主肌肉，故比太阳之表深一层。）非谓阳明之病，自太阳交也。（风邪中于阳明，亦要二三日见，非竟从太阳传也。）仲景曰，伤寒三日，阳明脉大，（此正阳明脉也，太阳兼浮，少阳兼弦，大脉中亦要别太少合病并病。）要知阳明伤寒，只在一日二日，寒去而热生。（内经一日二日者，言传经之次第，非必日数拘也，无寒而热，是正阳明症矣。）三日见阳明之大脉，（正阳明脉矣。）则全无寒气，便是阳明之病热。（外邪离表，化热传里，入胃矣。）非复前日之伤寒，（表寒已无。）始虽由于伤寒，（虽起于伤寒，今入里已化热。）今不得再称伤寒，以伤寒之剂治之矣。（寒邪化热，麻桂无所用矣。）

前节言，阳明初受寒邪，麻桂必当先用。此节言，阳明化热，麻桂当禁。治病不拘何经，总要临证识见高于他人，即为好手。

至阳明之恶寒，二日自止，固与他经不同，（胃如冶铸之炉，锻炼各物，而成糟粕，阳气盛大，为燥热之土，三阳传来之邪，无不从而化热。）其恶寒微，不若太阳之甚，阳明在肌肉中蒸蒸发热，但热无寒，与太阳翕翕发热，寒束于皮毛之上者不同。（翕翕发热，热炽于中，汗不能出。）阳明自汗，亦异于太阳中风之自汗，太阳虽自汗，而出之不利，有执持之意，（皮肤牵掣，如人执持不爽。）故其状曰絷絷，（絷絷者，汗欲出不出，如细雨不收之状。）阳明自汗，多有波澜摇动之状，故名之曰濈濈。（濈濈者，汗出甚速，如水疾行，流湍而出也。）太阳脉浮而紧者，（表寒未散。）热必不解，（阳虽内发，表实不能透汗。）阳明病脉浮而紧者，（此紧入里之谓。）必潮热。（潮热发作有时，阳明里症已具。）太阳脉但浮者，必无汗。（伤寒俱有层次，太阳脉浮，邪尚在表，浮紧无汗者，伤寒也。浮而缓，有汗者，中风也。伤寒宜表，中风宜和。）阳明脉但浮者，必盗汗出。（阳明脉浮者有汗，太阳之邪未已，传入阳明，肌肉腠理已开，故汗出即阳明中风，当桂枝葛根汤和解之。）二经表症表脉，不同如此也。（此节辨太阳阳明表症、表脉。）

太阳阳明，表症表脉不同。

今伤寒书，以头痛分三阳，阳明之痛在额，（阳明之脉，行身之前。）理固然也。然阳明主里，头痛非其本症，（阳明里症，胃实为本。）内经曰，伤寒一日，巨阳受之，以其脉连风府，（风府在项后中。）故头项强痛，七日太阳病衰，头少愈也。（衰者，邪气渐衰，始终在表，未曾入里，其邪自衰耳，正气渐复，内经曰，八日阳明病衰，九日少阳病衰，十日太阳病衰，十一日少阴病衰，十二日厥阴病衰，所以邪之入于腑、入于脏，如入室升堂，深进一层，发病亦迟，病衰亦迟，所以少阴病八九日，尚有手足尽热者，七八日复热者，以此类推，不必传经，即三阴本脏受邪，发亦日迟，衰亦日迟也。）

内经一日七日，此事余实，未能甚解。

二日阳明受之，（传入阳明肌肉，表之里也，故较太阳迟一日。）其脉夹鼻络于目，故身热目疼，鼻干（金燥而干）不得卧，（阳明胃不和，卧不安。）内经以头痛属太阳，不属阳明矣。（内经阳明，无头痛症。）仲景有阳明头痛二条，一曰阳明，反无汗，而小便利，二三日呕而咳，手足厥者，必苦头痛，若不咳不呕，手足不厥者，头不痛，此头痛在二三日，而不在得病之一日，且因于呕咳，不因于外邪也。（此阳明半表半里之虚症，邪中于膺，结在胸中，致咳呕而伤阳，用瓜蒂散吐之，呕咳止，厥痛自除。）一曰伤寒不大便，六七日头痛身热者，与承气汤，（阳明胃家已实，已有六七日，虽有头痛身热，已属阳盛阴虚，汗之动阳则死，下之热去则愈。）此头痛反在太阳病衰时，而因于不大便。（可下之症。）即内经云，腹胀头痛，（胃有燥屎，津亏火盛，下之热泄，阳潜痛止。）非因于风寒也。（此二条属里。）其中风伤寒诸条，不及头痛症，则阳明头痛，又与太阳迥别矣。（太阳以头痛为提纲，阳明中风、伤寒俱不及头痛，太阳头痛在病之始，阳明头痛在病之将衰，阳明头痛在前巅额，太阳头痛在巅及项，故不同。）

阳气阻遏于里，阴气上升巅顶，故厥痛，吐则阳升，而厥回痛止。此症余见常熟东门，李府三老太太，年已八十有六，大便十余日未更，头痛作呕，不痛不呕，余总不敢用承气，以羚羊角、钩藤、小陷胸下之，待大便解后，呕痛俱止。

按本论云，阳明病脉浮而紧，咽燥口苦，腹满而喘，发热汗出，不恶寒反恶热，身重。此处当直接栀子豉汤主之之句。（此皆阳明本症，非因误治而得者，故直接栀子豉汤。）若发汗三段，因不用此方而妄治所致，仍当栀子豉汤主之。（下文发汗、烧针、早下，谵语、懊恼、怵惕之三段，虽属误治所致，皆失用栀子豉汤，故仍用栀子豉汤可挽。）

此节先叙栀豉汤症，恐失用栀豉变症也。

仲景但于结处一见，是省文法也，后人竟认栀豉汤，为汗下后救逆之剂。（仲景本文，有舌上胎者，四字是著力处，舌上有胎，胸中有物可吐，邪已结于胸中，宜此汤。）请问未下汗之前，仲景何法以治之乎，要知咽燥口苦，腹满而喘，是阳明里热，发热汗出，不恶寒反恶热，是阳明表热，因阳明之热，自内达表，则里症为重，故此条序症，以里症列表症之前，任栀子以清里热，而表热亦解，用香豉以泄腹胀，而身重亦除。（阳明之热，从里达表，治病先治其里，里热清，表热自解。）

后人又不能于仲景书中，寻出阳明之表，而远引内经热病论之目疼鼻干，不得卧以当之，不得仲景阳明治表之法。（前辈皆拘一表字，知阳明热病不能用麻桂，故有升麻葛根之误。）妄引痘症中葛根升麻汤以主之，（钱仲阳此汤，本在痘科，不在伤寒阳明例。）不知内经因论热病，而只发明阳明经之一端，仲景立阳明一经，是该内外症治之全法，不知目疼鼻干，（热郁阳明之经，循络上行，防其作衄）阳盛阴虚，法当滋阴清火，（当以甘凉咸寒保肺胃，育阴清火尚且不及，岂能再误投升葛之动阳耶。）而反发阳明之汗，（发汗必升阳。）若上而鼻衄，（阳气上升，津血内沸，阳络受伤，则血上溢。）下而便难，（津液干燥，大便坚硬。）是引贼破家矣。（一用温散，为害非浅。）要知风寒之表，（中风伤寒太阳之表。）则用麻桂，而恬如是内热之表，（阳明之热，从内外发。）即荆芥薄荷皆足以亡津液，（阳明之热，汗已自出，若再发散，重虚津液。）而成胃实，在用者何如耳？（温病热病，本先伤阴，温病条辨，以桂枝汤为首，即仲景阳明始受寒邪，法接以桑菊银翘之辛凉，已不敢伤肺胃之津液，天之六气中，人惟寒与湿二气，当用温燥药治，若风火暑三气，则断不可用矣。燥气虽夹新寒，然易于化火热，过燥亦在所禁。所以叶天士先生，治温热谆谆告诫，升柴升竭肾阴，枳朴劫伤胃汁，热病伤津，急则变为痉厥，缓则变为虚劳，不但阳明热病，即治温邪，发散温燥，最当谨慎。）

治阳明内热之表有三法，（阳明之表热在里。）如热在上焦者，（热聚在膈。）用栀子豉汤吐之，上焦得通，津液得下，胃家不实矣。热在中焦者，（热聚于胃。）用白虎汤清之，胃火得清，胃家不实矣。热陷下焦者，（热聚膀胱小肠之间。）用猪苓汤利之，（阳明虽有利小便之禁然猪苓汤用阿胶之咸润滑石之甘润和苓泻之泄热热去而阴存也）火从下泄，胃家不实矣。（此三条预防胃实。）要知阳明之治表热，即是预治其里，（预治者，内经云，不治已病而治未病，预早防其未病之地。）三方皆是润剂，所以存津液，而不令胃家实也。后人因循升麻葛根之谬，竟不察仲景治阳明表症之法。（阳明本属燥土燥金，其气盛热，先保津液，重发汗津液外越，利小便津液内竭，多吐则胃津受伤，温燥则津液消烁，皆成胃实症也，所以治温热病，当时时顾着津液，发散温燥岂能恣胆。）

此节言阳明病，急宜泄热存阴，不致胃实，若热邪固结胃实，到承气法，已手忙脚乱矣。

太阳以心胸为里，（伤寒中风在表，赖胸中真阳，敌寒化热外透。）故用辛甘发散之剂，助心胸之阳，（膻中者，心肺居之，行一身营卫，胸中阳气宣通，营卫自和。）而开玄府之表，不得用苦寒之剂，以伤上焦之阳也，（太阳表症，借胸中阳气，蒸汗出表，一投苦寒，阳陷入里，表反无汗，即变呕哕，腹硬结胸，痞满发黄，冷汗肢厥等，余见已多，每以半夏泻心能效。）所以宜汗不宜吐。（胸中无物可吐，误吐反引邪入腑。）阳明以心胸为表，当用酸苦涌泄之剂，引胃脘之阳，而开胸中之表，（阳明在里，邪阻胸中，吐即发表之义。）不得用温散之剂，以伤中宫之津液也，（阳明热病，保津液为第一著，保得一分津液，胃家一分不实。）故当吐而不当汗，阳明当吐，而反行汗下、温针等法，（汗下温针，皆伤津液动阳，变症最易耳。）心中愦愦、谵语（误汗阳虚。）、怵惕、烦燥（误烧针，以火逼汗，阳亡惊狂之意。）、懊恼（误下则胃中空虚，客气动膈。）等症。（因汗、下、温针三法，未能合度，故病不解，各有现症如此。）舌上胎者，（舌上有白胎，胸中有物，可用吐法，仍不出栀豉。）仍不离阳明之表，（仲景仍用栀豉汤救之。）太阳当汗而反吐（误治），便见自汗出不恶寒，饥不能食，（太阳当表误吐，反开阳明之表，引太阳之邪，入阳明之表，痰涎停结，邪热在胃，不能杀谷，故饥不能食也。）朝食暮吐（邪阻于胃），不欲近衣，（表寒未解，阳明肌肉之热内发，外虽不热，肌肉中已热甚。）欲食冷食（热聚于胃脘），此乃太阳转属阳明之表，皆是栀子豉症。（太阳之邪转属阳明，先用栀子豉汤救阳明之表，阳明热解，太阳之表自解矣。）

舌上胎者是要诀，不可忽略。

盖阳明以胃实为里，不特发热、恶热、汗出、身重、目疼、鼻干谓之表，（此在阳明经络，肌肉之表。）一切虚烦虚热，如口苦、咽干、舌胎、喘满不得卧，（热邪痰涎，停结上膈，阳邪在上，欲泄不泄，皆阳明本症。）消渴而小便不利，（热壅于上，消谷渴饮，热阻于下，小便不利，津液不化，肺为水之上源，胃为水谷之海，膀胱为水之下渎，用栀豉先开上焦肺胃之热，上窍通，下窍亦迎刃而解，久郁恐成斑黄。）凡在胃之外者，悉属阳明之表，但除胃口之热，便解胃家之实，此栀子豉汤，为阳明解表和里之圣剂也。（此数言，即防胃实之要言，若不先除胃外之热，失用栀豉，待热深胃实，成白虎承气等症，是养虎遗患。）

前条言之，此条再叮咛之，不可囫囵读过也。

再按伤寒脉浮，自汗出，微恶寒，是阳明表症，（病似桂枝症，非桂枝症也，不可温表。）心烦小便数，脚挛急，（显然里有热，非桂枝。）是阳明里之表症，斯时用栀子豉汤吐之，（若桂枝误表，得之便厥，咽中干燥吐逆者，与甘草干姜汤复其阳，厥愈足温者。与芍药甘草汤，和其阴者，脚即伸。比用栀豉吐之，亦通上之阳，即和下之阴也。）则胃阳得升，恶寒自罢，心烦得止，汗自不出矣。（汗为心液，心阳宁静，烦止则汗亦止矣。）上焦得通，津液得下，（上窍通，下窍泄。）小便自利，其脚自伸矣。（太阳之脉，从头至足，膀胱通，太阳脉之阳气亦通，其脚可伸，不必拘于甘草干姜，芍药甘草之类，如霍乱，阳郁湿阻，转筋肢挛急，仲景以五苓散开太阳，亦此意也。阳明热病，虽不能用桂枝猪苓与症亦合法。）反用桂枝攻表，（脉浮微恶寒，似桂枝症，最易误治，脚挛急三字着眼，非桂枝症矣。）所以亡阳，其咽中干燥吐逆。（阳越于上，不得入阴，原文与甘草干姜汤。）是栀子生姜汤症。（栀子性能屈曲下行，降其上越之阳，生姜横散，止其吐逆。）只以亡阳而厥，（厥势已见。）急当回阳，故改用甘草干姜汤复之，（复其阳气。）后更作（厥尚未已，阳气虽复，阴气虚也，尚微有拘急。）芍药甘草以和阴，（倘有谵语。）少与调胃承气以和里，（以涤阳明所结余邪。）因先时失用栀豉，如此挽回费力耳。（阳明病，一失用栀豉，即失治病之次序，故挽回如此费力，若挽回不得其法，方法杂乱，治法颠倒，变症更不堪设想矣。）

按仲景云，病如桂枝症，则便不得鉴定为太阳中风，凡恶风、恶寒、发热、而汗自出者，无论太阳阳明中风伤寒皆是桂枝症矣。（不必拘于何经，是此症即用此方，伤寒中风，其邪在营卫之间，桂枝汤取其调和营卫也。）太阳病头项强痛（太阳的症），而此云头不痛，项不强，便非太阳症。内经曰邪中于肤，则入阳明。此云，胸中痞硬，气上冲，咽喉不得息，（阳明以肌肉心胸为表，阳明之邪在心胸肌肉。）是阳明受病无疑也，虽外象桂枝，而病在胸中，不在营卫，便不是桂枝症。（肌肉胸中受邪，阳气阻塞不达，亦有恶风、恶寒、身重等症。）故立瓜蒂散，所谓在上者，因而越之也。（寒邪结于胸中，胃阳抑而不升，痞象耳，急吐之。胃阳得升，寒邪亦散，瓜蒂散专于引吐之方，栀子治虚烦，非专引吐也。）

瓜蒂散吐胸中寒邪栀豉吐胃口之热邪。

此与前条本阳明病，仲景不冠以阳明者，以不关于胃实，（阳明以胃家实为提纲，不关于胃实者，阳明在表在膈，是胃为实之先，故先开其上焦。）而未见不恶寒之病情耳。（若见不恶寒，反恶热，不能用桂枝，本无疑义。）

此条前辈，每集于太阳条下。

夫上越中清下夺，是治阳明三大法。（吐以瓜蒂、栀豉，清以白虎、竹叶石膏，下以三承气等，因阳明病在里，治法考核在里，然仲景用方，俱有层次，瓜蒂散治在最高，虚烦治以栀豉等，虚痞泻心等，结胸陷胸等，胃实承气等，并退肠实，下则伤正，苦瓜根、猪胆蜜煎等，皆上越中清下夺，然猪苓汤亦是下法，泻心汤亦是清法，仲景之方，变化出入，正用借用，从治逆治，操纵俱在临症之人，若层次不清，方法杂乱，治伤寒者难矣哉。）

上越中清下夺，是治阳明三大法，予谓腑以通为补即此也。

发汗利小便，是阳明两大禁。然风寒初入阳明之表，即用麻黄桂枝发汗者，急于除热而存津液。（其邪初中阳明之表，急宜解表，热散于外，使其不能化火，津液不伤。）与急下之法同。（急下其热，亦是存阴。）若脉浮，烦渴，小便不利，用猪苓汤利小便者，亦是清火而存津液。（热结下焦，渗热即是存阴。）而又曰汗多者，不可用猪苓汤。（仲景此言，因顾及阳明津液汗多，不可用猪苓汤，恐重伤津液也。）

虽发汗利小便，仲景阳明两大禁，然发汗利小便，又是泄热存阴，若畏其伤津失治，反烁其液，治病悟到此等处最难。

要知发汗利小便，是阳明权巧法门，非正治法也。阳明之病在实热，本无温补法矣，而食谷欲呕者，是胃口虚寒，（寒饮积于胃口。）故不主内也。

发汗利小便，阳明权巧法；温补阳明，从治法；白虎加参，阳明凉补法。

然胃口虽虚，（此等误用寒凉过度，变症亦有。）胃中犹实，仍不失为阳明病，与吴茱萸汤，散胃口之寒，上焦得通，津液得下，胃气因和，则温补又阳明之从治法。（原文干呕，吐涎沫，头痛者，吴茱萸汤主之。此胃中有寒饮之症，故属胃实也。又少阴吐利厥逆烦躁一条，吴茱萸汤主之，此胃气虚寒之症。虽属少阴，亦是阳明症也。）若胃口虚热者，用白虎加参，是阳明又有凉补法也。（此汤总以表热已尽，留热于胃，津液干枯，故用之生津除热，若更虚羸，即用竹叶石膏汤矣，壮火食气，泻火即可生气，二方皆热病后，凉补调理之法也。）此二义，又是阳明权巧法门。

吴茱萸汤治胃口虚寒，白虎加参治胃口虚热。

按本论云，伤寒三日，三阳为尽，三阴当受邪，其人反能食而不呕，（三阴不受邪，此一语可概矣。）此为三阴不受邪矣。（阳明一经，阳气甚大，受寒三日，阳气冲和，三阳表症可痊，若阴经虚寒不能支，则从阳明转入阴经矣，与内经直中三阴不同。）盖阳明为三阴之表，故三阴皆看阳明之转旋，（胃阳有余，能食不呕，谷气渐充，正气渐旺，能敌寒邪，虽有余邪，不致转入三阴。）三阴之不受邪者，借胃气之蔽其外也。（六气俱从火化。）胃气和，则能食不呕，故邪自解，而三阴不病（胃阳充足）。

阳明为三阴之屏藩，又为三阴之枢机门户也。

胃阳虚，（阳微不能化寒，此三字，三阴受病之由也。）邪始得入三阴，故太阴受邪，腹满而吐，食不下。少阴受邪，欲吐不吐。厥阴受邪，饥不欲食，食即吐蛔。（三阴俱有吐症，皆属胃阳式微。）若胃阳亡，水浆不入而死。（伤寒以伤为主，所以热甚不死。）要知三阴受邪，关系不在太阳少阳，而全在阳明。（太阳在表，少阳在半表半里，阳明在里，以胃实为主，胃为中宫，冲衢要道，三阴之屏藩，又三阴之出路，胃阳盛，寒邪化热外透，不传三阴矣，若已入三阴，阴与寒合，亦借胃阳转舒化热，阴经之寒，亦从阳明而化热也，所以诸四逆、理中等，急助胃阳之意，三阴亦重阳明也。）

三阴受邪，关系不在太阳少阳，而全在阳明。

阳明以太阴为里，是指牝脏言，太阴亦以阳明为里，（阳明之脉，属胃络脾。）是指转属言也。（阳明之脉，行身之前，出入气街，阳转入阴，阴转出阳，借阳明道路为转枢耳。）肾为胃之关，木者土之贼，（肾为胃关，阳盛则开为消渴，阴盛则闭为胀满，况少阴本病，欲吐不吐，饥不欲食，黄疸。肝脉挟胃络胆，肝病土受木克，无生发之机，饥不欲食，食即吐蛔。二经之病俱与胃有关系。）故二阴亦得以阳明为里，三阴为三阳之里，而三阴反得转属阳明为里。（三阴之邪赖阳明转旋而出）故三阴皆得从阳明而下，则阳明又是三阴实邪之出路也。（阳明脉行气街，内经卫气篇曰，胸气有街，腹气有街，头气有街，胫气有街，街犹路也，三阴在下，其邪从气街而下，亦从气街而出，故三阴之邪转旋，独重阳明也。）既为三阴之表以御邪，又为三阴之里以逐邪，阳明之关系三阴重矣。（伤寒入阴转属，所重阳明之阳气盛衰，而桂枝加芍药，太阴之下药；四逆散，厥阴之下药；大承气，少阴之下药。三阴之邪，假阳明道路而出也。）

太阳结笔，以阳邪下膈入阴。阳明结笔，以阳明转属入阴，此等俱是金针暗度处，读者当留意焉。

阳明一篇委曲洞达读之最有味，辛卯仲春静叟读志。

少阳病解第三

少阳处半表半里，司三焦相火之游行。（少阳者，手少阳三焦，如雾如沤如渎。足少阳胆为清净之府，有清汁无血，二经少血多气，游行肌肉之中，转舒津气上下者也。）

起笔直爽，作文老手。

仲景特揭口苦咽干目眩为提纲，（苦干眩，皆相火上走空窍。）是取病机立法矣。（少阳提纲，奇而至当。）夫口咽目三者，脏腑精气之总窍，与天地之气相通者也，不可谓之表，又不可谓之里，是表之入里，里之出表处，正所谓半表半里也。（表不在肌肤，里不在脏腑，故谓半表半里。）三者能开能阖，开之可见，阖之不见，恰合为枢机之象。（阳窍开阖，少阳主之，名曰阳枢。阴窍开阖，少阴主之，名曰阴枢。）

与田地之气相通，邪可随之而入里，亦随之而出表。

苦干眩者，皆相火上走空窍而为病（里邪出表），风寒杂症咸有之（表邪入里），所以为少阳一经总纲也。如目赤，两耳无闻，胸满而烦。（少阳经络，萦于头目，过耳，循于胸胁，风火上炎所致。）只举得中风一症之半表半里。内经胸胁痛耳聋，只举得热病一症之半表半里，（热病，耳聋口干是阴液内竭。伤寒，耳聋口干是相火上升。热病胁痛，少阳之热相争。伤寒胁痛，邪正相搏胁下。）故提纲不与焉。（热病伤寒，耳聋目赤，胸满胁痛，治法各异。）

六气之病，俱有留恋少阳。

少阳之表有二，脉细，头痛，发热，或呕而发热者，少阳伤寒也。（脉细头痛与太阳相似发热作呕则少阳矣）

少阳伤寒

耳聋目赤（相火上炎），胸满而烦者，（少阳之位，火邪相争。）

少阳中风也。（风热中于少阳。）此少阳风寒之表，而非少阳之半表。

少阳中风

阳明风寒之表，亦有麻黄桂枝症（阳明与太阳相近，主肌肉，多气多血，故可汗。）少阳风寒之表（少阳初中之表），既不得用麻黄桂枝之汗，（少阳热在于半表半里，汗之伤津炽热。）亦不得用瓜蒂栀豉之吐法，（其邪不在里，无物可吐。）发汗则谵语，（发汗益伤其津而助热，必谵语。）吐下则悸而惊，（吐则虚其阳而悸，下则虚其阴而惊。）是少阳之和解，不特半表而始宜也。（病至少阳已属正虚入里之势，惟和解为先，外不伤表，内不伤里，正气不伤，可拒邪不入三阴，少阳虽汗吐下俱在所禁，然仲景亦有柴胡桂枝干姜之表，柴胡加芒硝、大柴胡之下，惟二法虽具，总不得出和解之范围，而临证操纵，亦不可被和解一法拘之，失下失汗也。）少阳初感风寒，恶寒发热与太阳同，（寒热并不往来回避，太阳未尽可汗。）不得为半表（尚非少阳的症），惟寒热不齐，各相回避，一往一来，势若两分（方是少阳的症），始得为之半表耳。往来寒热有三义，少阳自受寒邪（少阳伤寒），阳气尚少不能发热，至五六日（正当少阳发病之期），郁热内发，始得与寒气相争（正少阳症也），而往来寒热一也。或太阳伤寒，过五六日，（太阳病至五六日，亦正传少阳之期。）阳气已衰，余邪未尽（病衰正虚），转属少阳（此传经病也），往来寒热二也。

太阳寒热，寒时亦热，热时亦寒，往来者，寒已而热，热已而寒也。

若风为阳邪，少阳为风脏，（东方在地为木，在天为风。）一中于风，便往来寒热（少阳中风），不必五六日始见三也。（此即风温症也。）

少阳相火，本经中风，风为阳邪，遇火更炽，故不必五六日矣。

太阳之身寒，在未发热时，如已发热，虽恶寒而身不再寒，阳明之身寒，只在初得之一日，至二日则恶寒自罢，便发热而反恶热，惟少阳之寒热，有往而复来之异，寒来时便身寒，恶寒而不恶热，热来时便身热，恶热而不恶寒。（此节辨三阳寒热，分别清切有条，吾师庭训时，反复叮咛数十遍也。）与太阳之如疟，发热恶寒，而不恶热，阳明之如疟，潮热恶热，而不恶寒者不侔也（太阳阳明入疟，寒热亦有起伏，惟少阳寒热，则起伏分清来往不同也。）

三阳皆有寒热往来，惟各不同耳。

盖少阳为嫩阳，如日初出（以日言，如日初出，以年言，如春初至。）寒留于半表者不遽散，热出于半里者未即舒，（如晓霾未散，日光未盛。）故见此象耳。寒为欲去之寒，热为新炽之热，寒固为虚寒，（寒气欲去，病势已衰，虽寒未必能如太阳之大寒战栗。）而热亦非实热，（热气欲来，正气已虚，虽热未必能如阳明之大热，脉洪气粗渴饮。）故小柴胡汤只治热，而不治寒（先解其渐来之热），预补其虚，不攻其实也，（少阳介乎二阳之间，入里出表之枢机也，邪入少阳，正气已虚，仲圣补虚不攻其实，使正可拒邪不致入里，仍从少阳而解也。）

小柴胡为半表设，而且其症皆属于里，盖表症既去其半，则病机偏向于里矣。（故仲景扶正托邪，不攻其实即此也。）惟往来寒热一症，尚有表邪未去，故独以柴胡一味主之，（少阳与太阳阳明相为出入，少阳有一症可据，虽有他症，小柴胡可兼治矣。）其他悉属用里药，凡里症，属阳者多实热（三阳），属阴者多虚寒，（三阴。二语是譬语，然少阴亦有承气症。）而少阳为半里，偏于热，虽有虚有实，不尽属于虚也。（所以少阳一症，仲圣汗下清温补，其法皆备，偏热偏寒属虚属实，入出变化，无不神奇，后文制方大法中，读各柴胡法，自知不得拘于少阳，预补其虚误之也。）仲景又深以里虚为虑，故于半表未解时，便用人参以固里也。（仲景治病之深意，先虑正虚，少阳实症不能拘之。）

小柴胡加减七法，四法去人参，而大柴胡、柴胡加芒硝，故在临证之斟酌虚实寒热之间耳。

寒热往来，病情见于外，苦喜不欲，病情见于内，看苦（满）、喜（呕）、不欲（饮食）等字，非真呕真满，不能饮食也。看往来二字，即见有不寒热时，寒热往来，（寒热有停止再至，往来寒热者，寒已而热，热已而寒也，与太阳阳明迥别。）胸胁苦满，（胸胁少阳之位，邪正相搏于胁。）是无形之表，心烦喜呕（木气上逆），默默不欲饮食（木邪干土），是无形之里，其或胸中烦而不呕，或渴（少阳火邪），或腹中痛（木克土），或胁下痞硬（木气填郁），或心悸（有痰饮），小便不利，（或不渴，有蓄饮故也。）或咳者（肺有留饮），此七症皆偏于里。（少阳所见之症甚多，小柴胡汤所治之症亦不一，仲圣先将七症加减，载小柴胡方末。）惟微热为在表（太阳未尽），皆属无形。惟胁下痞硬为有形，（邪正相搏，亦属无形。）皆风寒通症，惟胁下痞硬属少阳，（即此与他经有别。）总是气分为病，非有实热可据。故从半表半里之治法。（此节言俱是少阳的症。）

按少阳为遊部，其气遊行三焦，循两胁，输腠理，是先天真元之气，所以谓之正气，正气虚，不足以固腠理，邪因腠理之开，（不密，疏豁也。）得入少阳之部，少阳主胆，（手少阳三焦，足少阳胆。）为中正之官，正气虽虚，不容邪气内犯，必与之相搏，搏而不胜，所以邪结胁下也。往来寒热，即正邪相争之象，正实邪虚，所以休作有时，邪实正虚，所以默默不欲饮食。（此节申明往来寒热，默默不欲饮食，正衰邪入，脏腑相牵所致之义。）仲景于表症中用人参，此因正邪分争，正不胜邪，故用之扶元气，强主以逐寇也。（此节论仲圣用人参之义，立方之意可推而知矣。）

若外有微热，而不往来寒热，（太阳未尽，有微恶寒。）是风寒之表未解，不可谓之半表（邪留太阳），当小发汗。故（小柴胡）去人参加桂（枝），心烦与咳，虽逆气有余，而正气未虚，不可益气，故去人参。（正不虚，用人参反固结其邪。）如太阳汗后，身痛（外症未去者）而脉沉迟（沉为在里），与下后（不当下而下）协热痢（气已虚热下陷），心下硬（邪结于上），是太阳之半表半里症也，表虽不解（身尚痛），里气已虚（痞阻自利、脉沉迟），故参桂兼用。是知仲景用参，皆是预保元气耳。（此节如太阳半表半里，即桂枝加芍药生姜新加人参汤，若兼热痢痞硬，又在泻心黄连等求之矣。）

更有脉症不合柴胡者，仍是柴胡症。本论云，伤寒五六日头汗出，微恶寒，手足冷，心下满，口不欲食，大便硬，脉细者，此谓阳微结，（阳气不能在经而散，故郁不舒，非药误，即迁延所致，亦坏症之轻者。）半在表，半在里也。（以上诸症有表有里，柴胡汤兼治表里。）脉虽沉紧，（细即有紧象，似弦脉。）不得为少阴病者。阴不得有汗（此为辨症要诀），今头汗出（非少阴也），故可与小柴胡汤。此条是少阳阳明并病，而脉症俱是少阴，五六日又少阴发病之期，若谓阴不得有汗，则少阴亡阳，亦有反出汗者。（原文少阴，脉阴阳俱紧，反汗出者，亡阳也。此与少阳柴胡症相似，然少阴反当咽痛而复吐利。）

少阳咽不痛可辨。

然亡阳与阴结，其别在大便，（大便不解也，柴胡加芒硝、大柴胡等法。）亡阳，则咽痛吐利，（少阴亡阳汗出，虚阳不归，少阴不藏，上焦火化，咽痛呕吐，下焦阴虚，下利不止，宜八味肾气主之，此症少阴虚损中最多。仲圣原文，有汗出不解，呕吐下利者，大柴胡汤主之，此条最易混入。）阴结不能食，大便反硬（脉必沉迟）。亡阳与阳结，其别在汗，亡阳者，卫气不固，汗出必遍身。（少阴亡阳，汗出面红，脉沉，汗出必冷，阴极似阳也。）阳结者，热邪闭郁，汗止在头者。（阳结汗出止在头，与少阴亡阳汗出遍体不同，阳结脉虽沉紧，汗出微温，不比少阴汗冷如冰，阳症似阴，此两症辨之最难，实辨之最易耳。）

亡阳与阴结，其辨在大便，亡阳与阳结，其别在汗。

阳结阳微结之别，在食，阳明阳盛，故能食，而大便硬，此为纯阳结。（阳结能食，非真能食也，不过粥饮犹可入口耳，阳明热结，但硬可下，三承气中辨其轻重下之。）少阳阳微，故不能食，而大便硬，此为阳微结。（邪在少阳，阳微则气不行，郁结不舒，若作纯阳结，用承气苦寒直下，更伤其阳，则结胸下利等坏症叠出矣，故与小柴胡汤，若不大便，柴胡加芒硝汤，或大柴胡汤，得屎而解即停服。）

阳结在阳明，阳微结在少阳。

故欲与柴胡汤，必究其病在半表，（故与柴胡汤，亦要反覆审详。）然微恶寒（阳邪未罢），亦可属少阴，（少阴亦有为恶寒，与三阳疑似处。）但头汗出，（阳邪郁结，不外通于肢体，故独头汗出也，阳气郁结，不通于肢体，故脉亦沉细，阳症似阴也。）始可属少阳。故反复讲明头汗之义，可与小柴胡而勿疑也。（病在半表半里，里症已多，徒汗无益，表邪内结，温理无益，故与小柴胡，提出其邪于表里之半。）所以然者，少阳为枢，少阴亦为枢，故见症多相似，必于阴阳表里辨之真，而审之确，始可一剂而疗，此少阴少阳之疑似症，又柴胡症之变局也。（此节言少阴少阳疑似症。）

少阳主人身之半，胁居一身之半，故胁为少阳之枢，（阳气转输皆由胁转。）而小柴胡为枢机之剂也。岐伯曰，中于胁，则入少阳，此指少阳自病（直中少阳）。然太阳之邪，欲转属少阳（传经入少阳），少阳之邪，欲归并阳明。（少阳介乎二阳之间，阳明属燥土，少阳化热，热必就燥，阳明者，少阳之出路也。）皆从胁转。（太阳之入，少阳之出，皆从胁转。）伤寒四五日，身热恶风，颈项强（此是太阳所同），胁下满者（此则少阳所独），是太阳并病。将转属少阳之机也。以小柴胡汤与之，所以断太阳之来路。（柴胡提之，参甘扶之，正盛拒邪，以免入里。）入阳明之病发，潮热（此似阳明），大便溏，小便自可，（大便溏，小便自可，里症未具。）胸胁满不去者（邪留少阳也），是少阳阳明并病，此转属阳明之始也。小柴胡与之，所以开阳明之出路。（虽潮热而大便溏，本属少阳之邪，不得作阳明误下，故仍从小柴胡解之，或加葛根，亦可微利者，木克土也，稍加芍药。）若据次第传经之说，必阳明始传少阳，则当大便硬，而不当溏（非阳明确症），当曰胸胁始满，不当曰满不去矣（邪留少阳无疑）。又阳明病胁下硬满，不大便，（此似阳明之象，或可下也。）而呕（少阳症已具），舌上白胎者，（邪未结于阳明，故舌胎白，虽不大便，不可下，此要诀也。）此虽已属阳明，而少阳之症未罢也。盖少阳之气，遊行三焦，因胁下之阻隔，（阻隔升降转舒之气。）令上焦之气化不行，（肺气不宣，不能化精微，津液不得布散于中外。）水精不能四布，故舌上有白胎而呕，（邪在上焦，阻遏胃阳不升。）与小柴胡转少阳之枢，则上焦气化始通，津液得下，胃家不实，而大便自输矣。身濈然而自汗解者，是上焦津液所化，故能开发腠理，薰肤充身泽毛，若雾露之溉，与胃中邪热薰蒸，而自汗不解者不同。（此是津液自输之功，非此发散攻里之汗下也，故此节申明小柴胡之功效如此，所以诸症得之皆可转旋而愈，少阳介乎二阳之间，表太阳里阳明，故少阳症有兼太阳，或兼阳明，小柴胡必能两顾，转旋得效，仲景所以独重此方也。）

舌上白胎，虽胁满不大便，亦不可妄下。

东垣云，少阳有不可汗吐下利小便四禁，（东垣此四禁非不可用，戒后学勿妄施耳。）然柴胡症中口不渴，（津液自足，稍汗不妨。）身有微热者，（邪尚在太阳表分，去人参。）加桂枝以取汗，（加桂枝兼太阳之表，故去参，恐固表而汗不能透也。）下后（不当下误下）胸胁满，（病系少阳，故不出柴胡法。）微结，（胸胁气结痞硬，非大便结也，故用牡蛎以软坚。）小便不利，渴（下后下焦津液不足，故溲少而渴，故用栝蒌根以润之，津液不升，虽渴不引饮，太阳余邪不解，少阳症可用桂枝干姜。）而不呕（故去半夏生姜），头汗出，（热郁阳越于上，阳气不达肢体，故头汗出。）寒热往来者（半表半里之邪未解，故仍用柴芩也。）用柴胡桂枝干姜汤汗之。（此即少阳汗法。）

此一节讲桂枝柴胡干姜症用药法。

下后（邪陷入里）胸满，（邪留少阳，故用柴芩。）烦惊，（木邪犯心，故用龙骨牡蛎铅丹镇之。）小便不利，呓语，（热邪入胃，阳明阖病，故用茯苓大黄，开阳明之阖。）身重者，（湿痹，故加茯苓。）柴胡龙骨牡蛎汤中，用大黄茯苓以利二便（即少阳利法）。

此节言柴胡龙骨牡蛎之用药法。

柴胡症具，（病已入里，已属少阳。）而反下之（误下），心下满而硬痛者，（误下引热入里，邪结上焦，正气已虚而为结胸，下虚上实为承气症迥别。）大陷胸汤下之。（下法亦与承气不同。）医以丸药下之，而不得利，（少阳不固，下亦误下也。）已而微利，（丸药结于下焦反利，非其治也。）胸胁满而呕，（虽下后，少阳症仍在。）日晡潮热者（实热未去），小紫胡加芒硝汤下之。（和解少阳之邪，而下阳明之热，通因通用法也。）伤寒发热，汗出不解，心中痞硬，呕吐（邪仍在少阳）而下利者（热邪内陷），伤寒十余日，热结在里（过经里症已具），复寒热往来者（少阳之邪未尽），大柴胡汤下之（即少阳之下法），是仲景于少阳经中，已备汗下利一便法也。（虽云汗下利，不出少阳柴胡和解法。）

若吐法，本为阳明初病，胸中实，不得息，不得食，不得吐而设。少阴，饮食入口即吐，心下温温欲吐，（温温当是嗢嗢，嗢嗢者恶心不已。）复不能吐，亦是胸中实，当吐之，（胸中阳气被寒饮所阻，不能达于肢体，可吐之，通其阳。）若水饮蓄于胸中，虽是有形，不可为实，故不可吐。（此少阴肾邪上逆，虚寒上犯，哕呃等，情非真呕也，不可吐，急宜四逆、吴茱萸等温之。）何则，少阳之喜呕，呕而发热，便见中气之虚。（此即不可吐之明征。）但热而不实，（中气虚，术气上，与实呕不同。）故用人参以调中气，上焦得通，津液得下，胃气因和（再申少阳小柴胡之功效），少阳之呕，与谵语不并见，（呕者少阳，小柴胡本症谵语。谵语，或热入血室，或汗多亡阳，与阳明胃实谵语不同。勿误作燥屎而轻下，故特摘入小柴胡条。）所以呕者是少阳本症，谵语是少阳坏症（误治变症），然本渴而引水呕，（渴而呕，热传少阳，猪苓汤症。）与欲呕，胸中痛（热邪内陷），微溏者，又非柴胡症。（此误吐，气逆而呕，误下，气陷而利，此乃少阳误治之坏症也，不可见呕疑是小柴胡症，无寒热往来可据，伤寒集于调胃承气条内，鄙见与泻心症有相似处。）是呕中又当深辨也。（呕与谵语，俱有虚实阴阳可辨，不可见呕而作少阳，见谵语而作阳明。）

如温病中谵语，余每见有复脉汤症者，亦误汗亡阴症也。

再按呕渴虽六经俱有之症，而少阳阳明中病机，在呕渴中分，渴则转属阳明，呕则仍在少阳，如伤寒呕多，虽有阳明症，不可攻之，因三焦之不通，病未离少阳也。（呕多，气已上逆，邪气偏侵上脘，未能结实于胃，或兼少阳，虽有阳明症，不可攻也。）服柴胡汤已渴者，（少阳症，服柴胡汤后已渴者，转属阳明矣。）属阳明也。此两火并合，病已过少阳矣。（已过少阳，故服小柴胡生津之品，反渴者，已属阳明，胃有实热，津液不足，和胃也，当以白虎承气轻重斟酌，和之仍用小柴胡，非其治矣。）夫少阳始病，便见口苦咽干目眩（相火上炎），先已津液告竭矣。（仲景小柴胡，颇多生津药。）故少阳之病，最易转属阳明。（火必就燥，故易转属。）所以发汗，即胃实而谵语，（津液外竭，胃燥易实。）故小柴胡中已具，或渴之症方中，用参甘苓枣皆生津之品，以预防其渴，服之反渴，是相火炽盛。（故小柴胡去半夏之耗津液，加人参括蒌根之生津液，先防其胃实。）津液不足以和胃，即转属阳明之机也。（大柴胡、柴胡加芒硝，亦是先泻少阳之热，预防转属阳明也。）

前节言少阳汗下利小便，有权巧法门，此节言少阳之病属火，先伤津液，戒妄汗妄下妄利小便，恐伤津液，易于转属阳明。

少阳妄下后有二变（少阳误下变症）实则心下满而硬痛为结胸用大陷胸汤下之（下后津伤里虚热邪内陷水食互结胸腹与承气下燥屎不同）虚则但满而不痛为痞用半夏泻心汤和之（实为结胸，虚则为痞，痛为实，不痛为虚，以上两条原文俱有柴胡汤症，具而以他药下之等文皆同，惟心下满而硬痛者大陷胸汤症也，心下满而不痛者半夏泻心汤症也。仲景两扇文字中一硬字、一不字，其症大相悬殊，所以读仲景之文，须一字一字细咀其味，此两条皆少阳误下变症。）此二症皆从呕变（原文伤寒五六日呕而发热者柴胡汤症已具）因不用柴胡令上焦不通津液不下耳（多呕，气已上逆，不用柴胡疏通少阳，反误下引热邪内陷，痞满结胸，中宫阻塞，上焦不通，津液不下，失用柴胡之过。）

见呕而不用，柴胡反治阳，明之误。

按本论云（仲景少阳本论），伤寒中风，有柴胡症，但见一症便是，不必悉具者，（少阳于太阳阳明相为出入，少阳一症可据，虽有他症，柴胡可兼治矣。）言往来寒热，是柴胡主症（少阳主症），此外兼胸胁满硬，心烦喜呕（少阳兼症），及或为诸症中（即柴胡汤加减七症）凡有一症者，即是半表半里，故曰呕而发热者，小柴胡主之，因柴胡为枢机之剂，风寒不全在表，未全在里者，皆可用（小柴胡）。故症不必悉具，（小柴胡转舒出入，有一症兼见，如柴胡桂枝、柴胡芒硝，二阳俱可兼治矣。）而方有加减法也，（小柴胡方，汗下利小便，温清补，俱有加减法也。）然柴胡有疑似症，不可不审，（倘有少阳相似症，当细辨。）如胁下满痛，（少阳胁下苦满，胁下满痛，水食结于胸胁，症属少阳，不在柴胡，例当在陷胸、十枣门求之。）本渴而饮水呕者，（呕虽似少阳，渴而饮水呕者，水气夹热上升，气逆于上，当在五苓散、猪苓汤门求之，亦不在小柴胡例。）柴胡不中与也。

辨症用药，如此清切，若能如是，真百步穿杨，无不中之症矣。

又但欲呕，胸中痛，微溏者，此非柴胡症。（误吐气逆，但欲呕吐，极则胸中痛，非胁痛也，微溏皆误下伤阳，是太阳误治转属阳明，不在少阳小柴胡例，当在调胃承气门求之。）如此详明所云，但见一症便是者。（不可拘于但见一症便是，不必悉具，妄用小柴胡汤。）又当为细辨矣。（少阳介于二阳之间，或并太阳，或并阳明，然以表为轻，以里为重，故少阳结法，重在阳明，因火能就燥，误治则邪易内陷，所以诸柴胡之外，立诸泻心等法，亦少阳之余文耳。仲景伤寒一书，叮咛审详，反复细辨。若非以天下苍生为己任者，岂能到此。大匠诲人能与人规矩，不能使人巧，然此不但规矩尽是与人巧耳。仲景为医中之圣，而又圣即此也，柯氏亦不愧为仲圣功臣。）

此条是误吐下极之坏症，正已伤，邪未尽，仍用承气也。

卷　三

阳湖能静居士评阅
慈溪柯韵伯先生著　荆溪余景和听鸿纂
古越埽閒居士校刊

太阴病解第四

按热病论云，（夫热病者，皆伤寒之类也。）太阴脉，布胃中，（属脾络胃，相为表里。）络于嗌（挟咽连舌本），故腹满嗌干，（中宫阳气阻滞则腹满，不得输津于上则嗌干，与脏寒腹满不同。）此热伤太阴之标。（热伤太阴之经，其邪在表，仲景以伤寒为主，以里病为重，仲景曰，太阴中风以桂枝汤主之，后学可悟到太阴之表病矣。）自阳部注经之症，（此太阴经病，非脏病也。）非太阴本病也。仲景立本病为提纲，（仲景著伤寒，不重轻病，故立脏病寒湿为提纲。）因太阴主内（太阴病重于里），故不及中风四肢烦疼之表，（太阴中风，风为阳邪，脾主四肢，四肢为诸阳之本，阳邪未尽，两阳相搏，四肢烦疼，中风未愈。）又为阴中至阴（太阴以寒湿病为重），故不及热病嗌干之症。（脾主湿，仲景以寒湿为纲领，不重于太阴表之热矣。）太阴为开，又阴道虚，（阴道虚，则赖阳道回护，若阳气不实，邪陷阴脏，脏气不固，开则病矣。）太阴主脾，所生病，脾主湿（伤于湿，脾先受之。）又主输，（通行水谷，灌溉脏腑，为输布津液之脏。）故提纲主腹满时痛，而吐利（胃中寒湿，故吐利交作。内经太阴病，食则呕，胃脘痛，腹胀，心下急痛，溏瘕泄，故将本脏之病为提纲。）皆是里虚不固，湿胜外溢之症也。（太阴主湿，脉布胃中，寒湿之邪犯胃，脘痛吐利，太阴邪从寒化，太阴之湿外溢于胃也。）

温病热病，先伤手太阴，余看仲景并无手足之分，温病条辨之上焦风温，即太阴之表病也。中焦寒湿霍乱，即太阴之里病也。所谓温病能为伤寒羽翼，异派同源耳。

脾虚则胃亦虚，（脾胃阳虚，寒湿内阻，）食不下者（寒格胃口），胃不主内也。（即阳明条，胃口阻塞，吴茱萸症等类也。）要知胃家不实，便是太阴病。（胃阳虚，湿溢于胃，传太阴则化寒湿，为太阴病。）

胃家不实，便是太阴病。

脾胃同处腹中，故腹满为太阴阳明俱有之症。在阳明是热实为患，在太阴是寒湿为眚，阳明腹满不敢轻下者，恐胃家不实，（胃家不实，寒药伤阳，即转太阴吐利等症。）即转属太阴耳。世拘阳明传少阳之谬，（拘内经二日阳明，三日少阳等说。）反昧传太阴之义。（胃家实即是阳明病，胃家不实即是太阴病。）

此言太阴阳明传病之由，是治太阴之大关键。

热病腹满，（内经热病论，太阴脉布胃中，络于嗌，故腹满而嗌干，此以阳极而阴受也，太阴经之热病。）是热郁太阴之经。有嗌干可证，病在标也。寒湿腹满，是寒生至阴之脏，（食寒饮冷，内发亦能致此。）有自利可证，（寒湿腹满，亦有不自利者，大便阴结，或便溏兼有之。）病在本也。脾经有热，阴精不上输于肺，（以太阴经道热，津液不能上布）故嗌干，（脾主涎唾，廉泉属脾，脾经热，廉泉干涩，故嗌干。）脾脏有寒，则脾不能为胃行其津液，（脾受寒湿，清阳不升，不能化津，布输于外，湿溢于胃故利。）故下利。夫阳明之当下，因本病（胃实当下），太阴之下症，反在标病。（太阴下证，是太阳误下，邪气结于太阴。）

此节言太阴表里寒热之辨。

可以见阴阳异位之故（阳邪陷阴，阴出于阳等。）又见阴从阳转之义也。（热陷太阴，亦假途阳明而出也。）

参中阴溜腑之义，（邪虽中于阴，必仍归腑出。）知热邪不遽入至阴，虽热在太阴之经，而实仍在阳明之胃。（太阳误下，寒凉凝结，邪陷太阴，伤太阴之气，臭腐秽物仍在阳明。）可知下症只在阳明，太阴本无下法。（桂枝加芍药、桂枝加大黄，虽下太阴之脏，仍由腑道而出。）

六经之邪，皆假途阳明而出，不独太阴。

腹满亦（太阴阳明）两经之症，不大便（胃家实）而满痛（结胸状满痛在脘），或绕脐痛者（正在燥屎之位），为实热，属阳明。（可下之症，陷胸、承气等法。）下利（胃家不实）而腹满（腹者已在太阴之位），时痛（时痛属虚可辨），为虚寒，属太阴。（太阳邪尚未罢，邪陷太阴，仍用桂枝汤，加芍药一倍以泻太阴气分热邪，臭秽腐为患，若大实痛者，桂枝加大黄法，又兼阳明矣。）

看里症，全在此等处用心。

寒湿是太阴本症，湿热是伤寒所致变症也。（湿热是伤寒误治所变。）其机关在小便，小便不利（湿热不去），湿热外见而身黄，（汗出热越，本不发黄。无汗，小便不利，瘀热在里，湿热薰蒸必发黄，阳黄属阳明湿热，阴黄属太阴寒湿。）小便自利（阳气宣通热泄），虽暴烦下利而自愈。（腹中阳气周护则不寒，不寒则脾家实也，因脉浮缓，肢温，小便自利，脾有阳气与邪争，故暴烦下利，不容腐秽臭久留也。）

此太阴实症下利。

即大便硬而不便，（胃家实，属阳明。）所以然者，脾胃相连，此脾家实，则腐秽自去，而成太阴之开。（脾家实，脾阳盛，邪不能容于太阴，太阴阳气充足拒邪，仍归于阳明，故暴烦下利，邪与正争，推逐而出，腐秽臭自去，三阳之邪自此可解矣。此乃脾家实下利，与理中、四逆等不同，临症以脉症参之，勿投过补自误。）若胃家实，则地道不通，而转阳明之阖矣。（腑以通为补，满而不可实也。）叔和但知三阳阳明症，不知有太阴阳明症。（阳明燥土，热必就燥，太阴湿土，寒必就湿，同气相求，易于转属。）

后人善喜言叔和集伤寒之弊，喻氏言之更甚，然后贤若无叔和所集之书，亦不知伤寒为何物，依样葫芦，更改数条，前后辨驳究竟，不能起仲景于地下指示明白，是耶？非耶？诸名家之书，余实不得知也。

序例谓太阴受病，脉当沉细，不知沉细是太阴本病之脉，不是热病嗌干之脉，（太阴表病热病，不当沉细）盖脉从病见，如太阴中风则脉浮，（太阴脉浮无汗，邪在表也，宜桂枝汤可发汗。）不从脏之阴，而从风之阳也。（寒从湿化，脏病。风从阳化，表病。太阴表里当辨。）浮为麻黄汤脉，而用桂枝者，以太阴是里之表症，桂枝汤是里之表药，因脾主肌肉，是宜解肌耳。（太阴里之表，故用麻黄，虽脉浮而不中病，桂枝汤本是营分药，太阴统血之脏，太阳之寒，非辛甘不能散，若太阴虚寒，桂枝汤加饴糖，为小建中助太阴矣。）太阴伤寒，脉浮而缓者，亦非太阴本病，（伤寒脉浮，手足热者，系在太阳，手足温者，系在太阴，然温者不大热，不厥逆，不热不冷之谓。）盖浮为阳脉（表脉也），缓为胃脉（胃气也），太阴伤寒，脉不沉细（非太阴寒症），而反浮缓，（阴中有阳护，故脉见浮缓。）是阴中有阳。脉有胃气，（胃阳盛，而能行阳于四末。）所以手足自温（胃阳尚旺，脾家素实，虽伤于寒，有阳可御，不致厥逆。）而显脾家之实，或发黄（太阴湿甚，有伤化热，瘀蓄于中，小便不利则发黄，小便利，瘀热去，不能发黄。）便硬（热甚化燥伤津），而转属阳明，此脉证在太阴阳明之间，（此节是阳邪欲陷入阴，正气实不容内陷，争之外出之势，所以服药亦不易，误服凉药即成太阴寒症，误服热药即转阳明热症，仲圣不列方于条下，遗后人临症斟酌施治。）故曰系在，（系在者，可入可出之势也。）若太阴自受寒邪，不应如是矣。（自受寒邪，当脉细，腹痛，吐利矣。）

病在此等处，临症最难，初学之士读至此，不可囫囵吞过。

太阴脉浮为在表（但浮无缓），当见四肢烦疼等症（中风表症也），脉沉为在里（沉细无缓），当见腹痛吐利等症（中寒里症也），表有风热（脉浮身痛），可发汗，宜桂枝汤。里有寒邪，当温之，宜四逆辈。（脾主肌肉，治法和营卫，与太阳同例，此两节从脉不从症，随机应变，治病真诀。）

此条承上文，再详论治法。

太阳而脉沉者（沉必兼紧），因于寒，寒为阴邪，沉为阴脉也。（太阳脉沉，当温其里，宜四逆辈。）太阴脉浮者，因于风，（浮必兼数，而微弦。）风为阳邪，浮为阳脉也。（太阳中风脉浮，当攻其表，宜桂枝汤。）当知脉从病变，（或从症，或从脉。）不拘于经。（此等是仲圣之心法活法。）

此等皆从脉不从症之义。

故阳经有阴脉，（太阳有脉沉紧，必呕，结胸，热实，脉沉而紧，大陷胸主之。少阳有脉虽沉紧，不得为少阴症，小柴胡主之。少阳伤寒后脉沉，沉者内实也，大柴胡主之。阳明脉迟，不恶寒，腹满而喘，潮热者，可攻里，大承气主之。此等皆是阳症见阴脉。不可枚举，略忆数条书之，以此可类推矣。）阴经有阳脉。（太阴脉浮者，桂枝汤主之。少阴中风，脉得阳微阴浮者，为欲愈。厥阴脉大者，为未止。脉数而渴者，为令自愈，寸脉反浮数，尺中自涩者，必圊脓血，三阴中皆有阳脉，大都仲圣治病从脉者，先书脉，后书症，从症者，但书症而不书脉，当在临证权衡，阳症见阴脉，阴症见阳脉，最易误治。）

此等处以活法示人，初学之士恐有拘执之弊。

太阴中风，阳微阴涩，而长者（弦脉也）为欲愈，要知涩而长，不是并见，涩本病脉，涩而转长，病始愈耳。风脉本浮（太阴中风），今浮已微（浮势渐平），知风邪当去，涩则少气少血（气血不充），故中风。今长则气治，故愈。（涩脉转长，阴转阳脉，邪去气血通畅故。）

此节言太阴阳气通畅，阴霾转阳愈兆也。

太阴中风，四肢烦疼，太阴伤寒，手足自温，此指表热言也（皆言太阴表邪经病）。热在四肢（亦不甚大热），则身体不热可知（身体亦不甚冷），盖太阴主内。表当无热（热在肌肉之中），惟四肢为诸阳之本，脾为胃行津液，以灌四旁，故得主四肢，则四肢之温热，仍是阳明之阳也。（脾主四肢，胃行阳于四肢，太阴表症，胃阳充足，散于四肢。若胃阳虚，不能敌寒，犯太阴本脏，则见吐利厥逆矣。），且（且字当著眼）曰自温，便见有时不温，有时四逆矣。（四肢皆禀于胃，胃阳虚不能敌寒，即化寒入里矣。）

内经云（调逆论），人有四肢热，逢风而炙如火者，是阴气虚，阳气盛，风者阳也（燥热生风），四肢亦阳也（四肢皆禀气于阳明胃），两阳相搏，人当肉烁，（风火相扇，肌肉消烁。）此即太阴中风症。要知太阴中风，与三阳不同，太阴之阴，名曰关蛰。（周密也中风化热外不得越内不得泄蕴于腠理消津烁肉）故阳邪不得深入，惟病在四关（四肢烦热），久而不愈，津液不足以充肌肉，故肉烁，世人最多此症，其有手足心热者，亦中风之轻者耳，然太阴中风，因阴虚而阳凑之，（阴虚生内热，阳虚生外热。）外风为内热所致，（上焦不通利，皮肤致密，腠理闭塞，玄府不通，卫气不得泄越，故外热，此言外感伤寒之症，即太阴中风意也，上焦不行，下脘不通，胃气热，热气薰胸中，故内热。此言阴虚不能制火，阳明燥热不能生津，二症俱能消津烁肉。）但当滋阴以和阳，不得驱风而增热也。（叶天士先生有甘凉养胃，熄风法即此意也，此症究竟在水亏土燥，胃热能食而瘦为食亦，余每用大剂，六味酸甘化阴，或甘凉生阴，養胃颇有效，然此节不在太阴伤寒中风之例。）

脾阴虚，胃阳旺，吾见费晋卿先生，讳伯雄，每治阴虚，不重在肾，而重在胃，用大剂甘凉存阴养胃，亦从此间悟出。

手足自温句，暗对不发热言，非太阴伤寒，必当手足温也。夫病在三阳，尚有手足冷者，（寒邪中表，阳气屈伏。）何况太阴。陶氏（节庵先生家秘集）分太阴手足温，少阴手足寒，厥阴手足厥冷，（厥阴内藏火，化热症甚多。）是大背太阴手足烦疼，少阴一身尽热之义矣。（此等疑窦必当辨明。）

陶氏六书。

凡伤于寒，则为热病，（热病者，伤寒之类也，伤寒热甚者，不死。）寒为阴邪，太阴为至阴，两阴相合，无热可发。（少阴内藏龙火，寒热杂居。厥阴内藏相火，易于化热。惟太阴为寒湿之脏，故曰至阴。全赖阳明之胃热护之也。）惟四肢为阴阳之会，（太阴主四肢，阳明禀气于四肢。）故尚温耳。惟手足自温（表阳犹在），中宫不遽受邪，（胃阳充足，脾气亦实。）故成发黄。（太阴受湿，胃热薰蒸，不能外越，瘀热发黄，又属阳明。）或暴烦（里阳徒发），下利自止，（脾阳充足，邪正相争，而正胜腐秽逐尽，故下利能自止，亦在手足温处，辨脾家实。阳盛故暴烦也，若肢厥吐利，不烦，又属脾家虚寒湿症矣。）即手足自温处，因其脾家实也。（太阴篇此二句最宜著眼。）

暴烦下利，当先辨手足，若手足温，不可即投四逆、理中辈。

发黄，是阳明病，太阴身当发黄，非言太阴本有发黄症。（太阴湿郁，阳明热蒸，阳黄为湿热，阴黄为寒湿，所以大黄栀子、附子干姜不可不辨也。）以手足自温处，是阳明之阳盛，（若无阳明之阳回护，寒中太阴之脏矣。）寒邪不得中太阴之脏，（如寒中太阴之脏，即见吐利，厥逆腹痛，手足岂能自温。）脏无寒，而身有湿，故当发黄，（湿郁有热，不得外泄，发黄。）若湿从溺泄，（小便利，则阳明热不能瘀，仲景茵陈蒿者，欲黄从下解也。麻黄连翘赤小豆者，欲黄从汗解也。有表无表当分之，热在表分，专利无益。）暴烦下利，仍是脾主转输，（暴烦下利，虽曰十余行，不须治之，脾家秽腐臭，积塞于中，尽则自止，脾阳转输，小便自通，利自止，不须温亦不须下也。余每见此症，温补克伐，误治甚多。）故不失为太阴病（因下利也）。若烦而不利，（内有热则烦而不利，胃家实属阳明矣。）即胃家之实热，非太阴之湿热矣，此太阴伤寒（阴脏受寒），全借阳明之阳为之根（赖胃阳周护），故有专属之症也。（胃为燥土，热必就燥，脾为湿土，寒必就湿。胃阳虚，湿溢于胃，即成太阴症。胃阳盛，二阳相搏，胃液涸，则成阳明症。二经转属最易，早服承气，晚投理中者，每有之。）人知伤寒以阳为主，不知太阴伤寒以阳明为主。（太阴症中，理中四逆俱助胃阳，而温湿土也。）

此节辨太阴之虚实，有阳无阳最为清切。

东垣以有声无声分呕吐（东垣此事难知论）非也，呕吐皆有声有物，惟干呕是有声无物，呕以水胜，属上焦也。吐以物胜，属中焦也。六经皆有呕属少阳，以喜呕，故吐属太阴，（寒邪结于胃口，非阳明实症，胃阳阻郁之寒症，故属太阴。）而不属阳明，亦主输主纳之分。（阳明以阖为病，若见吐又非阳明病矣，即吴茱萸症，虽属阳明，亦太阴也。）太阳以阴为根，而太阴以阳为本。（太阳以少阴为济，太阴以阳明为护。）太阳不敢妄汗，尤恐亡少阴之津也。（阴津内竭，孤阳不得独存，阳脱者，汗出不止也。）太阴不敢轻下，恐伤阳明之气也。（苦寒伤胃，阳气内夺，清气下陷，若痢不止，阴气下脱。）太阴本无下症，因太阳妄下，而阳邪下陷于太阴，因而有桂枝加芍药等法。（太阳太阴并病，故仍不离桂枝法，加倍芍药者，因脾气实，泄木疏土之气，而除满痛。若加大黄，又属太阳阳明并病，去其大实痛矣。徐洄溪先生云，加芍药敛太阴，太阴既实，岂能再敛，此加大黄下太阴之实邪。因阳道实则满痛，桂枝加芍药一倍，加大黄一两，是脾胃皆实，不得转使，桂姜甘枣辛甘助脾通阳，加芍药疏脾之气，加大黄下阳道之实，借脾之气而通腑之实。）太阴脉弱（脉少胃气），知胃气易动，（恐多下伤胃，转属太阴。）便当少加参矣。（稍扶正气，助其推逐之力，制其骤下之速。）此因里急后重者，不可不用（气弱则少转输之力），又不可多（多用则气滞，更不能行，腐秽臭物，塞窒难下矣。）

桂枝加芍药新加人参汤法。

故如此叮咛耳。（仲景太阴列脏病为提纲，经病之说，太阴中风，不必尽入于脏，而亦留连于经，故有表症，有里症，有温法，有下法，有利法，此篇以太阴之脏，赖阳明之腑回护，胃阳盛则脾气亦实，胃气虚脾气亦虚，阳明太阴转属最易，故以脾阳脾阴为太阴之全局。恐初学之士执一太阴宜温补之弊，故立言反不多及理中、四逆也。）

脾与胃为表里，胃阳盛则为阳明，胃阳虚即是太阴，卓见也。

少阴病解第五

少阴一经，兼水火二气，寒热杂居（肾水内藏相火），故病有不可捉摸，（或从水化以为寒，或从火化以为热。）其寒也症类太阴，（水化为阴寒之邪，是其本也，其脉沉细而微，但欲寐，身无热，背恶寒，口中和，咽痛不肿，腹痛，下利清谷，面赤，里寒外热，大便利，小便白，故症类太阴。）其热也症类太阳。（火化为阳热之邪是其表也，虽欲寐，而多心烦，口燥，咽痛则肿，下利清水，或便脓血，或血从口出、鼻出，或热结膀胱，必便血，大便秘，小便赤，故症类太阳。）故仲景以微细之病脉，但欲寐之病情为提纲。（少阴受邪则阳微，故脉微细，内经少阴所生病嗜卧，阳出于阴则寤，阳入于阴则寐。仲景指少阴本脏脉症为提纲。然少阴为病，非此二端。仲景特举此者，从阳入阴之见症也。）立法于象外使人求法于病中（少阴之病假寒假热为多，内有真寒外显实热，阳邪化热外显虚寒，当细细推求，用药一反变端立见。）凡症之寒热，与寒热真假，仿此义以推之，真阴之虚实见矣。（所谓超以象外，得其寰中。）

太阴为少阴之本，太阳为少阴之表。

五经提纲，皆以邪气盛则实。惟少阴提纲，是指正气夺则虚者。（肾经封蛰之脏，少阴受邪，真阳正气先夺，故脉微细，但欲寐之症见。）以少阴为人身之本也（肾为性命之根），然邪气之盛，亦因正气之虚，故五经皆有可温可补之症。（邪正相争，或当去邪安正，或补正却邪，临症时随机应变。俗谓三阳无补法，皆庸庸之言，如太阳之桂枝加附子、桂枝新加人参、小建中等汤。如阳明之温补吴茱萸汤，凉补之白虎加人参汤、竹叶石膏汤。如少阳之小柴胡去半夏加人参汤、柴胡桂枝干姜汤。皆三阳之正虚，补托即是攻邪。）正气之夺，亦因邪气之盛，（正不胜邪，乘虚而入。）故少阴亦有汗吐下症，（虽属阴脏，有邪当先去邪，少阴汗法，麻黄附子细辛汤、麻黄附子甘草汤。少阴吐法，心中温温欲吐，复不能吐，始得之，手足寒，脉迟者，胸中实，不可下也，当瓜蒂散吐之，开其胸中之阳。少阴下法，得之二三日，口燥舌干者，急下之。自利清水，色纯青，心下必痛，口燥舌干者，急下之。六七日腹胀，不大便者，急下之，俱大承气汤。少阴汗吐下法，去邪即是安正也。）

徐洄溪曰，仲景以补为攻，后人不知，反将一味蛮补固邪，遗祸而不解，祖方之一恨耳。

要知邪气盛，而正气已虚者，固本即以逐邪（即少阴之温补意），正不甚虚，而邪气实者，逐邪则所以护正（即少阴之汗吐下意），此大法也（六经皆如此）。

丹溪曰，邪七正三，先补正逐邪，正七邪三，先逐邪安正。内经大毒小毒无毒，治病皆不肯逐尽其邪，稍留余邪，待其正安自退。

少阳为阳枢，少阴为阴枢。弦为木象，弦而细者，是阳之少也。微为水象，微而细者，阴之少也。此脉气之相似，卫气行阳则寤，行阴则寐（少阴之脉独下行），其行阳二十五度，常从足少阴之分（阳行二十五度，阳尽于阴，阴受气矣，其始入阴，先从足少阴肾于脉，次肺，次肝，次脾，复注于肾为一周，如阳行之二十五度，周而复今于目也。）间行脏腑。少阴病，则枢机不利，故欲寐也。（少阴病，阳陷入阴为多，阴阳枢机不利，故欲寐。）与少阳喜呕者同，（少阳，阳升于上，邪正相争，故喜呕，口苦，咽干，目眩，皆阳不易入阴也。）呕者主出，阳主外也。寐者主入，阴主内也。喜呕是不得呕，（干呕无物，非真呕也。）欲寐是不得寐，（欲寐心烦，非真寐也。）皆在病人意中，得枢机之象如此。（口舌咽干，目眩喜呕，升之象也。脉微细，但欲寐，小便白，下利清谷，俱陷之象也。）

将阳枢阴枢升降相比，临症最为清切。

少阴脉微，不可发汗，亡阳故也。（脉微为亡阳脉，弱濇亡阴。汗则伤阳，下则伤阴，少阴正夺邪陷，先谨慎汗下，故先言亡阳亡阴也。）

脉细沉数，病为在里，不可发汗。（脉细沉数，邪从热化，欲转属阳明病，即有发热之象，若再发汗伤津，即转土厚水涸，大承气症矣。）

看书能解到此处，心如嵌空玲珑水晶球矣。

然可汗之机，亦见于此，（此承上文，然麻黄附子细辛症亦是脉沉，惟不数可辨。）夫微为无阳（邪从寒化），数则有伏阳矣，（内阳被寒邪闭，伏而从热化。）须审其病为在里而禁汗，不得拘沉为在里而不发汗也。（阴中有阳，沉亦可汗，阳中有阴，浮亦当温，不得拘沉为在里而不汗，浮为在表误汗也，少阴症辨得真假，方为真诀。）

此发明上两节。

发热脉沉者，是病为在表，以无里症，故可汗，（少阴症当不发热反发热者太阳表热脉沉者少阴里寒故麻黄散其表热细辛附子温其里寒也）若脉浮而迟，（浮为表热，迟为脏寒。）表热里寒，下利清谷。（未经妄下而利清谷，内之真寒已见。）迟为无阳，病为在里，又不得拘浮为在表而发汗矣。（里有真寒，阳越于外，若误发汗动阳，亡阳于外，元气内脱，温补其里，尚且不及，岂可再汗，更亡其阳，仲景急温其里，以四逆辈。）

太阳是少阴之面目，少阴是太阳之根柢。

要知阴中有阳（外寒内热），沉亦可汗（脉沉亦可汗），阳中有阴（外热内寒），浮亦当温。（脉浮亦当温，此二语，治三阴伤寒之大关键，不独少阴。）若八九日，一身手足尽热，是自里达表。（肾气素充，少阴内阳，被寒邪闭郁，留连八九日，阳从内发，阴寒得解，复传太阳之表，故一身尽热。）阳盛阴虚，法当滋阴。（八九日一身尽热，里已出表，阳气已盛，不得再温其脏，而劫其阴也。）

沉脉重按有力，内数，可汗。浮脉空大，重按无力，可温。亦临症细察为要，一有错误生死立判。

又与二三日无里症者不侔。少阴始得之脉沉，反发热，少阴得之二三日，无里症，俱少阴外入之邪，故用麻黄附子，温少阴之经，而发太阳之表，一用细辛，一用甘草，各有其异。

此少阴之邪，复化热出太阳之表。

少阴八九日，一身手足尽热，自少阴肾脏，移热于膀胱之腑，内出之邪，恐热在膀胱动血，急宜猪苓汤，重则黄连阿胶汤，滋阴泄热，从太阳之腑而出，不致热蓄停于便血尿血也。

此少阴之邪，化热移于太阳之腑。

少阴得之二三日，心烦不得卧，此亦内发之热，肾火上攻于心则烦，黄连阿胶滋阴凉心肾，此温凉对言。一从表解，一从里泄，两条治法，不得相侔。

太阴是阳明之里，阳明不恶寒，太阴虽吐利腹痛，而无恶寒症（辨太阴）。少阴是太阳之里，太阳恶寒，少阴吐利必恶寒，（皆）阴从阳也（里从表出）。

此处吾师反覆叮咛细讲。

太阴手足温者，必暴烦，下利而自愈（解见太阴），是太阴借胃脘之阳（阴从阳化）。少阴吐利，亦必手足温者可治，手足厥者不治。（利而手足温，阳回故也，可治。若利不止，手足厥冷，是纯阴无阳，腑气绝于外，脏气绝于内，不治矣。余见手足厥逆，利不止者，用大剂四逆辈救活者，当看其全神，暴病阳气骤脱，尚可挽回，若久痢见此，百无一活矣。）是下焦之虚寒，既侵迫于中宫，而胃脘之阳，仍得布敷于四末，（寒气侵迫于中，胃阳盛能布敷四末，故手足可不厥。）斯知先天之元阳（坎中真阳），仍赖后天之胃气培植也。（真阳虽微，有胃气冲和则生，胃阳虚，真阳更弱。）

若暴吐利而阳骤脱，手足厥者，急宜温之可愈。有受热吐利，阳气暴脱，脉伏，手微寒，又不可温，温之则下血矣。

太阳（膀胱）是少阴之标，太阴（湿土）是少阴（寒水）之本，少阴阴虚（热甚），则移热于膀胱，（脏病传腑，阴乘阳而化热。）故一身手足尽热而便血，从标也。

少阴移热于太阳之腑。

（太阳经热甚血行，故一身手足尽热而尿血也，急宜猪苓汤、黄连阿胶汤等，滋阴化热，便血者以小便言。）少阴阳虚，则移寒于脾而吐利（寒必就湿），从本也。（当温中散寒，四逆理中辈。）

少阴移寒于太阴之脏。

少阴传阳者有二，六七日腹胀，不大便者，（少阴本吐利者多，今不便而胀，况为日又久，显然胃实，当下之。）是传阳明，脏气实则还之腑也。（此土燥水涸，大承气症也。）

少阴传阳明之腑。

八九日一身手足尽热者，是传太阳（脏邪传表），阴出之阳，下行极而上也。（太阳脉最长，上行头巅，下至足，指少阴热传太阳之经，一身头足尽热，所谓下行极而上，此太阳经病也。）

少阴传太阳之经。

热在膀胱而便血（便血指小便言），亦脏病传腑，此阴乘阳也。然气病而伤血，（气有余则是火，热甚血沸，膀胱腑病血病。）又阳乘阴也。（乘者如乘舟车，而出入界限。）亦少阴中枢之象。（少阳少阴为枢机转轴，故邪之出入，比他脏更易。）

少阴传太阳之腑，膀胱多气多血。

此是自阴转阳。（自脏邪转腑，与太阳寒邪化热，经传腑，热结膀胱不同。）与太阳热结膀胱，血自下者（言下血不言便血），见症同而病异。（太阳经热传腑，桃核承气、抵当症也。使其热从大便而下也。少阴脏热传腑，猪苓、黄连阿胶汤症也，使热从小便而泄也。如伤寒，妇人热入血室，呓语瞀乱，小柴胡汤症也。温病，热入血室，又将生地、丹皮、丹参等，凉其血矣。症同而用药大异者，临症当著眼细思。）

此是自阴转阳。

少阴病脉紧，（脉紧为寒，亡阳脉。）至七八日，自下利，脉暴微，（阳气渐舒，而见少阴本脉矣。）手足反温（胃阳渐能敷布四肢。）。脉紧反去者，（阳气已回，紧脉徐而和矣。）为欲解也，（阴从阳化，故欲解。）虽烦（阳返于中）下利（下已积之，阴寒未尽。）必自愈。（阴平阳秘，烦利可止，太阴下腐秽者，是太阳误下，陷入太阴阳明，此是少阴传出太阴阳明，故症同异治也。）此亦是脾家实，露出太阴底板。（此承上文，少阴之邪从本而化，亦赖脾胃阳气充实。）故得与太阴，七八日暴烦，下利自止，同盖少阴来复之。阳微则转属太阴而腐秽自去，（烦为阳回，利即寒去，然此症最易误治，或用温补，或用消导，俱不宜。）阳盛（阳复太过）则转属阳明而糟粕不传，郁则内实，而入阳明太府广肠之区。（少阴之热入阳明，土实则消肾水，金枯不能生火，津液更竭，急下存阴，不可缓也。）

胃为阳明燥土，大肠为阳明燥金，火必就燥，阳明易实。

横则外达，而遍太阳内外，气血之部。（肾阳归太阳，在外在气者，一身手足尽热。在内在血者，热在膀胱，必便血之类。）要知脉紧转微，是复少阴本脉，（寒邪化热，本脉渐见。）故转太阴而自解。（火化不盛，故转太阴而解。）

精微奥妙，医理诚难言哉。

脉沉细数，（沉细中藏数脉，阴有伏阳。）是兼阳脉，故入阳经而为患，虽热甚不死，亦阴得阳则解之变局。（伤寒扶阳为急，温病保阴为先，阴症转阳则生，温病加热则危。）

温热，自外受之热。伤寒，是内化之热，伤寒化热，寒邪退可生，温病加热，热邪增，故危也。

六经皆有烦躁，而少阴更甚者，以真阴之虚也，盖阳盛则烦，阴极则燥（假烦为燥），烦属气躁，属形烦，发于内（内阳徒发）。躁见于外（虚阳外脱），先烦后躁，是形从气动也，先躁后烦，是气为形役也。不躁而时自烦，是阳和渐回（阴从阳解），故可治。不烦而躁，是五脏之阳已竭（无根孤阳外越），惟魄独居，（魄为阴气，惟阴独居。）故死。（阳气一分，不尽不死。）故少阴以烦为生机，躁为死兆。（阳回则生，阳竭则死。）

伤寒以阳为生，不特阴症见阳脉者生，亦阴病见阳症者可治也。（伤寒热甚不死，六经皆然，温热不在此例。）凡蜷卧四逆，吐利交作，纯阴无阳之症，全赖一阳来复（阴极转阳则生）。故反烦者可治，反发热者不死，手足反温者可治。（少阴病，虽阴病转阳为顺，然渐渐而转，脉和手足温，为自解。若内阳徒发，反大烦，大发热，恐其阳盛阴竭，阴不胜阳，或胃燥土实烁阴，或尿血下利脓血，或口鼻出血，或发痈脓，阳化过盛，急当救阴，恐阴竭，阳不能独存，犹为难治。）

读此节方知治伤寒难处。

太阳少阴，皆有身疼骨节痛之表，水气为患之里（表里水气疑似处）。

此二症相似，却有脉之浮沉可辨，从脉不能拘于症也。

太阳则脉浮紧（表有寒邪），而身发热（寒郁化热在表），用麻黄发汗，（去表邪而透热，热透阴气自和。）是振营卫之阳，以和阴也。（寒伤营则痛，热透寒化身痛止。）少阴则脉沉（沉为里寒）而手足寒，（寒入于里，阳气不能布于四肢。）用附子汤温补，（原文有身体疼骨节痛等症，阳气虚，寒邪难以化火，故温里托邪，此方所治寒邪之轻者也。）以扶坎宫之阳以配阴也。（扶阳御寒，伤寒从治。）

阴寒外束，内阳凝聚成阴，温补内阳而散外寒。

太阳之水属上焦，小青龙汗而发之，阳水从外散也。（邪汗未尽，水气停于肺胃之间，故仍汗而发之，从外解也。）少阴之水属下焦，真武汤温而利之，阴水当从下泄也。（误汗动阳，上焦津液枯槁，下焦肾水上升，救上焦津液，故真武汤镇肾气而泄水，收摄阳气。）阴阳俱紧，与太阳伤寒脉相似，（亦似太阳，少阴疑似之脉）夫紧脉为寒，当属少阴（太阳脉紧必兼浮），然病发于阴，不当有汗，（但紧为阴脉，故汗不易出，）反汗出者，（脉紧有汗，脉症不合矣。）阴极似阳，阴虚不能藏精所致也。亡阳之前，已先亡阴矣。（虚阳不归，少阴不能藏津，故汗出不温，脉紧，神静，身无热，可辨阴津外泄也。）阳无所依（因亡阴故也），故咽痛呕吐，（阴不敛阳，上焦先从火化。）见虚阳不归，阴不能藏，故下利不止（阴虚不能收藏），见真阴之欲脱也，（阳脱于上汗不止，阴脱于下利不休。）则附子汤用三白（白术白芍白茯苓）以滋阴，参附以回阳，为少阴反本还原之剂。（或用八味肾气汤，或大济参附加童便亦可。）

虚损症见下利，并非脾败，亦阴不能藏，真阴之脱也。

肾主五液，入心为汗（水火既济），少阴受病，液不上升，（寒邪入肾，阳气屈伏，不得升腾津液为汗。）所以阴不得有汗（阳虚不能作汗）。仲景治少阴之表，于麻黄细辛中加附子，是升肾液而为汗也。（朱子曰，大雨雪之前，必先微温，使地气温，则可上腾为云为雨。）

徐灵胎曰，回阳当兼阴药，救阴当兼阳药，孤阳不生，独阴不长，观仲景四逆加参童便、复脉汤等，自知救阴救阳之真谛。

若真阴为热邪所逼，则水随火越，故反汗出，仲景治少阴之里，附子汤中任人参，是补肾液而止汗也。（真阴为热邪所逼之症，用滋阴者多，今反用附子汤，颇不易解，余思热邪内逼，阳气凝聚而成阴，真阳淹没，阴脉上腾，故身无热而反汗出，是阴虚不得敛阳，皆由少阴不藏所致。虚阳不归，水随火越矣。用附子者，取其力之锐，任之重，壮少火之阳，人参扶正救阴，白芍之敛阴潜阳固表，白术培土，制肾水之上越，茯苓泄肾水，使少阴内郁之热从腑而出。太阳一开，遍体阳气来复，阴霾尽散，虚阳渐回窟宅，少阴津液复藏，阳回则汗亦可止，此症阳回之后急宜存阴，若再服回阳，恐其胜复太过，燎原莫及也，此等症每用八味肾气汤、回阳急救汤，不及此汤之妙，余管窥医话中，曹鲁峰一案，神静脉濡，发热，大汗不止一日，竟能服熟地四两，党参四两，人参二两，紫河车一具，肉桂三钱，附子三钱，服后汗止即能安寐，明日即用滋阴矣。）

少阴真阴为热邪所逼，汗多，脉必细，神静。阳明之真阴为热邪所逼，汗多，脉必洪。一用石膏，一用附子，倘一差失，生死立判。

此症是吾习药肆中，业师曹焕树先生治之鲁峰，即其弟也。

脉阴阳俱紧，口中气出条，是少阴经之文，王氏（叔和）集之脉法中，（因上无少阴二字，误集脉法中。）故诸家议论不一，夫少阴脉络肺，（少阴脉，其直者，从肾上贯肝膈，入肺中。）肺主鼻，故鼻中涕出。（虚气入肺，阳虚涕出，故老人阳气已虚，稚孩真阳未充，至天寒多流清涕。）少阴脉络舌本，故舌上胎滑，少阴大络，注诸络以温足胫，故足冷，（少阴之脉，从足心上会于巅，引上之阳，而下温于足，太阳为表里，其脉最长，故曰大络。）此症不名亡阳者。外不汗出，内不吐利也。（阳伏于中，故外不汗出，内不吐利，阳未外泄，故阳不亡也。）口中气出，唇口干燥，鼻中涕出，此为内热（寒郁从火化之象）。阴阳脉紧（紧则为寒），舌上胎滑（口中和也），蜷卧（阳陷入阴）足冷（阳不外布），又是内寒（欲从寒化之象），此少阴为枢（易于转属），故见寒热相持之症。（或从水化，或从火化，相持未定耳。）而口鼻唇舌之半表半里，恰与少阳之口苦、咽干、目眩相应也，（少阴为阴枢，介乎太阴厥阴之间，少阴之症从太阴化为湿，从厥阴化为火。少阳为阳枢，介乎太阳阳明之间，少阳之症从太阳化寒，从阳明化热。故少阳之剂有寒有热，少阴之剂亦有寒有热。）勿妄治者。恐阴阳相持之时，（化火化湿，病势未定。）清火温补等法，用之不当，（病势不定，无处施药。）宁静以待之，（如少阳早用凉药转太阴吐泻，用温转阳明内热，少阴用药矣，然恐凉则转吐利肢厥，温则转咽痛身热，便脓血尿血，口鼻出血，故宁静待之，勿妄治。）

阴阳相持之症，医皆看不到。

至七八日来复（待至七八日），微发热，手足温，是阴得阳则解也。（阴解阳复，阳布于肢体，脉紧自和，少阴此条解者最顺。）八日以上，反大热，（微发热，阳气舒和，大发热，蓄热有余，胜复太过。）再加吐利（阳从外泄），即是亡阳（亡阳脉与阳胜复之脉最易辨）。若其人反加寒热（阳虚寒象已见），寒甚于表，上焦应之，必欲呕矣（表寒宜温而散之）。若加腹痛（寒反据于里）是寒甚于里，中焦受之，必欲利矣。（里寒温而补之虽大热身痛见下利清谷等急当救里治以四逆辈或从症或从脉当细辨之）急当扶阳，庶不为假热所惑而妄治。（少阴下利脉微，白通汤症。厥热干呕烦者，白通加猪胆汁症。少阴里寒外热，下利清谷，手足厥，面色赤，身反不恶寒，或咽痛，或里寒外热，面少赤，身有微热，必郁冒汗出，其面戴阳，此等假热，最易误治。有脉沉脉微可辨，须从通脉、四逆等求之，一投寒凉立毙。）

此节言少阴寒热相持之际，化火化寒，宁静待之，至七八日，使其症有定见，扶阳存阴可有把握矣。然今时病至七八日更医，已数人襍药乱投，已不堪设想矣。

但欲寐，即是不得眠，（邪入少阴，则目不瞑者，转而为但欲寐，实不能寐也。）然但欲寐是病情，乃问而知之，不得眠是病形，可望而知之，欲寐是阴虚，不眠即烦燥，（烦为内热，燥为内寒。）故治法不同。（但欲寐，阳渐入阴，不得眠，阳从内发。烦属阳回，燥属阳竭，故治法不同。）

辨症如此处为之工。

三阳惟少阳无承气症，三阴惟少阴有承气症，少阳为阳枢，阳稍虚，便入于阴（邪易内陷），故不得妄下，以虚其元阳。（少阳误下，即痞满结胸，而成泻心等症。）少阴为阴枢，阳有余便伤其阴，故当急下，以存其真阴，且少阳属木，畏其克，故无下症。（少阳误下，土虚木乘，阳虚而转寒症，下利、腹痛、呕吐。）少阴主水，更畏土制，故当急下。（下则热去而阴不伤土虚则水不受制）盖真阴不可虚，强阳不可纵也。（治少阴水火寒热杂居之经，此二语为真谛，如少阴阴虚，失下而转热症，一身尽热，便脓血尿血，咽痛，口燥舌干等症，最难治。）

少阳大柴胡、柴胡加芒硝等下法，与承气不同，亦不得拘少阳无下法也。

少阴病，用大承气急下者，有三症（此承上文）。

少阴病可下症三条。

病得二三日，热淫于内（阳邪初陷入阴），肾水不支（肾水欲涸），因转属阳明（水涸土燥），胃火上炎（火炎土焦），故口燥咽干也（原文舌干），急下之。（急去热邪，以救其阴。）谷气下流（胃土濡润），津液得升矣。（胃口和润，少阴津液上升，口燥舌干亦润矣。）得病六七日，当解不解，津液枯涸（燥屎烁液），因转属阳明，故腹胀不大便（致成阳明之症），此所谓已入于腑者（少阴热邪已入热腑）。下之则胀已，宜于急下者。（恐土实消肾，腑阳更甚，脏阴更虚，故急下之，腑气通，热去胀消，真阴可保。）六七日来阴虚已极，恐土实于中，心肾不交耳。（土实于中，心火不降，肾水不得上升济火耳。）

六七日谓日久未解。

若自利纯青水，（原文曰，少阴病，自利清水，色纯青，则非寒邪矣，乃肝邪入肾也。难经曰，从前来者，为实邪。）心下痛（中脘穴胃实也），口燥舌干者，（下利清水，色纯青，人皆疑为寒邪，见口燥舌干，知非寒邪矣。）是土燥火炎，脾气不濡，胃气反厚，（火生土，土燥则反厚。）水去（先下清水，燥结旁流）而谷不去，（水去则糟粕燥屎，更坚硬难下。）故宜于急下。（以上三条俱少阴大承气症。）

余每见小儿大便，色青如菜汁，亦食滞夹热，肝克脾也。余又见大河镇一人，泄泻溏粪，其色青已有二年余，治以乌梅丸法未效，谅亦肝邪入脾，不知如何治法，质之高明。

少阴为性命之根，少阴病是生死之关，故六经中，独于少阴中历言死症，然少阴中风始得时，尚有发热脉沉可证，（发热当脉浮，今反沉者，是太阳表热，少阴里寒，麻黄附子细辛症也。）若少阴除初受伤寒，其机甚微，脉微细，但欲寐，口中和（渴而不燥），背恶寒，（诸阳之俞皆在背，阴寒乘之，阳气凝聚而成阴。）人已病，皆不觉其为病也。（当炙之，通阳附子汤主之。）

此节言少阴初受邪之时，未曾入里，急治之，若失治，一入于里，生死之关系非小。

若身体疼，（阴寒切肤，内经云，寒伤营则痛。）手足寒（阳气不得禀于四肢），骨节痛，（虽骨节痛，寒入于里，无发热等文。）脉沉者，（脉沉不热，纯阴无阳，与麻黄附子细辛症不同。）此表中阳虚症。（急宜附子汤温之，不可疑身疼肢寒，误汗则亡阳矣。）

表中阳虚症。

若欲吐不吐（枢病开合不利），心烦欲寐，自利而渴，小便色白者，（烦症不尽属少阴，故指出但欲寐来。渴症不尽属少阴，故指出小便白来。心烦欲寐是假烦，小便白而渴是假渴，烦而欲寐，渴而不能饮，显然真阳下虚，虚阳上格，火不得降，水不得升，急宜温下焦，引火归原，下焦温则津液上升，心烦口渴自止，若见心烦口渴，疑是热症，误进寒凉，渗利下焦，真阳更竭。）此里之阳虚症。（和按仲景原文，自利两字以小便言，热在膀胱必便血，亦以小便言也。此节小便色白，火不制水，小便自利而渴饮，肾阳虚，下消意也。余每以八味肾气法，暖肾脏，固小便，少阴津液上升，渴可止，小便自利可缓。管窥之见，留质高明教正。）心中烦，不得卧，此里之阴虚症也。（黄连阿胶汤症也。）

心烦欲寐，此里之阳虚，心烦不得卧，此里之阴虚。

若下利，咽痛，胸满心烦，（利后下焦阴虚，肾火上炎，以猪肤汤除上焦浮阳，以滋下焦之阴。）与口中气出，唇口干燥，鼻中涕出，蜷卧足冷，舌上胎滑者，此少阴半表半里，阴阳驳杂之症也。（此节阴阳相持不定，静待不妄治症。）

阴阳驳杂症。

脉阴阳俱紧（脉似太阳本无汗），反汗出，（表虚亡阳，少阴症矣。）而咽痛吐利者，（少阴虚火，飞越循经，而至喉咙，故咽痛，阴寒凝聚于中，而复吐利矣。）此阴极似阳，肾阳不归，为亡阳症也。（宜八味肾气汤或丸主之，或四逆加参人尿等，引阳入坎。）

亡阳症。

若至八九日，一身手足尽热者，是寒极生热，肾阳郁极，而胜复太过也。（热传少阴，还复太阳之症，因少阴先受热灼阴阳，胜复之阳太甚，故阴不能胜也。）

其腹痛下利，小便不利者，有水火之分，若四肢沉重疼痛，为有水气，是阳虚不能胜阴也。（下焦阳虚，不能制水，真武汤主之，水气下利，真武汤去芍药加干姜。）

若下焦虚而不能制水，心烦下利热渴，以猪苓汤滋阴利水矣。

若便脓血，与泄利下重者，此为火郁，是阳邪陷入阴中也。（此二条便脓血，以桃花汤培土，土得令火退位，水归其职，小便利矣，少阴泄利不止者，唾脓血，伤寒阳邪内陷之坏症，虽立少阴麻黄升麻汤，亦难治之症。）

便脓血。

下利清谷，里寒外热，手足厥逆，脉微欲绝，身反不恶寒，其人面赤者，是下虚而格阳也。（通脉四逆汤主之。）

此症治之得法，尚可挽回十中四五。

吐利兼作，手足厥冷，烦躁欲死者，是阴极而发躁也（吴茱萸汤主之）。岐伯曰，阴病治阳，阳病治阴，定其中外，各守其乡。（从阴引阳，从阳引阴，导实济虚，济所不胜之义。）此即仲景治少阴之大法也。同是恶寒蜷卧，利止手足温者可治，（阳气渐回，阴寒渐散，故可治。）利不止，（五脏气绝于内，下利不禁。）手足厥冷者不治。（纯阴无阳，六腑气绝于外，阳气绝，故不治。）

此症最不易，治死者多，若有真阳，正气完固，尚可十救二三。

时自烦，欲去衣被者可治。（阳气内发，阴邪将退，去衣被，内有热可证，故可治。）不烦而躁，四逆而脉不至者死。（烦而兼躁，阳怒而与阴争，期在必胜则生，不烦而躁者，阳不能战，复不能安，四逆脉不至，阳欲散去不回矣，故死。）同是吐利手足，不厥冷，反发热者不死。（阳气已复，阴气已退，厥回发热，故不死。）烦躁四逆者死。（阳气散亡，阴邪无退舍之期，欲不死乌可得耶？）同是呕吐汗出，大便数少者可治。（下焦之阳尚存，急炙百会穴复其阳，犹可治。）自利烦躁不得卧者死。（自利阴绝于里，烦躁不得卧阳散于外，阴阳离散，邪气独存，无生理矣。）盖阴阳互为其根，阴中有阳则生，无阳则死，独阴不生故也。（总之传经之病，以阴气存亡为生死，存阴为先。直中之病，以阳气消长为生死，扶阳为急。少阴水火之脏，寒热杂居，则此二语治少阴之全局在焉。）

少阴性命之根，生死之关，故以生死之病为结笔。

厥阴病解第六

太阴厥阴，皆以里症为提纲，太阴为阴中至阴而主寒，故不渴（寒必就湿），厥阴为阴中之阳（风木内藏相火）而主热，而消渴也（风热者就燥）。太阴主湿土，土病则气陷下，湿邪入胃，（太阴从本病为提纲，脾布络于胃，湿溢于胃，胃中阳虚，而转阳明不实。）故腹痛而自利。（注见太阴篇）。

治厥阴病初来之时，以散寒通阳为急，化热以保阴，泄热为先治厥阴之法，全局在矣。

厥阴主相火（胆藏肝内），火病则气上逆（火性炎上），火邪入心，（肝气热，则在厥阴经脉上，贯膈撞心，心属火，二火相合，热更甚。）故心中疼热也。（心气有余，即是火也。）

此亦谓肝乘心也。

太阴腹满而吐，食不下，（太阴满为寒，胀吐为寒格。）厥阴饥不欲食，食即吐蛔，（饥不欲食，下焦热郁之饥，水饮之邪积于胃口，不欲食，肝热犯胃，胃热甚蛔不安，木气旺则胃气上逆，不能降食则引动其吐，其热上升，蛔亦随之而出。）同是食不下，太阴则满（寒湿阻格），厥阴则饥（相火上犯）。同是一吐，太阴则吐食（寒邪犯胃），厥阴则吐蛔（肝热犯胃），又属土属木之别也。（太阴与厥阴相似处，必有分别处。）太阴为开，本自利，而下之则开折，胸中结硬者，开折反合也。（太阴虚寒满痛，下之虚寒相搏，必变脏结、脾约、痞硬等。）厥阴为阖，气上逆，而下之则阖折，利不止者，阖折反开也。（厥阴胸中满，气上逆，是热邪，水气阻于胃口，非阳明之实，误下之阳明更虚，则利下不止矣。）

此节先将太阴厥阴相似之处标出，以便初学之士临症豁然。

两阴交尽，名曰厥阴，（厥阴主十月，为阴极则阳复，厥阴主丑时，亦阴尽阳复之时，名曰阴之绝阴，三阳三阴至此经为尽处。）又名阴之绝阳，（冬至，一阳来复，绝阴之中，已有生阳内伏。）是厥阴宜无热矣。然厥阴主肝，而胆藏肝内，（木能生火，所以深冬极寒之时，井泉温，葭灰飞，纸鸢起，内伏之阳暗动矣。）则厥阴热症，皆少阳之相火内发也（厥阴从化阳化热）。

胆为相火藏于肝内。

要知少阳厥阴，同一相火，（少阳相火其本病，厥阴相火是化热胜复也。）相火郁于内，是厥阴病。（厥阴本病，或有从少阳传入厥阴。）相火出于表，是少阳病。（此非言少阳本病，是厥阴化热传出少阳。）

少阳厥阴皆属木，木先犯胃，故多见胃病，木克土之明征也。

少阳咽干，即厥阴消渴之机，胸中苦满，即气上撞心之兆，心烦即疼热之初，不欲饮食是饥不欲食之根，喜呕，即吐蚘之渐，故少阳不解，转属厥阴而病危（由经腑传脏）。厥阴病衰，转属少阳而欲愈。（从脏出腑，从里出表。）如伤寒热少厥微，（身无大热，手足稍冷。）指头寒（尚有微热微厥），不欲食（其症在少阳，欲入厥阴之势。）至数日，热除（少阳之热未得深入）欲得食，（热除思食，阴不受邪矣。）其病自愈者是也。

得汗热退思食，温病亦然，得汗热不退，烦躁不食，即阴阳交交者，死。

太阴提纲，是内伤寒，不是外感，（饮食生冷积于中宫，内发吐利、霍乱、腹痛。）厥阴提纲，是温病而非伤寒，（厥阴之温病，皆从相火化令，即伤寒而化温病，即冬伤于寒，春化温病之意，与春天随受随发之风温不同，然桑菊饮、银翘散，亦厥阴少阳经药也。）要知六经各有主症，（六经各有主方，详制方大法中。）是仲景伤寒杂病合论之旨也。（仲景杂病金匮要略中，伤寒方大半收入，所以治伤寒、治杂病，皆不出汗吐下温清和六法之外。）

太阴有系在少阴有相持，此等亦少阳厥阴系在相持之际。

诸经伤寒无渴症，（此言诸经提纲，俱无渴症，惟厥阴以消渴入于提纲，非谓六经俱无渴症也，如麻黄石膏之发汗，饮水多者。小青龙之或咳，或渴者。大陷胸之太阳重发汗，舌上燥而渴者。五苓散之微热，消渴，脉浮数，烦渴汗出而渴者。小柴胡之若渴者去半夏，加人参，服柴胡汤已渴者。白虎汤加人参之大烦，口燥心烦，渴欲饮水者。猪苓汤之渴欲饮水，小便不利，渴而呕，心烦不得眠者。文蛤汤之欲饮水，不渴者。理中丸之呕欲，饮水者。茵陈蒿汤渴欲饮水，小便不利者。各经俱有渴症，皆不入提纲，惟厥阴以消渴善饥而入提纲者，因厥阴之内藏相火，易于化热，先将消渴二字入于提纲，使后人治厥阴病，勿妄施辛热，化热化火莫制也，故少阳厥阴两经，用药皆挟苦寒泄热，防其胜复太过耳。）太阳不恶寒（寒邪已去，非伤寒矣）而渴（内已化热）。是温病矣，杂病矣。（内经曰热病者伤寒之类也，难经曰伤寒有五。）惟厥阴伤寒，（风木内藏相火，虽寒必不甚。）肝木郁而不得出（相火内郁），热甚于内（消铄津液），欲窃母气以克火，故渴欲饮水。（寒气渐解，阳气欲回，求水自滋，少少与之，其病自解。若多饮水，反停渍于胃，反成厥利矣。若饮水不能胜其燥烈，随饮随消，相火内郁，热邪深入，而成消渴未愈之兆。当细辨之，虽内燥而求外水救者，亦有多少之分别。）若不恶寒，当作温病治之，要知温乃风木之邪，是厥阴本病。（风为阳邪故不恶寒）消渴是温病之本，（肝邪化火上犯肺胃不能布敷津液而成消渴故温邪先犯肺胃者金畏火刑耳）厥利是温病之变，（厥阴病亦寒火皆化，从火化，变热厥、蛔厥、下利、脓血；从寒化，变寒厥、脏厥、下利不止。皆厥阴变症也。）内经所谓热病，皆伤寒之类，此正其类矣。（此热病与风热暑热不同，譬如冬伤于寒，春必病温，先伤寒，伏而化热病也。）

春温风热，每项肿胁满，作呕，不得食，口苦咽痛，舌干目眩，渴饮，微寒发热。渴饮亦与少阳厥阴阳明同意，究属风温。温热亦厥阴少阳之类，因其邪初受，用药亦轻。叶天士桑菊丹皮皆厥阴少阳，栀豉亦阳明，诸经之脱化也，所以传足不传手，不可拘执。治病宗于伤寒为根柢，能玲珑变化，然活泼矣。

厥阴消渴（此承上章阳气将复），即以水饮之，所以顺其欲（顺病人之欲），然少与之。可以平亢火，（水能制火，又能生木，木有水涵，火不上炎，故厥阴消渴最宜。）多与之，反以益阴邪。（微阳将复，若恣饮太多，阳反被遏，水寒渍胃，停蓄为饮，必致呕吐、痞结、心悸、厥利等。）当量其消与不消，（本论云少少与之，不可过。）恐其水渍入胃耳。（厥阴全赖阳气来复，不得不慎重，若多与之，转寒病更难疗治，此亦生死关头也。）

渴欲饮水，与饥不欲食对看，始尽厥阴病情。（饥与不欲食则吐蛔，尚未化火，虽消渴，心中热，未必能饮，为厥阴病之始。内热已甚，火化而成消渴，能饮水，阴从阳化，欲愈之机，为厥阴病将尽，然从中变症多端，倘一失治，前功反弃。）

手足厥冷，（寒邪表分未罢，阳气不能达于四肢。）脉微欲绝，（寒邪在表，脉当弦紧，脉微欲绝，阳气已虚。）是厥阴伤寒之外症，（其邪尚在厥阴之表，厥阴最怕化火，故不入提纲，又畏化寒，故将此症先在此节提出，是厥阴表症提纲也。）当归四逆是厥阴伤寒之表药。（肝为藏血之脏，肝喜柔，取桂枝汤为君，调和营卫，先解外寒，借当归养血，佐细辛通草直达三阴，外温经，内温脏，内外之寒皆散，以当归立名者，治肝以温血分为主。）

手足厥冷是表症也，脉微欲绝是里症也，当归四逆是厥阴表里之合剂也。

夫阴寒如此，（已见手足厥，脉微欲绝，最易与四逆、通脉混治。）而不用姜附者，以相火寄于肝，经虽寒而脏不寒（厥阴经脉虽寒，厥阴本脏不寒。）故先厥者，后必发热，（因肝之本脏不寒，相火内伏，一用姜附，相火内燔，而见下文便脓血，口伤烂赤，吐脓血，发痈脓，恐化火，胜复太过，变症遗患耳。）

厥阴之厥逆，最易浑入姜附，然有寒厥热厥。

手足愈冷，肝胆愈热，（内火郁结不解外达，经愈寒，脏愈热也。）故厥深，热亦深。（厥阴之厥，有寒厥，有热厥，临证认清。寒厥者，可温散，若热深厥深，四逆散，重则白虎汤，下其无形之热，误投姜附，祸不旋踵矣。）所以伤寒初起（一二日）脉症如此者，不得遽认为虚寒，（手足厥冷，脉微欲绝。）妄投姜附以遗患也。

此节言厥阴之厥逆有寒有热，用药一误，生死立判。

厥者必发热，（阴经受邪，无热可发，先厥而热者，阴脏实不容寒邪内入，还之于腑。阴中有阳，故能化热于表，发热则厥止矣。）热与厥相应，（观其厥热之多寡，厥多则阳虚不能支，则成阴厥，而无热矣，其症危。厥少热多者，其病顺，然亦不能胜复太过。）热深厥亦深，热微厥亦微，（厥之久者，郁热亦久，厥之轻者，郁热亦轻。）此四症是厥阴伤寒之定局。先热后厥，厥热往来，厥多热少，热多厥少，此四症是厥阴伤寒之变局。（此四条随人之本质偏阳偏阴，或从寒化，或从热化。）皆因其人阳气多寡而然，如太阳伤寒，亦有已发热、未发热之互辞。（伤寒六经，皆看其人阳气多寡，从热化，从寒化，治伤寒之大关键也。）

此节言厥阴、伤寒之定局变局。

内经之寒热二厥，因于内伤，（内经曰，阳气衰于下则为寒厥，阴气衰于下则为热厥。俱房室醉饱而伤下焦阴阳之气，而为寒厥，热厥就内经六经之厥，亦与厥阴外感之厥不同，皆从内伤而成。）与本论因外邪者不同，内经热厥，只在足心，是肾火起涌泉之下也。（内经热厥，肾气日衰，阳气独胜，故手足为之热，与厥阴之外感，脉细而厥者不同。）本论热厥，因热在肝脏，而手足反寒（脏热而表寒），故曰厥深热亦深（重热必寒）。内经之寒厥，有寒无热，（内经寒厥，阳气日损，阴气独在，故手足为之寒，与厥阴之外感，先厥后热不同。）本论之寒厥，先厥者后必发热，（重寒必热，寒气伤表，先厥后热，阴中有阳，御寒外出，与内经之阳衰于下不同。）热胜则生，寒胜则死，此内伤外感之别。（外感寒邪，中脏而厥，内有真阳，敌寒化热，阳胜于阴，邪负正胜，可生。内无阳敌，正负邪胜，厥必不回，不死何待？）

内经热厥寒厥，是内伤与外感，治法霄壤之殊。

厥阴有晦朔具合之理，（厥阴名曰阴之绝阴，又曰阴之绝阳，绝阴为晦，生阳为朔，绝阴之中而藏少阳生气。）阴极阳生（如冬令而得春气），故厥阴伤寒反以阳为主（阴逢阳则生），厥少热多，（寒邪轻，阳气甚。）是为生阳，故病当愈，厥多热少，（寒邪甚，阳气微。）是为死阴，故病为进。（阳退阴进，邪胜正负则进。）其热气有余者，或便脓血，或发痈脓，（伤寒以阳为主，热复则阴寒解，散而愈。然胜复太过，热气有余，留热不散，则伤阴络，阳邪下注阴窍，尿血、便脓血，阳邪外溢于形，身发痈脓，即伤寒留毒也，惟少阴厥阴，见其热甚之时，先滋其阴，善其后，勿致胜复太过，而贻患也。）亦与内经热厥不同。（内经热厥，但热不寒，而无变症。）

病不犯手足两厥阴，而不能见厥，若见厥者，皆犯厥阴耳。

阴气起于五指之里，阳气起于五指之表，（手阳明之脉起于大指次指之端，足阳明之脉入大指间出其端，手太阴之脉出大指之端，足太阴之脉起于大指之端，手少阴之脉循小指之内出其端，足少阴之脉起于小指之下，以此类推，手足三阴三阳尽在于指也。)

手之三阴三阳，相接于手之十指，足之三阴三阳，相接于足之十指，阳气内陷不与阴接，故厥。

气血和调，营卫以行，则阴阳相贯，如环之无端也。(阴阳相接，本无厥症。)厥阴无阳(阴之绝阳)，厥阴病则阴阳不相顺接，故手足厥冷。(阴阳离位，阳不与阴接，故肢厥。)若热少厥微，而指头寒(寒邪尚浅)，知病可愈。(阳能胜阴，厥亦即止。)手足反温者，虽下痢必自愈，(厥阴病，厥多为进热多为退，手足反温，喜其阴尽阳复，虽下痢能发热，阳进阴退知其利必止矣！若见厥而复利者，阴进阳退，利必作矣。)此阴阳自和而顺接也。(伤寒为阴邪先伤其阳，温病为阳邪先伤其阴，伤寒以通阳为急，温病以救阴为先，伤寒不但厥阴通阳为急，六经皆然。内经曰：人之伤于寒也，则为热病，虽热甚不死，是伤寒以热为贵也，然白虎承气等皆制其化热太过，并非不欲其热也，究竟阳症易愈，若阴寒甚阳气虚，四逆理中不易救耳。)若脉微烦躁，灸厥阴，厥不还者死，是阴阳之气绝矣。(原文，伤寒六七日，脉微手足厥冷，烦躁，灸厥阴，厥不还者死，脉微，厥阴本脉微而兼浮，阳渐回也。微而兼紧，阴渐进也。烦为阳生，燥为阳竭，然脉微烦躁四字，其病在两歧眩惑之时，热厥寒厥，难以把握，故灸厥阴五俞通其阳，内有真阳，厥可回。内无真阳，厥不回，死无疑矣。此先哲治病疑难之处，故立诸灸法探试之，不致误投药饵为祸。然今方脉家不能针灸，如之奈何？三阴篇中，太阴有系在少阴有相持，厥阴此条即系在相持等，当留意焉。)

癸未年吐泻大行，霍乱转筋，肢厥汗出，皆以四逆理中通脉，应手而愈，经治者百余未有一死，丙戌又起，吐泻肢厥，冷而无汗，脉伏，用四逆理中即毙。服五苓散和藿香正气等皆愈。经治百余，活者十中八九。戊子年，又起霍乱吐泻，肢厥脉伏，无汗，服温剂厥回脉起，惟水浆不入，胸膈阻塞，停五六日，或三四日，起呃逆而死，后服大青叶、人中黄等，解毒芳香皆愈。癸未是寒湿霍乱，丙戌伏暑夹湿霍乱，戊子久旱干燥，温毒秽气，受热霍乱。余业此七年，已遇三次，皆不同也，所以厥症者，即气闭也，用药温凉清燥，大有出入，不可见厥投温，贻误非小。辛卯霍乱吐泻，肢厥，胃苓汤加芳香，十中能救五六。

本论云，诸四逆者，不可下，（仲景诸四逆不欲下，欲其阴寒还表，使从阳解之也。）又曰厥应下之，而反发汗出者，必口伤烂赤，（厥虽应下，有寒厥热厥，有后文之四逆散、白虎等汤，下其无形之热。若粗工误投辛温发汗，引汗上升，发汗出厥阴之脉，循颊里环唇，故口伤烂赤也，若误投硝黄，直攻其肠腑，无形之热邪不去，反伤其真阳，又变厥利不回，为医者寒厥热厥不得不辨也。）二义不同。（厥者不可下，又曰厥应下之，故不同也。）当理会上下文，盖诸四逆是指虚寒症言，故曰虚家亦然。（虚家寒厥不可下，下之厥利更甚。）厥应下之，单指热厥言，故曰厥深热亦深。若发汗，只能引火上升，不能逐邪外散，故令口伤。（热深厥深，应下之热厥，若作寒厥，温散发汗反引火上升，若以硝黄误下，更伤真阳，反成寒厥。）若手足厥冷，脉微欲绝，此外寒迫切（寒邪初中），内热未起，（阳气虽郁，未及化热。）又当发汗。（此条是厥阴伤寒之表症，急宜散寒邪，而通营卫之阳气，当归四逆中症也。）

厥而脉微欲绝，是伤寒初起之脉，（伤寒初起脉不紧而微，且厥已见里虚阳弱，故不可下也。）所谓不可下者是矣，脉滑而厥，是内热闭郁之脉。（脉微而厥，脉促而厥，里有寒，格阳于外，脉滑而厥，里有热，格阴于外，故用白虎汤清解里热，而厥可止。）所谓厥应下之是已，（热厥应下之厥，三承气切不可用。）下之是下其热（故用白虎），非下其实，（但热无脉实大，胸满，腹痛胀硬，小便秘，大便硬等症，故不可用承气。）泄利下重者，（已见下痢，本无下法。）四逆散，（少阴热邪传经，无脉微恶寒，下利清谷等寒症，故不用温热，当四逆散，散四逆之热邪。）欲饮水数升者（里热已甚显据矣），白虎汤，（阳气格阴于外，防其阴气上泄，即用石膏以收之，亡阴亡阳大有分别。）此厥阴之下药，所以下无形之邪也，（下其热邪，非下燥屎。）若以承气下之，利不止矣。（虚热厥，当下其无形之热，若脉实，大小便秘，腹满硬痛，而厥者，实脉也，倘有燥屎，又非承气不可。）

此节言热厥当下无形之热，寒厥不可下之。

诊厥阴脉以阳为主，（厥阴病能见脉浮数、浮弱、浮滑，皆阴症见阳脉，欲愈之兆。若见浮而虚大，或浮大而汗出如珠者，又属不宜。）而治厥阴病以阴为主。（厥阴内藏相火，若用温热化火太过，燎原莫制，当先预防其阴竭也。）

厥阴表症通阳为急，厥阴里症救阴为先。

故当归四逆不去芍药，白头翁汤重用连柏，乌梅丸用黄连至一斤，又佐黄柏六两，复脉汤用地黄至一斤，又佐麦冬八两。（肝为厥阴，胆为相火，遇温则恐相火上亢，阴液立消，过凉则恐阴气凝结，真阳绝灭，所以仲景温凉并进，使阴阳之气和平，少阴厥阴少阳三经护阳和阴之方，较他经为多。）要知脉微欲绝，手足厥冷者，虽是阴盛，亦不阳虚（此当归四逆症）。

仲景复脉泻心等，阴阳并顾，操纵在手，临症施治，非深知仲景书者，不易用耳。

故即可表散外邪，（先去外之阴寒，而阳自复。）而不可固里。（虽见手足四逆，此太阳传经之邪，表症未罢，因阳气已虚，故用当归四逆者，以桂技汤全方，仍去太阳之邪，合当归和血，细辛温散，以和里之阳，而用通草开太阳之腑，不使其寒邪深入，仍从表而达，所云不可固里者，因四逆皆温里，恐里气化热，不能外透，反致热深厥深。故当归四逆汤，散四肢之寒厥，四逆散，散四肢之热厥。二方有通阳和阴，疏邪解表之妙。）脉结代，心悸动者，似平阳虚，与茯苓甘草心悸不同。）实为阴弱（此复脉汤症）。只可大剂滋阴，而不可温补。（脉来缓而时一止，曰结脉，来动而中止，不能自还，因而复动，曰代。皆厥阴相火内郁，肝气不舒，血脉干涩，不能流利而见，此脉非阳虚之脉，心主脉，脉之止息而结代者，心气不宁也。非阳虚之痰，饮水气而悸动也，心主血，又主脉，血脉干涩，故用复脉汤，人参、阿胶、生地、麦冬、麻仁养血滑利之品，大剂滋阴，取甘草大枣之甘，载药入心而生血，补离中之虚，取酒之通利血脉，生姜之横散，桂枝通阳，领群阴之药，周行经隧络脉之中，脉道滞涩流通，心血生，结代之脉可复，心悸可宁矣。）

若见四肢厥逆，而无吐利大汗，小便不利，内中阳气未虚，临症时姜附不可误投，固其里也。

所以然者，肝之相火本少阳之生气，而少阳实出坎宫之真阴。（厥阴司令在冬之寒水，冬至一阳来复，少阳之生气已藏于木，待初春发生蕃茂，木欣欣而向荣者，少阳之生气，即水底之真阳，人之少阳生气，赖命门真火。）经曰，阳予之正，阴为之主。（阴阳平秘，精神乃治，一有偏倚，重阴必阳，重阳必阴，阳胜则阴病，阴胜则阳病，阳极似阴，阴极似阳，故寒厥热厥，阴阳不顺接之症，惟厥阴为多。）又曰，阴虚则无气。（阴虚，孤阳断难独存。）又曰，少火生气，（经曰，阳气者精则养神，柔则养筋，人生赖此火而生，亦因此火而病，水火平匀，则能生长元气。）壮火食气。（火壮亢盛，则能耗散元气。）审此，则知治厥阴之理矣。（人之阴阳平匀，本无疾病，六经皆然，惟厥阴一经，为三阴三阳之尽处，阴阳不能顺接，更宜慎重。）

阳气不偏，阴气亦静。

中州、四肢，皆脾所主，（脾行阳于四末，布津液于四傍，而主升清阳之气。）厥阴伤寒，手足厥冷，而又下利，是木克土也。（脾受木克，阳气不能行于四末则厥，清阳下陷不升则利。）后发热者，下利必自止，火生土也。（阳进阴退，阳能胜阴，渐布四末，厥可回，利亦可止。）若肝火上行逼心，故反汗出，气上冲心（此肝乘心也）。心不受邪，因而越之，故咽中痛，而喉为痹耳。（厥阴之症，本喜阳复，然厥回利止，而反汗出，咽中痛，喉为痹者，是阳复太过，阴不胜阳，阳反上升，厥阴之脉循喉咙之后，络于舌本，故见汗出、喉痹、咽痛也。）

此亦曰肝乘心也。

若发热而下利，汗出不止者死。（发热汗出不止，阳从外亡也，下利不止，阴从内脱也，阴阳离脱，其死必矣。）是阳虚外亡，为有阴无阳，与少阳亡阳同义。（里寒内盛，表阳外绝，真阳顷刻无存，惟仁人之用心施治，当从四逆门中求法，或可挽回造化。）若肝火内行而入脾，火土合德，必无汗而利自止。（太阴湿土，内寒甚则自利，外阳亡则自汗，阳气复则脾土温而寒解，阳有归则汗止，阴能守则利止矣。）

吾师曰，痢疾能见化火皆顺，即此谓也。

若发热而利不止，此肝火内陷，血室不宁，故便脓血。（发热利不止而便脓血，阳复太过，热邪下陷，迫伤厥阴经脉之血，厥阴之脉绕二阴之间，故见便血而下脓血也，热迫于经，散于表，而一身尽热。）若发热下利至甚，厥不止者死，是土败木贼，诸阳之本绝也。（发热阳复，下利当愈，然发热下利肢厥，显然阳亡于外，六腑气绝于外，手足寒，五脏气绝于内，下利不禁，脏腑气绝故死，然脉非空大，即沉伏也。）

少阴一身尽热。太阴一身尽热，烦躁下利。厥阴发热便脓血。俱阳复太过，三阴症见之能脉，见阳脉有神，皆顺候也。

厥阴伤寒，有乘脾乘肺二症，疑似难明，最当详辨。一日伤寒腹满谵语（似阳明），寸口脉浮而紧（似太阳），此肝乘脾也，名曰纵，刺期门。（期门穴，足厥阴肝经穴也，在天容旁一寸五分，直乳下第二肋端。）夫腹满谵语，似胃家实，然脉浮紧而不潮热，非阳明脉也。（故脉症不合，即疑似难明。）脉法曰，浮而紧者，名曰弦。

此弦即肝脉矣。内经曰，诸腹胀大，皆属于热。又曰，肝气盛则多言，是腹满由肝火，而谵语乃肝气盛所发也。木旺则侮其所胜，直犯脾土，故名纵（纵与横皆刺期门，肝穴泄之气，免致克土烁金。）

此节论厥阴刺法。

一曰伤寒发热，啬啬恶寒，（寒在表，疑似太阳。）大渴欲饮水，（似内有里热，疑阳明。）其腹必满。（饮水多，不能消泄，故腹满。）

腹满疑似太阴。

此肝乘肺也，名曰横，刺期门。夫发热恶寒，似太阳之表，未经大汗（阴液未伤）而大渴，非转属阳明，未经妄下（阳气未伤）而腹满，非转属太阴，且头不痛（非太阳），胃不实（非阳明），不下利（非太阴），断非三经症矣。恶知发热恶寒，是肺病，肺虚而肝火乘之。（金虚不能伐木肝火反来刑金）脾畏木邪，水精不上归于肺，（土被木制，脾不能传精于肺。）故大渴。（脾不能布精于肺，肺被肝邪挟火来刑金，燥则求水自滋，非厥阴之消渴也。）肺不能通调水道，故腹满。（肺为化水之上源，肺热饮水，不能布散中外，积蓄腹中，故腹满。）是侮所不胜，寡于畏也，故名横。（肝为将军之官，善斗，木气旺则克土，以上克下，曰纵。金本克木，木火反来刑金，以下犯上，曰横。二症皆肝气太旺所致。）

木乘脾者，肝之寒邪，木乘肺者，肝之热邪也。

一纵而乘脾，一横而乘肺，总是肝有亢火，当泻无补，必刺期门，随其实而泻之（此承上二节言之也），募原清，则三气皆顺（肺脾肝），表里尽解矣。（刺期门泻肝之实肺气宣通皮毛开得自汗恶寒发热俱解肺气清肃水有化源小便利腹满自除表里俱解恨今时内科不习刺法此等症亦不易辨）此非汗吐下清利诸法所可治，故宜针。（庶不犯厥阴，汗下禁。）

厥阴用针之处，不能不遵，若以汤治亦不能效。

伤寒阳脉涩，阴脉弦，（中宫阳虚，木来乘土，故阳脉涩，阴脉弦也。）腹中急痛者，此亦肝乘脾也（亦是木克土），故先与小建中安脾，（肝苦急食甘以缓之，胶饴大甘，以安中宫。）继与小柴胡疏木。（治太阴不愈变而治少阳所以疏土中之木也）要知小建中，是桂枝加白芍以平肝，加饴糖以缓急，为厥阴伤寒驱邪发表，和中止痛之神剂也。（肝喜条达，以辛散之，用平补之，以散为补也，以酸泻之，收为泻也，肝苦急食甘以缓之，小建中生姜桂枝之辛，甘草大枣之甘，倍芍药之酸，加饴糖之甘而和中，此乃厥阴发表驱寒，平肝和中之先著也。）

木喜条达，以散为补，以收为泻。

不瘥者（服小建中不应），中气虚而不振，（中宫阳气弱，服建中之温，不能逐寒外出。）邪尚留连，（寒邪相火不能御，还入厥阴，腹中急痛，其病本险，建中一剂痛尚不止者。）继以小柴胡补中发表，令寒邪直走少阳，使有出路（欲其里邪出表，阴病转阳经。）所谓阴出之阳则愈也。

发奋当思临症时。

仲景有一症而有两方者，在太阳先麻黄继桂枝，先外后内法。（寒邪在表，用麻黄轻剂，不犯其里，汗后复烦，寒邪已入肌肉营分，继桂枝和营解肌，更汗之一法也。）在厥阴先建中继柴胡，是先内后外法，亦是厥阴转属少阳之机。（寒入厥阴，先以小建中甘温散寒，芍药以止痛，痛尚未尽，继以小柴胡补中达邪，仲景按小柴胡加减法，腹中痛者去黄芩加芍药，其功倍于建中。）

此等夹二夹三，变化用方，非深明先圣之法，断难到此。

伤寒厥而心下悸者，此亦肝乘肺也，虽不发热恶寒，亦木实金虚，水气不利所致。（肝热犯肺，金失化源，水停于上，犯心则悸，故亦曰肝乘肺也。）彼腹满者（以上节言），是水在中焦，（肺不能通调水道，蓄于中焦而腹满。）故刺期门以泻其实。（水在中焦故刺之，随其实而泻之，得汗得溲，腹胀可除矣。）

难经因决实期门在胁乳下，刺之开上，即可定下矣。

此水在上焦（水停心肺之间），故用茯苓甘草汤以发其汗。

茯苓甘草汤，即桂枝生姜汤加茯苓甘草也。

此方是化水为汗，发散内邪之剂，即厥阴治厥之剂也。（仲景太阳篇，汗出表未和，小便不利，此条伤寒表未解，厥而心下悸，先治其水，以茯苓甘草汤却治其厥不尔，水渍入胃，必作利也，二证皆用此汤，二者见症虽不同，取桂枝甘草补阳虚，佐生姜散外寒，则厥可回，君以茯苓内输水道，则悸可安矣，其治法一也。）

与复脉汤之心悸不同。

厥阴中风之脉，与他经不同，凡脉浮为风，此云不浮为未愈，是厥阴中风，脉反沉矣。（凡风服当浮以厥阴中风误伤寒而言也本微缓不浮若能见浮者邪已还表为欲愈不浮者寒邪深入变症尚多故云未愈）此木犹阴处（寒邪入里），风入地中（阳伏不升），木郁不舒（故脉不浮），故未愈。微浮是风行地上，草木发陈，（阳出于表，寒散脉见微浮。）复厥阴风木之常，故愈也。（厥阴春气，寒水冬气，春回寒谷，草木萌芽，木气舒，地底之伏阳外达，而复厥阴风木之常，故厥阴之病可愈矣。）

肝主络，于筋如木之根在地底，故受寒在络，其气相通，易入其脏。

凡脉浮为在表，沉为在里，厥阴中风，其脉既沉，其症亦为在里，此热利下重，是厥阴中风也，太阳中风，下利呕逆，是有水气。（太阳汗不透，表邪不已，此乃水渍入胃，而转阳明不实，传太阴也，为寒呕、寒利，故太阳有救表、救里之文。）厥阴中风，热利下重，是有火气。（少阳胆气不升，火邪下陷，风郁木中也。）故以白头翁为主以治风，（白头翁临风偏静，长于驱风。）连柏为辅以清火，佐秦皮以升亢地中之风，则肝木欣欣向荣矣。（秦皮出秦中，其地气极高，又木小而高，得清阳之气亦盛，故能升亢地中之气，佐白头翁之祛风，则木可舒，取连柏寒能胜热，苦以燥湿而能坚下，热去则渴可止，风静利亦减矣。）下利而渴欲饮水（以有热故也），是厥阴之消渴，亦中风之烦所致也。（利而渴欲饮水，亦白头翁汤症也。）

太阳与寒水同气，厥阴与相火同气所化也。

下利脉沉弦，是沉为在里。（下利脉沉为里，气滞后重也。弦为肝之本脉，木克土也，气滞木郁，土无生发之机，故下重也。）

此节言厥阴下利，欲愈不愈之脉。

弦为风脉（厥阴风木本脉），弦而大（风遇火脉更大），是风因火动，故利未止。（如炉底之风大，炉山之火更燃，热邪更甚，津液内沸，肠胃热气壅滞，利下难止。）微弱数者，是风少火微，（微者弦脉已去，弱者大脉已平，细数者阳气渐回，邪气渐衰。）故为自止，虽发热不死者，阴出之阳也。（下利脉微弱，身发热不甚，可愈。滞下脉大，身发热太甚者，必死。）

此亦言厥阴化复之热，非外受之热邪也。

下利有微热汗出，见中风本症，里症出表，则风从外散，故令自愈，（有微热汗出，阳气得通，利必自愈，设脉复紧，寒邪犹盛，故未解也。）欲愈之脉当微浮，（微浮者热去寒解，阳气已通，阴症见阳脉为顺。）若寸脉反浮数，（浮则表邪将解，数则内热未除。）风去而热不去，尺中自涩者，（下焦热阻，血瘀在络，故尺中自涩也。）热伤阴络，（阴络伤则血下溢，下溢则便血。）肝血不藏，必便脓血也。（此乃热邪下陷入里，伤及阴络便血，不得归肝不藏血也。汪琥因无治法，将仲景黄芩汤代之，余思亦是白头翁汤症也。）

喻氏逆流挽舟，亦从此处悟出，然提邪火出表法，不能执一，人参败毒散则呆滞不化矣。

厥阴中风之热利，是里有热，伤寒亦有热利，是里有寒。

此节言厥阴之寒利热利。

厥阴中风，胁热下利欲饮水，以有热故也，又热利下重者，皆白头翁症也。下利后更烦，按之心下濡者，虚烦也。热邪不从下解，而上解也，以栀子豉汤引热上出，吐之可解。伤寒六七日，大下后寸脉沉而迟，手足厥逆，下部脉不至，咽喉不利，吐脓血，泄利不止者，此乃阴气虚，阳气陷，阴阳上下并受其病。虚实冷热，浑淆不清，此伤寒之坏症也。故曰难治，以麻黄升麻汤主之，下利呓语，有燥屎也，宜小承气汤。此等皆厥阴条下里有热之下利也。

厥阴里有热之下利症。

若大汗出，热不去，内拘急，四肢疼，又下利厥逆而恶寒，若大汗大下利而厥逆，此二条四逆汤症。下利清谷，里寒外热，汗出而厥者，通脉四逆汤症也。此等厥阴条下里有寒之厥利也。

厥阴里有寒之厥利症。

又与厥利不同,(热利，虽利不厥。)厥利见发热则利止,(阴邪内陷，肢厥而利，见发热者，阳气已通，厥回则痢亦止矣。)

发热脉不回而沉伏者，防其阴极是阳也。

伤寒六七日不厥,(已有六七日不厥者，阴邪不盛，正气已虚，阳气未败，犹能与邪气支吾也。)便发热而利,(若发热下利并见，显然阴盛于内，格阳于外也。)汗出不止,(若发热下利，汗出不止，阴从下脱，阳从上脱。)

此寒利与厥利不同。

是外热内寒，故谓之有阴无阳。(发热而利，骤然而至，加之汗出，阳气顷刻而尽，故谓有阴无阳，其死可知。此等症若用大剂四逆加参、通脉四逆、或加人尿猪胆，斟酌出入，可挽回二三。若疑而不决，见其面红假渴饮冷，不但误进凉剂，即用轻剂辛温多致不救，此乃厥阴亡阳症矣，与太阴少阴亡阳同例。)

治真病实病易，治假病虚病难，若遇此等格阳戴阳之假热，当细审脉息之虚大沉细，渴之能饮不能饮，痢之新久，元气之盛衰，合而详之，自有把握。

要知内经之舌卷囊缩,(厥阴之脉，绕喉咙，系舌本，下过阴器，故热盛阴伤，舌卷囊缩也。)是有阳无阴(此阴厥之亡阴症也),故热虽盛而可治。(伤寒以阳为重，有阳可生，此等非大剂滋阴救液，不能挽回十中一二。若临症不决，一进表散香燥辛温，顷刻而死。余见温病中最多，余每以三才、复脉等加减救之，能战汗饮回热退，所以伤寒传足不传手，温病传手不传足，断不可拘矣。温病中阳明之白虎、承气，少阴之复脉、黄连阿胶，厥阴之椒梅、白头翁等汤，皆从足经治。古人治法并不拘于足经手经，以见病治病，方无遗憾。）

此有阴无阳，有阳无阴之症，治活者不易。

阴阳易之为病。（病将愈而夫妇交接，则感其余热而生病，男子病后，其病传与女者为阳易，女子病瘥，其病传与男者为阴易，热毒藏于骨髓之中，无繇发泄，交感之后气脉两虚，故易于传不病之人，故病名谓阴阳易，即交易之义也。）

此节言阴阳易病。

本于厥阴之欲火始也，因肝火之动（肝主疏泄），致伤少阴之精继也，少阴之精不藏，（肝主疏泄，肾主秘藏，肝火内动，肾精不藏。）厥阴之火不羁，所以少腹里急，阴中拘挛，（淫情相火一动百脉弛纵病人之余邪得以乘虚投隙而入故见少腹里急阴中拘挛热毒之气内攻也）热上冲胸，眼中生花（虚阳生热而上蒸也），身重少气（真元亏而困倦也），头重不欲举，（气少不能运躯故身体皆重）皆厥阴相火为眚，顿令无病之人，筋脉形气为之一变，此即瘟疫传染，遗祸他人之一症也。（不病伤寒而病传易，此所谓遗祸他人，病后不但房劳复，即传易阴阳亦当谨慎，康子馈药，孔子拜受不敢尝，圣人慎疾之道概在其中矣，今人医不择方，饮食不节，起居失常，纵饮恣欲，喜怒不定，皆将有用之材销磨名利药石粉黛之中，所以往往病后房劳、复食、复劳、复阴阳易等，戒之严，犯之多也，慎疾之道无须言矣，阴阳易肝火为病，故集于厥阴条下。）

余每见温病热藏骨髓，大剂滋阴，战汗数日而出者，精泄则水不能养木，肝火更不能静矣。

卷　四

阳湖能静居士评阅
慈溪柯韵伯先生著　荆溪余景和听鸿纂
古越埽閒居士校刊

六经制方大法上

凡病有名有症，有机有情，如中风伤寒，温暑湿痉等，类此为名也（病有一定之名）。外有头痛、身热、腰痛，内有喘咳烦渴、吐利胀满所为症也（症有病象可证）。其间在表在里，有汗无汗，脉沉脉浮，有力无力是其机也。（临症时见机生情，随机应变，不可拘执。）此时恶寒恶热，苦满喜呕，能食不欲食，欲寐不得卧，或饮水数升，或漱水不欲咽，皆病情也。（虚实真假，俱为病情，临症时细心领情察理，伤寒之阴阳虚实真假正反，如指南之针，毫无眩惑矣。）因病立方者，粗工也（以方凑病）。据症定方者，中工也。（以症就方，尚有活变。）于症中审病机察病情者，良工也。（能随症审察情由，临机应变，活泼泼地目到心，到笔，到意，到勿愧良工。）仲景制方不拘病之命名，（仲景一方治病多条，若以方凑病，仲景之方本无处著笔矣。）惟求病之切当，（病与方切，随手可用。）知其机，得其情，凡中风伤寒杂病，宜主某方，随手拈来，无不合法，此谓医不执方也。（仲圣立方本不拘病拘经，外感六气，内伤七情，一切杂症，细读金匮自能化裁，奈今温病一出，不喜读伤寒金匮汉唐诸书，反读浅近之书，以为捷径，仲圣之法，废之日久，余今释此者，欲为初学之士遵伤寒之范围，不堕仲圣之法，病家幸甚，医家幸甚，虽高明责余僭妄，余不敢辞其罪矣。）今谈仲景方者，皆曰桂枝汤，治中风不治伤寒，麻黄汤，治伤寒不治中风，不审仲景此方主何等症，用何等药，只在中风伤寒二症中相较，青龙白虎命名上敷衍，将仲景活方活法，为死方死法矣（仲景伤寒自序，宗族素多，向余一百建安纪年以来，未及十稔，其死亡者三分有二，伤寒十居其七，感往昔之沦亡，横夭之莫救，乃勤求古训，博采众方，而成斯书，当其着书之时，因救误为多，变症错杂，必无循经，现症之理，亦不过随症立方，本无一定次序，方虽有一定之章程，病无一定之治法，方之治病，有定病之变迁无定，知其一定之治法，如北极之对万星，随其病之千变万化，解肌发汗，攻邪散痞，逐水驱寒，温中除热，虽各有主方，加减轻重自有条理法度，见病施方，信手拈来，无不合法，如万川之宗东海，若胸无把握，不究仲景诸法，不足与言医矣。）

仲景立方，精而不杂，其中以六方为主（汗吐下和寒温。）

此节六方言仲圣一定之法。

诸方从而加减焉，凡汗剂皆本桂枝（麻黄、青龙、葛根等附焉），吐剂皆本栀豉（各栀豉、瓜蒂等附焉），攻剂皆本承气（抵当、十枣、陷胸、白散等附焉），和剂皆本柴胡，（大柴胡、柴胡加芒硝虽属攻剂，亦和剂焉，小柴胡加减最多。）寒剂皆本泻心，（各泻心、白虎、黄连阿胶、茵陈蒿等附焉。）温剂皆本四逆，（各四逆、理中、真武、附子等附焉。）浑而数之，一百一十三方，未之审也。（此六剂为方之纲领，是一定之章程。）

六经各有主治之方。（如太阳之桂枝、麻黄、青龙等，阳明之栀豉、承气、白虎等，少阳之小柴胡、大柴胡等，太阴之理中、四逆等，少阴之麻黄、附子、细辛附子汤等，厥阴之乌梅圆等，皆六经正面之主方也，然而其变化精思，他经互用，俱有妙理，随症施方，细究后文条分缕晰，初学之士须细参之。）

此节言仲景用方之活法。

而他经有互相通用之妙，如桂枝麻黄二汤，为太阳营卫设，而阳明之病在营卫者亦用之。（太阳阳明经虽二，营卫则一也，原文阳明病，脉迟汗出多，微恶寒者，表未解也，可发汗，宜桂枝汤。阳明病脉实者宜下，大承气汤。脉虚浮者，宜发汗，桂枝汤。太阴病脉浮者，宜发汗，桂枝汤。阳明病脉浮，无汗而喘者，发汗则愈，宜麻黄汤。太阳与阳明合病，喘而胸满者，不可下，病在上焦，宜麻黄汤。此等处皆从脉浮、或浮紧、或虚浮，其邪尚在表分，肌肉营卫之间，虽属阳明太阴，桂枝麻黄皆可斟酌用之，此所谓从脉不从症也。）真武汤，为少阴水气设，而太阳之汗后亡阳亦用之。（太阳病发，汗出不解，其人仍发热，心下悸，头眩，身瞤动，振振欲擗地者，真武汤主之。此方镇伏肾水，挽回阳气，不言脉者，从症不从脉矣。）四逆汤，为太阴下痢清谷而设，太阳之脉反沉者亦宜之，（太阳病，发热头痛，脉反沉，若不瘥，身体疼痛，当救其里，宜四逆汤。此等发热头痛，身体疼痛，全是太阳表症，脉反沉，见里寒外热矣，故用四逆汤救里。皆从脉不从症也。如见下痢清谷，四肢厥逆者，是四逆之本病矣。）五苓散，为太阳消渴水逆而设，阳明之饮水多者亦宜之。（小便数者，大便必硬，不更衣十日，无所苦也，渴欲饮水者，少少与之，但以法救之，渴者，五苓散主之。此属阳明之饮水多者，霍乱头痛，发热身疼痛，热多欲饮水者，五苓散主之。此乃表里同治之法也。所以仲景之不拘病立方也。）猪苓汤，为少阴下利设，阳明病小便不利者亦宜之。（阳明病，若脉浮发热，渴欲饮水，小便不利者，猪苓汤主之。此症却与阳明之饮水多者仿佛，何不用五苓桂枝白术，而用猪苓之阿胶滑石，因阳明燥土，不比太阳寒水，太阴湿土，所以不能用桂术烁津，而用阿胶之咸润，滑石之甘润，助津滋燥，参以苓泻之泄水，去热而津不伤，仲景用方如神龙变化不测耳。）抵当汤，为太阳瘀热在里设，阳明畜血者亦用之。（阳明病，其人喜忘者，必有畜血，所以然屎必硬，大便反易，色必黑，宜抵当汤下之。此乃宿病，非伤寒初得之症，血畜于中，血随便下，用此汤者，借用法也。足见仲景有是病即有是方，此方不拘于经而活泼也。）瓜蒂散，为阳明胸中痞硬而设，少阴之温温欲吐者亦宜之。（少阴病，饮食入口则吐，心中温温欲吐，复不能吐，始得之手足寒，脉弦迟者，此胸中实不可下也，当吐之。此等症见情从脉，欲吐不得吐，脉弦迟者，显然阳气秘郁，脉硬而迟也，寒饮停胸，阳不外达，借其一吐而通阳，寒邪立解，所以瓜蒂治。病在胸腹中皆可吐之，此借用法也。）合是症，便用是方。（此所谓何等症用何等药二语，医尽拘执不化之弊。）方各有经（方虽分六经主方），而用不可拘，（若拘于六经，倘并病合病杂病何如？）是仲景法也。（见病立方，是仲景活法。）仲景立方，只有表里寒热虚实之不同，（为医者能将此六字分清，亦非易事。）并无伤寒中风杂病之分别，且风寒有两方叠用之妙，（桂枝麻黄各半汤，桂枝二麻黄一汤，桂枝柴胡汤等法是也。）表里有二方更换之奇，（急当救里，宜四逆汤，急当救表，宜桂枝汤，表里二方更换之速可见，治病不能执一是也，其余桂枝、大黄、芒硝等汤，又是表里兼治法矣。）或以全方取胜，（譬如桂枝、麻黄、白虎、理中、四逆、承气等，皆主方也。病症当主方者，即用全方。）或以加减凑功，（仲圣本方条下，加减法俱有精义，有一病相兼即去何味，而加何味，一毫不得芍且略言，仲景加减法自然，知古方加减之精密，非今时之医开口动笔便云，古方加减毫无意义。如仲景桂枝汤加芍药一倍，便能泻太阴之实。桂枝汤加饴糖，即能补中宫之虚。桂枝加大黄，即泻阳明之实。如小青加减有七，小青龙症微利者，水气横溢，去麻黄开提，加荛花之利水，其利自止。若渴者，去半夏之消水，加括蒌之生津，渴可止矣。若噎者，气机上逆，寒阻胸中，去麻黄之开提，加附子之温降。若小便不利少腹满，此下焦水蓄，故去上焦之麻黄，加茯苓之下泄。若喘者，肺气上逆不降，非初时肺闭之喘，故去麻黄之上升，加杏仁之苦降而泄水。如小柴胡条下加减，若胸中烦不呕者，少阳已经化热，痰饮已消，故去人参之聚热，半夏之滑降，加括蒌实去其热。若渴者，津液已伤，故去半夏之消水，加人参之生津，加括蒌根之清润，消渴止矣。若腹中痛，少阳传入脏，故去黄芩之苦寒，加芍药泄其木，土气升木气平，腹痛可止。若胁中痞硬，去大枣之填中，加牡蛎之软坚。若小便不利，去黄芩之坚下，加茯苓之淡渗。若不渴，外有微热，不渴者，水气在上，未能化汗，外透微热者，太阳之邪，表分未和，故去人参固表，加桂枝之和表，使其微汗，水气散，寒邪亦去。若咳者，肺有积饮，故去人参大枣之固肺，加干姜散肺之寒，五味收咳散之气，咳可止矣。其余一切加减，笔下繁琐，故略记之，以备临时悟会，自可豁然。如四逆汤之面赤者，加葱九茎。腹中痛，去葱加芍药。呕者加生姜。咽痛者，去芍药加桔梗。利止脉不出者，去桔梗加人参。如四逆散，咳者，加五味干姜并主。下利悸者，加桂枝小便。不利，加茯苓。腹中痛者，加附子。泄利下重者，先以水五升煮薤白。如理中汤，若脐上筑者，肾气动也，去术加桂。吐多者，去术加生姜。下多者，还用术。腹中痛者，加人参。寒者加干姜。腹满者去术加附子。如真武汤，若咳者，加五味细辛干姜。若呕者，去附子加生姜。仲景原方加减出入，俱有精义，一味不得苟且，如桂枝附子去桂加白术汤，大便硬小便利去桂，大便不硬小便不利加桂。附子此一方二法也。此皆在本方条下之加减，为方内之方也。其余徐洄溪分桂枝类一十九方，麻黄类六方，葛根类三方，柴胡类六方，栀子类七方，承气类一十二方，泻心类一十一方，白虎类三方，五苓类四方，四逆类一十一方，理中类九方，杂类二十二方，皆从本方加减托化者，此所谓方外之方也。仲圣一百一十三方，用药九十余种，变化如盘走珠，千古之病无所不治，如用兵不在多而在精，用药不在多而在选择之良也。）后人论方不论症，（虽论方不识症，虽识症不能定方，论证论方徒然无益。）故反以仲景方为难用耳。（仲景方人皆畏难不用，然病至危险，非仲景方不能挽回耳。）

所云伤寒之法，不得治温病，此言大谬，断不可以此言弃伤寒法。

桂枝汗剂中第一品也，（桂枝色赤通心，温经味甘，能益气生血，辛能扶阳，解散外寒，内辅君主化心液而为汗，故麻黄葛根青龙辈，凡发汗御寒者，咸用之，惟桂枝汤，可不用麻黄，麻黄葛根青龙等不可无桂枝，故谓发汗第一品也。）麻黄之性，直透皮毛，姜之性，横散肌肉，故桂枝佐麻黄，则开玄府而逐卫分之邪。（麻黄用桂枝杏仁去卫分之邪，透皮毛之汗，桂枝汤不用麻黄，而用生姜，去营分肌肉之邪。）令无汗有汗而解，故曰发汗。（麻黄中空外直气猛，孔如毛窍之细，形如骨节体轻，故取其直达皮毛，逐卫分之寒邪，得汗后，皮毛骨节，形寒身痛皆解。）桂枝率生姜，则开腠理（腠理即肌肉之间）而驱营分之邪，令有汗者，（此有汗者，表分已开，邪尚未透。）复汗而解，名曰解肌，解肌者，解肌肉之邪也，正在营分。（麻黄性猛，邪在初来，一汗可解，若汗后仍不解，不可再汗，邪渐入里，表气已虚，故取桂枝汤，缓和营分肌肉之间，再得微汗而解，如表已虚，邪未尽，仲景桂枝麻黄各半汤、桂枝二麻黄一汤，从中俱有妙理，不拘何经，发汗无麻黄则皮毛不透，如热郁汗出而喘，麻黄杏子石膏甘草汤，如汗不出烦躁之大青龙汤，如发汗未透，心下有水气之小青龙汤，少阴脉沉之麻黄附子细辛汤，少阴无里症，欲微发汗之麻黄附子甘草汤，伤寒瘀热在里，发汗之麻黄连翘赤小豆汤，有上热下寒，咽喉不利，唾脓下利之麻黄升麻汤，解表温里，泄水定喘，各有妙用，借麻黄之性，引导之速，今人见麻黄畏之如虎，置而不用，如勇将置于闲底，当用之处，不得不用，使其一战而成功，若不当用而妄用，是浪战而偾事矣，所谓药当中病而已。）何立三纲者，反云麻黄主营，桂枝主卫耶。（麻黄气厚，阳中之阳，桂枝气味兼有阳中之阴，麻黄之发表，桂枝之和营，况麻黄汤中皆开肺散寒之品，桂枝汤又兼血分药，所以主卫主营，先哲倒置，不言而喻矣。）

此节辨之极清。

麻黄汤不言解肌，而肌未尝不解（发汗即是解肌），桂枝汤之解肌，正所以发汗（无汗肌肉之邪何解），要知桂枝麻黄发汗分深浅之法，不得以发汗独归麻黄。（所以后文言麻黄汤发表之急剂，桂枝汤发表中之缓剂也，在深浅轻重之间，不必泥于主卫主营。）

伤寒麻桂此二语，破千古疑窦。

不得以解肌发汗对讲，（解肌即是发汗，发汗即是解肌，邪有深浅不同，不能解肌发汗分讲。）后人论方不论药，只以二方为谈柄，而置之不用也。（吾吴温病条辨、温热经纬、瘟疫等书，一出伤寒之法，更置之不问，然温病各法皆出于伤寒，能将温病各书体味何条是伤寒，何条是金匮，何条是何书所出，自然一遇冬天气深之冬温，麻桂二方遇症施用，无不合法耳。）

风寒中人，不在营卫，即在腠理。（风寒初中，躯壳先受，不离皮毛营卫腠理之间。）仲景制桂枝汤，调和营卫。（先调营卫，使寒邪得汗而解。）制柴胡汤，调和腠理。（若再深一层，不得发汗而解，当以扶正托邪，使其外邪可不传于里。）观六经症外，仲景独出桂枝症、柴胡症之称，（仲圣各方只有主治条首，并不摘出何症，惟桂枝症、柴胡症，另摘出者，因二方用处之多而任重也。）见二方之任重，（此二方先逐初至之寇，以保城垣，不致外邪入里内乱，若失此二法，邪陷入里，则手忙脚乱矣。）不可拘于经也。桂枝柴胡二方，仲景摘出桂枝症、柴胡症，不必拘于何经，见是症而用是方耳。

用药不宜过剂。

内经治法只有正者正治，反者反治，用热远热，用寒远寒，用凉远凉，用温远温，发表不远热，攻里不远寒，不远热则热病至，不远寒则寒病至，治热以寒，温而行之，治寒以热，凉而行之，治温以清，冷而行之，治清以温，热而行之。

表剂麻桂等，攻剂承气泻心等，此等皆寒热并进，或热药凉饮，凉药热饮，俱活法也。

木郁达之，火郁发之，土郁夺之，金郁泄之，水郁折之，气之胜者，微者随之，甚者制之，气之复者，和者平之，暴者夺之，高者抑之，下者举之，有余折之，不足补之，坚者削之，客者除之，劳者温之，结者散之，留着行之，燥者濡之，急者缓之，散者收之，损者益之，逸者行之，惊者平之，吐之，汗之，下之，补之，泻之，久新同法。

此等俱正治法也。

逆者正治，从者反治。反治者，热因热用，寒因寒用，塞因塞用，通因通用，必伏其所主，而先其所因，其始则同，其终则异，可使破积，可使溃坚，可使气和，可使必已。

此反治法也。

诸寒之而热取之阴，诸热之而寒取之阳，所谓求其属而衷之也，以此看来先圣治病以见病治病为真谛，不必过于拘经太过也。

此寒郁化火，热郁化寒之类。

惟太阳统诸阳之气，六经表症咸属于太阳，故柴胡汤得与桂枝汤对待于太阳之部，桂枝本为太阳风寒设，凡六经初感之邪，未离营卫者悉宜之。柴胡本为少阳半表设，凡三阳半表之邪，逗留腠理者悉宜之。（太阳行身之背，少阳行身之侧，为一身之保障，仲景先防入里，麻黄汗之不已，桂枝和之再汗而解，若邪留腠理，即以柴胡和之，使由少阳而解。此仲圣治病汗后不得再汗之苦衷。）

六气表邪，先堵入里之路，最为吃紧。

仲景一书，最重二方，所以自为桂枝注释，又为小柴胡注释。（仲圣桂枝柴胡用处极多，故自注加减治法亦多，能深求其义则变化从心矣，又读桂枝方注中，服药须臾歠热稀粥一升余，以助药力温覆，令一时许遍身漐漐，微似有汗者益佳，不可令如水流漓，病必不除。歠热稀粥者，取谷气入胃，生津助正，化汗托邪出表，汗漐漐，微似有汗出者，使其营卫和，其邪自解也。若汗出如水流漓，则动营气，卫邪仍在，正气渐虚，邪气渐陷，照仲圣治法，伤寒不禁食而禁妄汗矣，小柴胡汤，君以人参、炙草，亦是扶正托邪。正气渐虚，仲圣以人参炙草入表药中，以补为表，俱有妙理。吾吴今时治法皆与仲圣背谬，一有寒热，先禁饮食，粒米不入，连进发散之剂，厚其衾褥衣絮，使病人大汗不止，胃气空虚，津液告竭，灼热邪陷，误汗禁食而变症百出，救阳则阴竭，救阴则阳脱，皆不考仲圣之法所云，伤寒忌补皆鄙俚之语，即桂枝、白虎、柴胡三阳表症，俱有加参之法，若三阴症用参救里者，时刻上不可迟延，岂可畏补耶？圣人能与人规矩，不能使人巧，临症要慧心领略耳。）

明尽精能之至。

桂枝有疑似症，柴胡亦有疑似症。（伤寒六七日，发热微恶寒，支节疼痛，此似太阳症，微呕心下支结，此似少阳症外症未除，少阳症已见，太阳未罢，仲景以柴胡桂枝汤主之。以此类推，少阳太阳疑似处极多，临症时加意焉。）桂枝亦有坏症，柴胡亦有坏症。桂枝症罢，桂枝不中与矣，而随症治法，仍不离桂枝方加减。柴胡症罢，柴胡不中与矣，设法救逆，仍不离柴胡方加减。（桂枝柴胡中坏症极多，皆误治之坏症为多，如随症施治，设法救逆，虽桂枝汤柴胡汤原方不能与矣，然病未出此二经，亦不能出此二方之范围，如桂枝甘草龙骨牡蛎汤、桂枝去芍药加蜀漆龙骨牡蛎救逆汤，柴胡亦有加龙骨牡蛎汤，桂枝有加大黄汤，柴胡亦有加芒硝。如桂枝汤一门加减甚多，皆太阳之邪未尽，譬如泻心汤法皆属小柴胡去柴胡，亦是小柴胡方加减，以此类推，仲景之方救误者多也。）麻黄汤症，热全在表。（寒伤于表，化热不能外达，急宜汗之。）桂枝之自汗，（里热已化，汗孔亦开。）大青龙之烦躁（邪深热郁），皆兼里热，仲景于表剂中，便用寒药以清里，自汗是烦之兆（有汗热外达，故尚浅。）躁是烦之征，（无汗热郁，在里已深。）汗出则烦得外泄，故不躁，故用微寒酸苦之味以和之。（汗出热泄躁止，故表气疏通，里虽有热，不得与大青龙无汗热郁烦躁比，故不用麻黄，而用白芍酸苦，泄热和表。）汗不出，则烦不得泄，故躁，宜用大寒坚重之品以清之。（表实热更深，汗不得泄，烦躁更甚，所以大青龙用麻桂开表得汗，以石膏大清其里热，烦躁可止。）

白芍止烦之轻，石膏止烦之甚。

夫芍药石膏是里药（救里热之药），今人见入表药中，不审表中有里，因生疑畏，当用不用（当用凉药清里而不用者），至热并阳明，而斑黄狂乱，是不任大青龙之过也。（若不早除里热，热不得汗泄，瘀热在里则发黄，医再不任茵陈栀子大黄麻黄连翘赤小豆等，热结阳明斑狂立见矣。）

麻桂石膏并用，已不用年久矣，冤哉，仲圣立方苦心。

仲景于太阳经中，用石膏以清胃火，是保阳明之先着，加姜枣以培中气，又虑夫转太阴矣。（先哲治病先保未受邪之地，治温病亦如此，桑菊饮中加生地麦冬丹皮，先防其气分之热陷入血分也，白虎汤之加生地元参者，防其阳明之热陷入少阴也，所以大青龙之石膏保阳明不实，恐石膏使太阴之虚，即佐以姜枣治病，先保未受邪之地，千古一例，诸症皆然，如用兵进时先思退步，法不得以言喻也，须临症时慧心自悟耳。）

旨哉言乎。

青龙柴胡，俱是两解表里之剂，小青龙重在里症（水气停蓄心下），小柴胡重在表症（寒热逗留腠理），故小青龙加减，麻黄可去，小柴胡加减，柴胡独存。（小青龙加减五法，四法皆去麻黄，小柴胡加减七法，皆不去柴胡也。）盖小青龙重在半里之水，（小青龙专治水气，盖汗为水类，肺为水源，邪汗未尽，必停水于肺胃之间，病属有形，非一味发散而能除，仲景之加减，而去麻黄不欲动阳，引水上升，使水气下泄也。）小柴胡重在半表之热也。（小柴胡重在半表之热，因其邪陷正虚，易于入里，故清热中助以扶正，托邪外出，故不去柴胡，欲其热仍从少阳战汗而出也。）

小青龙，治伤寒未解之水气，故用温剂汗而发之。（水气郁于心下，水邪射肺作咳喘，肺与皮毛合表寒未解，故发汗，使肺气宣通，水邪亦散矣。）十枣汤，治中风已解之水气，故用寒剂引而竭之。（小青龙治水在将停之际，尤可从表解也。十枣汤症，不恶寒，汗出表已解，而蓄水泛滥，横溢上下，上走咽喉呕逆，下走肠胃下利，若不峻剂折之，中气不支矣。）

仲圣用葶苈为峻剂，佐以大枣之甘缓，其峻速。今人用葶苈为儿戏，余实不解。

此寒水风水之异治也（治水之法大有分别）。小青之水，动而不居。（因发汗未透，所停之水即未出之汗，可聚可散，故动而不居也。）五苓散之水，留而不行。（水邪凝结于内，水饮拒绝于外，内不得下泄，外不得化汗出表，故留而不行，使桂枝温开玄府，微发其汗，苓泻之淡遂，水下行留而可去也，叶天士曰，通阳不在发表，而在利小便，膀胱一通，表里皆通矣。）大陷胸之水，痞硬坚满。（太阳之热陷，与水相结，为结胸，故用甘遂葶苈下其水，硝黄下其热，使其热化水泄，痞硬坚满自消矣。）真武汤之水，四肢沉重。（肾中真阳不足，膀胱寒水之腑，少阳气所化不能行水，水积于中，溢于皮肤四肢，水为阴邪，此症加减虽多，皆不出温肾，蒸动真阳之妙。）水气为患不同，所以治法各异。（太阳为寒水之腑，积水治法不出太阳一经，然上中下三焦当分治，肺为化水之源，膀胱为水之下渎，在高者散而行之，在下温而行之，在中攻而逐之，各有理法，妄治则难效。）

太阳主一身之阳，膀胱一通，阳气即舒。

林亿云（宋嘉祐二年八月，置医书局于编修院，诏光禄卿直秘阁林亿等校理各医书。）泻心本名理中黄连人参汤，盖泻心疗痞，正是理中处，当知仲景用理中有寒热两法，一以扶阳，一以益阴也。（仲景黄连一方兼乎泻心理中，少阳太阴之间，苦以泄热，辛可通阳，少阳防其热邪入里，甘药中必兼苦寒，太阴防其寒邪内发，甘药必兼辛热，惟甘之一味不更移者，理其中也。细味仲圣三泻心、黄连、理中、旋覆代赭等汤，理中焦法知其大概矣。）

读书当细咀其味。

邪在营卫之间，惟汗是其出路，故立麻黄桂枝二方。

太阳之邪。

邪在胸腹之间，惟吐是其出路，故立瓜蒂梔豉二方。

阳明之邪。

瓜蒂散治胸中痞硬，治在上焦，栀豉汤治腹满而喘，治兼中焦。（瓜蒂散，治寒邪痰饮结在胸中，手足厥冷，痞硬，气冲咽喉不得息，急宜吐之通其阳。栀豉汤，治余邪内陷，懊恼虚烦，余热痰涎留连胸腹肺胃之间，借此一吐，余热留邪皆去。）犹麻黄汤之主皮肤，桂枝汤之主肌肉也，瓜蒂散峻剂也。（瓜蒂散专于引吐，若吐之不当，则伤肺胃，津液气逆而变他症。）犹麻黄之不可轻用，（麻黄专于发汗，汗之不当，误汗变症亦繁。）栀豉汤轻剂也，（栀豉治虚烦，非专于引吐。）犹桂枝汤更用也无妨，（桂枝汤调和营卫，非专于发汗也。）故太阳表剂多从桂枝汤加减，阳明表剂多从栀子汤加减。（营卫为太阳之表，属寒，故太阳表剂俱从桂枝汤加减。胸中为阳明之表，属热，故阳明表剂俱从栀子汤加减。）阳明之用栀子，犹太阳之用桂枝，既可用之以驱邪，即可用之以救逆。（桂枝加减救逆者，以误汗者为多，栀子加减救逆者，以误下者为多，一太阳表邪未尽，故不能离乎桂枝，一阳明热邪未尽，仍不能离乎栀子，细读原文，自然晓畅。）今人但知汗为解表，而不知吐亦为解表，知吐中便能发散之说，不知所以当吐之义，故于仲景大法中，取其汗下遗其吐法耳。（吐法余屡治有效，不独外邪，即食积瘫秘干霍乱等，皆可随手应用，今人遗之不用者，惜哉。观此条，仲景治病表里深浅无厘毫之失，即胸腹上下分寸不得逾耳，观此用麻黄、桂枝、瓜蒂、栀子等法，仲景一百十三方之大概见矣。）

少阳为枢，不全在里，不全在表。（半表半里，可出可入。）仲景本意重里，（前言重半表之热，此言重里因，邪出表则轻，入里则重，重里者，恐邪入三阴耳。）故柴胡所主又在半表，故必见表，病情乃得从柴胡加减。（仲景少阳症，最顾其里，所畏邪陷入里，少阳邪不尽，不去柴胡者，欲从表出为稳）如悉入在里，则柴胡非其任矣。（如邪已过少阳，知其入里，痞满结胸，尚未入脏，转夫三阴，犹不肯抛去少阳，虽则用柴胡无益，治其里者，泻心辈仍从柴胡加减，半顾表半顾里也。）故柴胡汤称解表之方。（小柴胡虽有参草之里药，仲景意在重里，然表邪入里，柴胡不中与矣，所以生姜泄心汤、半夏泻心汤，即小柴胡去柴胡，加黄连干姜是也。黄连汤即小柴胡汤去柴胡黄芩，加干姜黄连桂枝是也。旋覆代赭汤，即小柴胡汤去柴胡黄芩，加代赭旋覆，生姜易干姜是也。仲景柴胡一方虽重里，赖一味柴胡，重于半表之枢机，邪离少阳悉入在里，急去柴胡而用泻心诸法，仍依依不舍少阳一经，防其入里转脏，不可收拾。甘草、生姜、半夏三泻心皆不出小柴胡之范围，足见仲景治病，表里上下层次不逾分寸也。徐洄溪先生曰：仲景泻心诸法，攻补兼施，寒热互用，或一药治两症，两药治一症，错纵变化，无不神奇，皆本内经立方之法，诸药性又与神农本草所载皆合。学者能于此等方中讲求理法而推广之，则操纵在我矣。）

邪过少阳入里，柴胡即用不着矣，所以小柴胡虽有补药，亦重在解表也。

小柴胡虽治在半表半里，实以三焦之气，称枢机之剂。（三焦为枢机，是水火游行之道路，故曰决渎之官，转运失常，阴阳阻隔，不得流通，即有否塞之象。）如胸中苦满，胸中烦，心烦，（少阳火邪，郁于上焦。）心下悸（有水饮），喜呕（木郁气逆），渴（少阳火邪）咳（肺有留饮），是上焦无开发之机也。（肺属干金，为天，肺为化水之上源，水气停蓄在上，为饮，相火不能下降，为热，皆天气否塞之象。）腹痛（木克土），胁下填硬（木气填郁），不欲饮食（木邪克土），是中焦废转运之职也。（以上三条俱是木克土位，即地气否塞也。）小便不利不渴（饮蓄于下），是下焦失决渎之任也。（上焦不行，下焦不通，是水气否塞之象。）皆因邪气与正气相搏而然，（正虚邪陷，与脏腑相牵，以致正气不能运行，三焦成否塞之象矣。）用人参扶三焦之正气，壮其枢耳。（所以解表药中用人参微甘，预补其正气，使里气壮，则外邪匆得入里，正旺邪怯，三焦气机流通，不致否塞矣。）

六经制方大法下

四逆为太阴主方，而诸经可以互用，在太阴本经。固本以逐邪也。（太阴为至阴，湿土之脏，脾阳一虚，寒邪即入，而见肢厥吐利，非辛甘通阳，寒邪不能退散，所以理中之用参术是守中也。四逆不用参术，专于挽回阳气，为急务耳。）用于少阴，温土以制水也，用于厥阴，和中以生木也，用于太阳，益火以扶元阳也，惟阳明胃实（是燥土），少阳相火，非其宜耳。（四逆汤辛甘通阳，用于诸经离别，去寒回阳，皆一例耳，脾肾肝三阴脏，非阳不生，更遇寒邪则盛，重阴冱寒矣，故四逆辈助阳为急，太阳为寒水之腑，倘阳虚不能散寒，取扶阳而敌寒，恐陷入少阴，亦为少阴也，阳明为燥土，少阳为相火，四逆辈非其宜耳。然阳明亦有寒症，有吴茱萸汤亦合，在太阴少阳亦有寒症，柴胡桂枝干姜者亦合，在太阴不离黄芩，二经虽寒症用热，非四逆所宜。）

补火泄水助土。

少阴病四五日，腹痛，小便不利，下利不止，若四肢沉重疼痛者（以上湿邪之症），为下焦水郁，（因发汗不得法，水逆于上，郁而为病。）用真武汤，是引水归元法。（肾水上救上焦之津液以此镇伏肾气，使逆水下行，不专为汗多亡阳，水气下行，阳回于内，大汗可止，小便行利亦止矣。）

真武附子白术茯苓助阳气伐水邪，人知之矣，不用干姜而用生姜取其降逆，其用芍药者，盖人身升降之权，肝肺主之，肾水之逆，由于肝木之邪挟之而升，故必泄木，而水始得平也。

若便脓血者，为下焦火郁，（寒热杂居不调，其阳屈伏于内，大肠为腐，故成脓血，与真武症下利，小便不利，大不相同。）用桃花汤，（石脂，干姜，粳米，本草，石脂疗下利赤白。）是升阳散火法（火郁发之），此坎中阳虚，（不能发热于腰之上，仅发热于腰之下。）不得以小便不利作热治。（火郁于下则克庚金，金见火融，则见脓血，火炎于上，则生戊土，如土得其令，则火退位矣，下郁之火上升，上郁之水亦可自降矣，按此两节，皆是下利，小便不利，一是下焦水郁，一是下焦火郁，一用附子温肾阳，一用干姜助肾阳，治法各异。仲景之书不易读也。若见下利，小便不利，如疑是湿热，用黄芩汤、泻心汤等，下利误进寒凉者，肾阳更郁，下利不休矣。）

升火助土。

少阴病二三日，心中烦，不得卧者，（此少阴传经之热邪，扰动少阴之气，故曰二三日。）病本在心，（其火在上，仲景书先哲每云，传足不传手，心手少阴也。）法当滋离中之真水（黄连阿胶汤症），随其势之润下，（肾火上攻于心，此亦下法也。）故君黄连以苦寒泄之。（君以苓连之苦寒，泄心经之热，臣以白芍之酸苦敛阳安神，佐以阿胶鸡子黄之咸润，滋肾水而制君火。）

火炎在上。

四五日，小便不利，下利脓血者，病本在肾（其火在下），法当升坎中之少火（桃花汤症），顺其性之炎上，（使坎中之阳，上济于离。）故佐干姜之苦温以发之（注于前桃花汤下），此伏明之火与升明之火不得同治。（火之不及，阳气屈伏，谓之伏明，火之有余，阳气上炎，谓之升明，伏明之火宜升宜发，升明之火宜降宜泄，使水火平匀，坎离既济，不但少阴，无论何症，治法皆不出水火平匀也。）

火伏在下。

少阴心烦（少阴脉出络心，故心烦）欲寐，（阳入于阴邪陷，烦而欲寐不得。）五六日（少阴发病之期）欲吐不吐（枢病开合不利），自利而渴，（坎中阳虚，不能蒸液上承，所以少阴火化，自利而渴，太阴湿化，自利而不渴也。）小便色白者，（肾为水火之脏，寒热验其小便，热则黄赤，寒则清白。）是下焦虚寒，不能制水，宜真武汤，以温下焦之肾水。（若见心烦而渴，不验其小便清白，反疑上焦实热，不顾下焦虚寒，误服寒凉，烦热不除，利不止矣。）

升火降水法。

下利六七日（病已传少阴矣），咳而呕渴，心烦不得眠，是上焦虚热，水精不布，（此热邪初传少阴，呕渴，热邪在上焦。）宜猪苓汤，以通上焦之津液。（今止呕渴，则热邪尚轻，见咳者又夹水气，故用二苓泽泻之淡渗，使热邪水气由小便而出，其路由近也。恐其过渗则伤阴，土燥金干，而转少阴，传阳明承气症，佐滑石甘淡润滑之品，润胃清肺布津，滋阳明燥金，则水有化源，加阿胶色黑咸润，滋坎水而济离火，此乃升水降火法也。）

升水降火法。

厥阴下利，用白头翁汤，升阳散火，是木郁达之也。（厥阴下利，口渴便脓血，是少阳胆气不升，火邪下陷。）制乌梅丸以收火，（风木为患，相火上攻，故苦以降之，酸以收之也。）是曲直作酸之义，（以酸一味调理于乙甲之间）用苦寒以和阴（少阳相火）主温补以存阳（厥阴风木）是肝家调气之法也（厥阴风木与少阳相火连叶同居，苦寒而泄少阳之热，辛温而散厥阴之寒，佐以甘缓酸敛调和辛散苦泄之间，是调和肝家阴阳之气也。）乌梅丸治伤寒之厥利（厥阴厥利切不可误，是少阴厥利妄用四逆辈。）与久利故半兼温补（久利脾土已虚必受木侮土，虚则必兼湿热，故服乌梅丸之甘苦辛酸四味扶土抑木和中化热。如利久不已，扶土不如抑木，木平则土旺，寒去阳升，湿热去则化燥而利可止，非专取其酸味而固涩也。）白头翁汤主中风之热利与下重（少阴下利便脓血是肾火屈伏于下，故用桃花汤之石脂、粳米培土，干姜之温苦是火郁发之也，厥阴下利是木火下陷，故用白头翁汤之白头翁、秦皮驱风升清，连檗之苦寒泄热，是木郁达之也。火郁者口中和，木郁者口中渴，此二症相彷，用药大异慎之。）

小柴胡为少阳主方，乌梅丸为厥阴主方。（风木脏腑表裹，各有主方。）二方虽不同，而寒温互用，攻补兼施之法相合者，以脏腑相连（胆连在肝叶），经络相贯（少阳之脉贯厥阴），风火合气，（胆为相火，肝为风木，合乎一处。）同司相火也。其中皆用人参，（惟人参一味，二方皆用。）补中益气固本逐邪，而他味俱不相袭者。（二方除出人参他药皆不同）因阴阳易位，阳宜升散，故主以柴胡（重于表）。阴宜收降，故主以乌梅（重于里）。阳主热，故重在寒凉，阴主寒，故重在辛热也。（小柴胡偏于寒凉，乌梅丸重于温热。）阳以动为用，故汤以荡之。（柴胡汤用轻浮者，取其易散出表也。）其症变幻不常，故柴胡汤有加减法。（少阳为枢机之剂，或出于表，或入于里，变迁不定，随其变幻而加减之。）阴以静为体，故丸以缓之。其症有定局，故乌梅丸无加减法。（太阴厥阴皆以里症为重，太阴有理中丸，厥阴有乌梅丸，取其直入其里，治其本也，少阴无丸者，少阴亦为枢机之剂，故四逆汤、四逆散亦有加减法，或从寒化，或从火化也。）

伤寒理法最难明，太厥皆有汤剂所丸者，治其定局不变之症。

手足厥逆之症，有寒有热，有表有里，四逆散，解少阴之里热。（此乃少阴传经之邪，原文症无寒症，疏邪通气，同名四逆者，与诸四逆法迥殊耳。）

四逆散症，热利下重，阳陷阴中，阳内而阴反外，阴阳气脉不得顺接，手足厥冷，此热厥也，故不用汤而用散，使热从外散也。

当归四逆，解厥阴之表寒。（外寒传入厥阴之表，故手足厥寒，脉细欲绝者，阳气已虚，表症未罢，故用桂枝汤和营卫而散外寒，当归和肝血，细辛之香窜温散，通草之通经续脉，以和表裹之，方名四逆。不用姜附者，因其寒尚在表，不须温其里也，厥阴内藏相火，恐其胜复太过伤阴，后文有久寒加吴茱萸生姜者，吴茱萸温中散寒，其性更烈，直入肝经也。）通脉四逆，挽少阴之真阳将亡。（少阴之阳外格，面赤戴阳，不恶寒，反恶热，肢厥脉微，或脉不出，非此不能挽回少阴之阳，而归窟宅也。）茯苓四逆，留太阳之真阴欲脱。（太阳病发汗，若下之后，正气已虚，邪气未尽，邪正相争则烦，恐其正不胜邪，或汗不止，或利不止，或利不已，用参草扶正祛邪，姜附之通阳散寒，引阳入里，此方君以茯苓之泄肾水，水气下泄汗可止矣，水源分清利可止矣，此乃太阳阴脱之救逆法也。）四方更有轻重浅深之别也。（方名难同，治法各异。）

此等症，粗心者最易误治。

按发表攻裹，乃御邪之长技，盖表症皆因风寒。（以伤寒言之温病热病，瘟疫湿温不在此例。）

虽发表攻里，此二法为宗，然变化各各不同。

如表药用寒凉，则表热未退，而中寒又起。（外受寒凉，若用凉药表之，或以寒药下之，寒凉阻遏，热闭于中，轻则变痞满，重则结胸，或变下利肢逆，余见多矣，湿症尤甚。）所以表药必用桂枝，发表不远热也（热可散寒）。然此为太阳之表热言耳（太阳寒水之邪表剂也），如阳明少阳之发热，又当栀豉柴芩之类主之。（阳明燥土，少阳相火，受邪易于化热，表法又于太阳寒水不同，即阳明少阳。太阴病始而寒邪未尽者，具有桂枝麻黄症，亦不能拘滞执一也。）里症皆因热郁，下药不用苦寒，则里热不除。（热郁在里，必用苦寒，若是阴结，又当温下。）而邪无出路（热邪），所以攻剂必用大黄，攻裹不远寒也，然此为阳明实热言耳（此阳明热郁而言）。如恶寒痞硬，（寒实结胸，水气寒冷，痰饮痞结。）阳虚阴结者，又当以姜附巴豆之类兼之矣。（仲景亦有三物白散温下法，桂枝大黄等法，各症各下，亦不能执于攻里，必用寒也。下法最难，见症施方为准的，余治沙头镇陈厚卿阴结，四十余日不大便，二十余日不食，余以大剂附子理中，加鹿茸苁蓉杞兔肉桂半硫丸等，下之而愈，又常熟西门虹桥下塘，叶姓妇血崩后阴结，四十余日肛如刀割，以大剂补中益气汤升气，加郁李蒌仁苁蓉枸杞等，下之而愈。后塍俞姓女，温病后大便一月未更，他医俱以承气下之不应，余以生地天麦冬元参石斛三仁等润剂，一下而愈。常熟王姓，风秘六十日，他医专于槟榔枳朴等，攻之不下，余以猪胆汁导之而通。常熟陆姓女，食入即吐，大便秘结二十余日，余以金匮肾气丸、大半夏汤，重加蜜加怀牛膝苁蓉下之，呕吐便秘皆愈。王姓妇，呕吐便秘帀月余，以进退黄连汤，内金匮肾气丸，服三四剂，呕吐便秘皆愈。小东门顾姓妇，温病结胃昏厥，人事不知，便秘，余以小陷胸合小承气，加犀角汁和之，一下而愈。小东门陆姓，因跌挫伤科，多服热药，少腹如刀绞，用桃核承气去桂，一下而瘥。县南街朱益大一童，因从高坠下，当时服伤药，停三四日见寒热，某医以栀豉芩朴之类，即变冷汗，脉伏面青，腹高气促，奄奄欲绝，余以桃核承气加桂姜，下之而愈，所以伤寒下之，在寒温两法。其余风秘、气秘、虚秘、燥秘等，皆各从其症，又在此两法外矣，略志数条，以示初学之士，不可一见便秘，误用硝黄巴豆伤正也。）

麻黄桂枝，太阳阳明表之表药，瓜蒂栀豉，阳明里之表药，小柴胡少阳，半表之表药（所用药层次不得紊乱），太阴表药，桂枝汤。（太阴病脉浮者可发汗，宜桂枝汤。太阴本无汗法，此乃风邪中余太阴之经或阳经传入因其脉浮，温经解表，是从脉不从症也。所以太阴病表症未尽而兼裹症者，有桂枝加大黄、桂枝加芍药二汤，故曰：太阴表药桂枝汤也。）少阴表药，麻黄附子细辛汤（少阴表药尚不能离麻黄）。厥阴表药，当归四逆汤（厥阴表药亦不离桂枝汤）。六经之用表药，为六经风寒出路也。（六经表症各有主方，寒热脏腑深浅，各有不同。）

仲圣六经表症各有主方，深浅配合表里各有法度，吾吴中刻下不论何症，专于豆豉牛蒡枳杏朴桔等，或加芦根清热解表攻积，四时一辙，然动手性命有关，惟愿吾道辨症用药为要，以救苍生，切不可以名重当时，而弃仲圣之书不读也。

膀胱主水，为太阳之里。十枣五苓，为太阳水道之下药。（二方皆下停水，蓄饮留饮之类也。）胃腑主谷，为阳明之里，三承气，为阳明谷道之下药。（三方皆下热结，燥屎有形之物也。）胆腑主气，为少阳之里，大柴胡，为少阳气分之下药。（大柴胡即小柴胡去参草，加芍药枳实，即四逆散小柴胡合法也。少阳与厥阴为表里，恐少阳热结在裹，传入厥阴，少阳症仍在，故去参草之甘温，防其固热，加枳芍之酸苦，先泄厥阴之热，而少阳半表之邪，仍从气分而解，盖防气分之热传少阴厥阴，先防其未受邪之地。按少阳属三焦，与胆皆属无形之热，若用大黄泄其有形之物，于理未可，或者王高平因热结在里，脉沉实，二语误会，脉沉内实之义，加大黄于本方乎，然伤寒脉沉内实，病渐愈，未更衣，表邪渐退，里气未和，有枳芍缓下气分可矣，可无用大黄直下也。）此三阳之下药，三阳实邪之出路也。

大小肠俱属于胃，胃家实，二肠俱实矣。（胃为水谷之海，又谓之市，容受各物。小肠承奉胃司，受盛糟粕，受已复化，传入大肠。大肠为传道之官，传不洁之道，变化出焉。谓变化物之形而出也。推陈致新，赖此二肠，胃气一实，二肠失变化传送之机，故而地道不通，胃实，二肠亦实矣。）若三分之（胃于大小肠各分治之），则调胃承气，是胃家之下药，小承气，小肠之下药，大承气，大肠之下药。（汗后、下后，津液已伤，热邪入里，防其胃实，故以调胃承气，甘草和胃，大黄泄热，重用芒硝之咸润，以滋软其结燥，不用气药者，不欲其速下，内用甘草之缓，使其缓缓化其燥热也，故曰胃家之下药。小承气轻用枳朴气药，不用芒硝，取其行气通腑，轻下热邪，使小肠阻滞糟粕推入大肠，气通则胃与大肠俱通矣，故曰小肠下药。大承气重用枳朴气药，减芒硝，取大黄性猛，领枳朴直下其已结之热邪燥屎，故曰大肠下药。仲圣立方用药，上中下煎法各异，调胃承气先煮大黄甘草，其味甘苦已和缓其速下之性，后纳芒硝，更上微火令沸，少少温服。小承气大黄与枳朴同煮，分二服，一服更衣，后勿服，取枳朴大黄同行而缓下也。大承气重用枳朴先煮汁后，纳大黄煎后，入芒硝，更上微火一两沸，分温服，再服得下，余勿服，此乃取枳朴性专行气，芒硝先化坚燥，继大黄而通地道，取其直下而已矣。）戊为燥土（胃），庚为燥金（大肠），故加芒硝以润之也。（调胃承气用芒硝者，胃为燥土，预防其未成之燥。大承气用芒硝者，软其已成之坚。小承气不用芒硝者，取其行气和胃而已，不取其软坚润燥。调胃承气不用枳朴者，恐其劫伤胃汁，更助其燥矣。）

桂枝加大黄，太阳转属阳明之下药，桂枝加芍药，太阳转属太阴之下药。（太阳病误下，阳邪陷入阳明，两阳相搏，胃液燥涸则胃实，故桂枝汤表剂中，加大黄润燥和里，而表裹同解。误下必用苦寒，苦寒伤及胃阳，阳邪袭阴，太阴不能升清，浊气秽臭不降，脾气实，腹痛，故从桂枝汤，仍是太阴表药，加芍药苦泄，泄气分之热，清气升，浊气降，脾气舒展，臭秽下，痛止，则表邪亦解矣。）

仲圣表邪未尽，虽有里症，终不肯离表药，究竟伤寒各症，以表达为顺，读者慎之不可妄下。

凡下剂兼表者，以未离于表也（仲景加减之方最易明白，表里一毫不失。）柴胡加芒硝汤，少阳转属阳明之下药。（小柴胡原方加芒硝，分两各异，此乃柴胡症，医以丸药下之，少阳热陷入裹，阳明与少阳，二阳相搏，胃实潮热，本不应下利，令反利者，热结也，故加芒硝软坚润下，通因通用，泄阳明之热，仍用柴胡，由少阳表分同解。）

太阳阳明，少阳阳明，太阴太阳，并病合病之法。

大柴胡下少阳无形之邪。（小柴胡去人参甘草之固热，加枳芍酸苦涌泄，泻少阳气分郁热。）小柴胡加芒硝，下少阳有形之邪。（假道于阳明，下少阳之热。）桂枝加芍药，下太阴无形之邪（前节言过）。三物白散，下太阴有形之邪。（病在太阳之表，误用寒凉，寒邪寒药，水气痰饮，相结为寒实结胸，故以桔贝肺药，开胸中之气，水气下泄，巴豆温通寒结，虽云下有形之邪，亦是假道阳明，下其有形之痰饮寒积，散其痞结，非燥矢也。）四逆散，下厥阴无形之邪。（少阴厥阴少阳热郁，皆可酌用，与大柴胡彷彿是和表泄热之剂也。）承气，下诸经有形之邪。（有形者，痰与水，燥屎食积也，无形者，热陷热郁气滞也，承气下诸经有形之邪者，诸经有形之邪，皆假阳明之路而下也，古曰承气不曰承气汤者，概而言之也。）

仲圣下法，各经脏腑表裹，有形无形，寒温轻重，上下气血，具有层次，今人动辄妄下，不能不惧耳。

下剂之轻者，只用气分药（芍药枳实），下剂之重者，兼用血分药（大黄芒硝）。酸苦涌泄，下剂之轻者，故芍药枳实为轻剂。咸苦涌泄，下剂之重者，故大黄芒硝为重剂。（酸苦下之气分之热，无形之邪为多，咸苦下之血分药，有形之邪，积热燥屎为多。）

知大黄芒硝为下者多，知芍药为下药者鲜耳。

仲景攻下二字，不专指大便，凡与桂枝汤，欲攻其表，此指发汗言。（原文先温其里，乃攻其表，温里宜四逆汤，攻表宜桂枝汤，此谓攻表分之寒邪也。）表解者乃可攻之，指利水言。（太阳中风，下利呕逆，皆水蓄之见症也，表解者，表无邪矣，乃可攻之，用十枣汤法攻其水也。）有热属脏者攻之，指清火言也。（仲景治阳明，不患胃实，患脏有热耳，急攻其热，缓下其实，阳明条下有热属脏者，攻之指心肺间热也，不可汗，不可利小便，防其伤津，胃实也，此攻其热，非攻其实也，当用黄芩汤彻其热，又曰表解可攻痞，宜大黄黄连泻心汤，此亦攻其热结之痞也。）寒湿在里不可下，指利水言。（身目为黄症，似茵陈栀子大黄汤症，以寒湿在里不可下也，仲圣另立一条，恐误以大黄栀子之故，将寒湿在里不可下提出，要悟到利湿温通，当从五苓、真武等，温利其寒湿矣。）以有热故也，当以汤下之，指清火言也。（伤寒十三日，不解过经，谵语者，以有热也，当以汤下之。仲圣不名何汤者，欲临症之时看热多寡，调胃大小承气等酌量与之，下其余热也，所以仲景攻下两字不得执之，读伤寒者，要此等虚言文字中悟会着想耳。）

惟误汗误利小便，伤津液而死者，医家病人傍人皆不能知，不比热药寒药下药人所顾忌也。

仲景下剂，只重在汤，故曰医以丸药下之，非其治也。观陷胸、抵当二丸，仍当用水煮是丸，复为汤重两许化，而连滓服（滓渣也），则其势力更猛于汤散矣。（汤者荡也，荡涤邪秽，欲使其净尽也。丸者缓也，和理脏腑，缓攻其邪，不欲其速下也，大陷胸丸逐其有形之水邪，邪结在胸，非峻药不能逐之，又不能以急剂一下而尽，抵当丸攻有形之血结，淤结少腹，不可不攻，用汤攻之而无益，故以丸煎之，连滓服，取其药之有形，其力专猛攻逐其有形之邪，使其急剂峻剂缓而逐之，是峻急之剂缓用之法也，能知仲圣用药之苦心者鲜矣。）

汤丸两途，虽同一下剂，用法大相悬殊。

当知仲景方以分两铢计数者，非外感方。（如五苓散、四逆散、白散等，以分两铢计数者，皆兼治里，与外感麻桂表散之剂正法迥别）丸药如桐子大，每服十个丸者，不是治外感法。（如麻仁丸、乌梅丸等，皆如桐子大，每服十丸，或添之二十丸，与抵当、陷胸煎化连滓服治法不同，仲景用药表里深浅上下轻重无法不备，夫子门墙数仞，入其门而窥其堂奥者，能有几何？）

丸药煎之连滓服，专攻其里，勿犯其表。

仲景制方疗病，随立方禁于后，使人受其功，不蹈其弊也。（用方能知其禁，疗病贯通，取舍精详，自然有功无弊。）如用发表药，一服汗者，停后服，（如桂枝汤，全料一剂煮取三升，先服一升为一服，如麻黄汤，煮取二升半，先服八合为一服，如葛根汤，煮三升，先服一升，诸如此类，得汗后停二服，如不中病再服二服，中病停三服，若不中病服三服，为尽剂。尚未中病，观一周再服后剂，攻里药，大承气得下，余勿服。小承气服初服，若更衣勿服后服，若抵当丸，服卒时当下血，不下更服，大陷胸，煮二升，先服一升得快利，止后服，仲圣诸方皆有煎法服法，何等谨慎小心，倘若错误，变症蜂起，今时用方，煎法服法先失之矣。）

此言药必中病，不可不及，不可太过，不及者病不愈，太过者正必伤。

若脉浮紧，发热汗不出者，不可与桂枝。（照此脉此证，是太阳麻黄症矣，若服桂枝汤必致汗不出，热郁于中，变胸中烦躁，斑黄狂乱矣。）

此言表实药轻，不及病。

若脉微弱，汗出恶风者，不可于大青龙。（脉微弱者，正气已虚，汗出恶风，表气不实，若误服大青龙、麻桂膏杏，重虚其表里，虚以实治，汗多阳亡，必致厥逆。）

此言病轻药重，伤表里之阳。

脉浮发热无汗，表不解者，不可与白虎。（脉浮发热，病在太阳，无汗，表尚未解，当麻桂温剂发之，误投白虎之寒冷，更伤表分之阳。）

此言表症，误治其里。

诸亡血虚家，不可用瓜蒂。（水谷入胃，中焦变化，津液色赤而为血，血即阴也，内经曰，夺血者无汗。亡血虚家津液已伤，若再误吐，胃阴更涸，胃不能布津於膻中，心肺间热无阴可滋养，孤阳无依，以致内烦，灼热不休，若不当时，变症延久，虚损不免矣。）

此恐重伤其阴。

病人旧微溏者，不可与栀子汤。（阳明太阴，同处中州，旧微溏者，病人素昔里虚，寒在下也，栀子涌泄胸中客热之剂，里气虚寒，恐其寒凉下泄，而转太阴不实下利矣，仲圣用栀子，胃气不实者亦禁用，用承气者不慎之欤。）

此恐再伤中阳。

阳明病汗出多者，不可与猪苓汤。（阳明戊为燥土，庚为燥金，发热汗多而渴，阳明已燥，若再服猪苓汤，燥而益燥矣，照此症，五苓散、文蛤散、茯苓甘草，淡渗伤津，皆在所禁。）

此恐更伤其津。

外未解，其热不潮者，未可与承气。（外未解，表邪未尽，其热不潮者，里未实也，未可者，不可早用承气，恐邪随之陷，欲仍从表解也。）

表邪未尽，误下则结胸下利，变症不堪设想矣。

呕家不可用建中。（以甘故也，伤寒呕家，胸中聚热，辛甘化热，助其热则呕更甚矣，酒客忌桂枝汤者，因酒客不喜甘，恐其呕也，伤寒聚热而呕，与酒客畏甘而呕，两条其义不同耳。）观种种方禁，当知仲景立方慎重之心也。（吾师曰，如此等处启蒙读伤寒书者，较庭训指授而言，清切精细多矣。）

仲景加减中有深意，如腹中痛者，少阳加芍药，（小柴胡汤若腹痛者，去黄芩加芍药。）少阴加附子，（四逆散腹中痛者，加附子。）太阴加人参，（理中汤腹中痛者，加人参足前成四两半。）若心下悸者，少阴加桂枝，（四逆散悸者，加桂枝。）少阳加茯苓，（小柴胡方，若心下悸，小便不利者，去黄芩加茯苓。）若渴者，少阳加括蒌人参，（小柴胡方若渴，去半夏，加人参括蒌根。）太阴加白术，（理中汤方，渴欲饮水者，加白术。）仲景于加减中，分阴阳表里如此。（少阳木郁气滞腹痛，以芍药泄之。少阴阳寒腹痛，以附子温之。太阴阳气不通腹痛，以人参充之。少阴水气上升之心悸，以桂枝温而泄之。少阳小便不利，水饮上停心悸，以茯苓淡以渗之。少阳热郁津伤而消渴，以人参生津，佐括蒌根润之。太阴津液不升而渴，以白术通阳消饮生津。指出免得启蒙读伤寒者，见腹痛者投温热，心悸进补摄，口渴用清凉，误治之弊矣。）故细审仲景方，知随症立方之妙，理会仲景加减法，知其用药取舍之精。（所谓用药如用兵，生死转机在呼吸之间，用药临症随时加减取舍，生死存亡亦在顷刻之间，诸症皆然，不在仲圣各方也。）

小青龙设或然五证，加减法内即备五方，小柴胡或然七证，即具加减七方，要知仲景有主治之方，如桂枝、麻黄等是也，有方外之方，桂枝汤加附子、加大黄等是也。（桂枝类十九，麻黄类八，葛根类三，柴胡类六，栀子类五，承气类四，泻心类十一，白虎类三，五苓类三，四逆类十一，此等皆不脱本方格局，另立方名，即方外之方也。）有方内之方，如青龙、真武辈，有加减法也。（小青龙加减五法，小柴胡加减七法，通脉四逆汤加减五法，四逆散加减五法，理中汤加减八法，真武汤加减四法，桂枝附子去桂加白术汤一方两法，此等内有加减法，不另立方名，即方内之方也。）仲景书，法中有法，方外有方，何得以三百九十七法，一百一十三方拘之耶？（仲圣之方法千变万化，何病不愈，仲景自言伤寒杂病，虽未能尽愈诸病，庶可见症知源，若能寻余所集思过半矣，仲圣当时亦未言拘法拘方，全凭索隐，思源变化施治耳。）

知其要者，一言而终，不知其要者，流散无穷。

昔岐伯创七方以制病，仲景更穷其病之变换，而尽其精微。

岐伯创七方，大小缓急，奇偶复也，俱从脏腑之证，而施之药之品味，乃分七方之制也，故奇偶复三方，大小缓急四制之法也，诸在临症斟酌用之，活法耳，内经曰，病有缓急，方有大小，此乃凭心变化，言语不能形容耳。

如发表攻里乃逐邪之大法，而发表攻里之方，各有大小，如青龙、柴胡、陷胸、承气是也，夫发表既有麻黄、桂枝方矣，然有里邪夹表而见者，治表不及里，非法也，而里邪又有夹寒夹热之不同，故制小青龙，以治表热里寒，制大青龙，以治表寒里热，是表中便兼解里，不必如坏病之先表后里，先里后表之再计也，然大小青龙，即麻桂二方之变，只足以解营卫之表，不足以驱腠理之邪。（腠理在肌肉之间，表之不能，攻之不及。）且邪留腠理之间，半表之往来寒热虽同，半里有夹虚夹实之悬殊，因制小柴胡以防其半里之虚，大柴胡以除半里之实。（仲圣小柴胡防半里之虚，将人参甘草易芍药枳实，即除半里之实，而方之加减，活如盘珠，心似燃犀，非医圣岂能到此。）不必如后人之先攻后补，先补后攻之斟酌也，攻里既有调胃承气，然里邪在上焦者，有夹水夹痰之异，在中焦者，将实已结之分，非调胃一剂所能平也，因制小陷胸汤下胸膈之痰，（黄涎也，水尚未能蓄结而成实，故心下按之虽痛，不是大结胸之石硬而拒按也。）大陷胸汤下胸膈之水，（大结胸水与热结，实石硬痛，手不可近。）小承气以试其胃家之将实，（胃实肠虚，推而下之）大承气下其已结之燥屎。（肠实胃虚，燥屎劫阴，阳明之热更甚，故以大承气推荡，急下存阴。）方有分寸，邪去而元气无伤，当凭脉辨症，得其真实，分轻重而下之，方可保无遗患也。（仲圣下之一法，最为慎重，误下则变症百出，千斟万酌方能一下，不敢过剂，如小承气、大承气，得更衣，见地道通，即止后服矣，况阳明病之结实者，皆先治未能得法，若得预早防之，不使其阳明结实，何得用此重剂而伤正。柯韵伯先生曰：阳明病以棋喻之，待其结实满盘，俱错至及，下剂是末著矣，煞著矣，无别著矣，下之不通则死，所能杜渐防微，治患于未萌，而能免此峻剂者，病后正气复元亦易。今时名家勿论何症，先禁饮食，次逼其汗，使其胃虚热聚，即以硝黄重剂，枳朴栝蒌乱下，不辨其已实未实，一下之后邪陷正伤，而变呃吐、结胸、痞满、肢厥、泄痢不已等症，临死而不悟者，曰病也，药也，命也，非我也。可哀也哉。）

按发表攻里之方，各有缓急之分，如麻黄汤，即发表中之急剂，桂枝汤，即发表中之缓剂也，其用桂枝诸法，是缓剂中更有轻重矣。大承气，是下药之急剂，小承气，下药之缓剂也，曰少与之，令小安，曰微和胃气，曰不转矢气者，勿更与之，其调胃承气，则下剂之尤缓者也，曰少少温服之，且不用气分药，而更加甘草，是缓下中亦有差别矣。（仲圣小承气、调胃承气，缓下之法何等慎重警戒，何况大承气乎，然每见有人凭脉辨症，不得真实，动辄硝黄大剂下之，真仲景罪人矣。）若奇偶之法，（奇乃古之单方，偶乃古之复。）诸方既已备见，而更有麻黄桂枝二方，各半之偶，桂枝二麻黄一之奇，是奇偶中各有深浅矣，服桂枝汤已，须臾啜稀热粥又为复方矣，而更有取小柴胡后，加芒硝一升之复，是复方中又分汗下二法矣，若白散之用复方更异，不利进热粥一盃，利不止进冷粥一盃，此一粥中又寓热泻冷补之二法也。（巴豆性热，利不止，以冷粥止之，大黄性寒，利不止，以热粥止之。此等皆上古复方之妙。）

仲景方，备十剂之法，轻可散实，麻黄葛根等汤是已，宣可决壅，栀子瓜蒂等汤是已，通可行滞，五苓十枣等汤是已，泻可去秘，陷胸承气等汤是已，重可去怯，禹余粮代赭石等汤是已，滑可去著，胆汁蜜煎等法是已，补可扶弱，理中附子等汤是已，涩可固脱，龙骨牡蛎桃花等汤是已，燥可去湿，茵陈连翘赤小豆等汤是已，润可滋枯，猪肤复脉等汤是已，寒可去热，白虎汤是已，热可去寒，通脉四逆汤是已，以七方十剂而论之，知立方之时，非仲景之方，是上古之经方也。仲景著书之时，原非拘于六经三百九十七法，一百一十三方之书，是伤寒杂病，临时变化，随症施治，救误之书也，细究仲景书中救误杂病之方，多于六气伤寒之正方，若拘经拘法拘方，熟读仲景之书，不能变化有何益哉？（余读仲景原序曰，勤求训，博采众方，知非仲圣杜撰，是集上古经方也，又云，为伤寒杂病论一十六卷，虽未能尽愈诸疾，庶可见症知源，若能寻余所集思过半矣，知非是拘经拘法拘方之书，即伤寒杂病可概而变化治之矣，余幼时闻堂伯麓泉先生曰，习医须宗汉仲景之书，七方十剂六法具备，能在伤寒金匮中变化讲求，天下何病不愈，今日思之颇有余味。）

六经方余论

（柯氏来苏集伤寒附翼原稿录此）

既论制方之大法，又分六经之方以论之，亦云详矣，而定方不同之故，更不可不辨矣，夫风寒暑湿之伤人，六经各有所受，而发见之脉不同，或脉同而症异，或脉症皆同，而主症不同者，此经气之有别也，盖六经之分界，如九州之风土人物，虽相似而衣冠、饮食、言语、性情之不同，因风土而各殊，则人身表里之寒热、虚实，亦皆因经气而异矣。如太阳一经，寒热互呈，虚实递见治之者，常于表中顾里，故发表诸方往往兼用里药。阳明之经主实热，治者当于实中防虚，故制攻下诸方，而又叮咛其不可轻用。太阳为六经之表，无论何邪从表入者，皆不能越过太阳，所以三阴之表剂，亦要假道于太阳，辟如阳明，少阳邪初至，具有麻黄桂枝二方之症，即太阴之桂枝，少阴之麻黄，厥阴之桂枝，从表解者，亦不能离太阳一经，而出六经之表剂，皆要假道太阳。六经之下剂，皆要假道于阳明，故二经虽实治不得法，最易致虚，太阳与少阴为表里，阳明与太阴为表里，伤寒先伤阳，步步要顾阳气，误汗则伤阳，误下亦伤阳，所以太阳顾里之方虽多，总以四逆建中新加人参龙骨牡蛎之类，全是护卫阳气之方，即阳明固里之方，吴茱萸等，亦是先顾阳气。

读伤寒不必考其篇第止，在得其要领，此言是也。

仲景太阳顾里，阳明之丁宁不可轻下，皆恐阳气一虚，寒邪陷入，不可收拾，所谓伤寒，热甚不死也。即温邪亦不可使其阳尽，如温病阳尽不能化药，亦不治，亦白虎承气去其有余之热，断不可过剂，而伤其真阳。

阳气一虚，寒邪陷入。

少阳之经气主虚热，故立方凉解，每用人参。（少阳三焦与胆，皆属相火，其经本热，在半表半里，其邪易陷入里，故用参之补虚，芩之清热，此少阳之本经立方也，然此经亦有夹寒夹实之殊，亦有柴胡加桂姜汤、柴胡加芒硝、大柴胡汤之类，亦不能专执为虚热也。）太阴之经气主虚寒，故立方温补，不离姜附。（太阴脾为至阴，寒湿之脏，故四逆理中为主方，然其脏亦有实处，如他之邪传入，腐秽臭不得去之腹痛，或水痰蓄积，亦有桂枝加芍药汤、三物白散，皆下太阴之实矣。）少阴之经气多虚寒，故虽见表热，而用附子，亦间有虚热，故亦有滋阴之剂。（少阴寒水之脏，水火杂居，真阳潜于水中，或有水郁，或有火郁，或寒甚火微，或火升水涸，所以少阴一经，热剂有附子汤、麻黄附子细辛汤、四逆汤，寒剂有大承气汤、阿胶黄连汤等，所谓少阴一经，发病寒热大相悬殊，临症见识不到，倘假热假寒一误，不堪设想矣。）厥阴之经气主实热，虽手足厥冷，脉微欲绝，而不用姜附，厥阴内藏相火，虽为阴脏，最易化火，虽有表寒，热伏于里，肢厥脉绝，不敢用姜附于当归四逆汤中，若本脏内有积寒，方内亦加吴茱萸生姜。）然此为无形之实热，与阳明有形之实热，大相径庭矣。（厥阴热深厥深，只能四逆散、白虎汤、芍药枳实白头翁汤等，泄热散热，厥阴无承气下热之法，有形无形治法大殊。）仲景制，因乎经气。（以上皆言本经方之大概，变化用法、制方大法，言之极详。）内经云，审其阴阳，以别刚柔，阳病治阴，阳病治阳，定其气血，各守其乡之理也。所以表里阴阳攻补之品，或同，或异者，亦因其经气血之多少，而谓之定剂耳，请再以表里论之，三阳主表而有里，三阴主里无表，何也？（表里相通，有里即有表，里邪亦从表出，亦从表入，三阴表剂不出麻桂，先生作文，每深求一层，使读者欲明而反晦矣。）

柯氏此论未免蛇足，余已于他卷论之。

太阳为五脏之主，以胸中为里，犹天子明堂也，以少阴为里，犹君主之宫禁也。(内经伤寒，诸以足太阳膀胱寒水，与少阴肾为表里，千古一辙。先生以手少阴心为太阳，然心少阴与小肠太阳火腑为表里，又小肠不受寒邪，手经短，不得与足太阳行于周身，若说心为太阳，与肾少阴为表里，其文虽发未畅，心肾一身水火之大纲，所谓伤寒，寒水之邪先伤真阳，温热水火之邪先伤真阴，寒邪伤心，热邪伤肾，先生所说，心为太阳，寒邪伤表，心阳内郁，肌腠秘密，心阳不能化汗出表，故太阳一经误汗、失汗，变症皆在胸中，心肺之间，故多心病，皆心阳郁而不发，病虽在心，实由太阳寒水之邪所致，若心阳不发于外，郁则化火而伤阴，变阳明之实，厥阴之便血热厥，少阴之便脓血咽痛，少阳之寒热，总归上焦之阳久郁而不化传变也。所以先生以心为太阳，反致后学为疑窦。能悟者，知先生之苦心，不能悟者，将伤寒各书抹煞，所谓医学与儒学不同，何必求之太深，反晦先哲原旨，即后文各经譬喻，俱文章笔法，医书当实事求是，去繁就简，切中病源，初学者易明所云，辞取达意而止，不以富丽为工也，读书才大者眩惑，医家每蹈此辙。)阳明为六腑之主，以肠中为里，犹中州之都，会万物之所归也。(胃为之市，万物之所聚也。)以太阴为里，犹政事之府，百职所由分也。(脾为之使，百物所由分也。)少阳为十一脏所决之主，(胆为中正之官，决断出焉。)故胸腹皆为其里，而无定位。以厥阴为里。犹运筹于帷幄也。(肝为将军之官，主于谋虑。)

治三阳者既顾心腹之里，又顾三阴之里，所以阳经之方倍于阴经，而三阳者方有多少，病有难易，所以阳明之方不及太阳，少阳之方更少于阳明也，三阴非无表症也。(前云三阴无表，此又云三阴有表，作时举棋不定矣。)而谓其无表，犹女子之庭户，即丈夫之堂构，女子出外之引导，即丈夫之威仪，故少阴一身之热，即太阳渐外之阳，太阴四肢烦疼，原是肠胃所发，厥阴之厥而发热，畴非三焦胆甲之气也，第不头痛项强，胃家不实，不口苦目眩，定其为阴经耳。（不见三阳症，故定其阴经。）三阴之表自三阳来，所以三阴表剂仍用桂枝麻黄为出路，然女子亦有婢妾（各经引经之药），所以太阴之芍药，少阴之附子，厥阴之当归，得互列于表剂之间，（太阴桂枝汤，少阴麻黄附子细辛汤，厥阴当归四逆汤，三阴表剂俱用引经之里药。）并行而不悖。此内经阴阳表里雌雄相输应之义也。嗟乎！权衡规矩而知病所主者，始可与读仲圣之书也夫。

前闻：听翁先生言此书大略，急思一阅，辛卯六月荷以见示，读之意思开阔，尘雾泮然，洵通人之言也。听翁得之发纸中详为笺释，非第柯氏功臣，亦仲圣之功臣也，有裨斯道，岂浅少哉。

乡弟赵烈文读注并志